E. Bierbach, G. Christ

Naturheilpraxis Heute – Lernkompass

Allen Heilpraktikeranwärterinnen und Heilpraktikeranwärtern gewidmet

Elvira Bierbach, Gerhard Christ

Naturheilpraxis Heute – Lernkompass

2. Auflage
Begleitwerk zur 7. Auflage von Naturheilpraxis Heute

ELSEVIER

Elsevier GmbH, Bernhard-Wicki-Str. 5, 80636 München, Deutschland
Wir freuen uns über Ihr Feedback und Ihre Anregungen an kundendienst@elsevier.com

ISBN 978-3-437-55034-8
eISBN 978-3-437-05555-3

2. Auflage 2024

Wichtiger Hinweis für den Benutzer
Die medizinischen Wissenschaften unterliegen einem sehr schnellen Wissenszuwachs. Der stetige Wandel von Methoden, Wirkstoffen und Erkenntnissen ist allen an diesem Werk Beteiligten bewusst. Sowohl der Verlag als auch die Autorinnen und Autoren und alle, die an der Entstehung dieses Werkes beteiligt waren, haben große Sorgfalt darauf verwandt, dass die Angaben zu Methoden, Anweisungen, Produkten, Anwendungen oder Konzepten dem aktuellen Wissensstand zum Zeitpunkt der Fertigstellung des Werkes entsprechen.
Der Verlag kann jedoch keine Gewähr für Angaben zu Dosierung und Applikationsformen übernehmen. Es sollte stets eine unabhängige und sorgfältige Überprüfung von Diagnosen und Arzneimitteldosierungen sowie möglicher Kontraindikationen erfolgen. Jede Dosierung oder Applikation liegt in der Verantwortung der Anwenderin oder des Anwenders. Die Elsevier GmbH, die Autorinnen und Autoren und alle, die an der Entstehung des Werkes mitgewirkt haben, können keinerlei Haftung in Bezug auf jegliche Verletzung und/oder Schäden an Personen oder Eigentum, im Rahmen von Produkthaftung, Fahrlässigkeit oder anderweitig übernehmen.

Für die Vollständigkeit und Auswahl der aufgeführten Medikamente übernimmt der Verlag keine Gewähr.
Geschützte Warennamen (Warenzeichen) werden in der Regel besonders kenntlich gemacht (®). Aus dem Fehlen eines solchen Hinweises kann jedoch nicht automatisch geschlossen werden, dass es sich um einen freien Warennamen handelt.

Bibliografische Information der Deutschen Nationalbibliothek
Die Deutsche Nationalbibliothek verzeichnet diese Publikation in der Deutschen Nationalbibliografie; detaillierte bibliografische Daten sind im Internet über https://www.dnb.de abrufbar.

24 25 26 27 28 5 4 3 2 1

In ihren Veröffentlichungen verfolgt die Elsevier GmbH das Ziel, genderneutrale Formulierungen für Personengruppen zu verwenden. Um jedoch den Textfluss nicht zu stören sowie die gestalterische Freiheit nicht einzuschränken, wurden bisweilen Kompromisse eingegangen. Selbstverständlich sind **immer alle Geschlechter** gemeint.

Planung: Stefanie Schröder, München
Projektmanagement: Birgit Pietzsch, München
Redaktion: Christel Hämmerle, München
Rechteklärung: Lea Aufenvenne, München
Herstellung: Dietmar Radünz, Leipzig
Satz: STRAIVE, Puducherry, Indien
Druck und Bindung: EGEDSA, Sabadell (Barcelona)/Spanien
Umschlaggestaltung: SpieszDesign, Neu-Ulm
Titelfotografie: Blätter © kilimanjaro – stock.adobe.com/Kompass © Vikivector – stock.adobe.com

Aktuelle Informationen finden Sie im Internet unter www.elsevier.de

Vorwort

Ein Kompass hilft, sich auf hoher See oder in unbekannten Regionen zurechtzufinden. Dieser *Lernkompass* weist Ihnen den Weg durch das Lehrbuch *Naturheilpraxis Heute*. Als großer, dicker Klotz, gut 3,2 Kilo schwer, knapp 1500 Seiten stark, liegt es vor Ihnen. Vielleicht fragen Sie sich „Wie soll ich das nur alles lernen?"

Besonders zu Beginn der Ausbildung haben Sie wahrscheinlich oft das Gefühl, sich in einem verwirrenden, vielleicht sogar undurchdringlichen Dschungel von Wissen zu befinden. „Wo fange ich nur an? Was sind Grundlagenthemen? Was brauche ich für die Überprüfung, was für die Praxis?"

Mit diesem *Naturheilpraxis Heute – Lernkompass* möchten wir Ihnen eine Orientierungshilfe auf Ihrem Weg zur erfolgreichen Überprüfung an die Hand geben. Gleichzeitig dient er auch als Reiseführer, denn er zeigt Ihnen, worauf Sie Ihre besondere Aufmerksamkeit richten sollten und wo Tücken verborgen sind. Er hilft Ihnen, beim Lernen Schwerpunkte zu setzen, um dadurch Ihre Kraft und Zeit sinnvoll einzusetzen.

Vielen HPA fällt es schwer, in der Überprüfung ihr vorhandenes Wissen gut und sicher zu präsentieren. Der *Naturheilpraxis Heute – Lernkompass* enthält viele praktische Aufgaben, um diese Fähigkeit zu schulen. Gleichzeitig steigern Sie mit diesen Übungen Ihre Lernerfolge! Texte, die Sie nur lesen, verschwinden viel zu rasch wieder aus Ihrem Gedächtnis. Wenn Sie jedoch den Lernstoff selbst laut sprechend formulieren und erklären, werden Sie sich Fakten und Zusammenhänge weit besser merken können. Und in der Überprüfung finden Sie leichter die richtigen Worte, können Sie sich besser ausdrücken.

Außerdem wollen wir Sie zum vernetzten Denken und zu Gedankenspielen anregen und Sie auch zu wichtigen Begleitaspekten der Heilpraktikerausbildung führen. Gelegentlich empfehlen wir Ihnen zudem etwas zur eigenen Gesundheits- und Seelenpflege.

All dies dient dazu, Sie nicht nur auf Ihre Überprüfung, sondern auch auf Ihre Praxistätigkeit vorzubereiten. Denn die amtsärztliche Überprüfung ist nur eine Pforte, hinter der Ihr eigentliches Ziel liegt, nämlich Ihre eigene Heilpraktikerpraxis, in der Sie mit Kompetenz, Herzblut und Erfolg kranke und leidende Menschen unterstützen und zu Linderung und Heilung begleiten.

Möge der *Naturheilpraxis Heute – Lernkompass* Ihnen, liebe Leserin, lieber Leser, ein hilfreicher und motivierender Wegweiser sein auf Ihrem Weg zum schönsten Beruf der Welt.

Viel Freude und Erfolg in Ihrer Ausbildung wünschen Ihnen

Bielefeld, im April 2024
Elvira Bierbach und Gerhard Christ

Danksagung

Um eine solch ungewöhnliche Buchidee zu verwirklichen, braucht es Mut und Kreativität. Herzlichen Dank an Ingrid Puchner, dass sie sofort zugestimmt und diesen *Lernkompass* geplant und auf den Weg gebracht hat. Ebenso an Anke Drescher und Ute Landwehr-Heldt, welche die Buchwerdung in allen Phasen begleitet und unterstützt haben.

Christel Hämmerle hat in mittlerweile fast zwei Dekaden sämtliche Bücher und Neuauflagen der großen *Naturheilpraxis Heute*-Familie lektoriert. Für Abertausende von Seiten hat sie sich unermüdlich mit Sachkunde und Qualitätsbewusstsein eingesetzt – so auch für dieses Buch. Liebe Christel, von Herzen ein großer Dank für die immer wieder so erfreuliche, konstruktive und vertrauensvolle Zusammenarbeit!

Ein weiterer Dank geht an die Schülerinnen und Schüler der Heilpraktikerschule Bierbach, die seit Jahren den *Lernkompass* als Lehrskripte erhalten, getestet und mit Kritik und Lob weiterentwickelt haben. Sie haben uns ermutigt, diese Lernhilfen zu veröffentlichen. Mögen sie nun in Buchform auch anderen HPA gute Dienste leisten!

Bielefeld, im April 2021
Elvira Bierbach und Gerhard Christ

Benutzerhinweise

Vorgehen

Beginnen Sie am besten mit den Lerntipps in Kapitel 32. Lesen Sie insbesondere auch den Abschnitt 32.1.6, der Ihnen einen ungewöhnlichen Vorschlag zum kreativen Lernen mit *Naturheilpraxis Heute* (NHP) macht.

Lehrbücher wollen durchgearbeitet werden! Verwenden Sie sowohl in NHP als auch in diesem Buch Farbstifte oder Textmarker, deren Bedeutung Sie einheitlich festlegen sollten. Beschriftete bunte Klebezettel am oberen Rand helfen bei der Orientierung innerhalb von Kapiteln, Büroklammen an den Seitenrändern erleichtern das Auffinden besonders wichtiger Textpassagen.

Kästen und Beschriftungsaufgaben

LEICHTER LERNEN

Hier finden Sie Hinweise, welche Ihnen das Lernen erleichtern und die Sie zum vernetzten Denken und zu praktischen Übungen anregen. Lassen Sie sich inspirieren und motivieren.

GUT ZU WISSEN

Die Informationen in diesen Kästen ergänzen die überprüfungsrelevanten Inhalte und führen Sie gedanklich hin zu Ihrer späteren Praxistätigkeit. So finden Sie hier beispielsweise naturheilkundliche Aspekte und Anregungen zum Nachdenken.

Lernen durch Beschriften: Das eigenhändige Beschriften von Abbildungen aus NHP unterstützt Sie beim Lernen und Erinnern, insbesondere, wenn Sie eigene Merksprüche, Formulierungen oder Tipps hinzufügen. Die Verweise auf das Kapitel im Hauptwerk helfen Ihnen beim Nachschlagen der Lösungen.

Erklärung der Symbole

📖 Dieses Zeichen an den Seitenrändern ordnet die Fragen und Aufgaben den entsprechenden Abschnitten in NHP zu.

Wenn dieses Zeichen ➢ NHP im Text steht, verweist es ergänzend auf Abbildungen, Tabellen oder Abschnitte in *Naturheilpraxis Heute*, die inhaltlich mit den zu bearbeitenden Fragen bzw. Aufgaben zusammenhängen.

› (blau) Die so gekennzeichneten Aufgaben beziehen sich auf unverzichtbares Grundlagenwissen, das Sie sowohl für das Verständnis der Zusammenhänge, für Ihre Überprüfung als auch für die Praxis benötigen.

› (rot) Diese Themen kommen in den Überprüfungen weit häufiger vor als andere. Sie finden hier entweder typische Fragestellungen oder es sind Aufgaben, die Sie für besonders überprüfungsrelevante Themen sensibilisieren und vorbereiten. Achtung: Die Auswahl der Fragen-Favoriten basiert auf Erfahrungswerten aus über 30 Jahren. Selbstverständlich variieren die Fragestellungen von Überprüfung zu Überprüfung und von Gesundheitsamt zu Gesundheitsamt.

› (orange) Diese Texte geben Ihnen Anregungen für ungewohnte Blickwinkel und zum Forschen. Sie finden hier erweiternde Lerninhalte, also eher ungewöhnliche Lernaufforderungen sowie Lerntipps und Recherche-Aufgaben.

› (grün) Ähnlich wie die Gut-zu-Wissen-Kästen bieten Ihnen diese Texte entweder zusätzliche Informationen, weisen auf die spätere Praxistätigkeit hin oder stellen eine naturheilkundliche Sichtweise dar.

Abbildungsnachweis

Der Verweis auf die jeweilige Abbildungsquelle befindet sich bei allen Abbildungen im Werk am Ende des Legendentextes in eckigen Klammern. Alle nicht besonders gekennzeichneten Grafiken und Abbildungen © Elsevier GmbH, München.

A300 Reihe Klinik- und Praxisleitfaden, Urban & Fischer Verlag, München.

L106 Henriette Rintelen, Velbert.

L138 Martha Kosthorst, Borken.

L143 Heike Hübner, Berlin.

L157 Susanne Adler, Lübeck.

L190 Gerda Raichle, Ulm.

L215 Sabine Weinert-Spieß, Neu-Ulm.

O405 Stefanie Schröder, München.

T077 Prof. Dr. Bruno Imthurn, Klinikdirektor, Klinik für Reproduktions-Endokrinologie, UniversitätsSpital, Zürich.

Fehler gefunden?

An unsere Inhalte haben wir sehr hohe Ansprüche. Trotz aller Sorgfalt kann es jedoch passieren, dass sich ein Fehler einschleicht oder fachlich-inhaltliche Aktualisierungen notwendig geworden sind.
Sobald ein relevanter Fehler entdeckt wird, stellen wir eine Korrektur zur Verfügung. Mit diesem QR-Code gelingt der schnelle Zugriff.

https://else4.de/978-3-437-55034-8

Wir sind dankbar für jeden Hinweis, der uns hilft, dieses Werk zu verbessern. Bitte richten Sie Ihre Anregungen, Lob und Kritik an folgende E-Mailadresse: kundendienst@elsevier.com

Inhaltsverzeichnis

1 **Praxisführung und Patientenrecht** 1
1.1 Der Heilpraktikerberuf 1
1.2 Praxisgründung 2
1.3 Grundlagenwissen Rechtsgebiete 5
1.4 Werbung und Recht 6
1.5 Qualitätssicherung und Qualitätsmanagement 6
1.6 Patientinnen und Patienten in der Naturheilpraxis 8
1.7 Versicherungsträger 12
1.8 Abrechnung in der Heilpraktikerpraxis 13
1.9 Praxismitarbeitende 13

2 **Gesetzeskunde für Prüfung und Praxis** 17
2.1 Heilpraktikergesetz 18
2.2 Gesundheitssystem in Deutschland 19
2.3 Stellung von Heilpraktikerinnen und Heilpraktikern im Rechtssystem 20
2.4 Unterbringung, Betreuung, Vormundschaft 21
2.5 Beziehungen zu anderen Fachberufen 22
2.6 Infektionsschutzgesetz 24
2.7 Arzneimittelgesetz 28
2.8 Betäubungsmittelgesetz 31
2.9 Neue-psychoaktive-Stoffe-Gesetz 31
2.10 Lebensmittel, Diätmittel, Nahrungsergänzungsmittel 31
2.11 Medizinprodukterecht-Durchführungsgesetz 32
2.12 Sonstige Regelungen im Bereich Diagnostik und Therapie 34
2.13 Melde- und Anzeigepflichten 35
2.14 Gesetzliche Pflichten und Verbote für Heilpraktikerinnen und Heilpraktiker 35

3 **Anamnese, körperliche und apparative Untersuchungen** 37
3.1 Weg zur Diagnose 37
3.2 Rahmenbedingungen für Anamnese und Untersuchung 37
3.3 Anamnese 38
3.4 Untersuchungstechniken 42
3.5 Stufenschema zur körperlichen Untersuchung 43
3.6 Untersuchung bei speziellen Altersgruppen 46
3.7 Hinweisdiagnostik in der Naturheilkunde 46
3.8 Diagnostische Verfahren in der Schulmedizin 47
3.9 Auswertung von Röntgenbildern 49

4 **Therapeutische Methoden in der Heilpraktikerpraxis** 51
4.1 Einführung 51
4.2 Lexikon wichtiger Therapieverfahren 53
4.3 Arzneimitteltherapie 54
4.4 Dosierung und Verordnung 56
4.5 Rezeptieren 56

5 **Hygiene** 59
5.1 Einführung 59
5.2 Desinfektion 59
5.3 Sterilisation 60
5.4 Hygienegerechtes Verhalten 61
5.5 Hygieneplan für die Heilpraktikerpraxis 64
5.6 Lexikon der wichtigsten Hygienebegriffe 64

6 **Injektion, Infusion und Blutentnahme** 65
6.1 Bedeutung und rechtliche Grundlagen 65
6.2 Regeln für Injektion, Infusion und Punktion 65
6.3 Injektionen 66
6.4 Injektionstechniken 67
6.5 Infusionen 69

7 **Organisation des menschlichen Körpers** 71
7.1 Bestandteile des menschlichen Körpers 71
7.2 Was sind Lebewesen? 71
7.3 Orientierung am Körper 71
7.4 Zelle als elementare Funktionseinheit 72
7.5 Zellorganellen 74
7.6 Stofftransport 75
7.7 Inneres Milieu – Grundbedingung zur Aufrechterhaltung des Lebens 76
7.8 Regulations- und Anpassungsvorgänge 76
7.9 Grundlagen der Genetik 76
7.10 Genexpression 77
7.11 Aufbau und Funktion der Gewebe 78
7.12 Neuronale Informationsverarbeitung 81

8 **Allgemeine Pathologie** 83
8.1 Vom Gesundsein und Kranksein 83
8.2 Krankheitsursachen 86
8.3 Geweberegeneration und Gewebeersatz 86
8.4 Zelle und Gewebe: Anpassungsreaktionen 87
8.5 Zelle und Gewebe: reversible Zell- und Gewebeschäden 87
8.6 Zelle und Gewebetod 88
8.7 Extrazelluläre Veränderungen 88
8.8 Entzündung 88
8.9 Zellersatz 90
8.10 Tumoren 91

9 **Bewegungsapparat** . . . 93
9.1 Lernen durch Beschriften . . . 93
9.2 Anatomie und Physiologie . . . 102
9.3 Untersuchung und Diagnostik . . . 105
9.4 Leitsymptome und Differenzialdiagnose . . . 106
9.5 Allgemeine Traumatologie . . . 108
9.6 Systemische Knochenerkrankungen, Infektionen und Tumoren . . . 110
9.7 Erkrankungen der Schleimbeutel, Bänder und Sehnen . . . 112
9.8 Erkrankungen und Verletzungen der Muskulatur . 113
9.9 Erkrankungen und Verletzungen der Wirbelsäule . 113
9.10 Erkrankungen und Verletzungen der Schulterregion . . . 115
9.11 Erkrankungen und Verletzungen von Ellenbogengelenk und Unterarm . . . 116
9.12 Erkrankungen und Verletzungen der Hand . . . 117
9.13 Erkrankungen und Verletzungen von Beckengürtel und Oberschenkel . . . 118
9.14 Erkrankungen und Verletzungen von Knie und Unterschenkel . . . 119
9.15 Verletzungen und Erkrankungen von Sprunggelenk, Ferse, Fuß . . . 120
9.16 Rheumatische Erkrankungen . . . 122
9.17 Kollagenosen und Vaskulitiden . . . 123

10 **Herz** . . . 125
10.1 Lernen durch Beschriften . . . 125
10.2 Anatomie und Physiologie . . . 129
10.3 Untersuchung und Diagnostik . . . 130
10.4 Leitsymptome und Differenzialdiagnose . . . 132
10.5 Funktionelle Herzbeschwerden . . . 133
10.6 Durchblutungsstörungen des Herzens . . . 133
10.7 Herzinsuffizienz . . . 134
10.8 Herzrhythmusstörungen . . . 135
10.9 Entzündliche Herzerkrankungen . . . 136
10.10 Kardiomyopathien . . . 137
10.11 Herzklappenfehler und weitere Herzfehler . . . 137

11 **Kreislauf und Blutgefäße** . . . 139
11.1 Lernen durch Beschriften . . . 139
11.2 Anatomie und Physiologie . . . 142
11.3 Untersuchung und Diagnostik . . . 143
11.4 Leitsymptome und Differenzialdiagnose . . . 145
11.5 Blutdruckregulationsstörungen . . . 146
11.6 Erkrankungen der Arterien . . . 148
11.7 Erkrankungen der Venen . . . 150
11.8 Gefäßverletzungen . . . 151

12 **Atemwege** . . . 153
12.1 Lernen durch Beschriften . . . 153
12.2 Anatomie und Physiologie . . . 155
12.3 Untersuchung und Diagnostik . . . 157
12.4 Leitsymptome und Differenzialdiagnose . . . 159
12.5 Atemwegsinfektionen . . . 161
12.6 Chronische Bronchitis und chronisch-obstruktive Lungenerkrankung . . . 162
12.7 Lungenemphysem . . . 162
12.8 Asthma bronchiale . . . 163
12.9 Tumoren der Atemwege . . . 163
12.10 Erkrankungen des Lungenkreislaufs . . . 164
12.11 Pleuraerkrankungen . . . 164
12.12 Weitere Lungenerkrankungen . . . 165

13 **Verdauungstrakt** . . . 167
13.1 Lernen durch Beschriften . . . 167
13.2 Anatomie und Physiologie . . . 171
13.3 Untersuchung und Diagnostik . . . 174
13.4 Leitsymptome und Differenzialdiagnose . . . 176
13.5 Erkrankungen des Mundraums . . . 179
13.6 Erkrankungen der Speiseröhre . . . 179
13.7 Erkrankungen des Magens und Duodenums . . . 180
13.8 Erkrankungen von Dünndarm, Dickdarm und Bauchfell . . . 181
13.9 Erkrankungen der Analregion . . . 184
13.10 Hernien . . . 185

14 **Leber, Galle, Bauchspeicheldrüse** . . . 187
14.1 Lernen durch Beschriften . . . 187
14.2 Anatomie und Physiologie . . . 189
14.3 Untersuchung und Diagnostik . . . 190
14.4 Leitsymptome und Differenzialdiagnose . . . 191
14.5 Erkrankungen der Leber . . . 191
14.6 Erkrankungen der Gallenblase und Gallenwege . . 194
14.7 Erkrankungen der Bauchspeicheldrüse . . . 195

15 **Stoffwechsel und Ernährung** . . . 197
15.1 Lernen durch Beschriften . . . 197
15.2 Physiologische Grundlagen . . . 199
15.3 Untersuchung und Diagnostik . . . 201
15.4 Leitsymptome und Differenzialdiagnose . . . 201
15.5 Metabolisches Syndrom . . . 202
15.6 Diabetes mellitus . . . 202
15.7 Fettstoffwechselstörungen . . . 206
15.8 Hyperurikämie und Gicht . . . 206
15.9 Mangel- und Überflusssyndrome . . . 206
15.10 Phenylketonurie . . . 207
15.11 Porphyrien . . . 207

16 **Nieren und harnableitende Organe** . . . 209
16.1 Lernen durch Beschriften . . . 209
16.2 Anatomie und Physiologie . . . 212
16.3 Untersuchung und Diagnostik . . . 214
16.4 Leitsymptome und Differenzialdiagnose . . . 215
16.5 Infektionen der Harnwege und Nieren . . . 217
16.6 Glomeruläre Nierenerkrankungen . . . 218

16.7 Erkrankungen der Nierengefäße . . . 219
16.8 Niereninsuffizienz . . . 219
16.9 Nierensteinleiden . . . 220
16.10 Nierenbeteiligung bei anderen Grunderkrankungen . . . 220
16.11 Fehlbildungen und Tumoren der Nieren, Harnleiter und Harnblase . . . 220

17 Geschlechtsorgane . . . 223
17.1 Lernen durch Beschriften . . . 224
17.2 Anatomie und Physiologie der Geschlechtsorgane des Mannes . . . 226
17.3 Anatomie und Physiologie der Geschlechtsorgane der Frau . . . 227
17.4 Sexualität . . . 228
17.5 Untersuchung und Diagnostik . . . 228
17.6 Leitsymptome und Differenzialdiagnose . . . 229
17.7 Erkrankungen der Prostata . . . 231
17.8 Erkrankungen der Hoden und Nebenhoden . . . 231
17.9 Erkrankungen des Penis . . . 232
17.10 Erkrankungen der männlichen Brust . . . 233
17.11 Erkrankungen der Ovarien und Tuben . . . 233
17.12 Erkrankungen der Gebärmutter . . . 234
17.13 Erkrankungen von Vulva und Vagina . . . 235
17.14 Erkrankungen der weiblichen Brust . . . 236
17.15 Klimakterisches Syndrom . . . 236

18 Haut und Hautanhangsgebilde . . . 237
18.1 Lernen durch Beschriften . . . 237
18.2 Anatomie und Physiologie . . . 240
18.3 Untersuchung und Diagnostik . . . 241
18.4 Leitsymptome und Differenzialdiagnose . . . 242
18.5 Hautverletzungen . . . 243
18.6 Neurodermitis . . . 244
18.7 Psoriasis . . . 244
18.8 Allergisch bedingte Hauterkrankungen und Urtikaria . . . 245
18.9 Gutartige Fehlbildungen und Tumoren der Haut . . . 245
18.10 Präkanzerosen der Haut . . . 246
18.11 Bösartige Hauttumoren . . . 247
18.12 Weitere Hauterkrankungen . . . 248

19 Hormonsystem . . . 251
19.1 Lernen durch Beschriften . . . 251
19.2 Anatomie und Physiologie . . . 253
19.3 Untersuchung und Diagnostik . . . 256
19.4 Leitsymptome und Differenzialdiagnose . . . 257
19.5 Erkrankungen der Hypophyse . . . 258
19.6 Erkrankungen der Schilddrüse . . . 258
19.7 Erkrankungen der Nebenschilddrüsen . . . 259
19.8 Erkrankungen der Nebennieren . . . 260
19.9 Apudome . . . 260

20 Blut . . . 263
20.1 Lernen durch Beschriften . . . 263
20.2 Anatomie und Physiologie . . . 265
20.3 Untersuchung und Diagnostik . . . 267
20.4 Leitsymptome und Differenzialdiagnose . . . 268
20.5 Erkrankungen der Erythrozyten . . . 269
20.6 Erkrankungen der Leukozyten . . . 270
20.7 Blutgerinnungsstörungen . . . 271
20.8 Therapeutische Gerinnungshemmung . . . 272

21 Lymphatisches System . . . 273
21.1 Lernen durch Beschriften . . . 273
21.2 Anatomie und Physiologie . . . 274
21.3 Untersuchung und Diagnostik . . . 275
21.4 Leitsymptome und Differenzialdiagnose . . . 276
21.5 Gutartige Erkrankungen des lymphatischen Systems . . . 276
21.6 Bösartige Erkrankungen des lymphatischen Systems . . . 278
21.7 Milzruptur . . . 279

22 Abwehrsystem und Immunologie . . . 281
22.1 Lernen durch Beschriften . . . 281
22.2 Bestandteile des Abwehrsystems . . . 282
22.3 Unspezifisches und spezifisches Abwehrsystem . . . 282
22.4 Abwehrstrategien des Immunsystems bei Infektionskrankheiten . . . 284
22.5 Impfungen . . . 285
22.6 Allergien . . . 286
22.7 Immundefekte . . . 287
22.8 Autoimmunerkrankungen . . . 288

23 Nervensystem . . . 289
23.1 Lernen durch Beschriften . . . 289
23.2 Anatomie und Physiologie . . . 293
23.3 Untersuchung und Diagnostik . . . 298
23.4 Leitsymptome und Differenzialdiagnostik . . . 299
23.5 Durchblutungsstörungen und Blutungen des ZNS . . . 303
23.6 Epileptische Anfälle und Epilepsie . . . 304
23.7 Infektiöse und entzündliche Erkrankungen des ZNS . . . 305
23.8 Tumoren des Nervensystems . . . 306
23.9 Schädel-Hirn-Trauma . . . 307
23.10 Intrakranielle Druckerhöhung . . . 307
23.11 Fehlbildungen und Erkrankungen des Rückenmarks . . . 308
23.12 Erkrankungen des peripheren Nervensystems . . . 308
23.13 Degenerative und systemische Erkrankungen des Nervensystems . . . 309
23.14 Überblick über neurologische Syndrome . . . 310
23.15 Erkrankungen mit Kopf- und Gesichtsschmerz . . . 311
23.16 Schmerzen als neurologisches Phänomen . . . 312

24 Sinnesorgane . . . 315
24.1 Lernen durch Beschriften . . . 315
24.2 Anatomie und Physiologie . . . 317
24.3 Untersuchung und Diagnostik . . . 318
24.4 Leitsymptome und Differenzialdiagnose (Augen) 319
24.5 Erkrankungen der Augen . . . 320
24.6 Leitsymptome (Geruchs- und Geschmackssinn) und Erkrankungen der Nase . . . 323
24.7 Leitsymptome und Differenzialdiagnose (Ohren) . 324
24.8 Erkrankungen der Ohren . . . 324

25 Infektionskrankheiten . . . 327
25.1 Lernen durch Beschriften . . . 327
25.2 Grundlagen der Infektiologie und Epidemiologie . 330
25.3 Diagnostik bei Infektionskrankheiten . . . 331
25.4 Leitsymptome und Differenzialdiagnose . . . 332
25.5 Infektionen durch Bakterien . . . 332
25.6 Infektionen durch Viren . . . 334
25.7 Infektionen durch Protozoen . . . 334
25.8 Infektionen durch Pilze (Mykosen) . . . 334
25.9 Infektionen durch Würmer . . . 334
25.10 Infektionen durch Gliederfüßer . . . 334
25.11 Infektionen der Haut und Schleimhäute . . . 335
25.12 Infektionen der Atemwege . . . 337
25.13 Infektionen der Leber . . . 339
25.14 Infektionen des Verdauungstraktes . . . 340
25.15 Sexuell übertragbare Erkrankungen . . . 343
25.16 Infektionen des Nervensystems . . . 344
25.17 „Klassische Kinderkrankheiten" . . . 346
25.18 Organsystemübergreifende bakterielle Infektionen . . . 348
25.19 Organsystemübergreifende virale Infektionen . . . 350
25.20 Organsystemübergreifende Pilz- und Protozoen-Infektionen . . . 352

26 Psychiatrie und Psychotherapie . . . 355
26.1 Lernen durch Beschriften . . . 355
26.2 Definitionen psychiatrischer und psychologischer Grundbegriffe . . . 356
26.3 Der Weg zur psychiatrischen Diagnose . . . 356
26.4 Psychopathologischer Befund . . . 358
26.5 Erkrankungen des schizophrenen Formenkreises . 360
26.6 Affektive Störungen . . . 360
26.7 Neurotische Störungen . . . 362
26.8 Belastungs- und Anpassungsstörungen . . . 364
26.9 Somatoforme und psychosomatische Störungen . 364
26.10 Persönlichkeitsstörungen . . . 366
26.11 Essstörungen . . . 366
26.12 Organisch bedingte psychische Störungen . . . 367
26.13 Missbrauch und Abhängigkeit . . . 368
26.14 Suizidalität . . . 369
26.15 Akuthilfe bei psychischen Krisen . . . 370
26.16 Behandlungsmethoden . . . 370

27 Schwangerschaft, Geburt und Stillzeit . . . 373
27.1 Lernen durch Beschriften . . . 373
27.2 Die Schwangerschaft . . . 375
27.3 Die Geburt und das Wochenbett . . . 376
27.4 Schwangere und Stillende in der Praxis . . . 377

28 Kinder . . . 379
28.1 Lernen durch Beschriften . . . 379
28.2 Wachstum und Entwicklung des gesunden Kindes . . . 381
28.3 Umgang mit kranken Kindern . . . 382
28.4 Medikamentöse Therapie bei Kindern . . . 382
28.5 Häufige Krankheitszeichen des Kindes . . . 382
28.6 Häufige Erkrankungen im Kindesalter und ihre Leitsymptome . . . 383
28.7 Häufige Störungen im Kindesalter . . . 384
28.8 Seltene Erkrankungen des Kindesalters . . . 386
28.9 Plötzlicher Kindstod (SIDS) . . . 387
28.10 Gewalt gegen Kinder, Kindesmisshandlung . . . 387

29 Alte Menschen . . . 389
29.1 Lernen durch Beschriften . . . 389
29.2 Physiologische Veränderungen im Alter . . . 390
29.3 Umgang mit alten Patienten . . . 391
29.4 Leitsymptome und Differenzialdiagnose . . . 392
29.5 Häufige Erkrankungen alter Menschen . . . 393
29.6 Therapeutische Möglichkeiten beim alten Menschen . . . 394
29.7 Begleitung in der Endphase des Lebens . . . 394

30 Notfälle . . . 395
30.1 Was ist ein Notfall? . . . 395
30.2 Rettung . . . 397
30.3 Basismaßnahmen zur Sicherung der Vitalfunktionen . . . 398
30.4 Wiederbelebung: kardiopulmonale Reanimation . 399
30.5 Lagerungen . . . 401
30.6 Bewusstseinsstörungen . . . 402
30.7 Schock . . . 402
30.8 Sauerstoffgabe bei Schock oder Atemnot . . . 404
30.9 Akute neurologische Symptome . . . 404
30.10 Akute Brustschmerzen . . . 405
30.11 Akute Atemnot . . . 406
30.12 Akute Bauchschmerzen (akutes Abdomen) . . . 406
30.13 Unfälle und Verletzungen . . . 407
30.14 Vergiftungen und Rauschzustände . . . 409
30.15 Verätzungen . . . 410
30.16 Hitze- und kältebedingte Notfälle . . . 410
30.17 Nichttödliches Ertrinken . . . 411
30.18 Geburtshilfe im Notfall . . . 411
30.19 Psychiatrische Notfälle . . . 412
30.20 Notfall-Schemata . . . 413

31 Labor 415
31.1 Möglichkeiten der Labordiagnostik 415
31.2 Materialgewinnung und Transport 417
31.3 Standard-Laboruntersuchungen des Blutes 418
31.4 Standardwerte 419

32 Vom Lernen und Behalten 425
32.1 Lerntypen und Lernhilfen 425
32.2 Medizinische Terminologie 430
32.3 Tabellarium: Infektionskrankheiten 434

KAPITEL

1 Praxisführung und Patientenrecht

*Der Wunsch, Gutes zu tun, ist ein kühner, stolzer Wunsch;
man muss schon sehr dankbar sein,
wenn einem ein kleiner Teil davon gewährt wird.*

Johann Wolfgang von Goethe

LEICHTER LERNEN

Dieses erste Kapitel ist sehr, sehr ungewöhnlich, denn es gibt – bis auf das für jede Behandlung den Rahmen bildende Patientenrechtegesetz – nur sehr wenige prüfungsrelevante Themen. Allerdings machen Sie Ihre Heilpraktikerausbildung ja nicht, weil Sie so gerne für Prüfungen lernen, sondern weil Sie eines Tages eine seriöse und auch wirtschaftlich erfolgreiche Praxis führen möchten. Deshalb finden Sie hier viele Informationen darüber, welche Überlegungen Sie vor Ihrer Praxisplanung und Praxisgründung anstellen sollten. Diese können Sie während Ihrer Ausbildung immer wieder aufgreifen und reifen lassen. Es kann nur nutzen, mit dem Wissen aus diesem Kapitel in Ihre Ausbildung zu starten, um nach Ihrer Überprüfung wieder hierhin zurückzukehren und dadurch den Kreis ihrer Heilpraktikerausbildung zu schließen. Wir wünschen Ihnen auf Ihrem Weg dahin viel Freude und Erfolg

1.1 Der Heilpraktikerberuf

📖 1.1

- Lesen Sie im ersten NHP-Kapitel die Abschnitte 1.1 (➤ NHP 1.1.1 bis ➤ NHP 1.1.8) zur Information. Es geht um die Grundlagen und Geschichte Ihres Berufes – da kann Hintergrundwissen nicht schaden …
- **Zu 1.1.5:** Der Heilpraktikerberuf – ein freier Beruf: Die Zuordnung des Heilpraktikerberufs zu den Freiberuflern ist von besonderem Wert – für das Berufsethos, für das Berufsbild und … für die Steuer. Dies bedeutet auch, dass die Pflichten (z. B. muss die Ausübung der Arbeit „persönlicher Natur" sein) von Freiberuflern beachtet werden müssen und die Rechte (z. B. keine Gewerbesteuer) in Anspruch genommen werden können.
- **Zu 1.1.6:** Bereits während der Ausbildung ist die Mitgliedschaft in einem Berufsverband zu empfehlen. Einerseits haben Sie dadurch verschiedenste Vorteile und können von zahlreichen Serviceleistungen profitieren. Andererseits unterstützen Sie dadurch auch die berufspolitischen Zielsetzungen und die Öffentlichkeitsarbeit – was wiederum zur Sicherung des Heilpraktikerberufs beiträgt.
- **Zu 1.1.6:** Es gibt eine Vielzahl von großen und kleinen, bundesweiten und regionalen Berufsverbänden der Heilpraktikerschaft. Hinzu kommen zahlreiche Fachgesellschaften, deren Ziel die Aus- und Fortbildung in heilpraktikertypischen Verfahren ist.
- **Zu 1.1.7:** Die Berufsordnung (BOH), in der die grundlegenden Rechte und Pflichten des Heilpraktikers zusammenfassend dargestellt sind, finden Sie in den Veröffentlichungen Ihres Berufsverbandes oder im Internet.
- **Zu 1.1.8:** Auch die ethischen Rahmenrichtlinien sind interessant zu lesen und im Web abrufbar. Sie wurden verfasst, um bestimmte Aspekte der BOH zu ergänzen und ein Bewusstsein für Konfliktsituationen im Umgang mit Patienten und Kollegen zu wecken.

1

1.2

1.2 Praxisgründung

- Im Lehrbuch *Naturheilpraxis Heute* liegt der Schwerpunkt eindeutig auf dem überprüfungsrelevanten Wissen, das oft mit dem praxisrelevanten Wissen identisch ist. Selbst die naturheilkundlichen Basistherapien in den grünen Kästen sind mancherorts durchaus Prüfungsthema. Wie Sie jedoch Ihre Praxisgründung vorbereiten, interessiert den Amtsarzt nicht und wird sicher nie geprüft, weil dies gegen die Durchführungsverordnung verstoßen würde und zum Einspruch führen könnte.
- Zur Vorabinformation und Inspiration für Ihre spätere Praxisgründung können Sie die Abschnitte in ➢ NHP 1.2.1 bis ➢ NHP 1.2.11 durchlesen, die sich mit allen Fragen rund um die Praxisgründung beschäftigen.
- Das Baurecht variiert von Kommune zu Kommune. Erkundigen Sie sich, bevor Sie einen Miet- oder Kaufvertrag unterzeichnen.
- Die Übernahme einer bereits bestehenden Praxis entbindet nicht von der Überprüfung der Einhaltung der baulichen Bestimmungen.

Die eigene Heilpraktikerpraxis – Sind Sie startklar?

LEICHTER LERNEN

Ein Rat zu Beginn: Bei der Heilpraktikerüberprüfung muss manch einer mehrfach antreten, das kann auch den Besten passieren. Ihre Praxisgründung jedoch muss auf Anhieb klappen. Einen Fehlstart können Sie nur schwer wieder ausbügeln, denn Ihre ersten Patienten stammen wahrscheinlich aus Ihrem Familien-, Freundes- und Bekanntenkreis.

In der ersten Phase Ihrer Praxisgründung wird es eine Ihrer wichtigsten Aufgaben sein, die Menschen, die Sie seit Jahren als Arbeitskollegin, Badmintonpartnerin oder Nachbarin kennen, von einer neuen Facette Ihrer Persönlichkeit zu überzeugen. Sie müssen sie mit Ihrer Heilpraktiker-Kompetenz so beeindrucken, dass sie Ihre Praxis und Ihr Können weiterempfehlen.

Es gehört vor einer Praxisgründung aber auch dazu, sich zu fragen, ob man sich womöglich grundsätzlich überfordert fühlt oder ob man gut die Balance halten kann zwischen Selbstkritik und Selbstvertrauen. Wenn Sie das Gefühl haben, innerlich noch nicht bereit zu sein, gönnen Sie sich ein paar Wochen oder Monate, in denen Sie sich auf sich selbst besinnen, vielleicht eine alte Wunde in Ihrem Selbstwert heilen oder andere Fragen bearbeiten, um dann mit innerer Kraft und Mut zu starten. Sie brauchen inhaltliche und persönliche Sicherheit und Kompetenz. „Heiler, heile Dich selbst!"

So gelingt es Ihnen, Ihre ersten Multiplikatoren zu Ihren besten Werbeträgern zu machen. Keine Anzeige in der Regionalzeitung und keine noch so aufwendige Website bringt Ihnen annähernd so viele Patienten wie eine solide Mund-zu-Mund-Propaganda. Wenn Sie Ihre ersten Patienten nicht überzeugen können, werden diese bald auch Ihre letzten sein. Erstellen Sie deshalb eine liebevoll-schonungslose Bilanz Ihrer diagnostischen und therapeutischen Fähigkeiten, denn die wichtigste Frage bei der Praxisgründung lautet: Bin ich diagnostisch und therapeutisch bereits kompetent? Kann ich der Mehrzahl meiner Patienten eine realistische Chance auf einen Behandlungserfolg bieten?

GUT ZU WISSEN

Leider übersehen viele Praxisgründer, dass sie nur dann erfolgreich praktizieren können, wenn sie die Naturheilkunde tatsächlich naturheilkundlich einsetzen, nämlich ganzheitlich, ursächlich, individuell und konstitutionell. Sie brauchen die diagnostischen Möglichkeiten, damit Sie erkennen:

- Was ist die wirkliche Ursache der Beschwerden? Gibt es verschiedene Ursachen, und welche sollten therapeutisch zuerst angegangen werden?
- Was ist das „Prinzip" der Erkrankung, der „Rote Faden"?
- Welche Organe sollten entlastet und geschont, welche gefördert und angeregt werden?

- Was für therapeutische Reize (z. B. Substitution, Ab- und Ausleitung, Informationstherapie, energetische Therapien, Ordnungstherapie, Psychotherapie) braucht der Patient aufgrund seiner Konstitution und Diathese, aufgrund seiner Lebensumstände und seiner Fähigkeit zur Mitarbeit?
- Auf welche therapeutischen Reize wird dieser Patient am besten ansprechen können?
- Welche Dosierung wird für diesen Patienten die beste sein?
- Welche Therapieschritte können bei einem multimorbiden Patienten die wichtigsten und ersten sein?
- Wie kann ich Patienten wahrnehmen, informieren, motivieren?
- Welche Diagnoseverfahren würden mein Praxisspektrum zu einem sinnvollen Gesamtkonzept ergänzen und somit meine Kompetenz stärken?

Erlernen Sie unbedingt mindestens ein tragfähiges und vielseitig einsetzbares Verfahren der naturheilkundlichen Hinweisdiagnose. Am besten jedoch kombinieren Sie ganz nach Ihren Neigungen und Ihren Talenten zwei oder drei dieser Verfahren, z. B. die Irisdiagnose mit der Puls- und der Segmentdiagnose oder auch die Pathophysiognomik mit der Kinesiologie und dem alternativen Blut- und Harnlabor. Sie erweitern dadurch erheblich Ihre diagnostischen Fähigkeiten und somit Ihre spätere therapeutische Erfolgsquote.

Aspekte der Praxisführung

Wenn Ihre Praxis nach einer angemessenen Zeit nicht gut laufen sollte, liegt es in sehr vielen Fällen an einer dieser beiden Ursachen:

- Entweder sind Sie noch nicht gut genug – oder
- Sie meinen, noch nicht gut genug zu sein.

Was nützen Ihnen die umfangreichsten Kenntnisse, wenn Sie sich selbst nicht trauen – und das ausstrahlen? Wie soll dann Ihr Patient Ihnen vertrauen? Er wird Ihre Unsicherheit spüren und sich bei Ihnen nicht sicher fühlen. Vielleicht fragt er sich sogar, warum er nicht mehr zu Ihnen in die Behandlung gehen möchte, obwohl Sie doch so nett sind und sich offensichtlich viel Mühe geben.

GUT ZU WISSEN

Wenn Sie sich in der oben geschilderten Situation wiederfinden, sollten Sie sich daher fragen, ob Sie

- sich innerlich schon fachlich reif für die eigene Praxistätigkeit fühlen,
- durch eine Assistenzzeit größere Sicherheit und Kompetenz erlangen würden,
- sich und Ihren Fähigkeiten grundsätzlich trauen, obwohl Sie um die Fehlbarkeit selbst bei größter Kompetenz wissen,
- zum jetzigen Zeitpunkt schon bereit sind, Verantwortung zu tragen für sich, Ihre Patienten und die eigene Praxis,
- Entscheidungen treffen und die Konsequenzen dafür tragen können, im Guten wie im Schlechten.

Natürlich sollten Sie bei Ihrer Arbeit selbstkritisch bleiben! Auch ein erfahrener Praktiker entscheidet sich nicht immer auf Anhieb für das letztlich erfolgreiche Therapiekonzept. Es ist also selbstverständlich, dass es bei ersten Patientenkontakten vor Aufregung schweißnasse Hände gibt und stundenlanges Abwägen der Therapieoptionen einschließlich stets aufflackernder Selbstzweifel. Das ist normal und gehört in die Gründungsphase wie der Bammel vor den ersten Autofahrten ohne Fahrlehrer.

Doch bedenken Sie auch: Sie sind ein soziales Wesen, eingebunden in Familie und Freundeskreis – und das soll auch so bleiben. Wahrscheinlich haben Ihre Beziehungen ohnehin während Ihrer Heilpraktikerausbildung gelitten. Sie selbst haben dabei zwar an Erkenntnissen und Erfahrungen gewonnen, aber sicher auch ein paar Federn gelassen. Es ist deshalb klug, vor der nächsten großen Herausforderung eine Zeit lang innezuhalten, sich zu erholen und die Zukunft zu überdenken.

Mitunter fühlen sich frischgebackene Heilpraktiker ihren Liebsten gegenüber verpflichtet, sich schnell – und natürlich sehr erfolgreich – selbstständig zu machen. Die Familie bzw. der Partner haben schließlich für Sie auf vieles verzichtet und jetzt möchten Sie sich möglichst bald revanchieren und Resultate bringen. Das kann enormen Druck aufbauen, v. a. wenn man sich eigentlich noch nicht reif fühlt für die Gründung der eigenen Praxis.

Es gibt aber auch den Fall, dass eine junge Kollegin glaubt, der Familie bzw. dem Partner nun erst einmal uneingeschränkt Zeit und Aufmerksamkeit widmen und deshalb lange Zeit auf neue

Aufgaben verzichten zu müssen. Andere wieder fühlen sich durch Freunde genötigt, die sie drängeln: „Wann machst du denn endlich deine Praxis auf?!" Dabei wollen diese Menschen Sie eventuell nur ermutigen. Hier helfen nur ehrliche Bekenntnisse und offene Gespräche.

Wenn Sie und Ihre Liebsten wirklich voneinander wissen, was jeder tragen kann und will, welche Erwartungen und Sorgen es gibt, haben Sie eine gute Chance, die Wünsche und Bedürfnisse aller in Einklang zu bringen.

GUT ZU WISSEN

Um in Erfahrung zu bringen, wo Sie bezogen auf Ihr soziales Umfeld stehen, könnten diese Fragen klärend sein:

- Fühle ich mich körperlich und seelisch-geistig kräftig genug für eine neue Herausforderung oder brauche ich vorher eine Pause zur Regeneration?
- Wie stehen meine liebsten Menschen zu meinen Plänen? Gibt es diesbezüglich Unterstützung, eher Vorbehalte oder gar Ablehnung und Ängste? Wie kann ich ggf. eine solche Situation klären?
- Gibt es Menschen, denen gegenüber ich ein schlechtes Gewissen habe, wenn ich mich jetzt selbstständig mache oder auch wenn ich mich eben nicht jetzt schon selbstständig mache? Was kann ich hier vorab zur Klärung tun?
- Gibt es bei meinen liebsten Menschen ausgesprochene oder vermutete Erwartungen an mich, denen ich mich nicht stellen kann oder will? Was kann ich tun, um solche Situationen zu entkrampfen?

Geld ist nicht alles. Aber auch bei der Praxisgründung ist ohne Geld wie so oft im Leben leider alles nichts. Sie müssen sich daher zunächst überlegen: Wie finanziere ich die Praxisgründung? Dazu gehört nicht nur die Frage, wovon Sie die Patientenliege, den leistungsfähigen Praxisrechner oder die Stühle im Wartezimmer bezahlen. Die Praxisgründung fordert auch, dass Ihre eigene finanzielle Situation abgesichert ist. Es wird einige Zeit vergehen, bis Sie sich einen Patientenstamm aufgebaut haben, der nicht nur ausreichend Einkünfte für Ihre Praxismiete bzw. -nebenkosten einbringt, sondern auch Ihren Lebensunterhalt finanziert.

GUT ZU WISSEN

Um Ihre finanzielle Situation zu klären, können Sie sich folgende Fragen stellen:

- Habe ich eine solide finanzielle Basis für meine Praxisgründung?
- Brauche ich einen Kredit? Gibt es für mich Förderprogramme?
- Wie kann ich meinen Lebensunterhalt während der Anlaufzeit meiner Praxis (ca. 2–5 Jahre) möglichst sicherstellen? Habe ich für die Anlaufzeit bzw. Engpässe ein finanzielles Polster, z. B. durch Erspartes, einen mitverdienenden Partner, ein zweites Standbein durch den Vorberuf oder durch einen Job?
- Habe ich eine ausführliche und realistische Ausgaben- und Einnahmenkalkulation vorgenommen?
- Bin ich mir meines „Wertes" bewusst? Bin ich „meinen Preis wert"? Traue ich mich, vom Patienten Geld zu verlangen?
- Ist meine Preisgestaltung angemessen?

Betriebswirtschaftliche Aspekte

Leider haben Menschen in therapeutischen Berufen oft wenig Talent oder Interesse für die betriebswirtschaftlichen Aspekte ihrer beruflichen Tätigkeit. Abrechnungen zu erstellen ist vielen ein Gräuel, ebenso die Buchhaltung. Ganz zu schweigen vom Thema Steuern, das ein solcher Wust zu sein scheint, dass man es am liebsten ignorieren würde.

Außerdem haben viele, erfahrungsgemäß besonders Frauen, ein Problem damit, für ihre Leistungen vom Patienten ein (angemessenes) Honorar zu verlangen. Die innere Haltung zum Geldverdienen spielt dabei eine tragende Rolle. In NHP ➤ 1.8.1 finden Sie hierzu ein paar Impulse.

GUT ZU WISSEN

Um etwas betriebswirtschaftliche (Basis)-Kompetenz zu erlangen, können folgende Fragen hilfreich sein.

- Bin ich mir bewusst, dass ich mich als Selbstständiger auch um betriebswirtschaftliche und organisatorische Aufgaben zu kümmern habe und die Verantwortung dafür übernehmen muss?
- Kann ich mich dazu motivieren, auch für das Rechnungs- und Mahnwesen zu sorgen?

- Habe ich ein funktionierendes Konzept für die Abrechnung, die Rechnungserstellung und das Mahnwesen?
- Habe ich Grundkenntnisse in der Buchführung?
- Habe ich zumindest Grundkenntnisse im Steuerrecht? Welcher Steuerberater setzt sich zuverlässig für meine Belange ein?
- Welche Versicherungen brauche ich?
- Was sind meine finanziellen Ziele in den nächsten 2–5 Jahren?
- Wo finde ich Beratung oder konkrete Hilfestellung bei diesen Fragen?
- Wie sichere ich meine Altersvorsorge?

Die Planung des Kapitalbedarfs sollte mindestens für 3 Jahre erfolgen. Sollten Sie die Praxis nebenberuflich führen, so sollten Sie sich sogar 5 Jahre als Rahmen setzen. Es kann erfahrungsgemäß gerade bei Freiberuflichkeit in Teilzeit zu Schwierigkeiten kommen, da der Praxisgründer durch die geteilte berufliche Aufmerksamkeit mit einer längeren Anlaufphase rechnen muss.

- **Kosten privates Leben:**
  - Welche Summe benötigen Sie, um Ihr tägliches Leben bestreiten zu können?
  - Welche laufenden Ausgaben haben Sie z. B. für Wohnung, Lebensmittel, Versicherungen etc.?
  - Bedenken Sie, was Sie jetzt haben, womit Sie sich zufriedengeben können und was Sie langfristig zufrieden macht.
- **Investitionsplanung:**
  - Gegenstände für das Anlagevermögen sind zu planen. Hierunter fallen alle Anschaffungen, die Sie tätigen müssen.
  - Welchen Aufwendungen sehen Sie für die Einrichtung (Schreibtisch, Behandlungsliege etc.), medizinische Geräte und Büroausstattung (z. B. PC, Patientenverwaltungssoftware) entgegen?
- **Rentabilitätsbetrachtung:** Alle Einnahmen und Ausgaben stellen Sie einander in diesem Schritt gegenüber und weisen so Gewinn und Verlust pro Monat aus. Bei dieser ausführlichen Betrachtung wird Ihnen schnell klar, ob Sie ausreichend Eigenmittel haben oder Unterstützung brauchen. Denken Sie auch an die laufenden Kosten, die Ihnen durch Miete für die Praxis, medizinische Verbrauchsartikel wie Desinfektionsmittel, Akupunkturnadeln, Tupfer, Spritzen, Kanülen etc. sowie Büromaterial entstehen.

1.3 Grundlagenwissen Rechtsgebiete

📖 1.3

Eine Empfehlung: In *Naturheilpraxis Heute* sollten Sie die Abschnitte ➤ 1.3.1, ➤ 1.3.2 und ➤ 1.3.3 zum öffentlichen Recht, zum Zivilrecht und zum Strafrecht lesen und durchdenken. Dadurch aktualisieren Sie Ihr Wissen, und Sie werden leichter verstehen, wann welche juristische Situation eintritt. So kann es z. B. bei einem Haftpflichtfall zuerst einen strafrechtlichen Prozess geben, weil eine Körperverletzung begangen wurde. In einem zweiten Schritt kann der Geschädigte dann noch einen zivilrechtlichen Prozess anstrengen, in dem es um Schadensersatz geht. Wird der Heilpraktiker zu Schadensersatz verpflichtet, zahlt dies normalerweise die Haftpflichtversicherung. Diese wird jedoch versuchen, sich die Schadenssumme vom Heilpraktiker zurück zu holen, wenn eine Straftat (z. B. eine grobe Fahrlässigkeit) begangen wurde. Dies kann fatale finanzielle Folgen für den Haftenden haben.

In welchen Bereich des Rechts fallen Auseinandersetzungen wegen der Abrechnung von Heilpraktikerleistungen?

Wodurch kann es in einer Heilpraktikerpraxis zu einem Schaden kommen, welcher unter die Haftpflicht (➤ NHP 1.6.13) fällt? Konstruieren Sie jeweils zwei oder drei Situationen, in denen eine fehlerhafte Behandlung oder Diagnose den Schaden verursacht. Berücksichtigen Sie auch Fälle außerhalb der eigentlichen Behandlungssituation. Ein kleiner Hinweis: Es ist Winter, und der Gehweg vor Ihrer Praxis ist spiegelglatt.

1.4 Werbung und Recht

1.4.1 Gesetz gegen den unlauteren Wettbewerb

- In unserem Berufsstand muss Werbung seriös sein. Was ist Ihnen aufgrund des Gesetzes gegen den unlauteren Wettbewerb untersagt?
- Wann ist Werbung irreführend?

1.4.2 Heilmittelwerbegesetz

GUT ZU WISSEN

Statistisch betrachtet haben Heilpraktiker im Praxisalltag die meisten juristischen Probleme mit dem Heilmittelwerbegesetz – und mit darauf spezialisierten Abmahnvereinen. Eine kleine Unachtsamkeit bei der Gestaltung der Texte auf Ihrer Website kann bereits unangenehme (und teure) Folgen haben.

- Welche Verstöße gegen das Heilmittelwerbegesetz können für uns Heilpraktiker aufgrund von Abmahnungen sehr teure Folgen haben? Umgekehrt ausgedrückt: Was dürfen wir bei der Werbung nicht tun? Nennen Sie konkrete Beispiele!
- Sie dürfen in einem Vortrag vor Heilpraktikerkollegen Ihre sensationellen Heilerfolge schildern, aber nicht vor Laienpublikum. Wo ist das geregelt – und warum?
- Geben Sie Beispiele für (verbotene) irreführende Werbung.
- Bevor Ihre Website online geht und Ihre Flyer gedruckt werden, lassen Sie Ihre Texte unbedingt durch eine sachkundige Person prüfen. Fragen Sie bei Ihrem Berufsverband oder Ihrer Ausbildungsstätte nach.
- Welche Besonderheit gilt bezüglich der Werbung für homöopathische Arzneimittel?
- Wann gilt eine Behandlung als (verbotene!) Fernbehandlung?
- Auch wenn für die Ärzteschaft zunehmend Online-Behandlung und virtuelle Sprechstunde möglich sind, sind die juristischen Änderungen, die für Ärzte gelten, nicht automatisch gültig für Heilpraktiker. Erkundigen Sie sich über die aktuelle Rechtslage bei Ihrem Berufsverband.
- Was versteht man unter krankheitsbezogener Werbung?

1.4.3 Website rechtssicher gestalten

- Das Telemediengesetz ist nicht überprüfungsrelevant – hat aber schon manchen Praxisbetreiber sehr viel Geld und Nerven gekostet. Bevor Sie Ihre Website erstellen, lesen Sie sehr gut, was Sie diesbezüglich beachten müssen!
- Lassen Sie sich von Ihrem Berufsverband beraten.

1.5 Qualitätssicherung und Qualitätsmanagement

1.5

- Was ist der Unterschied zwischen Qualitätssicherung und Qualitätsmanagement?
- Was versteht man unter einem praxisinternen Qualitätsmanagement?

GUT ZU WISSEN

Qualitätsbewusstsein sollte ein Leitstern in jeder Heilpraktikerpraxis sein. Seit 2018 sind die beiden Begriffe der Qualitätssicherung und des Qualitätsmanagements auch in den Überprüfungsleitlinien verankert.

Vorteile von QS und QM in der Heilpraktikerpraxis

1.5.1

- Man könnte denken, QS und QM seien nur „lästiger Papierkram" – doch dem ist nicht so. Ihre Praxiserfolge verbessern sich mit QS und QM! Warum?
- Im grünen Hinweis-Kasten in ➢ NHP 1.5.1 steht der vielleicht etwas provokante Satz: „Regeln schaffen Freiheit." Was ist damit gemeint?

Qualitätssicherung

1.5.2

- Welche Maßnahmen sichern die Qualität in Ihrer Praxis? Zählen Sie mindestens zehn verschiedene Möglichkeiten der Qualitätssicherung frei auf. Denken Sie immer daran, dass diese Maßnahmen dem Patientenschutz dienen.

GUT ZU WISSEN

Patientenbefragungen und Beschwerdemanagement fördern sowohl das Renommee Ihrer Praxis als auch die Patientenzufriedenheit. Die einfachste Form des Beschwerdemanagements in Ihrer Praxis ist ein Briefkasten für Lob & Tadel oder ein (sicherlich immer leerer) Kummerkasten.... Alleine die Möglichkeit, sich beschweren zu können, gibt Ihren Patienten das gute Gefühl, dass sie Ihnen am Herzen liegen.

Qualitätsmanagement

1.5.3

- Das Qualitätsmanagement in der Heilpraktikerpraxis umfasst verschiedene Elemente. Durchdenken und begründen Sie die aufgeführten Beispiele.
- Es geht beim Qualitätsmanagement in der Praxis nicht um Normierung, sondern um die größtmögliche Sicherheit bei der freien Therapieausübung!
- Was versteht man unter Risikomanagement?
- Spielen Sie in Gedanken immer die Worst-Case-Szenarien der verschiedenen Therapien und Handgriffe bei der Praxisausübung durch – und entwickeln Sie danach Wege, diese zu vermeiden oder zu minimieren. Beispiel eines möglichen Risikos: Verwechslung von gebrauchtem und sterilem Material. Vermeidung: Gebrauchtes Material wird immer in eine Nierenschale gelegt, steriles Material grundsätzlich nur auf ein rechteckiges Tablett.
- Wir alle machen Fehler! Und im besten Falle lernt man aus ihnen. Worin besteht das Fehlermanagement in der Heilpraktikerpraxis?
- Wenn Sie Mitarbeiter haben, sollten Sie ihnen Mut machen, sich zu Fehlern zu bekennen, indem Sie auf Fehler konstruktiv und verständnisvoll reagieren. Auch sich selbst sollten Sie Fehler zugestehen. Kontraproduktiv ist eine Unkultur der Angst vorm Fehlermachen.
- Checklisten helfen im Praxisalltag – auf welche Weise? Wie sind sie aufgebaut? Nennen Sie Beispiele.
- Was ist ein Selbst-Audit?

1.5.4 Zertifizierung eines QM-Systems

- Je größer Ihre Praxis wird, desto eher denken Sie eventuell über eine TÜV- oder DIN EN ISO-Zertifizierung nach. Für die meisten Praxen reicht ein innerbetriebliches QM-System aus.
- Welche bekannten QM-Systeme gibt es?
- Welche Art eines QM-Systems ist für Ihre Praxis absolut ausreichend?

1.5.5 Praxishandbuch

- Ein Praxishandbuch für eine Heilpraktikerpraxis besteht … aus einem oder mehreren Aktenordnern oder Hängeregistern. Hier bewahren Sie alles gut sortiert auf. Ein Tipp: Ein gut geführtes Praxishandbuch – vollständig angelegt hinsichtlich der Hygieneregeln, der Medizinprodukte, des Notfallmanagements und der Arzneimittelsicherheit – zeigt bei einer amtsärztlichen Praxisbegehung im Nullkommanichts, dass Ihre Praxis einwandfrei betrieben wird. Auch im Falle eines Schadens oder gar Haftpflichtprozesses ist das gut geführte Praxishandbuch ein Beleg Ihrer ordnungsgemäßen Berufsausübung und kann als Beweismittel zu Ihren Gunsten herangezogen werden.
- Was sind die wichtigen Inhalte eines Praxishandbuchs? Prüfen Sie die einzelnen Punkte der langen Liste von Beispielen. Welche sind für Sie auf den ersten Blick plausibel? Überlegen Sie, warum die Ihnen weniger logisch erscheinenden Punkte hier aufgeführt sind.

1.5.6 Vorratshaltung und -überprüfung

- Die Vorratshaltung von Arzneimitteln muss sich an geltendem Recht orientieren. Welche Einschränkungen durch das Arzneimittelgesetz bestehen für die Vorratshaltung von Arzneimitteln (➢ NHP 2.7.7)?
- Die Vorratshaltung bezieht sich nicht nur auf Arzneimittel. Welche Produkte müssen Sie im Rahmen Ihrer Vorratshaltung ebenfalls regelmäßig überprüfen (➢ NHP 2.11.1)?

1.5.7 Überprüfung und Wartung der Praxisgeräte

- Die Anforderungen an die Überprüfung und Wartung der Praxisgeräte leiten sich aus dem Medizinprodukterecht ab. Welche Pflichten erwachsen Ihnen hieraus? Das ist prüfungs- und praxisrelevant! (➢ NHP 2.11)
- Das Thema Reinigung ist natürlich eng geknüpft an den Hygieneplan, die Desinfektion, Sterilisation und Abfallentsorgung. Erarbeiten oder überprüfen Sie Ihr Wissen anhand des ➢ NHP-Kapitels 5.
- Wie gewährleisten Sie konkret die Wartung Ihrer Praxisgeräte?

1.6 1.6 Patientinnen und Patienten in der Naturheilpraxis

- Die Rechte der Patienten sind in mehreren Gesetzen verankert. Nehmen Sie ein Notizblatt und notieren Sie bei der Bearbeitung des Abschnitts ➢ NHP 1.6 jedes genannte Gesetz. So erhalten Sie eine gute Übersicht.
- Lernen Sie unbedingt die Kernaussagen dieser Gesetze für die Überprüfung, und beherzigen Sie sie in Ihrer Praxis!

Patientenrechtegesetz

1.6.1

- Die Texte zum Behandlungsvertrag sollten Sie aufmerksam lesen, durchdenken – und dann in eigenen Worten wiedergeben. Und zwar laut! Eine Hilfestellung sind die Kernaussagen im lila Kasten „Kernaussagen" in ➢ NHP 1.6.
- Auch Sie waren schon Patientin oder Patient. Sie haben schon Behandlungen bei Heilpraktikern, Zahnärzten, Ärzten erlebt. Wo wurde das Patientenrechtegesetz gut umgesetzt? Wo wurde es missachtet?

Behandlungsvertrag

1.6.2

- Warum ist Heilung nicht Bestandteil des Behandlungsvertrags?
- Welche Kriterien bestimmen, auf welche Weise eine Behandlung durchzuführen ist – und zwar unabhängig davon, welche Methode angewendet wird?
- Wo sind allgemeine fachliche Standards für Therapiemethoden festgelegt?
- Erklären Sie den Begriff der Beweislastumkehr!
- Welche Bedeutung hat die Beweislastumkehr bei einem Behandlungsfehler?
- Durch welche Maßnahmen können Sie sich schützen, um im Fall einer Beweislastumkehr abgesichert zu sein?

Pflichten von Behandelnden und Patienten

1.6.3

- Gewissenhafte Behandlung und Selbstbestimmungsrecht des Patienten – erklären Sie Bedeutung und praktische Konsequenz dieser Grundsätze laut und in eigenen Worten.
- Die „Großen Vier" des Patientenrechtegesetzes, also die grundlegenden Pflichten der Behandelnden, sind ...?
- Welche Verpflichtungen gehen Patienten mit dem Dienstvertrag ein?

Behandlungspflicht

1.6.4

- Sie wollen einen bestimmten Patienten zukünftig nicht mehr behandeln. Was müssen Sie beachten?
- Wann sind Sie zur Ersten Hilfe und Behandlung in Notfällen verpflichtet? Wozu sind Sie verpflichtet, wenn die Erste Hilfe in einer potenziell auch für Sie gefährlichen Situation zu leisten ist?
- Welche Rechtssituation besteht, wenn ein Bewusstloser nicht nach seinem Einverständnis oder Willen befragt werden kann?

Garantenpflicht

1.6.5

- Was versteht man unter Garantenpflicht?
- Was bedeutet diese Pflicht für alltägliche Praxissituationen? Geben Sie ein praktisches Beispiel.

Aufklärungspflicht und Informationspflicht

1.6.6

- Was verstehen Sie unter Informations- und Aufklärungspflicht?
- Welche Informationen muss eine korrekte Aufklärung enthalten?

- Was versteht man unter einer rechtzeitigen Aufklärung?
- Welche Inhalte werden Sie im Patientengespräch zum Zweck der Aufklärung sorgsam abklären?
- Wie hat die Aufklärung zu erfolgen – schriftlich oder mündlich?
- Was ist der Unterschied zwischen einer Aufklärung in Schriftform und einer Aufklärung in Textform?
- Welche juristischen Regeln gelten für die Aufklärung und Einwilligung bei Kindern und Jugendlichen?

1.6.7 Körperverletzung, Einwilligung, Patientenverfügung

- Wann kann durch Ihre Behandlung der Straftatbestand einer Körperverletzung entstehen?
- Was haben Sie bezüglich der Einwilligung des Patienten zu beachten?
- Was versteht man unter einer Patientenverfügung?
- Erlauben Sie eine sehr persönliche Frage: Wie stehen Sie – ganz persönlich und privat – zu Ihrer Patientenverfügung? Haben Sie eine? Warum? Warum nicht?

1.6.8 Sorgfaltspflicht

- Was unterscheidet die erforderliche Sorgfaltspflicht von der üblichen Sorgfaltspflicht?
- Wie kommen Sie Ihrer Sorgfaltspflicht nach? Geben Sie konkrete Beispiele!
- Was versteht man unter einem Übernahmeverschulden?
- Begründen Sie das Verbot der Fernbehandlung.

1.6.9 Fortbildungspflicht

- Warum hat die Fortbildungspflicht einen so hohen Stellenwert? Es gibt mehrere Gründe.
- Warum ist es wichtig, dass Sie Ihre Fortbildungsmaßnahmen dokumentieren, und auf welche Weise tun Sie dies?

1.6.10 Dokumentationspflicht

- Was beachten Sie bei der Dokumentation? Welche Angaben müssen festgehalten werden – auch zu Ihrer eigenen Sicherheit?
- Wie kommen Sie Ihrer Dokumentationspflicht im Praxisalltag konkret nach? Bevorzugen Sie – aus heutiger Sicht – Papier oder PC? Karteikarten oder Hängeregistratur?
- Welche Rechte hat der Patient bezüglich der Einsichtnahme?
- Wie lange müssen die Patientenakten aufbewahrt werden?
- Wieso ist eine korrekt erfüllte Dokumentationspflicht bei seriöser und fundierter Arbeitsweise für den Heilpraktiker im Grunde ein Dokumentations**recht?**

1.6.11 Verschwiegenheitspflicht

- Wie kommen Sie Ihrer Verschwiegenheitspflicht (Schweigepflicht) nach? Geben Sie verschiedene Beispiele!

- Es gibt Gesetze und Regeln und .... Ausnahmen. Welche Ausnahmen gelten bezüglich der Verschwiegenheitspflicht bei Verdacht auf Kindesmisshandlung bzw. auch bei sexualisierter Gewalt gegenüber Kindern oder bei Vernachlässigung von Kindern?
- Was wissen Sie über das Kindeswohlgesetz?

Datenschutz

1.6.12

- Das Recht auf informationelle Selbstbestimmung schützt die Rechte unserer Patienten. Wie?
- Wie gewährleisten Sie den Datenschutz in Ihrer Praxis? Geben Sie praktische Beispiele.

GUT ZU WISSEN

In Ihrer späteren Praxis können Verstöße gegen den Datenschutz sehr, sehr teuer werden. Seien Sie bezüglich der aktuellen Regeln und Gesetze stets gut informiert – am besten über Ihren Berufsverband und Fachzeitschriften.

Haftpflicht und Schadensersatz

1.6.13

- Unterscheiden Sie in einem Praxisbeispiel die Tatbestände von Vorsatz und Fahrlässigkeit.
- Wann ist ein Heilpraktiker schadensersatzpflichtig?
- Wie ist die Schadensersatzpflicht geregelt, wenn das Praxispersonal sich etwas zuschulden kommen lässt?
- Was wissen Sie über die Berufshaftpflichtversicherung?
- Schließen Sie unbedingt eine Haftpflichtversicherung ab, die zu Ihrem Praxisprofil passt. Die jährlichen Versicherungsbeiträge betragen für uns Heilpraktiker – je nach potenziellem Risiko der von uns praxisspezifisch ausgeübten Verfahren – ca. 100 Euro.
- Die Haftpflichtversicherungsbeiträge für Ärzte betragen ein Vielfaches … Warum wohl? Denken Sie an die Beitragssätze Ihrer Kfz-Haftpflichtversicherung. Wovon sind diese abhängig? Sorgen wir also durch seriöses Handeln und risikominimierte Praxistätigkeit dafür, dass unsere Versicherungsbeiträge niedrig bleiben!

Stellung des Heilpraktikers als Zeuge im Prozess

1.6.14

- Welche Pflichten hat ein Heilpraktiker als Zeuge in einem Strafprozess?
- Welche Rechte und Pflichten hat ein Heilpraktiker als Zeuge in einem Zivilprozess?
- Was ist der Unterschied zwischen der Schweigepflicht von Ärzten oder Priestern und der Verschwiegenheitspflicht des Heilpraktikers?

Sexueller Missbrauch unter Ausnutzung eines Behandlungsverhältnisses

1.6.15

- Welcher Personenkreis wird durch den § 174 c des Strafgesetzbuches unter einen besonderen Schutz gestellt?
- Erklären Sie mit Ihren eigenen Worten den Sinn dieses Gesetzes.

1.6.16

Abstinenzgebot

- Sich zu verlieben ist menschlich. Sexuelle Anziehung ist menschlich. Dies gilt für Frauen, dies gilt für Männer, dies gilt für Diverse, für Heteros und Homos, Alte und Junge. Dies gilt für Behandelnde und für Behandelte. Doch für uns Behandelnde gelten besondere Regeln, wenn es uns bei der Praxisarbeit „erwischt". Es liegt ausdrücklich und ausschließlich in der ethischen und beruflichen Verantwortung der Behandelnden, sich in solch einem Fall korrekt und professionell zu verhalten. Hierzu gehört insbesondere das Ziehen von Grenzen – sowohl innerhalb der eigenen Person und in Distanz zu den eigenen Gefühlen und Begierden, als auch in klarer Distanz zur behandelten Person.
- Grundsätzlich ist ein Behandlungsverhältnis von Beginn an und auch im Verlauf von Jahren vertrauensvoller therapeutischer Beziehung anders zu gestalten als eine Beziehung im privaten Bereich oder in nicht therapeutischen Begegnungen. Um hier mögliche Grenzüberschreitung von vornherein zu vermeiden, sind die Kenntnis und das Einhalten der Ethischen Rahmenrichtlinien unverzichtbar!
- In schwierigen persönlichen Konflikten bitten Sie erfahrene Kolleginnen bzw. Kollegen um Rat, oder suchen Sie sich eine Möglichkeit zur Supervision.

1.6.17

Sterbehilfe

- „Ich bin alt. Ich bin krank. Mein Leben hat keinen Sinn, und ich falle doch nur anderen zur Last. Haben Sie nichts, was ich nehmen kann, dass ich einfach einschlafe und dann weg bin?" Eine so oder ähnlich formulierte Frage wird Ihnen wahrscheinlich früher oder später in der Praxis gestellt werden. Abgesehen von der juristischen Situation, werden wir durch eine solche Frage mit der Verzweiflung oder Resignation, mit der Lebensmüdigkeit der fragenden Person, mit Ethik und Moral, spirituellen Werten und philosophischen Fragen konfrontiert. Was antworten Sie?
- Was versteht man unter einem „assistierten Suizid"?
- Was unterscheidet die indirekte Sterbehilfe von der passiven Sterbehilfe?
- Unterscheiden Sie die Begriffe aktive Sterbehilfe, passive Sterbehilfe, Beihilfe zur Selbsttötung, indirekte Sterbehilfe und Sterbebegleitung.
- Grenzen Sie den Bereich der Sterbehilfe von einer akuten Selbsttötungsabsicht – mit den sich daraus für Sie ergebenden Pflichten – ab (➤ NHP 26.14).

1.7

1.7 Versicherungsträger

GUT ZU WISSEN

Dieses Thema ist nicht prüfungs-, aber sehr praxisrelevant. Deshalb sollten Sie sich vor Ihrer Praxisgründung mit der korrekten und gleichzeitig gewinnorientiert gestalteten Abrechnung beschäftigen. Lesen Sie vorab die Texte ➤ 1.7.1, ➤ 1.7.2, ➤ 1.7.3 und ➤ 1.7.4 zu den verschiedenen Versicherungsträgern – zu der gesetzlichen und der privaten Krankenversicherung sowie zur Beihilfe. Sie sollten diese Unterschiede auch schon während Ihrer Ausbildung kennen.
PKV und Beihilfe – es ist wichtig, dass Sie (und selbstredend absolut legale!) Rechnungen schreiben – damit Ihre Patienten auch bzgl. der Finanzierung gerne in Ihre Praxis kommen. Ihr Berufsverband bietet hierfür Kurse an.

- Welchen Stellenwert hat die Arbeitsunfähigkeitsbescheinigung (Krankschreibung) durch einen Heilpraktiker?

1.8 Abrechnung in der Heilpraktikerpraxis

1.8

1

- Lesen Sie auch die Abschnitte ➤ NHP 1.8.1–1.8.6 zum Thema Abrechnung aufmerksam durch. Diese Informationen sind nicht überprüfungsrelevant, doch sollten Sie diese Grundlagen bereits während Ihrer Ausbildung einmal durchdacht haben. Vor Ihrer Praxisgründung helfen Ihnen Kurse bei ihrem Berufsverband oder weiterführende Literatur.
- Für viele Heilpraktikerinnen und Heilpraktiker ist das Erstellen der Rechnungen ein Angstthema und das Gebührenverzeichnis für Heilpraktiker (GebüH) ein „Buch mit sieben Siegeln". Sie wollen heilen und helfen ... Wollen Sie auch Geld verdienen? Dann ist es unverzichtbar, sich mit diesen Themen auseinanderzusetzen.
- Das Gebührenverzeichnis für Heilpraktiker ist seit 1985 unverändert. Die ausgewiesenen Beträge erscheinen oftmals geradezu lächerlich gering, können aber derzeit aus kartellrechtlichen Gründen nicht geändert werden. Und doch: Erfolgreiche Heilpraktiker leben – mit korrekter Abrechnung! – gut und sehr gut von ihrer Praxistätigkeit! Und so soll es auch sein. Wie funktioniert das? Es ist sehr empfehlenswert, dass Sie ein entsprechendes Abrechnungsseminar besuchen, in dem Sie folgende Fragen beantwortet finden:
  - Was gehört in die Rechnung (Liquidation), damit sie anerkannt wird?
  - Was darf keinesfalls darin stehen?
  - Wie rechne ich was korrekt ab? (Arzneimittel, Laboruntersuchungen, Material etc.)
  - Was versteht man unter einer analogen Abrechnung?
  - Welche Ziffernkombinationen werden anerkannt – und welche nicht?
  - Was gehört in den von der Kasse angeforderten Befund- und Behandlungsbericht?
  - Wie formuliere ich das von der PKV geforderte „schlüssige Behandlungskonzept"?
  - Wie kann ich Ärger mit der Privaten Krankenversicherung (und mit meinen Patienten) vermeiden?
- Diese Seminare veranstaltet Ihr Berufsverband. Das Gebührenverzeichnis (nicht zu verwechseln mit der Gebührenordnung der Ärzte!) finden Sie im Internet oder Sie fordern es als Mitglied von Ihrem Berufsverband an. Wichtig ist jedoch, dass Sie lernen, dieses Gebührenverzeichnis richtig zu lesen und zu nutzen.
- Achtung! Eine falsche Abrechnung, um z. B. für den Patienten bei seiner PKV einen besseren Erstattungsbetrag „herauszubekommen", ist eine Straftat! Erstellen Sie nie und nimmer – auch nicht aus Gefälligkeit, auch nicht bei besonders lieben Patienten – eine falsche Abrechnung! Abrechnungsbetrug kann als Straftat im schlimmsten Fall zum Verlust Ihrer Erlaubnis führen!

1.9 Praxismitarbeitende

1.9

- Immer mehr Heilpraktiker stellen Praxisassistentinnen, medizinische Fachangestellte, Reinigungskräfte oder Physiotherapeuten ein. Selbstverständlich haben Sie als Arbeitgeber verschiedenste Pflichten zu erfüllen.
- Die Themen zum Anstellungsvertrag (➤ NHP 1.9.1), zur gesetzlichen Unfallversicherung (➤ NHP 1.9.2), zur Berufsgenossenschaft, arbeitsmedizinischen Vorsorge und zu den Unfallverhütungsvorschriften (➤ NHP 1.9.3) waren – bis auf eine Ausnahme! (➤ 1.9.3) – bislang nie Überprüfungsinhalt. Lesen Sie sie einmal gründlich durch, und legen Sie sie „auf Wiedervorlage". Sie werden wichtig, wenn Sie Ihren ersten Mitarbeiter einstellen.

1

1.9.3 Vorsorge und Meldepflichten

- Was ist ein Durchgangsarzt?
- Auf dem Weg zur Schule oder zur Arbeit hat ein kleiner oder großer Patient von Ihnen einen Fahrradunfall. Ihre Praxis ist in der Nähe, deshalb kommt er zu Ihnen. Neben der Erstversorgung, Kontrolluntersuchung auf mögliche Unfallschäden (z. B. Schädel-Hirn-Trauma, Milzriss), Blutdruckkontrolle und Hinweis auf Tetanusschutz müssen Sie ihn an den Durchgangsarzt verweisen, wenn … ?
- Wann müssen Sie Ihre Mitarbeiter zum Durchgangsarzt schicken?

1.9.4 Unfallverhütungsvorschriften

- Auch wenn Sie keine Angestellten in der Praxis haben und auch nicht selbst freiwillig bei der Berufsgenossenschaft versichert sind (was jedoch empfehlenswert ist), sollten Sie sich zu Ihrem eigenen Schutz an die Richtlinien der Unfallverhütungsvorschriften (UVV) halten. Die Berufsgenossenschaft bietet darüber hinaus stets zu aktuellen Themen Beratung und Informationsmaterial, z. B. gab es hier während der Corona-Pandemie immer aktuelle Empfehlungen zur Praxishygiene.
- Was ist ein Verbandbuch? Wann kommt es zum Einsatz, und wie lange ist es aufzubewahren?

1.9.5 Betriebsärztliche und sicherheitstechnische Betreuung

- Unterscheiden Sie die Sicherheitsfachkraft vom Betriebsarzt.
- Welche Befugnis haben diese?

1.9.6 Steuerrecht

- Den Überprüfenden oder den Beisitzenden in Ihrer „Amtsärztlichen“ kann es egal sein, ob Sie wegen (unabsichtlicher) Steuerhinterziehung angezeigt und zu Geld- oder Haftstrafe verurteilt werden. Dadurch werden Ihre Patienten nicht gefährdet. Deshalb ist dieses Thema nicht überprüfungsrelevant. Aber das Finanzamt interessiert sich sehr für Ihre Steuern. Leicht sind hier folgenschwere Fehler gemacht, z. B. wenn Sie eine „prima Geschäftsidee“ haben wie z. B. Wellnessmassagen, Yogakurse, Rabatte, Gutscheine, Raucherentwöhnung bzw. Gewichtsreduktionskurse ohne medizinische Indikation oder andere Angebote, die umsatzsteuerpflichtig sind! Vor Ihrer Praxisgründung sollten Sie sich unbedingt in die aktuelle Rechtslage und Pflichten einlesen und ggf. vom Fachmann beraten lassen!

LEICHTER LERNEN

Genießen Sie (trotz aller Widrigkeiten und Anstrengungen) die Zeit Ihrer Ausbildung! Sie ist der Weg, der Sie zum eigentlichen Ziel führt. Die Überprüfung ist nur ein Meilenstein. Die Praxis, in der Sie froh, erfüllt sowie ideell und materiell erfolgreich arbeiten, ist das Ziel.
Möge sich herausstellen, dass – einem oft zitierten Spruch zufolge – dieser Weg für Sie gleichermaßen auch ein Ziel ist.

GUT ZU WISSEN

In dieser folgenden Liste ist – ohne Anspruch auf Vollständigkeit – vieles aufgeführt, was nicht oder nur am Rande überprüfungsrelevant ist, aber hohen Praxisbezug hat. Hier sind z. B. nicht die überprüfungsrelevanten Pflichten (z. B. Meldepflicht nach IfSG, Verbote nach AMG, Zahnheilkundegesetz etc.) aufgeführt. Vielmehr finden Sie hier eine Gedächtnisstütze zur Vermeidung von Fallen und Fettnäpfen für später …

- Verwenden Sie auf Ihrem Praxisschild oder der Website keine arztähnlichen Bezeichnungen, z. B. nicht „Fachpraxis für Kinderheilkunde", „Onkologischer Heilpraktiker" oder ähnliche Begriffe.
- Nennen Sie sich nicht „Psychotherapeut". Eine unberechtigte Führung dieses Begriffes ist ein Vergehen nach dem Strafgesetzbuch! Wenn Sie psychotherapeutisch arbeiten, könnten Sie z. B. die „Psychotherapie" als Methode angeben.
- Seien Sie vorsichtig mit der Führung von Berufsbezeichnungen! Wenn Sie einen akademischen oder ausländischen Titel führen, halten Sie sich streng an die Vorgaben zur korrekten Formulierung. Niemals verwenden Sie das Rotkreuzzeichen oder das Schweizer Wappen!
- Beachten Sie: Die Ausübung der Heilkunde ohne Erlaubnis ist eine Straftat, die Ausübung der Heilkunde im Umherziehen ist eine Ordnungswidrigkeit! Beides sollten Sie unbedingt vermeiden. Genau genommen gehört schon eine Demonstration von Heilbehandlungen auf Gesundheitsmessen zu den Ordnungswidrigkeiten.
- Eine Reihe von Sachverhalten kann zu Rücknahme Ihrer Heilerlaubnis führen. Hierzu gehören Straftaten (auch Steuerhinterziehung, Drogenbesitz, Verstoß gegen das Arzneimittelgesetz, Unfallflucht) sowie ein Verstoß gegen die Sorgfaltspflicht. Tragisch sind Fälle, in denen aufgrund einer schweren Erkrankung (z. B. Psychose, Alkoholabhängigkeit, Querschnittslähmung, Blindheit) die Heilerlaubnis zurückgenommen wird.
- Führen Sie keine Fernbehandlungen durch, d. h. behandeln Sie keinen Ihnen persönlich unbekannten Patienten via Telefon, Mailkontakt, Skype oder ähnlichem.
- Natürlich wissen Sie, dass Sie sich bei Praxisgründung beim Gesundheitsamt und beim Finanzamt anmelden müssen. Vergessen Sie aber nicht die Meldung bei der Berufsgenossenschaft! Eine kostenpflichtige Mitgliedschaft bei der Berufsgenossenschaft ist erst nötig, wenn eine Person außer Ihnen in der Praxis tätig ist, z. B. Assistent/in (auch unbezahlt!), Raumpfleger/in (auch in stundenweiser Beschäftigung).
- Ihre Praxisräume sollten vom Bauamt ordnungsgemäß genehmigt sein.
- Beachten Sie das Medizinprodukterecht-Durchführungsgesetz insbesondere bzgl. der Eichung von RR-Messgeräten, des Führens von Medizingerätebuch und Bestandsverzeichnis und das AMG bei der Bevorratung von Arzneimitteln. Selbstverständlich befolgen Sie alle Hygienerichtlinien, nicht nur, wenn Sie invasiv arbeiten, achten auf korrekte Müllentsorgung, haben Checklisten zur Durchführung hygienerelevanter und potenziell risikobehafteter Vorgänge erstellt, es gibt eine Checkliste zur Entsorgung des Praxismülls, und es hängt ein Hygieneplan aus. Bei einer Praxisbegehung durch den Amtsarzt sind dies oft die ersten (und einzigen) Punkte, die kontrolliert werden.
- Wenn Sie Ihr Praxis-Werbematerial erstellen, insbesondere eine Website, beachten Sie sehr genau Ihre Formulierungen (v. a. in Hinsicht auf das Heilmittelwerbegesetz) sowie verwendete Fotos und Grafiken (Urheberrechtsschutz) und das Impressum (Telemediengesetz). Hier gibt es überaus aktive Wettbewerbsvereine, die sich darüber finanzieren, Ahnungslose, Naive und Leichtsinnige abzumahnen. Das kostet mitunter verheerend viel Geld und Nerven. Ihr Berufsverband berät Sie und hält juristisch korrekte Texte zur Nutzung für Mitglieder bereit. Bringen Sie sich bei Praxisgründung auf den aktuellen Stand der Rechtsprechung, und lassen Sie sich beraten.
- Denken Sie an die GEMA (wenn Sie z. B. Musik als Hintergrundbeschallung oder zu Meditationen in der Praxis verwenden) und an den Rundfunkbeitrag.
- Die wenigsten Heilpraktiker haben Freude am Erstellen von Rechnungen, viele sind in betriebswirtschaftlichen Angelegenheiten untalentiert. Leider nutzen viele nicht die durchaus vorhandenen und seriösen (!) Möglichkeiten einer cleveren Abrechnungspraxis, die es ermöglicht, den Patienten Rechnungen zu erstellen, die dann größtenteils oder komplett von den Privaten Kassen oder Zusatzversicherungen erstattet werden. Wenn Patienten dadurch geringere Ausgaben haben, kommen sie umso lieber in Ihre Heilpraktikerpraxis. Informieren Sie sich, damit Sie auch wirtschaftlich erfolgreich sind!
- Suchen Sie sich einen Steuerberater, der Erfahrung mit der Beratung von Heilberuflern hat. Fragen Sie erfahrene Kollegen nach Empfehlungen.
- Beachten Sie Ihre Verpflichtung, Ihren PC mit den Patientendaten vor Viren und Hackern zu schützen und alle Daten regelmäßig zu sichern.
- Lesen Sie die Fachpresse, damit Sie bzgl. der gesetzlichen, fachlichen und steuerlichen Aspekte stets auf dem Laufenden sind.
- Schalten Sie Ihren Verstand, Ihre Fachkenntnisse und ein gewisses Maß an Misstrauen ein, wenn Ihnen vollmundig neue Methoden, Arzneimittel, Nahrungsergänzungsmittel, Geräte, Franchise-Systeme oder ähnliches angeboten wird. Auch und gerade der Gesundheitsmarkt ist voll von dubiosen Angeboten, und leider gibt manchmal selbst eine namhafte Firma einen schlechten Rat. Prüfen Sie alles, denn Sie tragen letztlich die Verantwortung. Fragen Sie im Zweifelsfall bei Ihrem Berufsverband nach.

Wenn Sie diese Fallen und Fettnäpfe umgehen, arbeiten Sie sicher und verantwortungsvoll.
Trauen und gönnen Sie sich, als Heilpraktikerin auch wirtschaftlich erfolgreich zu sein und für Ihre gute Arbeit gute Honorare zu fordern! Genießen Sie Ihre Arbeit und deren ideellen und materiellen Lohn!
Wir wünschen Ihnen viel Freude und Erfolg.

KAPITEL

2 Gesetzeskunde für Prüfung und Praxis

Lernen ist wie Rudern gegen den Strom.
Sobald man aufhört, treibt man zurück.

Anonym

LEICHTER LERNEN

In diesem Kapitel begegnet Ihnen die für Heilpraktiker relevante Gesetzeskunde. Viele HPA gehen mit Abwehr an dieses Thema – leider wird das Lernen dadurch nicht leichter. Außerdem verkennt diese „innere Verweigerung", dass mangelndes Wissen und Fehler auf diesem Gebiet sowohl das Bestehen der Überprüfung als auch den Bestand Ihrer zukünftigen Praxis massiv gefährden können. Mögen Ihnen die folgenden Tipps helfen, sich dem Thema ohne Vorbehalte und unnötigem Stress zu nähern.

Gesetze der Gesetzeskunde

- Setzen Sie sich nicht unter Druck, indem Sie versuchen, Gesetzestexte auswendig zu lernen. Es ist wichtig, dass Sie die Inhalte, v. a. die daraus für Sie resultierenden Rechte und Pflichten kennen und in Ihren eigenen Worten erklären können.
- Es gibt nur weniges, was Sie auswendig lernen sollten. Das sollten Sie sehr frühzeitig angehen und nicht „auf den letzten Drücker". Je selbstverständlicher dieses Wissen ist, je öfter Sie es mit lautem Sprechen geübt und somit in Ihrem Langzeitgedächtnis verfestigt haben, umso sicherer sind Sie dann in der Überprüfung.
- Im Lehrbuch und auf den folgenden Seiten finden Sie Informationen, die Ihnen helfen, prüfungsrelevantes Wissen und Wissen, das nur für das Führen einer Praxis von Belang ist, zu unterscheiden.
- Tatsächlich sind in sehr vielen mündlichen Prüfungen die Fragen zur Gesetzeskunde die ersten – und somit Ihre beste (und einzige!) Chance, einen guten ersten Eindruck zu machen. Umgekehrt würden Sie sich selbst einen schlechten Start bereiten, wenn Sie ausgerechnet bei diesem wichtigen Grundlagenthema, das noch dazu gut mit Fleiß zu lernen ist, inkompetent stammeln oder gar Wesentliches vergessen.

Überprüfungsrelevanz

Dies sind erfahrungsgemäß die wichtigsten Überprüfungsthemen:

- Liste der Tätigkeitsverbote (➤ NHP 2.14.2) – in sinnvoller Reihenfolge, die wichtigsten zuerst
- Liste der Pflichten (➤ NHP 2.14.1) – in sinnvoller Reihenfolge, die wichtigsten zuerst
- Heilpraktikergesetz § 1, Absätze 1 und 2 (➤ NHP 2.1) – wortwörtlich
- IfSG-Paragrafen 6 und 7 – aktuell, alphabetisch, wortwörtlich
- IfSG-Paragrafen 15, 24, 34 und 42 aktuell, sinngemäß – inhaltlich
- Medizinprodukterecht-Durchführungsgesetz – Kernaussagen, Pflichten bzw. Verbote sinngemäß – inhaltlich (➤ NHP 2.11)
- Verbote AMG und BtmG – Kernaussagen, die Pflichten bzw. Verbote sinngemäß – inhaltlich (➤ NHP 2.7.1ff. – NHP 2.8)
- Pflichten nach BGB und Patientenrechtegesetz – Kernaussagen – Pflichten bzw. Verbote sinngemäß – inhaltlich (➤ NHP 1.6.1)

Diese wenigen Paragrafen bzw. Auflistungen und relevanten Inhalte sollten Sie auswendig präsentieren können. Es könnte Ihre Chance sein, eine mögliche Einstiegsfrage in die mündliche Prüfung souverän und stressfrei zu meistern, die Prüfer für sich einzunehmen, das Selbstvertrauen zu stärken und ruhiger zu werden. Wenn Sie diese und ähnliche Wissenspräsentationen üben, setzen Sie sich aufrecht hin, sprechen Sie laut, deutlich, sympathisch, kompetent. Je öfter Sie dieses souveräne Auftreten vor einer inneren Überprüfungskommission üben, umso sicherer werden Sie.

Praxisrelevanz

Viele sehr praxisrelevante Vorschriften und Gesetze sind erfahrungsgemäß nicht überprüfungsrelevant. Zum Schutz der Patientengesundheit ist es irrelevant, ob Sie falsch werben oder Fotos ohne Erlaubnis benutzen. Hier lauern jedoch reale Gefahren z. B. durch Abmahnungen, und eine Zuwiderhandlung kann sehr unangenehme und teure Folgen haben.

2.1 Heilpraktikergesetz

2.1

- Wie bereits erwähnt, sollten Sie den Wortlaut des § 1 (Absätze 1 und 2) auswendig wissen. Dieser Paragraf ist immerhin Grundlage Ihres künftigen Berufs und definiert ihn. Sollten Sie in der Überprüfung danach gefragt werden, wissen Sie abrufbereit und sicher die Antwort.
- Die wichtigste Aussage des Absatzes 3 sollten Sie sinngemäß erklären können, z. B. „Man ist gesetzlich verpflichtet, sich Heilpraktiker zu nennen."
- Erklären Sie die Bedeutung des Heilpraktikergesetzes laut und in Ihren eigenen Worten.

Ausübung der Heilkunde

2.1.1

- Was bedeuten die Begriffe Bestallung und Approbation?
- Wieso kann ein Arzt für Naturheilkunde kein Heilpraktiker sein?
- Was versteht man unter Ausübung der Heilkunde?
- Wie unterscheiden sich die berufsmäßige und die gewerbsmäßige Ausübung der Heilkunde?
- Was ist der Unterschied zum Beruf des Tierheilpraktikers?

GUT ZU WISSEN

Wichtig für die Praxis: Verwenden Sie auf Ihrem Praxisschild oder der Website keine arztähnlichen Bezeichnungen, z. B. nicht „Fachpraxis für Kinderheilkunde", „Onkologischer Heilpraktiker" oder ähnliche Begriffe.

- Wie vermeiden Sie bei einer „Hausbesuchspraxis" (möglich in NRW und Bayern), dass Sie gegen das Verbot der Heilkundeausübung im Umherziehen verstoßen?
- Was müssen Sie bei Gründung und Führung einer Zweigpraxis beachten?
- Die Ausübung der Heilkunde ohne Erlaubnis ist eine Straftat, die Ausübung der Heilkunde im Umherziehen ist eine Ordnungswidrigkeit! Erklären Sie den Unterschied.
- Wir nehmen es jetzt ganz genau. Immer mal wieder wird fälschlicherweise behauptet, dass das HeilprG dem Heilpraktiker die Ausübung der Zahnheilkunde verbiete. Das ist falsch! Im HeilprG steht lediglich, dass diese Tätigkeit nicht unter seine Bestimmungen fällt. Die Ausübung der Zahnheilkunde wird im Zahnheilkundegesetz geregelt und dies erlaubt nur Zahnärzten die Ausübung der Zahnheilkunde.

Veränderungen des Heilpraktikergesetzes

2.1.2

- Das ursprüngliche Heilpraktikergesetz erfuhr nach dem Zweiten Weltkrieg gravierende Änderungen und wurde einer freiheitlich-demokratischen Grundordnung angepasst. Im Laufe der Jahre wurde es mehrfach überarbeitet.
- Schon seit einigen Jahren wird über eine Modernisierung des HeilprG diskutiert. Halten Sie sich über Ihren Berufsverband auf dem Laufenden.
- In welchem Jahr wurden die Leitlinien zur Heilpraktikerüberprüfung bundesweit (also länderübergreifend) vereinheitlicht?

Durchführungsverordnungen

2.1.3

- Welche Voraussetzungen müssen Sie erfüllen, um die Heilerlaubnis nach dem HeilprG zu bekommen?
- Was ist mit „sittlicher Zuverlässigkeit" gemeint, und wie wird diese nachgewiesen?
- Was bedeutet es, dass der Antragsteller „gesund" sein muss? Welche Krankheiten würden zur Ablehnung des Antrages führen – und warum?
- Unter welchen Umständen kann die Erlaubnis nach dem HeilprG zurückgenommen werden?

Durchführung der Überprüfung

2.1.4

- Es ist sehr unwahrscheinlich, dass Sie in Ihrer Überprüfung nach der Überprüfung gefragt werden …
- Jedoch sollen Sie diesen Abschnitt gut lesen, um sich mit der Intention, der Motivation, der Verpflichtung Ihrer Überprüfer vertraut zu machen. Diese Menschen haben von der aufsichtsführenden Gesundheitsbehörde die Aufgabe übertragen bekommen, „die Spreu vom Weizen zu trennen" und sorgfältig zu überprüfen, welche Anwärter nach dieser Überprüfung mit der Heilerlaubnis „auf die Menschheit losgelassen werden" können. Dies müssen sie nach bestem Wissen und Gewissen tun. Ein sehr hilfreicher Gedanke beim Lernen und in der Überprüfungsvorbereitung ist: Was würden Sie Prüflinge fragen, was würden Sie erwarten und verlangen, wenn Sie diese verantwortungsvolle Aufgabe hätten?

Sektorale Heilpraktikererlaubnis

2.1.5

- Was wissen Sie über die eingeschränkte Heilpraktikererlaubnis?

2.2 Gesundheitssystem in Deutschland

2.2

GUT ZU WISSEN

In vielen Ländern der Welt gibt es immer noch kein soziales Versorgungssystem – Renten-, Kranken- und Arbeitslosenversicherungen sind keine Selbstverständlichkeit.
Die Reichsversicherungsordnung ist ein Meilenstein: Erstmals bekamen Menschen Lohn (und dadurch Nahrung und Obdach), obwohl sie erkrankt waren und nicht arbeiten konnten. Eine Gesundheitsversorgung, wie wir sie heute kennen, ist keineswegs selbstverständlich und trotz sicherlich vorhandener Schwächen und Schattenseiten eine große soziale Errungenschaft.

Instanzen des deutschen Gesundheitssystems

2.2.1

- Welche Personengruppen und Institutionen bilden das deutsche Gesundheitssystem?
- Was sind Leistungserbringer, und was sind Leistungszahler?

Landesgesetze über den öffentlichen Gesundheitsdienst

2.2.2

- Deutschland hat ein föderalistisches System. Zahlreiche Gesetzgebungen sind „Ländersache" – im Gesundheitssystem z. B. Hygienevorschriften und Schutzverordnungen, aber auch die Überprüfung für den Heilpraktikerberuf (zwischenzeitlich durch die Überprüfungsleitlinien des Bundes vereinheitlicht) und im Bildungssystem eventuell zukünftig die Heilpraktikerausbildung. Deshalb finden Sie in diesem Buch öfter den Hinweis, sich zu bestimmten Regelungen bei Ihren jeweiligen Landesbehörden zu erkundigen.

2.2.3 Gesundheitsamt als Aufsichtsbehörde

- Welche Pflichten hat das Gesundheitsamt gegenüber den Bürgern? Die Aufgaben des Gesundheitsamtes sind sehr vielfältig und reichen von der Untersuchung von Prostituierten und der Leichenschau vor der Einäscherung über die Organisation von Schutzimpfungen, die Begutachtung von Rentenanträgen aufgrund von Erkrankungen bis hin zur Seuchenbekämpfung und zur … ja.... Heilpraktikerüberprüfung. Das Gesundheitsamt überwacht natürlich auch alle anderen Gesundheitsberufe und Institutionen, z. B. Arztpraxen, Physiotherapeutenpraxen, Krankenhäuser, aber auch Tattoo- und Piercingstudios. Stöbern Sie mal auf den Websites Ihres regionalen und Ihres prüfenden Gesundheitsamtes, und schauen Sie, was Sie dort alles entdecken.
- Welche Pflichten haben Sie als Heilpraktiker gegenüber dem Gesundheitsamt?
- Was bedeutet es für Sie in Ihrer Praxis, dass das örtliche Gesundheitsamt die Aufsicht (auch) über Heilpraktikerpraxen führt?
- Welche Bedeutung hat das Ordnungsamt in diesem Zusammenhang?
- Welche Rechte haben die Dienstpersonen des Gesundheitsamtes innerhalb dieser Berufsaufsicht?

2.3 Stellung von Heilpraktikerinnen und Heilpraktikern im Rechtssystem

2.3.1 Arztvorbehalt

- Welche Tätigkeiten sind Ihnen als Heilpraktikerin oder Heilpraktiker aufgrund des sog. Arztvorbehalts untersagt? Erklären Sie dies laut und in eigenen Worten – es ist ein Teil der langen Verbotsliste, die Sie sehr gut auswendig lernen sollten!
- Welche nichtärztlichen Gesundheitsfachberufe kennen Sie?

2.3.2 Blutentnahmen und körperliche Untersuchungen

- Warum kann bei einem Beschuldigten auch gegen sein Einverständnis eine körperliche Untersuchung vorgenommen werden?
- Erinnern Sie sich an den Ausdruck Arztvorbehalt. In welchem Zusammenhang steht dieser Begriff mit Blutentnahmen beim Verdacht auf strafbare Handlungen?

2.3.3 Leichenschau, Leichenöffnung und Totenschau

- Wie verhält es sich mit der Auskunftspflicht und Verschwiegenheitspflicht des Heilpraktikers gegenüber dem Arzt, der die Leichenschau eines Patienten des Heilpraktikers vornimmt?
- Definieren Sie die Begriffe Leichenschau und Totenschein (Todesbescheinigung).
- Worum handelt es sich bei einer gerichtlichen Leichenöffnung?

2.3.4 Begutachtung und Beratung

- Warum können Heilpraktiker nicht Sachverständige bei Angelegenheiten im öffentlichen Interesse sein? Oder gibt es doch eine Ausnahme?
- Können Heilpraktiker Gutachter im privatrechtlichen Bereich sein? Kennen Sie ein Beispiel?

2.4 Unterbringung, Betreuung, Vormundschaft

2.4.

- Es gibt verschiedene Umstände und Notsituationen, in denen ein Mensch – evtl. sogar gegen seinen ausdrücklichen Willen – unter „Aufsicht gestellt", also seiner Freiheit beraubt und „untergebracht" wird. Über welche drei Hebel ist dies möglich?
- Ihre Vorstellungskraft und Ihr Rechtsempfinden sind gefragt: In welchen Situationen könnten diese Hebel wirken, und zu welchem Zweck ist das in Deutschland möglich?

Unterbringung

2.4.1

- Höchst überprüfungsrelevant ist das Thema der Unterbringung psychisch Kranker bei akuter Selbst- und Fremdgefährdung. In einem solchen Fall sind Sie verpflichtet, eine Unterbringung zu veranlassen. Lesen Sie ergänzend den praxisbezogenen Text im Lehrbuch ➢ NHP 26.14 und ➢ NHP 26.15.
- Wie gehen Sie ganz konkret in einer solchen Situation vor? Wie verhalten Sie sich gegenüber dem Betroffenen? Zu welcher Institution nehmen Sie wann Kontakt auf?
- Was geschieht mit dem Betroffenen, wenn eine Unterbringung veranlasst wurde? Wie ist der weitere Rechtsweg?

Betreuung

2.4.2

- In welchen Situationen greift das Betreuungsrecht? Nennen Sie Beispiele!
- In welchen medizinischen Situationen kann das Betreuungsrecht relevant werden?
- Was muss der Betreuer bei seiner Tätigkeit immer als oberstes Ziel und Maßstab seines Handelns setzen?
- Wie könnten Sie in Ihrer Praxis mit dem Betreuungsrecht konfrontiert werden?
- Angenommen, in Ihre Praxis käme ein 80 Jahre alter, demenzkranker Mann mit seiner Tochter, die gleichzeitig die Betreuerin ist. Wie unterscheidet sich diese Situation rechtlich von der gleichen Konstellation, in der jedoch die Tochter keine Betreuungsvollmacht hat?
- Sie dürfen keine Behandlung gegen den Willen des Betreuten bzw. des Betreuenden durchführen. Gegen den ausdrücklichen Willen des Betreuten darf nur bei medizinisch notwendiger Indikation behandelt werden, denn es gibt ein Recht auf „Freiheit zur Krankheit". Keine heilpraktische Behandlung ist aus juristischer Sicht „medizinisch notwendig" – also lebenswichtig für den Patienten. Zwangsbehandlungen sind ambulant generell nicht erlaubt. Im Streitfall wären Sie in einer juristisch schwachen Position, wenn Sie gegen den Willen des Betreuten bzw. der betreuenden Person gehandelt hätten.
- Was wissen Sie über den rechtlichen Rahmen der Behandlung von Minderjährigen in der Heilpraktikerpraxis?
- Führen Sie grundsätzlich keine Behandlungsmaßnahme durch bei einem Kind, das sich weigert. Dies gilt insbesondere für invasive Maßnahmen. Wenn ein Pieks ängstigt und sich das Kind wehrt, sehen Sie davon ab, selbst und ausdrücklich auch gegen den Wunsch der Eltern! Es könnte auch sein, dass die Erziehungsberechtigten, insbesondere bei geteiltem Sorgerecht, die Behandlung durch Heilpraktiker unterschiedlich werten. Sie können dann zwischen die Fronten geraten. Stellt sich dann noch heraus, dass das Kind gegen seinen Willen (invasiv) behandelt wurde, sind Sie juristisch in einer schwachen Position. Wenn Sie also das Kind nicht von der Maßnahme überzeugen können, führen Sie diese nicht durch. Auch ein Kind hat das Recht auf körperliche Unversehrtheit!
- Kann ein Jugendlicher auf eigenen Wunsch in Ihrer Praxis behandelt werden? Ohne Erlaubnis der Eltern? Wer bezahlt?

- Wie ist die Schweigepflicht geregelt gegenüber den Eltern? Differenzieren Sie hier zwischen harmlosen und üblichen Geheimnissen und einer gefährlichen Situation, Verhaltensweise oder Krankheit. Bei dieser Fragen gibt es mitunter kein klares Ja oder Nein. Sie müssen lernen und ertragen, dass Sie nach bestem Wissen und Gewissen abwägen und verantworten müssen, wie Sie sich verhalten.

2.5 Beziehungen zu anderen Fachberufen

2.5.1 Ärztinnen und Ärzte

- Sie als Heilpraktiker dürf(t)en mit Ärzten zusammenarbeiten. Wie ist das umgekehrt für die Ärzte geregelt?
- Angenommen, Sie wollten mit einem Orthopäden oder Dermatologen zusammen eine Praxis führen – was sollte beachtet werden, um Ärger (für den Arzt) zu vermeiden?

2.5.2 Berufsgruppen Psychotherapie

- Was ist Psychotherapie?
- Wer darf Psychotherapie ausüben? Nennen Sie verschiedene Berufsgruppen.
- Heilpraktiker dürfen psychotherapeutisch tätig sein! Sie dürfen sich jedoch nicht Psychotherapeut nennen!

2.5.3 Beratung und Coaching

- Definieren Sie den Unterschied zwischen Beratung/Coaching und Behandlung/Therapie!
- Vermischen Sie bei Ihrer Praxisausübung und bei Ihrer Werbung niemals Tätigkeiten als Coach mit denen als Therapeut – und zwar aus steuerlichen Gründen. Heilbehandlungen sind nicht umsatzsteuerpflichtig (keine MwSt.), und es fällt keine Gewerbesteuer an. Werden diese Tätigkeiten nicht strikt getrennt, kann die umsatzsteuerpflichtige Tätigkeit die umsatzsteuerbefreite „vergiften“ bzw. „infizieren“ – diese Begriffe sind in diesem Zusammenhang durchaus üblich. Dies kann gravierende und eventuell finanziell nicht zu verkraftende Steuernachzahlungen zur Folge haben. Fragen Sie Ihren Steuerberater und/oder Ihren Berufsverband.

2.5.4 Zahnärztinnen und -ärzte

- Definieren bzw. beschreiben Sie, welche Tätigkeiten als „Ausübung der Zahnheilkunde“ bezeichnet werden. Geben Sie Beispiele. Sprechen Sie dabei laut und vor Ihrer imaginären Überprüfungskommission.
- Wie sind in diesem Zusammenhang Behandlungen des Zahnfleischs, der Kiefergelenke oder des Gaumens einzuordnen?
- Nicht vergessen: Verstöße gegen das Zahnheilkundegesetz sind eine Straftat und können mit Geld- oder Freiheitsstrafe belegt werden.

Gesundheitsfachberufe

2.5.5

- Im Abschnitt ➢ 2.3.1 haben Sie sich schon einmal kurz mit den Gesundheitsfachberufen beschäftigt. Fallen Ihnen einige Beispiele für Gesundheitsfachberufe wieder ein?
- Wann bedarf es einer ärztlichen Anordnung, damit Angehörige der Gesundheitsfachberufe tätig werden dürfen?
- An dieser Stelle sollten Sie sich vergegenwärtigen, welches Privileg es für uns Heilpraktiker ist, dass wir ohne ärztliche Anordnung tätig werden dürfen. Es ist verständlich, dass diese Autonomie von manchen Angehörigen der Gesundheitsfachberufe kritisch betrachtet wird. Umso mehr ist es für uns eine Pflicht und Selbstverständlichkeit, durch Kompetenz und korrektes Verhalten unserer beruflichen Verantwortung gerecht zu werden und dieses Privileg zu verdienen und zu rechtfertigen. Und wenn dies für Sie nach einem mahnenden Zeigefinger klingen sollte – es ist einer!

Hebammen und Entbindungspfleger

2.5.6

- Erläutern Sie laut und in eigenen Worten Ihrer imaginären Überprüfungskommission, welche Verbote und Pflichten bei der Geburtshilfe zu beachten sind!
- Welche Pflichten haben Sie in der Geburtshilfe im Notfall?
- Wann beginnt nach juristischer Auffassung der Geburtsvorgang? Welche Symptome kennzeichnen diesen Beginn der Geburt? (➢ NHP 27.3.1)
- Inwieweit dürfen Sie als Heilpraktiker therapeutisch tätig werden bei einem (unerfüllten) Kinderwunsch oder in der Schwangerschaftsbegleitung?

Physiotherapie

2.5.7

- Viele von Ihnen sind Physiotherapeutin bzw. Physiotherapeut. Sie haben sich durch eine umfassende Ausbildung gelernt und wahrscheinlich – das ist typisch für Ihren Berufsstand – zahlreiche Fortbildungen absolviert. Die Erfahrung zeigt jedoch, dass Ihnen Ihre Vorkenntnisse in der Heilpraktikerausbildung nur dann nutzen, wenn Sie diese aktivieren. Leider werden Sie trotz Ihres umfangreichen Vorwissens diese Ausbildung kaum „so mal eben nebenbei" erfolgreich absolvieren. So ist Ihnen zu wünschen, dass Sie viele neue Erkenntnisse gewinnen, die Ihnen in Ihrer täglichen Arbeit von Nutzen sind. Für manche von Ihnen besteht die Motivation zur Heilpraktikerausbildung darin, nur den „Schein" anzustreben, um endlich autark behandeln, osteopathisch arbeiten und mit der PKV abrechnen zu können. Das ist sehr verständlich. Aber es wäre wundervoll, wenn Sie die großartige Chance nutzen, durch die deutlich erweiterten Behandlungsmöglichkeiten Ihre Patienten noch erfolgreicher therapieren und Ihr Spektrum an Möglichkeiten deutlich erweitern zu können. Dann lohnt sich die viele Mühe gleich doppelt. Viel Erfolg und Freude dabei!
- Was unterscheidet im Hinblick auf die Behandlungsautonomie und Abrechnung die heilpraktische von der physiotherapeutischen Arbeit?

Medizinisch-technische Assistentinnen und Assistenten

2.5.8

- Um was für einen Beruf handelt es sich beim medizinisch-technischen Assistenten?
- Dürfen Heilpraktiker Labortätigkeiten durchführen?

2

2.5.9 Geistiges Heilen

- Es ist sehr unwahrscheinlich, dass Sie zum Thema Geistheiler befragt werden. Dennoch sollten Sie sich orientieren, um welche Berufsgruppe es sich hierbei handelt, und worin die Unterschiede zum Heilpraktikerberuf bestehen.
- Was wird unter Geistheilung verstanden?
- Selbstverständlich dürfen Sie als Heilpraktikerin oder Heilpraktiker Geistheilung ausüben. Beachten Sie dabei (umsatz-)steuerliche Aspekte.

2.5.10 Führen von Titeln und Berufsbezeichnungen

- Was müssen Heilpraktiker bei der Führung von Berufsbezeichnungen und Titeln beachten?
- Sie haben einen Doktortitel? Dann führen Sie ihn auf Ihrer Werbung (Praxisschild, Website) korrekt, also mit der entsprechenden Abkürzung, z. B. rer. nat., med. vet., jur., oec. troph. Ansonsten droht rasch eine Abmahnung.
- Für alle anderen: Es gibt erstaunlich viele Angebote, z. B. einen Doktortitel käuflich zu erwerben – meistens kostet es viel Geld, der Titel kommt nie … Und wenn er doch von der Universität Irgendwosia „ordnungsgemäß“ verliehen wird: Als Heilpraktiker haben Sie es nicht nötig, sich durch Verwendung arztähnlicher Begriffe oder gekaufter Titel eine „Pseudo-Kompetenz“ zu erschwindeln. Sehen Sie davon ab. Selbst wenn Sie juristisch korrekte Schlupfwege verwenden: Im Kollegenkreis und bei vielen Patienten machen Sie sich lächerlich. Überzeugen Sie durch gute, ehrliche Arbeit.

LEICHTER LERNEN

Nun beschäftigen wir uns mit dem Infektionsschutzgesetz. Es macht vielen HPA oft Angst. Aber bleiben Sie entspannt! Es ist gar nicht so schwierig, die überprüfungsrelevanten Inhalte zu lernen. Es gibt einige „Nüsse zu knacken", das ist wahr, aber es gibt keinen Grund, sich wegen dieses Gesetzes „verrückt zu machen"!

2.6 Infektionsschutzgesetz

- Ganz unbedingt und ausdrücklich müssen Sie lernen, welche Paragrafen besonders relevant für HPA sind! Auch wenn Sie ein schlechtes Zahlengedächtnis haben: Diese (wenigen) Zahlen müssen Sie kennen! Am besten fertigen Sie sich hierzu eine Lernkarte an.

GUT ZU WISSEN

Die für HPA relevantesten Paragrafen sind:
- §§ 1 + 2 – Allgemeine Bestimmungen
- §§ 6 bis 9 – Meldewesen
- § 15 – Anpassung an die epidemiologische Lage
- § 24 – Behandlungsverbot
- § 34 – Gemeinschaftseinrichtungen
- § 42 – Tätigkeits- und Beschäftigungsverbote

Der Rat: Bereiten Sie das Auswendiglernen vor und integrieren Sie es ins Infektionskrankheiten-Thema, sobald Sie sich damit beschäftigt haben. Das Lernen fällt leichter, wenn man mit den Namen der Erreger und Erkrankungen bereits Bekanntschaft gemacht hat. Aber tun Sie das nicht erst „auf den letzten Drücker" vor der Prüfung! Das geht erfahrungsgemäß schief!

Infektionskrankheiten einst und heute

2.6.1

- Infektionskrankheiten einst – Welche übertragbaren Krankheiten kommen Ihnen in den Sinn, wenn Sie an Seuchen im Mittelalter denken oder an Infektionskrankheiten, die noch im 19. Jahrhundert weit verbreitet waren? Diese Frage können Sie sicherlich auch dann beantworten, wenn Sie noch nicht das Thema Infektionskrankheiten bearbeitet haben. Welche Infektionskrankheiten kennen Sie aus dem Geschichtsunterricht oder auch aus Historienfilmen, Romanen oder Biografien vergangener Jahrhunderte?
- Bis zum Ausbruch der Corona-Pandemie schienen die im IfSG enthaltenen Vorschriften für die Einschränkung von Grundrechten zum Infektionsschutz eher theoretischer Natur zu sein und waren selten und höchstens lokal angewandt worden. Es fehlte uns allen an praktischen Erfahrungen mit Quarantäne, Schließung von Läden und Restaurants, Verbot von Veranstaltungen und Ausgangsbeschränkungen. Die Corona-Pandemie hat uns Möglichkeiten und Grenzen, positive und negative Aspekte, Nutzen und Nachteile dieser gesetzlichen Regelungen vor Augen geführt.
- Lernen Sie alle Kernaussagen des aktuellen Infektionsschutzgesetzes gut auswendig. Sie müssen diese sicher beherrschen und – wo immer möglich mit Ihren eigenen Worten – vortragen können.

Allgemeine Vorschriften

2.6.2

- Zu welchem Zweck wurde das Infektionsschutzgesetz erlassen?
- Welche verschiedenen Maßnahmen dienen konkret der Vorbeugung und Bekämpfung von Infektionskrankheiten?

Begriffsbestimmungen

2.6.3

- Was ist ein Krankheitserreger?
- Was ist im Sinne des IfSG eine Infektion, was ist eine übertragbare Krankheit?
- Beschreiben Sie die Unterschiede zwischen einem Kranken, einem Krankheitsverdächtigen, einem Ausscheider und einem Ansteckungsverdächtigen.
- Was versteht man unter einer nosokomialen Infektion?
- Was ist eine Schutzimpfung?
- Was verstehen Sie unter „anderen Maßnahmen der spezifischen Prophylaxe"?
- Um was handelt es sich bei einem ein Gesundheitsschädling? Geben Sie Beispiele.

Koordinierung und Früherkennung

2.6.4

- Welche Aufgaben hat das Robert Koch-Institut?
- Was sind Falldefinitionen?

Meldewesen

2.6.5

- Während der Corona-Pandemie haben wir erlebt, wie rasch sich Meldepflichten ändern und ausweiten können. Die jeweils aktuellen Meldepflichten finden Sie unter www.rki.de. Die Erkrankungen des § 6 IfSG müssen Sie auswendig wissen und die Erregernamen des § 7 IfSG müssen Sie gut kennen. Am sichersten ist hierfür die im Gesetz vorgegebene alphabetische Reihenfolge.

- Erklären Sie einem netten Menschen und auch einer imaginären Überprüfungskommission laut und in eigenen Worten die Meldepflicht nach § 6 und nach § 7 des IfSG. Fassen Sie zusammen, welche Unterschiede hierbei bestehen.
- Es ist sehr wichtig, dass Sie vor Ihrer Überprüfung recherchieren, ob sich die Meldepflichten wiederum geändert haben. Und wenn Sie dann später in Ihrer Praxis arbeiten, müssen Sie stets entsprechend Ihrer Sorgfalts- und Weiterbildungspflicht auf dem aktuellen Stand sein.
- Welche Erkrankungen sind namentlich meldepflichtig bei Verdacht, Erkrankung und Tod?
- Wann werden Durchfallerkrankungen meldepflichtig?
- Wie erfolgt die Meldung eines Impfschadens?
- Was wissen Sie über die Meldung des Ansteckungsverdachts bei Tollwut?
- Weil es so wichtig ist: Beschreiben Sie (noch einmal, gerne mit anderen Worten) den Unterschied zu der Meldepflicht nach § 6 und § 7 IfSG.
- Was gilt als direkter, was als indirekter Erregernachweis?
- Es hilft nichts – auch die Erregernamen müssen Sie sich merken. Aber es gibt eine Entwarnung (> Kasten).

GUT ZU WISSEN

Entwarnung: Tatsächlich ist es richtig, dass Sie aufgrund der §§ 6 und 7 viel auswendig lernen müssen. Damit Sie aber nicht verzweifeln, hier einige Hinweise, welche die Bedeutung wiedergeben.

- Die Meldepflicht nach § 6 kommt weitaus öfter in den Überprüfungen vor als die nach § 7.
- Meistens werden die Meldepflichten in den schriftlichen Überprüfungen abgefragt. Somit ist es ein „passives" Wissen. Es geht also bevorzugt darum, dass Sie die Namen erkennen und ankreuzen. Das ist für die meisten HPA wesentlich leichter, als die Namen auswendig aufsagen zu müssen.
- Wenn tatsächlich eine Aufzählung in der mündlichen Überprüfung gefordert wird, bezieht sich das in den weitaus meisten Fällen auf den § 6 IfSG.

Knapp gesprochen: Den Sechser muss man können, den Siebener muss man kennen.

- Welche Personen sind zur Meldung verpflichtet?
- Wie, auf welche Weise, in welchem Zeitraum und bei welcher Behörde hat die Meldung zu erfolgen?
- Angenommen, eine Meldung war falsch, der Verdacht unbegründet? Was ist zu tun?
- Warum ist der § 15 IfSG ein sehr wichtiger Paragraf, der gerade auch nach Ihrer Überprüfung Relevanz für Sie hat?

2.6.6 Prophylaxe übertragbarer Krankheiten

- Welche Maßnahmen dienen der Prophylaxe von Infektionskrankheiten?
- Zum Prüfungswissen gehört auch, welche Impfungen für Säuglinge und Kleinkinder bis zu 2 Jahren sowie für Kinder, Jugendliche und Erwachsene empfohlen werden. Es wird fast nie verlangt, dass Sie in der mündlichen Überprüfung exakt den Impfplan (Intervalle, Häufigkeit der Auffrischungsimpfungen) schildern. Wahrscheinlicher ist, dass Sie in der schriftlichen Überprüfung aus einer Auswahl von Krankheitsnamen die für die Altersgruppe empfohlenen Impfungen ankreuzen müssen. Auch gezielte Nachfragen in der mündlichen Überprüfung – in der Art von „Kann man gegen Windpocken impfen?" – kommen regelmäßig vor.
- Vor Ihrer Überprüfung müssen Sie deshalb unbedingt prüfen, ob sich die Impfempfehlungen geändert haben.
- Was wissen Sie über Impfstoffe und den Impfausweis?
- Was versteht man unter nosokomialen Infektionen?

LEICHTER LERNEN

Auch wenn Ihnen dieser Satz vielleicht auf die Nerven geht – er stimmt doch: Sie werden nicht schlauer durch mehr Papier, mehr Lesen, mehr Bücher, sondern durch Durchdenken, Anwenden, Wiedergeben, freies Sprechen!

Behandlungsverbote und präventive Maßnahmen

2.6.7

- Erklären Sie mit lauter Stimme, in wenigen, aber ganzen Sätzen und kompetent-souverän, welche Behandlungsverbote aufgrund des § 24 für Heilpraktiker bestehen. (Hier wird nicht nach den Namen der Krankheiten bzw. der Erreger gefragt!)
- Was müssen Heilpraktiker bei einer infektiösen „bedrohlichen Erkrankung" im Sinne des IfSG beachten?
- In welchem Zusammenhang steht die Meldepflicht des § 7 IfSG mit dem Behandlungsverbot für Heilpraktiker?
- Was wissen Sie über das Behandlungsverbot nach den §§ 15 und 34?
- Heilpraktiker – Behandlungsverbot – Verlausung … Bilden Sie mit diesen drei Worten einen inhaltlich korrekten Satz.
- Heilpraktiker – Behandlungsverbot – sexuell übertragbare Erkrankungen … Formulieren Sie auch mit diesen drei Worten einen inhaltlich korrekten Satz.
- Zählen Sie laut und ohne zu stocken mindestens zehn, besser dreizehn sexuell übertragbare Erkrankungen auf!
- Und nun formulieren Sie einen inhaltlich korrekten Satz mit den folgenden Worten: Heilpraktiker – Laboruntersuchung – Erregernachweis – Behandlung.
- Was gilt als Arbeiten mit Krankheitserregern?
- Schildern Sie mit lauter Stimme, in Ich-Form, sicher und souverän einer imaginären Überprüfungskommission Ihre konkreten Maßnahmen bei einem Krankheitsverdacht nach § 6 IfSG (z. B. bei Masern) bis hin zur Meldung beim Gesundheitsamt. Ein Beispiel: „Beim Verdacht auf Masern … mache ich … dann werde ich …, danach … ich …".
- Perfektionieren Sie diese Auflistung, indem Sie noch die Aspekte Praxishygiene und Dokumentation anfügen.
- Diese Maßnahmen sollten Sie auf einer Lernkarte niederschreiben.
- Unterscheiden Sie die Begriffe Absonderung, Quarantäne und Isolierung.
- Bei welchen Infektionskrankheiten besteht die Pflicht zur Absonderung bzw. zur Quarantäne?
- Was wissen Sie über die beruflichen Tätigkeitsverbote aufgrund des IfSG?
- Welche Vorschriften gelten in Bezug auf Infektionskrankheiten für Gemeinschaftseinrichtungen?
- Was sind im Sinne dieses Gesetzes Gemeinschaftseinrichtungen?
- Welche Infektionskrankheiten werden im § 34 zusätzlich zu den bisher im IfSG Genannten aufgeführt? (Ein Tipp: Sie sind in NHP fett gedruckt.)
- Welche Krankheitserreger werden im § 34 in Bezug auf das Ausscheidertum genannt?

Tätigkeits- und Beschäftigungsverbote

2.6.8

- Für welche Personenkreise und Arbeitsbereiche können Verbote nach den §§ 42–43 IfSG ausgesprochen werden?
- Welche Lebensmittel gelten nach § 42 IfSG als besonders zu beachtende potenzielle Reservoirs und Übertragungsmedien von Infektionserregern? Welche gelten als besonders anfällig für entsprechende Keime?

- Welche Tätigkeiten sind aufgrund des § 43 IfSG wo bzw. in welchem Zusammenhang verboten?

2.6.9 Tätigkeiten mit Krankheitserregern

- Zur Wiederholung und weil es so wichtig ist: Was bedeutet ganz praktisch formuliert das Verbot von Tätigkeiten mit Krankheitserregern nach dem IfSG in einer Heilpraktikerpraxis? Geben Sie zwei Beispiele.
- Welche Berufsgruppen dürfen nach IfSG diese Tätigkeiten ausüben?

2.6.10 Rechtliche Zuständigkeiten und spezielle Vorschriften

- Geben Sie einige Beispiele für Strafen, die bei Verstößen gegen das IfSG drohen.
- Wie gut, dass Ihnen das alles nicht passieren kann, weil Sie das Infektionsschutzgesetz gut gelernt haben und befolgen!

2.6.11 Aktuelle Informationen

- Sie ziehen von einem Bundesland in ein anderes. Wie können sie erfahren, welche Meldepflichten nach dem IfSG in diesem Bundesland bestehen?

LEICHTER LERNEN

Gratulation! Die Infektionskrankheiten sind geschafft! Zur Erinnerung: Wenn Sie wenig Zeit haben, beschäftigen Sie sich v.a. mit Fragen, die mit einem roten Punkt gekennzeichnet sind und die höchste Priorität haben. Beachten Sie, dass sich die Meldepflichten des IfSG auch kurzfristig ändern können. Und denken Sie daran: Das Gehirn lernt durch Abruf, nicht durch Eingabe. Also reden Sie laut und erklären Sie sich selbst oder Ihrer Lerngruppe die frisch gelernten Inhalte! Vertrauen Sie auf Ihre Prüfungsvorbereitung. In dieser Phase werden Sie alles wiederholen und miteinander vernetzen – dies bringt Ihnen Lernerfolge, auf die Sie momentan noch nicht zu hoffen wagen! Lernen Sie immer mit möglichst viel Freude und mit möglichst wenig Druck!

2.7 Arzneimittelgesetz

2.7

- Warum gibt es überhaupt ein Arzneimittelgesetz? Warum kann nicht einfach jeder unkontrolliert Arzneimittel herstellen und vertreiben?
- Nach welchen drei Kriterien wird ein Arzneimittel beurteilt?

2.7.1 Bedeutung für Heilpraktikerinnen und Heilpraktiker

- Es gibt in Deutschland über 100.000 Arzneimittel. Unterscheiden Sie freiverkäufliche von apothekenpflichtigen Arzneimitteln, und geben Sie hierfür Beispiele.
- Im Hinweiskasten in ➤ NHP 2.7.1 finden Sie eine Auswahl von Fragestellungen, die besonders wichtig für die Überprüfung und Praxis sind. Schreiben Sie die Fragen auf Karteikarten, und tragen Sie die Antworten bei der Erarbeitung dieser Themen auf der Rückseite ein.

Entwicklung des Arzneimittelgesetzes

2.7.2

- Ein Arzneimittelskandal mit gravierenden Folgen für viele Menschen legte den Grundstein für die Modernisierung des Arzneimittelgesetzes. Was wissen Sie darüber?
- Vor-Ort-Apotheke oder Versandapotheke – was bevorzugen Sie für sich selbst und warum? Wie beurteilen Sie die Verlagerung des Arzneimittelhandels in den Versandhandel? Welche Vorteile und Nachteile erwarten Sie bei dieser Entwicklung?
- Worum handelt es sich beim sog. Sachkundenachweis im Einzelhandel?

Was ist ein Arzneimittel?

2.7.3

- Was ist ein Arzneimittel, wie lautet die Definition z. B. im Unterschied zum Kosmetikum, Lebensmittel, Kinderspielzeug? Versuchen Sie, die Definition in eigenen Worten zu formulieren.
- Was ist ein Fertigarzneimittel?
- Was versteht man unter Nebenwirkungen?

Herstellung eines Arzneimittels

2.7.4

- Was versteht man unter Herstellung eines Arzneimittels, und durch welche einfachen Handlungen könnten Sie in Ihrer Praxis selbst zum Hersteller werden?
- Was ist eine Charge bei der Arzneimittelherstellung? Wozu dient diese Chargenregistrierung?
- Welche Arzneibücher gibt es in Deutschland?
- Wer darf Arzneimittel herstellen?
- Wann dürfen Sie ein Arzneimittel legal herstellen?
- Geben Sie praktische Beispiele: Wann stellen Heilpraktiker in ihren Praxen selbst Arzneimittel her? Fallen Ihnen Beispiele ein von Therapieverfahren, die Sie selbst einmal in Ihrer Praxis anwenden möchten?
- Welche Regeln müssen bei der Herstellung von Arzneimitteln beachtet werden?
- Die Herstellung von Arzneimitteln in der Praxis muss bei der zuständigen Behörde angezeigt werden – meist ist dies die Bezirksregierung. Gilt diese Regelung nur für Heilpraktiker?

Zulassung und Registrierung von Arzneimitteln

2.7.5

- Beschreiben Sie kurz das Zulassungsverfahren für Arzneimittel.
- Was bezeichnet man als Off-Label-Use?
- Was ist bei der Verordnung von Arzneimitteln für Kinder, für Schwangere bzw. in der Stillzeit zu beachten?
- Erklären Sie die Bedeutung von Aufklärung und Dokumentation bei der Verordnung von Arzneimitteln.
- Welche Regeln beachten Sie bei einer Verordnung im Rahmen des Off-Label-Use?
- Was wissen Sie über die Registrierung homöopathischer Arzneimittel?
- Was wissen Sie über die Registrierung traditioneller pflanzlicher Arzneimittel?

2.7.6 Arzneimittel und Werbung

- Geben Sie Beispiele für eine unseriöse Werbung mit Arzneimitteln.
- Für zugelassene Arzneimittel darf anders geworben werden als für nur registrierte Arzneimittel. Erklären Sie den Unterschied.

2.7.7 Abgabe und Inverkehrbringen

- Dürfen Sie Ihren Patienten Arzneimittel mitgeben? Begründen Sie Ihre Antwort!
- Was wissen Sie über die Abgabe von Mustern?
- Wie bevorraten Sie sich korrekt mit Arzneimitteln zum Praxisbedarf?
- Welche praktische Bedeutung hat das Verfallsdatum von Medikamenten für die Vorratshaltung in Ihrer Praxis?

2.7.8 Freiverkäufliche Arzneimittel

- Unterscheiden Sie – auch mit Blick auf die Abschnitte ➢ NHP 2.7.9 und ➢ NHP 2.7.10 – freiverkäufliche, apothekenpflichtige und verschreibungspflichtige Arzneimittel.
- In Deutschland unterliegen z. B. Bücher und Arzneimittel einer Preisbindung. Was versteht man darunter?

2.7.9 Apothekenpflichtige Arzneimittel

- Warum gibt es eine Apothekenpflicht? Warum gibt es strenge Regelungen zum Handel mit Arzneimitteln?
- Worum handelt es sich bei OTC-Arzneimitteln?

2.7.10 Verschreibungspflichtige Arzneimittel

- Verschreibungspflicht und Heilpraktiker – Erklären Sie, welche Gebote bzw. Verbote Sie hier beachten!
- Wann dürfen Sie ein verschreibungspflichtiges Arzneimittel legal einsetzen?
- Betäubungsmittel dürfen Sie niemals bei Patienten anwenden. Warum nicht?
- Welche Ausnahmen von der Verschreibungspflicht gibt es bei homöopathischen Arzneimitteln?

2.7.11 Informationshilfen

- Es gibt eine Rote Liste der gefährdeten Arten. Diese interessiert uns hier nicht. Worum handelt es sich bei der pharmakologischen Roten Liste?
- Üben Sie den Gebrauch einer Roten Liste online, aber auch mit dem Buch, z. B. in Ihrem Ausbildungsinstitut. In manchen mündlichen Überprüfungen wird verlangt, dass in der Druckversion z. B. die unerwünschten Arzneimittelwirkungen eines Medikamentes kontrolliert oder Wechselwirkungen nachgeschaut werden sollen.

Überwachung von Arzneimittelrisiken

2.7.12

- Was versteht man unter Pharmakovigilanz?
- Was ist im Zusammenhang mit der Arzneimittelsicherheit ein Stufenplanverfahren?

2.8 Betäubungsmittelgesetz

2.8

- Was sind Betäubungsmittel? Was unterscheidet diese von „gewöhnlichen" Arzneimitteln?
- Warum unterliegen Betäubungsmittel besonders strengen Kontrollen?

Verschreibung von Betäubungsmitteln

2.8.1

- Wer darf Betäubungsmittel verordnen?
- Wann dürfen Betäubungsmittel verordnet werden?

Homöopathische Arzneimittel

2.8.2

- Welche juristische Regelung besteht für Homöopathika, die aus einem Betäubungsmittel hergestellt wurden?
- Welche Ausnahmen gibt es von dieser Regel?

Strafvorschriften

2.8.3

- Welche Strafrahmen gelten bei Verstößen gegen das Betäubungsmittelgesetz?

2.9 Neue-psychoaktive-Stoffe-Gesetz

2.9

- Warum wurde das Neue-psychoaktive-Stoffe-Gesetz (NpSG) erlassen?
- Auch in unserem Beruf gibt es ein paar schwarze Schafe. Für weiße Schafe ist dieses Gesetz irrelevant, da sie nicht mit dem Gesetz in Konflikt kommen und derartige Substanzen z. B. nicht den Teilnehmern einer Selbsterfahrungsgruppe verabreichen oder im Kräuterseminar entsprechende Rezepturen vorstellen werden. Die schwarzen Schafe machen sich durch derartiges Verhalten strafbar und können dadurch ihre Heilerlaubnis verlieren. Außerdem gefährden sie den Ruf des Berufsstands.

2.10 Lebensmittel, Diätmittel, Nahrungsergänzungsmittel

2.10

- Immer mehr Heilpraktikerinnen und Heilpraktiker orientieren sich in ihrer Praxisarbeit am bewährten naturheilkundlichen Leitsatz: „Lasst Eure Nahrungsmittel Eure Heilmittel sein und Eure Heilmittel Eure Nahrung!" Immer häufiger verordnen sie in ihren Praxen auch Nahrungsergänzungsmittel. Dies kann oft sinnvoll, oft auch sehr unsinnig sein. Leider gibt es insbesondere auf diesem Gebiet neben seriösen Anbietern eine Fülle von nutzlosen bis schädlichen Angeboten und Produkten. Seien Sie immer kritisch! Prüfen Sie. Und vermeiden Sie in Ihrer Praxistätigkeit jede Menge Ärger, indem Sie sich an die Regeln halten, z. B.: Es darf nicht mit der Heilwirkung von Lebensmitteln und Nahrungsergänzungsmitteln geworben werden. Selbstverständlich dürfen und sollen Sie Ihren Patienten z. B. Quarkwickel verordnen – nur dürfen Sie nicht auf Ihrer Website mit der „Quarkwickeltherapie" werben.

GUT ZU WISSEN

- Werben Sie nicht mit der Heilwirkung von Lebensmitteln und Nahrungsergänzungsmitteln, und schreiben Sie diesen keine nicht erwiesene Heilwirkung zu. Es darf auch nicht behauptet werden, dass eine normale Ernährung nicht zur Gesunderhaltung ausreicht.
- Achten Sie sehr genau auf die Formulierungen – es drohen Abmahnungen mit unangenehmen Geldbußen.
- Der Verkauf von Nahrungsergänzungsmitteln fällt unter das Umsatzsteuergesetz und ist gewerbesteuerpflichtig!

2.10.1 Was sind Lebensmittel?

- Besteht aus Ihrer Sicht ein Unterschied zwischen Nahrungsmitteln und Lebensmitteln?
- Erklären Sie in Ihren eigenen Worten, was ein Lebensmittel ist.

2.10.2 Verbot krankheitsbezogener Werbung

- Was wissen Sie über die krankheitsbezogene Werbung mit Lebensmitteln?
- Darf in einer medizinischen Fachzeitschrift mit der Heilkraft bestimmter Lebensmittel geworben werden?

2.10.3 Verbote für die Werbung mit Lebensmitteln

- Welche werblichen Aussagen zu Lebensmitteln sind verboten?
- Erklären Sie, um was es bei der Health-Claims-Verordnung geht.
- Welche besonderen Lebensmittelgruppen werden unterschieden?
- Worum handelt es sich bei diätetischen Lebensmitteln?
- Für welche Personengruppen gibt es diätetische Lebensmittel?
- Was versteht man unter Nahrungsergänzungsmitteln?
- Erklären Sie die Grenze zwischen NEM und einem Arzneimittel.

2.11

2.11 Medizinprodukterecht-Durchführungsgesetz

LEICHTER LERNEN

Liebe fleißig Lernenden – dieses Thema hat Prüfungs- und Praxisrelevanz, da wir bei unserer Arbeit tagtäglich mit Medizinprodukten umgehen und bei unsachgemäßer Verwendung ggf. eine Gefährdung für Patienten resultieren kann.

Was sind Medizinprodukte?

2.11.1

- Was sind Medizinprodukte? Geben Sie mehrere Beispiele, und nennen Sie verschiedenste Medizinprodukte!
- Was bedeutet die CE-Kennzeichnung?
- Warum gibt es ein Verfallsdatum auch bei Medizinprodukten? Welche Medizinprodukte haben ein Verfallsdatum? Nennen Sie Beispiele.

Gefährdung und Irreführung

2.11.2

- Schildern Sie Beispiele irreführender Werbung für Arzneien, Therapiemethoden oder Medizinprodukte.
- Seien Sie wachsam bei den Aussagen auf Ihrer Website – sehr leicht wird von Abmahnvereinen eine Aussage als reißerisch bezeichnet. Verwenden Sie immer vorsichtige, „weiche" Formulierungen, also nicht „Diese Methode bringt Ihnen endlich Schmerzfreiheit!" sondern „In vielen Fällen konnte Schmerzlinderung erzielt werden."

Risikopotenzial und Risikobewertung

2.11.3

- Unterscheiden Sie die Risikopotenziale von Medizinprodukten (Klassen).
- Welche Unterscheidungen werden getroffen hinsichtlich der Gefährlichkeit von Medizinprodukten?
- Wie können Sie mit begrenztem Aufwand (zwei Listen) eine Risikobewertung der Medizinprodukte in Ihrer Praxis vornehmen?

Inbetriebnahme und Instandhaltung

2.11.4

- Sie wollen in Ihrer Praxis beispielsweise ein Sauerstoffgerät, eine elektrisch betriebene Chiropraktikliege, eine Magnetfeld-Therapiematte und eine Wärmelichtlampe anwenden. Was beachten Sie beim Kauf und bei der Inbetriebnahme?
- Wie stellen Sie sicher, dass diese Geräte auch nach Jahren des Gebrauches wirksam und betriebssicher sind?
- Welche Pflicht haben Praxisbetreiber bzgl. der Instandhaltung?

Medizinproduktebuch und Bestandsverzeichnis

2.11.5

- Was ist ein Medizinproduktebuch, und was muss darin wie aufgeführt sein?
- Was ist ein Bestandsverzeichnis, und wie ist es zu führen?
- Ein Gerätebuch in der Praxis ist nicht für jedes elektrisch betriebene Gerät notwendig, aber sinnvoll. Wie könnte ein solches Dokumentationssystem aussehen?

Aufbereitung von Medizinprodukten

2.11.6

- Was muss bei der Aufbereitung von Medizinprodukten beachtet werden?
- Was ist eine dokumentierte Freigabe?
- Es ist im Praxisalltag sinnvoll, möglichst Einmalmaterialien zu verwenden. Aus ökologischen Gründen sind diese oft vertretbar im Vergleich zur energieintensiven Aufbereitung.

Viele Hersteller experimentieren mit nachhaltigen Materialien, jedoch steht diese Entwicklung noch am Anfang.

2.11.7 Meldepflicht

- Welche Meldepflicht besteht für Sie als Praxisbetreiber in Zusammenhang mit Medizinprodukten?
- Wohin müssen Sie ein „Vorkommnis" melden, was ist ergänzend sinnvoll?

2.11.8 Dokumentation im Medizinprodukterecht

- Welche Angaben gehören zur Dokumentation nach dem Medizinproduktegesetz?

2.11.9 Anzeigepflicht und messtechnische Kontrollen

- Bei welchen Geräten und in welchen Abständen müssen messtechnische Kontrollen durchgeführt werden?
- Worum handelt es sich bei messtechnischen Kontrollen?
- Welche Regelungen gelten für Blutdruckmessgeräte und Personenwaagen, die Sie in Ihrer Praxis bereithalten?

2.11.10 Richtlinien der Laboruntersuchungen

- Angenommen, Sie wollten in Ihrer Praxis Laboruntersuchungen durchführen. Was müssen Sie beachten?
- Unterscheiden Sie qualitative und quantitative Messungen. Geben Sie praktische Beispiele.

2.12 Sonstige Regelungen im Bereich Diagnostik und Therapie

2.12.1 Strahlenschutz- und Röntgenverordnung

- Was sind ionisierende Strahlen?
- Was ist ein Röntgenpass?
- Heilpraktiker dürfen nicht röntgen. Dürfen sie Röntgenbilder auswerten, die der Patient mitbringt, vorausgesetzt sie haben die Kenntnisse und Fähigkeiten?

2.12.2 Operationen und andere gefährliche Verfahren

- Dürfen Heilpraktiker z. B. eine Wundversorgung durchführen?
- Welche Voraussetzungen muss ein Heilpraktiker erfüllen, wenn er potenziell gefährliche Verfahren anwenden will?

Transfusion und Transplantation

2.12.3

- Es erscheint abstrus, sich als Heilpraktiker mit dem Transplantations- und Transfusionsgesetz beschäftigen zu müssen. Transplantationen sind Ärzten vorbehalten. Dennoch ist der § 28 des TFG für uns relevant, weil dieser dazu geführt hat, dass uns die Ausübung der Eigenbluttherapie aktuell untersagt ist. Verfolgen Sie die aktuelle Entwicklung über Ihren Berufsverband.
- Heilpraktiker dürfen nicht (z. B. ehrenamtlich beim DRK) Blutspenden abnehmen. Dieses fällt unter den … Wie hieß noch dieser Begriff? (➤ NHP 2.3.1)

Schwangerschaftsabbruch

2.12.4

- Heilpraktiker und Schwangerschaftsabbruch und Konfliktberatung: Was wissen Sie darüber?
- Dürfen Sie sich mit einer Patientin bzw. einem Paar in Gewissensnöten in Ihrer Praxis über dieses Thema unterhalten und ihr bzw. beiden in dieser Situation beistehen? Begründen Sie Ihre Meinung.

Embryonenschutzgesetz

2.12.5

- Welche Konsequenzen ergeben sich für Heilpraktiker aus dem Embryonenschutzgesetz?
- Dürfen Sie bei unerfülltem Kinderwunsch mit naturheilkundlichen Methoden die Empfängnis- bzw. Zeugungsfähigkeit unterstützen?

Gendiagnostik und Kastration

2.12.6

- Diese Gesetze müssen der Vollständigkeit halber im Lehrbuch aufgeführt sein, auch wenn es auf den ersten Blick grotesk wirkt. Tatsächlich dürfen wir keine gendiagnostischen Laboruntersuchungen (z. B. HLA B 2/) in Auftrag geben und auch keine Genanalyse für unsere Patienten (z. B. "Vaterschaftstest", Gentest zur Bestimmung von Krankheitswahrscheinlichkeiten).

2.13 Melde- und Anzeigepflichten

2.13

- In diesem Abschnitt finden Sie in *Naturheilpraxis Heute* Ausführungen zur Meldung bei Krebserkrankungen und bei Erkrankungen, die auf akute oder chronische Einwirkungen gefährlicher Stoffe oder Zubereitungen zurückgehen oder bei denen ein solcher Zusammenhang vermutet wird. In beiden Fällen ist das Gesetz nur an Ärzte adressiert. Für Heilpraktiker besteht keine Meldepflicht.

2.14 Gesetzliche Pflichten und Verbote für Heilpraktikerinnen und Heilpraktiker

2.14.1 und 2.14.2

- Lernen! Diese deutliche Empfehlung basiert auf Erfahrungen aus ungezählten schriftlichen und mündlichen Überprüfungen. Wenn Sie diese beiden Listen (➤ NHP 2.14.1, ➤ NHP 2.14.2) – insbesondere die zweite Liste mit den Verboten – gut beherrschen und sicher abrufen können, haben Sie ein zuverlässiges Gerüst für viele schriftliche und mündliche Überprüfungsfragen. Es gibt zahlreiche Gesundheitsämter, in denen die erste Aufgabe bei der mündlichen Überprüfung (sinngemäß) lautet: „Was dürfen Sie in Ihrer Praxis nicht durchführen?“ Hier zu glänzen, ist Ihre Chance auf einen guten ersten Eindruck. Aber auch das Ankreuzen schriftlicher Überprüfungsfragen ist viel leichter und geht schneller, wenn dieses Wissen sitzt!

LEICHTER LERNEN

Ein Tipp für das Üben schriftlicher Überprüfungsfragen: Gewöhnen Sie sich daran, dass es in jeder Überprüfung schwierige Fragen und längst nicht immer einfache Antworten und simple Lösungen gibt. Trainieren Sie Ihre Frustrationstoleranz! Es ist normal, dass Sie sich manche Antworten (in der Prüfung, in der Praxis) erringen müssen.

Wenn Sie dieses Kapitel gut durchgearbeitet haben, werden Sie in Ihrer späteren Praxistätigkeit bei anstehenden Rechtsfragen Bescheid wissen. Natürlich sind Sie später verpflichtet, Ihr Wissen zu aktualisieren, aber Sie haben sich einen soliden Überblick verschafft über Fallen, Tücken und Klippen! Und übrigens: Für die Überprüfung sind Sie dann natürlich auch gut gerüstet!

KAPITEL

3 Anamnese, körperliche und apparative Untersuchungen

Wer gut diagnostiziert und die Wirkungen der Lebensweise, der Gemütsbewegungen wie der Heilmittel gut kennt, wird unter Mithilfe der Natur heilend behandeln.

Giorgio Baglivi

GUT ZU WISSEN

Das Erkennen von Erkrankungen, die richtige Einschätzung von Symptomen und auch Situationen sind das A & O des Erfolges in der Überprüfung und in der Praxis. In immer mehr mündlichen Überprüfungen werden Ihnen Fallbeispiele präsentiert. Sie müssen dann demonstrieren, dass Sie mit Beobachtungen, zielführenden Fragen und sinnvoll eingesetzten Untersuchungen die Ursache der Symptome und somit der Krankheiten erkennen und die richtigen Schlüsse ziehen können.

In der Praxis ist dieses Können erst recht absolut unverzichtbar. Eine gute Trefferquote bei der Diagnostik ist die Grundlage für Ihren Behandlungserfolg. Sie wollen Ihren Patienten helfen und nicht planlos mal dies und mal jenes ausprobieren, im schlimmsten Fall sogar eine (potenziell gefährliche) Erkrankung übersehen. Abgesehen davon werden Ihre Patienten überwiegend auf Empfehlung zu Ihnen kommen, weil ihnen gesagt wurde: „Geh´ da hin! Da wird Dir geholfen!" Das Vertrauen Ihrer Patienten und Ihren guten Ruf wollen Sie aufbauen und bewahren.

LEICHTER LERNEN

Gute diagnostische Fähigkeiten sind trainierbar! Haben Sie Geduld mit sich, verlangen Sie nicht zu viel von sich, sondern bleiben Sie dran, entwickeln Sie beim Lernen einerseits Vertrauen, andererseits Zähigkeit und Disziplin. Und insbesondere: Üben Sie! Üben Sie die Anamnese mit Fallbeispielen in einer Lerngruppe. Üben Sie die praktischen Untersuchungen auf verschiedenste Weise. Es heißt schließlich Heilpraktiker – und nicht Heiltheoretiker!

3.1 Weg zur Diagnose

📖 3.1

- Definieren Sie die Begriffe Anamnese – Differenzialdiagnose – Verdachtsdiagnose – Diagnose.
- Was ist der Unterschied zwischen einem Symptom und einem Syndrom?
- Wieso kann ein Diagnose-Schema zwar hilfreich, ein starres Festhalten daran aber manchmal unpassend oder sogar gefährlich sein? Anders herum gefragt: Warum ist ein situationsangepasstes Vorgehen notwendig?

3.2 Rahmenbedingungen für Anamnese und Untersuchung

📖 3.2

- Sie dürfen sich jetzt in Ihre zukünftige Praxis träumen. Wie soll Ihr Sprechzimmer aussehen? Welche Farben und Möbel stellen Sie sich vor? Welche Art Schreibtisch und Untersuchungsliege wünschen Sie sich? Welche praktischen Erwägungen (z. B. in Richtung

Hygienebestimmungen, Aufbewahrung von Materialien und Geräten, auch Kosten und Praxisorganisation) spielen eine Rolle? Und wie schaffen Sie für Ihre Patienten eine möglichst angenehme Atmosphäre?

- Der Erfolg einer Anamnese und Untersuchung hängt von verschiedenen Faktoren ab. Ihr Verhalten trägt entscheidend dazu bei. Worauf achten Sie? Was wünschen Sie sich selbst von Behandelnden, wenn Sie Patientin oder Patient sind?

3.3

3.3 Anamnese

- Was ist der Unterschied zwischen einer Eigenanamnese und einer Fremdanamnese?
- In welchen Situationen bzw. bei welchen Patienten ist eine Fremdanamnese notwendig?
- Was sind grundsätzliche Anamnesefragen?
- In der linken Spalte > NHP Abb. 3.2 sind verschiedene grundsätzliche Fragen aufgeführt. Überlegen Sie und stellen Sie Querverbindungen zu Erkrankungen her, die Sie bereits kennen. Welche Auskünfte könnten bei welcher Symptomatik oder bei welchem Patienten hilfreich sein? Stellen Sie sich Situationen bildlich vor, oder spielen Sie diese in Ihrer Lerngruppe durch.
- Wichtig sind die 5-W-Fragen, um die Symptome zu präzisieren. Welche sind dies? Lernen Sie sie auswendig!
- Wir unterscheiden:
  - Alltags-Anamnese in der HP-Praxis mit Betonung klassischer Anamnesefragen und anschließender klinischer Untersuchung
  - Spezielle Anamnesearten der Naturheilkunde, z. B. homöopathische Anamnese, TCM-Anamnese, ayurvedische Anamnese, Bach-Blüten-Anamnese …
  - Prüfungs-Anamnese: oft Notfallsituation, wirklichkeitsfern (Es fehlt der Patient!), aber gut zu üben.

Alltag in der HP-Praxis

- Die folgenden sind die zwei häufigsten Situationen:
  - Der Patient kommt mit fertiger Diagnose, oft auch mit Befunden: Ich habe seit Monaten/Jahren Heuschnupfen/Neurodermitis/Rheuma/Migräne … und will es jetzt mal mit Naturheilkunde versuchen …
  - Der Patient kommt ohne Diagnose: „Ich bin schlapp und müde/habe dies, das und jenes …, bin von oben bis unten untersucht, man findet nichts, mir geht's trotzdem schlecht… Helfen Sie mir!"
- Wichtig für Ihren späteren Diagnose- und somit Grundlage Ihres Behandlungserfolgs:
  - Respekt, Empathie, die Sie dem Patienten entgegenbringen
  - Kompetenz: zuverlässiges Anamnese- und Untersuchungsschema, klinische Untersuchungen durchführen, ggf. Untersuchung mit Streifen-Schnelltest, evtl. Laboruntersuchungen
  - Ganzheitliche Betrachtung der Erkrankung, z. B. Konstitution und Diathese, Ernährung, soziales Umfeld, Störfelder
  - Heilpraktikertypische Hinweis-Diagnoseverfahren anwenden, z. B. Iridologie, Zungendiagnose, Patho-Physiognomik, kinesiologische Testverfahren, Pulstestung, Reflexzonendiagnostik z. B. an Ohr, Füßen, Rücken
  - Diagnostizieren und therapieren Sie immer ursächlich, ganzheitlich, individuell!

Situation in der Überprüfung

Typisch in der Überprüfung sind **akute** Situationen, z. B.: Sie finden nachts auf der Straße einen Mann, der … Oder: Sie werden zu einem Kind gerufen, das seit heute Morgen … Oder: Ein Mann bringt seine Frau in die Praxis, weil sie seit ein paar Stunden … Seltener ist der **chronische** Fall: Kommt ein Mann in die Praxis, der ist seit drei Monaten schlapp und müde …
Achtung! In der Überprüfung fehlt etwas ganz Entscheidendes: Der Patient! Deshalb beherzigen Sie folgendes **präzisierende** und **priorisierende** Vorgehen:

- **Präzisieren** Sie den **Patienten!** Alter – Geschlecht – Was wäre beim „echten" Patienten offensichtlich? – Wie sieht der Patient aus? – War er schon einmal bei Ihnen? Fragen Sie der Aufgabenstellung entsprechend konkret nach, z. B. „Würde ich beim Patienten etwas für diesen Fall Relevantes sehen, z. B. an Gesichtsfarbe, Bewegung oder Mimik?" oder „Fällt mir bei aufmerksamer Betrachtung des Patienten etwas Hinweisgebendes auf? Sind beispielsweise Kurzatmigkeit oder Schocksymptome erkennbar?" Lassen Sie sich den Patienten beschreiben – Sie sind kein Hellseher, und niemand kann und darf von Ihnen eine saubere Anamnese erwarten, wenn entscheidende Informationen fehlen. Diese jedoch müssen Sie selbst erfragen. Ihr Verständnis, Ihr persönliches Bild von Kopfschmerz kann massiv von dem Ihres Prüfers abweichen. Klären Sie ab, dass Sie das gleiche meinen – ein Missverständnis kann sonst Ihre Fragestellungen in eine fatal falsche Richtung lenken.
- **Präzisieren** Sie also die **Situation** und das **Symptom!** Wovon reden wir? Beispiele:
  - „Was bedeutet konkret „Ich bin immer so müde"? Hat die Patientin den ganzen Tag unter Müdigkeit zu leiden oder ist es ein Mittagstief? Kommt sie morgens nur schlecht in die Gänge oder gibt es Sekundenschlaf? Wie schläft sie überhaupt? Lange genug? Ist Schlaf erholsam? Gibt es Einschlaf- oder Durchschlafstörungen? Warum? Ist es eher eine Kraftlosigkeit im Sinne einer Erschöpfung als pure Müdigkeit?"
  - „Was meinen Sie, wenn Sie sagen, der Patient habe Sehstörungen? Auf einem Auge oder auf beiden? Seit wann? Ist das plötzlich oder in einer Zeitspanne aufgetreten? Wie äußert sich das konkret? Mit oder ohne Schmerz?"
  - Priorisieren Sie Ihr weiteres differenzialdiagnostisches Vorgehen! In welcher Reihenfolge frage und untersuche ich was am sinnvollsten? Welche Fragen führen mich ans Ziel? Es ist von größer Wichtigkeit, das Symptom zu verstehen.
- **Präzisieren** Sie das **Symptom** bzw. die **Symptome.** Fünf anamnestische W´s:
  - Was?
  - Wo?
  - Wie lange?
  - Wie?
  - Wodurch?
- **Gibt es etwas zu sehen?** Gibt es ein Symptom, bei dem Sie „schnell mal" schauen oder tasten können? Dann tun Sie es, und sagen Sie es Ihrer Überprüfungskommission auch deutlich, also fragen Sie konkret nach.
  Beim „echten" Patienten in Ihrer Praxis würden Sie selbstverständlich sofort hinschauen. Es fällt aber schwer, in der Aufregung der mündlichen Überprüfung daran zu denken. Deshalb: Antrainieren!
  Beispiele:
  - Prüfer: „Zu Ihnen kommt eine Patientin mit einem Ausschlag im Gesicht." Sie: „Ich würde mir den Ausschlag jetzt genau ansehen. Was würde ich sehen, z. B. konfluierend oder nicht, mit oder ohne Bläschen und Krusten, gibt es eine Schwellung oder Kratzspuren?"
  - Prüfer „Sie werden zu einem Patienten gerufen, der ein geschwollenes Knie hat." Sie: „Ich würde das Knie anschauen und palpieren. Was ist zu sehen bzw. was würde ich wahrnehmen? Ist die Schwellung gerötet, eher teigig, ödematös oder entzündlich, besteht Druckschmerz und/oder Bewegungsschmerz?"

Notfallanamnese und Langzeitanamnese

- Im nächsten Schritt wird unterschieden zwischen der Notfall- und Langzeitanamnese (➢ Tab. 3.1).

Tab. 3.1 Unterschiede zwischen Notfall- und Langzeitanamnese

Notfallanamnese	Langzeitanamnese
Ich muss mich beeilen, frage zielführend und gehe zügig vor (aber nicht hektisch)	Ich habe Zeit (darf aber nicht trödeln)
Der Prüfer will ein zielgerichtetes, konkretes Vorgehen sehen	Der Prüfer will umfangreiche Anamnese-Kenntnisse sehen
Anamnese „knackig" und „nah am Symptom"	Anamnese ausführlich und in verschiedenen Bereichen
Rasch Blutdruck/Puls messen und zur körperlichen Untersuchung übergehen	Erst ausführlich Anamnese, dann Blutdruck/Puls und körperliche Untersuchung
„Nah am Symptom" untersuchen	Untersuchung von Kopf bis Fuß

- Im **Notfall**
  - demonstrieren **Sie** zielführendes Handeln,
  - haben **Sie** die Situation im Griff,
  - retten **Sie** dem Patienten das Leben.
  - Deshalb .... üben Sie die wichtigsten Notfallstrategien: Laut und in der „Ich-Form" die Maßnahmen aufsagen, regelmäßig wiederholen!

LEICHTER LERNEN

Haben Sie mal ein Instrument gelernt? Dann mussten Sie auch Tonleitern üben und zwar – wie man so schön sagt „rauf und runter". Wenn Sie dann ganze Stücke gespielt haben, brauchten Sie natürlich nicht für alle Stücke sämtliche Töne – und schon gar nicht in der gleichen Reihenfolge. Ähnlich ist es mit einem, mit Ihrem persönlichen Anamnese-Schema: Sie brauchen eine feste Reihenfolge an Fragestellungen, die auch unter Stress abrufbar ist. Aber in der praktischen Anwendung kann die Auswahl (also was Sie tatsächlich fragen) und die Reihenfolge sehr variieren. Das Zauberwort lautet wieder einmal: **situationsangepasst!**
Erstellen Sie sich ein Schema, das Ihnen sympathisch ist und das Sie sich gut merken können. Hier finden Sie zwei Anregungen. Das von Ihnen favorisierte Schema – vielleicht mit Modifikationen – lernen Sie „rauf und runter". Es wird Ihnen noch nach Jahren Praxiserfahrung gute Dienste leisten. Und zuvor in Ihrer mündlichen Überprüfung!

Differenzialdiagnostische Pflichtfragen: Anamnese-Gerüst

- Diese Pflichtfragen helfen, strukturiert vorzugehen.
  - Alter, Geschlecht, welche Beschwerden, Vorerkrankungen
  - Sozialanamnese – Berufsanamnese – Familienanamnese (Krebs, Diabetes mellitus, Tuberkulose, psychiatrische Krankheiten, Hochdruckerkrankungen, Rheuma, Gicht, etc.) Auslandsaufenthalt
  - Was haben Sie kürzlich gegessen und getrunken? Wie sieht grundsätzlich Ihre Ernährung und Ihr Trinkverhalten aus? Wie ist Ihr Durstempfinden? (normale Trinkmenge ca. 1,5 l ohne Nahrung)
  - Welche Medikamente haben Sie kürzlich eingenommen bzw. nehmen Sie regelmäßig ein?
  - Gewichtsentwicklung (Zu- oder Abnahme)
  - Appetit? (mehr oder weniger Appetit, Appetit auf besondere Speisen, beobachtete Verdauungsstörungen aller Art)

- Stuhlgang (wie oft? Konsistenz, Form, Farbe, Geruch, Teerstuhl, Blut, Abgang zwischen den Stühlen, Schleim)
- Wasserlassen (Brennen, Jucken, Tröpfeln, Schmerz, Geruch, Farbe, wie oft? wann? Menge)
- Schlaf (Einschlafstörungen/Durchschlafstörungen?)
- Nachtschweiß (Wann? Wie? Riecht der Schweiß?)
- Husten, Sputum, Heiserkeit (Farbe und Aussehen des Sputums, wann Husten? Bellender oder trockener Husten? Hüsteln?)
- Sexualität: Menstruation (erste, letzte, Schwangerschaften, Beschwerden, Regelmäßigkeit), Libido und Potenz
- Alkohol- und Nikotingenuss

Differenzialdiagnostische Pflichtfragen: Anamnese-Alphabet

Manchen Lernenden wird das Anamnese-Alphabet (nach HP Dr. jur. Ricarda Dill ➤ Tab. 3.2) mit den Buchstaben A bis M als verlässliche Brücke für ein zielgerichtetes Vorgehen dienen.

Tab. 3.2 Anamnese-Alphabet

Buchstabe	Bedeutung	Bedeutung für die Anamnese
A wie	Akut	Aktuelle Beschwerden?
B wie	Begleitsymptome	Was hat der Patient noch?
C wie	Chronik	Vorerkrankungen
D wie	Dragees („drugs")	Medikamente?
E wie	Elementares	Puls und Blutdruck?
F wie	FANG B = „B-Symptomatik"	Fieber? Abgeschlagenheit? Nachtschweiß? Gewichtsabnahme? BSG-Erhöhung?
G wie	Gravidität	Schwangerschaft einst und jetzt?
H wie	Haus	H für Harn
		A für Appetit
		U für Urogenitaltrakt
		S für Stuhl und Sexualanamnese
I wie	International	Auslandsbezug? Reisen?
J wie	Junkie	Drogen, Alkohol, Rauchen?
K wie	Kinder	Sozialanamnese: Kinder? Partner? Beruf?
L wie	labil	Psychologische Anamnese
M wie	Mama	Familienanamnese: erbliche Belastung, war jemand in der Familie krank?
N wie	Neufundländer	Haustiere?
O wie	Origami	Was machen Sie in Ihrer Freizeit?

GUT ZU WISSEN

Verschiedene Huftiere … Es gibt in der Ausbildung von Medizinstudenten einen sehr einprägsamen Spruch: *Wenn Sie Hufgetrappel hören … denken Sie an Pferde … und nicht an Zebras!* (Prof. Theodore Woodward). Gerade in der letzten Phase der Überprüfungsvorbereitung neigen viele HPA dazu, sich die exotischsten Krankheiten zu merken und oft genug auch, sehr kompliziert zu denken, quasi „um die Ecke herum". Beobachten Sie sich (am besten in Ihrer Lerngruppe), ob Sie dazu neigen, und halten Sie inne, sobald Sie so etwas bei sich feststellen.

Ein innerhalb weniger Stunden auftretender, sehr starker und sich ständig verschlimmernder Kopfschmerz ist vermutlich eher auf eine Hirnblutung zurückzuführen, seltener auf eine Meningitis (dann wahrscheinlich zusammen mit dem Symptom „Fieber") und nicht auf einen rapide wachsenden, sehr seltenen Hirntumor oder einen tropischen Bandwurm. „Das Wahrscheinlichste ist das Wahrscheinlichste!" Das gilt insbesondere auch in der Überprüfung! Hier gilt also: Vorsicht vor exotischen Diagnosen – den „Zebras."

In Ihrer Praxis allerdings sollten Sie – wenn ausgeschlossen ist, dass die Verursacher „Pferde" sind – tatsächlich auch an „Zebras" denken und vielleicht somit einen für Ihren Patienten sehr wichtigen „Treffer landen". Unter dem Zeit- und Kostendruck, der in vielen Bereichen unseres Gesundheitssystems herrscht, ist schon manche „unwahrscheinliche" oder seltene Erkrankung übersehen worden. Und viel zu oft wurde ein „Zebra" nicht entdeckt … oder „ein Esel" kommt unerkannt davon.

3.4 Untersuchungstechniken

3.4.1 Inspektion

- In alten Krimis war der Held ein Inspektor – der immer ganz genau hinsah. Und das erwarten wir auch, wenn wir unseren Wagen zur Inspektion bringen. Nun sind Sie der Inspektor! Schauen Sie ganz genau hin!
- Betrachten Sie einen Menschen von oben bis unten, von vorne und hinten. Worauf achten Sie? Welche Krankheitszeichen könnten erkennbar sein?
- Welche Schritte gehören routinemäßigen zu einer gründlichen Untersuchung?

3.4.2 Palpation

- Es gibt beim Palpieren zwei Absichten: Wir wollen eine Information über die Temperatur, die Struktur, die Konsistenz des Gewebes bekommen und erfühlen diese. Oder wir wollen wissen, ob der Druck des Tastens einen Schmerz verursacht, woraus wir bestimmte Schlüsse ziehen können.
- Palpieren Sie! Üben Sie die in ➤ NHP Tab. 3.2 aufgeführten Palpationen – zuerst bei sich selbst, dann bei einem anderen Menschen. Sie können vom Palpieren noch so oft lesen – Sie müssen es üben, die verschiedenen Qualitäten erst kennen- und dann unterscheiden lernen, damit Sie sicher palpieren können.

3.4.3 Perkussion

- Auch bei dieser Untersuchungstechnik kann es entweder darum gehen, eine Qualität zu bestimmen oder ggf. einen (zur Diagnosestellung hilfreichen) Schmerz zu provozieren.
- Unterscheiden Sie die direkte und die indirekte Perkussion.
- Üben Sie die Perkussion – bei sich, bei anderen!
- Es gibt verschiedene Quellen im Internet bzw. Lernprogramme für die unterschiedlichen Klangqualitäten. Doch unverzichtbar ist das praktische Üben – im Idealfall bei einem Praktikum. Oder in Ihrer Lerngruppe.
- An welchen Körperstellen wird perkutiert, und wozu dienen die jeweiligen Untersuchungen? (➤ NHP Tab. 3.3)

3.4.4 Auskultation

- Im Körper werden Geräusche meist durch die Bewegung bzw. Strömung einer Flüssigkeit (z. B. Blut im Herzen oder in Gefäßen) oder durch die Bewegung, also die Strömung von Luft (z. B. in den Lungen) oder von beidem (Luft und Flüssigkeit im Darm) produziert.

- Die meisten Anfängerfehler beim Auskultieren passieren durch die falsche Handhabung des Stethoskops bzw. einen Fehler beim Einsetzen der Oliven ins Ohr. Die Handhabung finden Sie im Hinweiskasten: Die Oliven müssen zur Nase zeigen. Und wie immer gilt: Üben!
- Und nun fassen Sie Ihr Wissen zusammen, und beantworten Sie laut und in eigenen Worten die Fragen: An welchen Körperstellen wird auskultiert? Welche Informationen sollen damit gewonnen werden?

Funktionstests

3.4.5

- Sie können in Ihrer Praxis sehr viele Tests vornehmen, die keine teuren Apparaturen erfordern und mit etwas Übung leicht durchzuführen sind. Machen Sie sich durch Kompetenz und eigenes Nachdenken unabhängig von den oft dubiosen Angeboten von Geräteherstellern oder „Spezial-Laboren", die Ihnen – für teures Geld – das Denken abnehmen wollen. Lernen Sie. Üben Sie. Und vertrauen Sie dann auf Ihr Wissen!
- Suchen Sie sich aus ➤ NHP Tab. 3.5 mindestens 5 Funktionstests heraus, die Sie besonders interessant finden, und üben Sie diese. Und dann erklären Sie diese Tests Ihrer imaginären Überprüfungskommission laut und frei und mit eigenen Worten. Alle aufgeführten Funktionstests begegnen Ihnen in den „Organkapiteln" (➤ NHP Kap. 9–26) wieder.

3.5 Stufenschema zur körperlichen Untersuchung

3.5

- Auch das „Stufenschema zur körperlichen Untersuchung" sollten Sie wie eine Tonleiter üben – also „rauf und runter". In der Überprüfung und in der Praxisrealität können Sie dann aufgrund dieses Schemas entscheiden, welche Untersuchungen situationsangepasst sinnvoll sind und welche Reihenfolge die zweckmäßigste und hilfreichste ist. In einem Fall mit potenzieller Gefährdung werden Sie gezielter vorgehen und anders untersuchen als bei einem gründlichen „Jahres-Check-up".
- Welches Zubehör bzw. welche Materialien werden bei einer umfassenden körperlichen Untersuchung benötigt?

Wichtige Allgemeinbefunde und Gesamteindruck

3.5.1

- Worauf achten Sie bewusst, wenn Sie Ihren Patienten begrüßen und ins Sprechzimmer bitten?
- Welche Informationen liefert Ihnen Ihr Patient – unabhängig vom Inhalt seiner Worte – bereits während des Anamnesegesprächs?

LEICHTER LERNEN

Die aufgeführten Untersuchungsmethoden werden Sie in Ihrer Ausbildung kennenlernen. Aber um sie tatsächlich zu beherrschen, müssen Sie diese üben – bei kleinen und großen Menschen, bei jungen und alten, bei dicken und dünnen, gesunden und kranken … Üben Sie also, so oft Sie können: In der Schule, in einer Praktikums- oder Assistenzstelle, mit Ihrer Familie und in Ihrer Lerngruppe!
Aufgrund dieser Erfahrung können Sie die nächste Aufgabe leichter lösen: Erklären Sie die Durchführung Ihrer „imaginären Prüfungskommission".

3.5.2 Allgemeine Inspektion

- Zählen Sie auf, ohne sich groß vorbereitet zu haben, welche körperlichen Merkmale und Symptome bei einer Ganzkörperinspektion erkennbar sein können.
- Schulen Sie Ihre Wahrnehmung, und achten Sie z. B. auch mal bei sich selbst bewusst auf Zonen verschiedener Hauttöne (z. B. gelblich, rosa, blass, rötlich, braun), die Beschaffenheit von Gewebestrukturen (z. B. straff, schlaff, teigig, faltig, glatt, glänzend, grobporig) sowie auf Asymmetrien, Schwellungen, Muttermale.

3

3.5.3 Pulsmessung

- Auch hier ist es eine der wichtigsten Übungen, unterschiedliche Pulse zu finden und ihre Qualität zu fühlen. Hierbei geht es um die Sensibilisierung Ihrer tastenden Finger.
  - Tasten Sie den Puls nie mit dem Daumen.
  - Spüren Sie – vielleicht mit geschlossenen Augen: Wie fühlt sich der Puls an bei Ihnen – am Handgelenk, an der Halsschlagader (Arteria carotis, ➢ NHP Abb. 11.12).
  - Tasten Sie bei möglichst vielen Menschen, und vergleichen Sie. Versuchen Sie, diese Pulsqualität zu beschreiben, z. B. mit den Worten hüpfend, spitz, voll/prall, flach, sanft, energisch, schleppend, träge. Dies sind keineswegs medizinische Fachausdrücke – es geht bei dieser Übung um Wahrnehmungsschulung.
- Im zweiten Schritt zählen Sie den Ruhepuls. Lassen Sie Ihre Probanden Kniebeugen machen und zählen Sie wieder. Tasten und zählen Sie weiter, wenn der Puls sich nun verlangsamt.
- Beobachten Sie, wie sich der Pulsschlag verändert bei langsamer und tiefer Atmung, und vergleichen Sie die Anzahl der Pulsschläge bei der Aus- und Einatmung.

3.5.4 Blutdruckmessung nach Riva Rocci

- In Notfallambulanzen und auf Intensivstationen wird meist auch heutzutage immer noch mit dem manuellen Blutdruckmessgerät gearbeitet. Diese Geräte sind oft genauer und zuverlässiger. Üben Sie diese Art der Blutdruckmessung, bis Sie diese routiniert beherrschen.
- Es ist an manchen Gesundheitsämtern gestattet, sich zur mündlichen Überprüfung das eigene Blutdruckmessgerät mitzunehmen. Fragen Sie bei Ihrem Ausbildungsinstitut nach, ob das erlaubt ist.

3.5.5 Untersuchung von Kopf, Gesicht und Hals

- Was kann bei der Inspektion von Kopf, Gesicht und Hals zu erkennen sein?
- Üben Sie die Inspektion des Mund-Rachen-Raums mithilfe eines Spatels (notfalls innerhalb der Lerngruppe oder Familie mit dem Stiel eines Teelöffels) und einer Taschenlampe. Beschreiben Sie laut, was Sie sehen bzw. worauf Sie achten und was Sie ggf. sehen könnten.
- Ertasten und kennzeichnen Sie (z. B. mit einem Kosmetik-Stift) die Austrittspunkte des N. trigeminus.
- Üben Sie die Palpation der Schilddrüse.
- Was könnte bei der Inspektion der Augen ggf. festzustellen sein?
- Führen Sie bei einem hilfsbereiten Menschen oder Ihren Lernpartnern die Funktionsprüfungen durch.

Palpation der Lymphknoten

3.5.6

- Tasten Sie systematisch die Lymphknotenregionen des Körpers ab – zuerst bei sich selbst, dann bei bereitwilligen Menschen.
- Zur Tastung der Achselhöhlen ist es mitunter sinnvoll, Handschuhe zu tragen, oder bieten Sie der Versuchsperson ein Papiertuch zum Trockentupfen der Achselhöhlen an.

Untersuchung von Thorax und Lunge

3.5.7

- Zählen Sie wiederum auf, welche Veränderung bei der Inspektion des Thorax zu entdecken sein könnten.
- Führen Sie systematisch die Palpation, Perkussion und Auskultation des Thorax durch.
- Die Untersuchung der weiblichen Brust ist für viele HPA ein sensibles Thema. Für die meisten ist es völlig in Ordnung, wenn diese Untersuchung von oder bei Fremden durchgeführt wird, jedoch nicht von oder bei vertrauten Menschen. Das sollte unbedingt respektiert werden. Weibliche HPA könnten die Untersuchung (Inspektion und Palpation) der Brust gut zur eigenen Vorsorge durchführen. In vielen Fällen besteht hier eine gewisse Scheu – längst nicht alle Frauen tasten regelmäßig selbst, obwohl dies alle vier Wochen getan werden sollte. Diese Übungseinheit könnte ein Anlass sein, damit zu beginnen.

Untersuchung des Herz-Kreislauf-Systems

3.5.8

- Zählen Sie Interkostalräume ab, und markieren Sie die Auskultationspunkte mit einem farbigen (Kosmetik-)Stift auf die Brust einer Übungsperson. Lassen Sie Ihr Ergebnis kontrollieren.
- Nun werden wieder Pulse getastet – an allen gebräuchlichen Palpationsstellen. Achten Sie wiederum auf die Qualität und die Quantität des Pulses.
- Die Auskultation der Gefäße ist oft nicht einfach. Ein gutes Stethoskop (Oliven richtig herum einsetzen!) hilft. Lassen Sie sich Zeit, die Stellen zu finden, und lauschen Sie gut.

Untersuchung des Abdomens

3.5.9

- Welche Auffälligkeiten – ggf. mit pathologisch-diagnostischer Aussage – könnten bei der Inspektion des Abdomens festzustellen sein?
- Entdecken Sie bei der Auskultation die verschiedenen Geräusche, die abgehört werden können, wenn z. B. die zu untersuchende Person viel getrunken und gar etwas Blähendes gegessen hat. Bitten Sie dann die Person um Lagewechsel oder darum, sich den Bauch ein wenig zu kneten. Dann kann es sein, dass Sie ein richtiges Bauchkonzert auskultieren können. Da dies jedoch eher nicht der Normalfall ist, auskultieren Sie zum Vergleich auch unter den üblichen Voraussetzungen.
- Nun üben Sie die Palpation und Perkussion.
- Haben Sie Geduld. Und wenn möglich, üben Sie alle Techniken möglichst bei schlanken und dicken Menschen.

Untersuchung der Extremitäten und der Wirbelsäule

3.5.10

- Welche pathologischen Veränderungen könnten bei der Inspektion auffallen?
- Führen Sie die Funktionsprüfungen durch – zuerst bei sich selbst, dann bei anderen.

3.5.11 Untersuchung des Nervensystems

- Führen Sie selbst die verschiedenen Hirnnerventests durch, dann leiten Sie Übungspersonen hierzu an und erklären ihnen, wie sie vorgehen sollen. Nennen Sie jeweils laut die Namen der Nerven – so lernen Sie über verschiedene Lernkanäle.
- Üben Sie die neurologischen Untersuchungen. Falls Sie noch keinen Reflexhammer haben, improvisieren Sie. Zur Not reicht in der Lerngruppe ein Kochlöffel oder der Griffteil einer Schere, bei der die Schneiden umwickelt sind. Und zum nächsten Geburtstag oder Weihnachtsfest stehen Untersuchungsgeräte auf dem Wunschzettel.

3.6 Untersuchung bei speziellen Altersgruppen

3.6.1 Anamnese bei Kindern und Säuglingen

- Was sind besonders hilfreiche bzw. unverzichtbare Fragestellungen bei der Anamnese in dieser Altersgruppe?
- Eine Mutter schildert um 17:30 Uhr, dass ihr 7 Monate alter Sohn seit dem frühen Morgen nicht trinken wolle. Was tun Sie? Lesen Sie ergänzend das Kapitel > NHP 28.3.

3.6.2 Untersuchung von Säuglingen und Kindern

- Welche Situation schätzen Sie als bedrohlicher ein? Ein dreijähriges Kind brüllt in Ihrer Praxis aus Leibeskräften und wehrt die liebevoll helfende Hand des Vaters entrüstet ab. Ein anderes dreijähriges Kind wird vom Vater ins Sprechzimmer getragen – es liegt schlaff in seinen Armen, die Augen geschlossen. Es wendet bei Ansprache langsam den Kopf weg. „Seit heute früh wird er immer stiller …" Begründen Sie Ihre „Wahl"!
- Zählen Sie Alarmzeichen auf, die Sie – je nach Zustand und Situation – dazu veranlassen, ein Kind mit Dringlichkeit an den Kinderarzt zu verweisen oder sogar in die Kinderklinik einzuweisen, ggf. mit Notarztbegleitung.
- Warum ist die Inspektion des Mund- und Rachenraums streng kontraindiziert, wenn bei einem fiebrigen, offensichtlich kranken Kind starker Speichelfluss („Sabbern", Speichel fließt aus dem Mund) vorliegt?

3.6.3 Untersuchung alter und bettlägeriger Patienten

- Welche körperlichen und psychischen Veränderungen können die Anamnese und Untersuchungen bei alten und ggf. bettlägerigen Patienten erschweren?
- Welche Fragestellungen sind bei alten Patienten besonders wichtig und hilfreich?

3.7 Hinweisdiagnostik in der Naturheilkunde

Für das Wohl Ihrer Patienten und für Ihren späteren Praxiserfolg ist es von entscheidender Bedeutung, dass Sie eine gute Diagnostikerin bzw. ein guter Diagnostiker sind! Wenn Sie wirklich ursächlich und ganzheitlich behandeln wollen, müssen Sie Ursachenforschung betreiben und die unterschiedlichsten Aspekte – bis hin zum Umfeld des Patienten, der Wohnsituation, dem Arbeitsplatz etc. – einbeziehen.

Oft sind die Patienten, die zu Ihnen kommen, bereits „schulmedizinisch durchgecheckt". Das entbindet Sie jedoch nicht davon, selbst noch einmal gründlich zu untersuchen und nachzudenken. (Was nicht zur „Überdiagnostik" auf Kosten Ihres Patienten führen darf!).

Trotz regelmäßiger Konsultation von Ärzten haben viele Patienten lange Zeit keine ausführliche Untersuchung mehr erlebt und reagieren sehr positiv auf die Gründlichkeit. „Man hat mich zwar in den letzten Monaten einige Male in Röhren geschoben – aber meinen Bauch hat schon lange keiner mehr abgetastet…" Die (mitunter offensichtlichen und nicht selten leider dennoch im Klinikalltag übersehenen) klinischen Befunde können Ihnen die entscheidenden Hinweise liefern!

Es gibt weitere Aspekte: Oft genug sind Menschen schon längst krank, ehe sich Laborwerte oder Röntgenbilder verändern und es belegbare Werte gibt. Außerdem ist es ein Prinzip der derzeit als wissenschaftlich bezeichneten Medizin, von Normwerten auszugehen und alle Menschen nach einem Raster zu beurteilen. Doch wir Menschen sind eben nicht normiert. Es gibt sehr viele individuelle Abweichungen.

Das Befinden ist genauso wichtig wie der Befund! Zwei Beispiele: Manch einer hat schwerste Veränderungen der Wirbelsäule im Röntgenbild, aber keine Schmerzen. Ein anderer kann nicht einen Schritt schmerzfrei gehen, leidet Tag und Nacht unter Qualen, aber es gibt keinen auffälligen Befund. Wir Heilpraktiker nehmen das Befinden sehr ernst. Es geht nicht um Normerfüllung, sondern um Lebensqualität!

Einen hohen Stellenwert sollte die Prophylaxe haben. Es heißt, im alten China seien die Ärzte nur bezahlt worden, wenn ihre Patienten gesund waren. Erkrankte der Patient, wurde der Behandler nicht mehr bezahlt, oft entlassen, mitunter geköpft. Wahr oder nicht wahr – die edelste Form der Patientenbegleitung ist es, Krankheiten zu verhüten, schwach angelegte Organe zu stärken oder zu schonen, Schädliches auszuleiten oder zu reduzieren. In der Naturheilkunde gibt es ganz hervorragende Methoden, die individuellen Anlagen des Patienten zu erkennen: Die Stichworte sind hier Disposition, Konstitution, Diathese – all das ist von höchstem Interesse. Welche Krankheitsneigungen, welche Organschwächen bestehen? Hinweisdiagnostik ist hier von unschätzbarem Wert.

Wir legen Wert auf den Begriff „Hinweisdiagnostik". Die letztliche Diagnose muss allermeist durch andere Methoden gestellt werden. Die Hinweisdiagnose schenkt uns jedoch oft die entscheidenden Impulse, ohne die wir bei der Suche nach den Ursachen der Symptome im Dunkeln tappen würden. Die ursächliche Behandlung wiederum erhöht die Zahl unserer Therapieerfolge und unserer zufriedenen Patienten.

Eine Vielzahl hinweisdiagnostischer Verfahren steht Ihnen zur Verfügung! Wählen Sie sich zwei, drei verschiedene Methoden aus, und erweitern Sie damit Ihren diagnostischen „Handwerkskasten" – zum Wohle Ihrer Patienten und zur Steigerung Ihres Erfolges.

Die folgenden Texte im Kapitel ➤ NHP 3.7 stellen Ihnen einige der bekanntesten Verfahren vor. Schauen Sie, welche Methoden Sie interessieren und forschen Sie im Netz, in Zeitschriften, in Büchern oder auf Fachkongressen, welche Sie wo erlernen können. Fragen Sie Ihre Dozenten und Kollegen. Seien Sie aber kritisch bei neuen Methoden und teuren Geräten, die Ihnen noch nie dagewesene Möglichkeiten versprechen. Leider gibt es in unserer Szene auch unseriöse Angebote! Vertrauen Sie im Zweifel auf die seit vielen Jahren bewährten Verfahren. Erweitern Sie Ihren Horizont und Ihre Möglichkeiten. Viel Freude dabei!

3.8 Diagnostische Verfahren in der Schulmedizin

📖 3.8

Es ist wichtig, dass Sie die Befunde Ihrer Patienten verstehen können und die üblichen diagnostischen Verfahren der Schulmedizin kennen. Auch in den Überprüfungen wird regelmäßig danach gefragt. Und um keine Missverständnisse aufkommen zu lassen: Auch wenn zuvor ein Plädoyer für die hinweisdiagnostischen Möglichkeiten in der Heilpraktikerpraxis gehalten wurde, so sind doch die wissenschaftlich anerkannten Diagnosemethoden ein Segen, den wir hoch schätzen! Das Beste für unsere Patienten ist in den meisten Fällen die Kombination beider „Medizinwelten" – sie zeigt die besten Ergebnisse für leidende Menschen!

3.8.1 Funktionsdiagnostik

- Welche diagnostischen Verfahren basieren auf der Messung elektrischer Ströme im menschlichen Körper?
- In welchen Organen werden mit Kathetern die Druckverhältnisse gemessen?

3.8.2 Labordiagnostik

- Diesem Thema wird ein ganzes Kapitel (➤ NHP Kap. 31) gewidmet, denn mithilfe der Labordiagnostik kann eine Verdachtsdiagnose bestätigt oder ausgeschlossen werden.
- Welche Laboruntersuchungen kennen Sie? Lesen Sie die Antwort nicht sofort nach, sondern überlegen und erinnern Sie sich. Und schauen Sie erst dann nach (➤ NHP Tab. 31.1).

3.8.3 Bildgebende Diagnoseverfahren

- Was sind bildgebenden Diagnoseverfahren?
- Erklären Sie mit Ihren eigenen Worten das Grundprinzip der Röntgenuntersuchung.
- Was sind Röntgenleeraufnahmen? Geben Sie Beispiele!
- Welche Arten von Röntgen-Kontrastmitteln werden unterschieden?
- Was sind die Prinzipien von Computertomografie und Magnetresonanztomografie?
- Welche Varianten der MRT gibt es und was kennzeichnet diese?

3.8.4 Nuklearmedizinische Untersuchungsverfahren

- Was ist eine Szintigrafie?
- Was ist unter den Abkürzungen SPECT und PET zu verstehen? Wie würden Sie einem Patienten, bei dem eine solche Untersuchung durchgeführt werden soll und der Sie danach fragt, dieses Verfahren erklären?

3.8.5 Sonografie

- Es gibt verschiedenste Arten von Sonografien. Was haben diese Verfahren gemeinsam?
- Es ist gar nicht so selten, dass in einer Heilpraktikerpraxis ein Gerät zur Doppler-Sonografie steht. In diesen Praxen werden häufig Herz-Kreislauf-Erkrankungen behandelt. Stellen Sie den Zusammenhang dieser Aussagen her.

3.8.6 Invasive Diagnoseverfahren

- Was ist eine Endoskopie?
- Es gibt zahlreiche Organe, die endoskopisch untersucht werden können. Durchdenken Sie die ➤ NHP Tab. 3.7 und lernen Sie die Fachbegriffe, bis sie Ihnen geläufig sind.
- Was ist der Unterschied zwischen einer Punktion und einer Biopsie?
- Geben Sie je mindestens vier Beispiele für diese beiden Verfahren. Wann werden sie angewendet?
- In der folgenden Abbildung (➤ Abb. 3.1) ist Ihre Handschrift gefragt. Um sich das Thema zu erarbeiten, ist das eigenhändige Beschriften von Abbildungen hilfreich. Damit Sie dies mehrmals machen und Ihren Lernerfolg immer wieder überprüfen können, empfiehlt es sich, hierzu einen Bleistift zu verwenden.

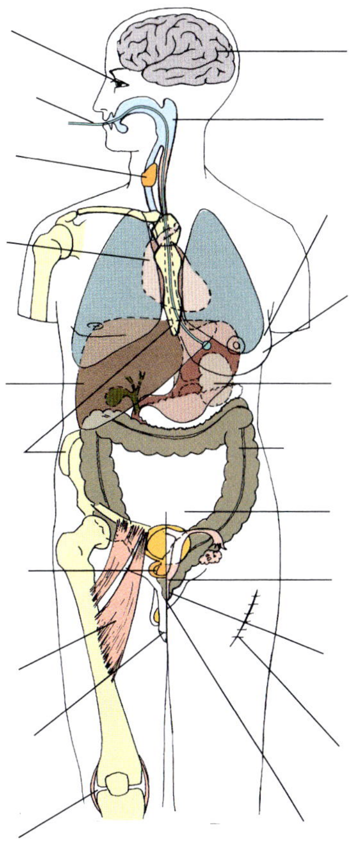

Abb. 3.1 Die häufigsten Punktionen, Biopsien und Abstriche. [L215] (➤ NHP Abb. 3.72)

3.9 Auswertung von Röntgenbildern

Prinzipien

📖 3.9.1

- Was kann in Röntgenbildern dargestellt werden?
- In ➤ NHP Tab. 3.8 sind Grundbegriffe der Röntgendiagnostik aufgeführt. Erklären Sie die Abkürzungen a. p. und p. a., wenn diese im Zusammenhang mit Röntgenbild-Aufnahmen verwendet werden.
- Warum sind die Begriffe Verschattung und Aufhellungen oft irreführend?

Häufig durchgeführte Röntgenaufnahmen

📖 3.9.2

- Welches Organ wird am häufigsten geröntgt. Warum?
- Welche physiologischen Strukturen sind in Röntgenbildern gut erkennbar?
- Welche pathologischen Veränderungen können beim Röntgen sichtbar gemacht werden?
- Haben Sie Zugang zu eigenen Röntgenbildern oder zu denen von Angehörigen? Im Internet finden Sie über die Bildsuchfunktion eine Fülle von Beispielen. Betrachten und vergleichen

Sie die beschrifteten Abbildungen im Lehrbuch mit anderen Bildern. Hierbei geht es nicht darum, dass Sie eine Diagnose stellen sollen. Vielmehr trainiert diese Übung Ihren Blick und ermöglicht Ihnen eine neue Betrachtung des menschlichen Körpers.

- Was ist eine Mammografie?
- In welchem Quadranten sitzen die meisten Mammakarzinome?
- Tragen Sie in die Zeichnung (➤ Abb. 3.2) die Zahlen ein. Damit Sie dies mehrmals machen und Ihren Lernerfolg immer wieder überprüfen können, empfiehlt es sich, hierzu einen Bleistift zu verwenden (Lösung ➤ NHP Abb. 3.87).

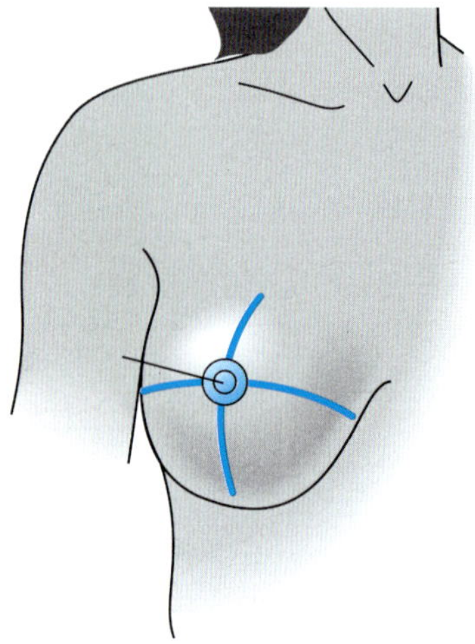

Abb. 3.2 Häufigkeitsverteilung des Mammakarzinoms in den Quadranten. [L106] (➤ NHP Abb. 3.87)

LEICHTER LERNEN

Vor die (erfolgreiche) Therapie hat der liebe Gott die Diagnose gestellt. Ja, auch Intuition und Glück gehören mitunter dazu. Manchmal spielt sogar „Kommissar Zufall" bei der Diagnostik eine Rolle. Doch Ihren Patienten und sich selbst sind Sie verpflichtet, nicht „herumzuraten", sondern alle Ihnen zur Verfügung stehenden Handwerkszeuge der vielfältigen klinisch-wissenschaftlich-medizinischen Beweisdiagnostik und der traditionell-energetisch-komplementären Hinweisdiagnostik zu nutzen. Ihre besten Instrumente sind dabei Ihre geschulten Sinne (insbesondere Augen und tastende Finger), Ihr durch Übung erworbenes und dann souverän angewandtes Wissen und Ihr für die leisen Signale offenes, im besten Fall mitfühlendes Herz. Noch eines: Wenn Sie die Inhalte des Lehrbuches durchdrungen haben und die Zusammenhänge verstehen, werden Sie feststellen, dass gerade die Anamnese, das Forschen nach Hinweisen, die differenzialdiagnostischen Überlegungen und schließlich das Entdecken der Ursache sehr viel Freude machen!

KAPITEL

4 Therapeutische Methoden in der Heilpraktikerpraxis

Richtschnur bei der Behandlung des Kranken:
Stets zweierlei im Auge haben: Nützen oder wenigstens nicht schaden.

Hippokrates von Kos

4.1 Einführung

4.1

LEICHTER LERNEN

Sie haben Ihre Heilpraktikerausbildung wahrscheinlich nicht begonnen, weil Sie sich durch dicke Lehrbücher arbeiten oder sich einer Überprüfungskommission stellen wollen. So fragen Sie sich vielleicht manchmal „Warum mache ich das?" oder gar „Warum tue ich mir das an?"

Sie haben sich vermutlich für diese herausfordernde Ausbildung entschieden, weil Sie bei Ihrer Arbeit Erfüllung finden, Ihr Geld mit etwas Sinnvollem verdienen, etwas Gutes tun wollen. Vielleicht spüren Sie sogar das Gefühl von Berufung. Und Sie wollen – auch oder insbesondere – Ihren Patienten zu Linderung und Heilung zu verhelfen.

In diesem Kapitel beschäftigen wir uns mit den dafür notwendigen Grundlagen. Wir wünschen viel Freude beim Erarbeiten dieses Themas.

Allgemeine therapeutische Strategien

4.1.1

- Diese Aufgabe mag banal klingen – und ist es ganz sicher nicht: Was macht für Sie eine gute Therapeutin, einen guten Therapeuten aus? Was erwarten Sie?
- Können Sie sich bereits als Therapeutin bzw. als Therapeuten sehen? Vielleicht sind Sie ja längst therapeutisch tätig – vielleicht ist dies noch eine Vorstellung. Wie wollen Sie sich in der Zeit bis zu Ihrem Praxisstart entwickeln? Welche Eigenschaften sollen sich noch entfalten? Welches Wissen fehlt noch? Welche Zwischenziele sind auf dem Weg zur eigenen Praxis zu bewältigen?
- Was könnte Ihnen besonders hilfreich sein – eine Assistenzstelle? Eine Lerngruppe? Ein Praktikum bei einem Allgemeinmediziner oder in einer Klinik? Kurse oder Bücher? Ein Ehrenamt in einem Obdachlosenheim oder einem Altersheim? Ein Coaching für sich selbst? Mehr Selbstvertrauen? Ein finanzielles Polster, für das Sie ab heute monatlich Geld zurücklegen?
- Welche positiven Eigenschaften und welche Fähigkeiten bringen Sie bereits mit? Scheuen Sie sich nicht: Schreiben Sie auf eine Liste, was Sie jetzt schon alles können, wissen, erfahren haben. Es geht hier sowohl um fachliche als auch um persönliche Qualitäten – von Empathie und Menschenkenntnis über Buchführungskenntnisse und Organisationstalent bis hin zu Therapie- und Diagnoseverfahren … und um vieles mehr!
- „Medicus curat, natura sanat, deus salvat." Der Heiler behandelt, die Natur heilt und Gott rettet. Dieser uralte Spruch wird Hippokrates von Kos (460 – etwa 377 v. Chr.) zugeschrieben. Wie stehen Sie aufgrund Ihrer persönlichen Erfahrungen und Beobachtungen zu dieser Aussage?

- Unterscheiden Sie symptomatische Behandlung von kausaler Behandlung.
- Was versteht man unter der Konstitution?

4.1.2 Therapeutische Grundbegriffe in der Naturheilkunde

- Was sind nach Sebastian Kneipp die fünf Säulen der Naturheilkunde?
- Nennen Sie die klassischen Naturheilverfahren im Sinne der traditionellen Heilkunde.
- Was versteht man unter den sogenannten erweiterten Naturheilverfahren?

4.1.3 Wirkprinzipien naturheilkundlicher Therapien

- Was sind Reiztherapien?
- Was versteht man unter Regulationsstarre?
- Das Arndt-Schulz-Gesetz ist ein guter Leitsatz für unsere therapeutische Arbeit – wie lautet es?
- Wie unterscheiden Sie, ob Ihr über eine gesteigerte Symptomatik klagender Patient eine Heilreaktion durchlebt oder eine unerwünschte Nebenwirkung durchleidet?
- Unterscheiden Sie Immunstimulation von Immunmodulation!
- Was versteht man unter einer Umstimmungstherapie? Welche Therapieverfahren haben sich hierfür bewährt?
- Es gibt verschiedene therapeutische Hebel: Energetisch-informationelle Verfahren – Substitutionstherapien – strukturverändernde Therapien. Durchdenken Sie diese Modelle und geben Sie Beispiele.

4.1.4 Wirkorte naturheilkundlicher Therapien

- Grundsätzlich stehen Heilpraktikerinnen und Heilpraktiker dafür ein, alle Erkrankungen, die der Selbstregulation des Organismus zugänglich sind, mithilfe von Methoden zu behandeln, die v. a. die Selbstheilungskräfte des Körpers fördern. Ihre Behandlungen setzen möglichst selten – nur bei deutlichem Leidensdruck – bei der Symptombekämpfung an. Vielmehr wird eine grundlegende Heilung angestrebt, die eine Behandlung auf Dauer unnötig macht. Dieses Ideal zu erreichen, ist leider nicht bei allen Erkrankungen und Leidenden möglich.
- In solchen Fällen – z. B. bei bestimmten chronischen Erkrankungen – gibt es jedoch eine Fülle therapeutischer Möglichkeiten, welche die notwendigen schulmedizinischen Maßnahmen sinnvoll unterstützen und eine Verschlechterung deutlich verringern oder herauszögern können.
- Heilpraktische Behandlungen und Verfahren richten sich nicht gegen eine Erkrankung und nicht gegen ein Symptom. Es liegt vielmehr in ihrem Wesen, sich durch die Verfahren oder Arzneimittel für etwas einzusetzen, z. B. für eine bessere Durchblutung, für eine gesunde Darmmikrobiota, für ein starkes Immunsystem, für eine aufgerichtete Wirbelsäule oder für einen erholsamen Schlaf. Dies ist ein gravierender Unterschied zum typischen medizinisch-wissenschaftlichen Ansatz. Heilpraktiker behandeln nicht kontra, sondern pro!
- Was ist das biologische Fließgleichgewicht?
- Was wissen Sie vom System der Grundregulation?
- Auch in heutiger Zeit ist die Humoralpathologie eine wichtige Inspirationsquelle für Heilkundige – sie beschreibt in Analogien die Anlagen und Zustände der Patienten. Das Lehrbuch kann leider nicht annähernd auf dieses spannende und wichtige Basisthema eingehen. Beschäftigen Sie sich mit diesen wertvollen Ideen der Naturheilkunde – es lohnt sich!

4.2 Lexikon wichtiger Therapieverfahren

📖 4.2

In vielen Gesundheitsämtern wird regelmäßig die mündliche Überprüfung mit einer praktischen Fragestellung begonnen. „Warum wollen Sie Heilpraktikerin werden?" „Welche Therapieverfahren werden Sie ausüben?" „Wie behandeln Sie die Migräne?"

Überprüfung von komplementären Therapieverfahren

Nun könnten Sie äußern, dass Sie zukünftig mit Akupunktur behandeln möchten und eine mögliche Punktekombination aufführen. Ein solches Vorgehen widerspräche schon vom Ansatz her dem naturheilkundlichen Ideal einer individuell den Patienten angepassten Behandlung. Doch es gibt ein weiteres, mindestens ebenso bedeutsames Problem: Wer soll die Richtigkeit Ihrer Aussage beurteilen? In der Regel wird die überprüfende Amtsärztin bzw. der Amtsarzt bei dieser Fragestellung an die Beisitzer abgeben. Beispielsweise könnte nun jedoch eine Beisitzerin die klassische Homöopathie ausüben und keine Kenntnisse über die Akupunktur haben. Der zweite Heilpraktiker übt zwar die Akupunktur aus, vertritt aber eine andere Akupunkturlehre als der Heilpraktikeranwärter oder die Heilpraktikeranwärterin. Dies ist ein denkbar schlechtes, aber durchaus realistisches Szenario.

Wie kann also überprüft werden, ob eine antragstellende Person die Akupunktur, die Homöopathie, die Osteopathie, die Phytotherapie oder zahlreiche andere Verfahren so auszuüben in der Lage ist, dass die Sicherheit der Patienten gewährleistet ist? Eine für beide Seiten – Prüfling und Prüfungskommission – rechtssichere und leitlinienkonforme Möglichkeit zur Überprüfung von komplementären Therapieverfahren ist, nicht die Beherrschung der Methode zu überprüfen, sondern die Regularien zur Gewährleistung der Patientensicherheit, die bei der Ausübung der Methode eingehalten werden müssen. Diese Inhalte sind überprüfbar, es gibt Vorschriften, die dem Patientenschutz dienen sich somit auf die Kernthemen und Ziele der Überprüfung beziehen. Sie als Prüfungskandiatin oder -kandidat müssen – jeweils abgestimmt auf das oder die von Ihnen benannte/n Therapieverfahren – nachweisen, dass Sie methoden-, regel- und gesetzeskonform wichtige Aspekte der Behandlungspraxis beherrschen, z. B.:

- Methodenspezifische Anwendung des Patientenrechtegesetzes (z. B. Sorgfaltspflicht, Aufklärungspflicht, Dokumentationspflicht)
- Methodenspezifische Qualitätssicherung bei der Ausübung des Verfahrens
- Methodenspezifische Kenntnisse der Kontraindikationen, Risiken und Nebenwirkungen
- Methodenspezifische Anwendung des Arzneimittelgesetzes
- Methodenspezifische Kenntnisse der Arzneimittelsicherheit
- Methodenspezifische Anwendung des Medizinprodukterechts
- Methodenspezifische Anwendung der Hygienerichtlinien und der Abfallentsorgung
- Methodenspezifische Kenntnisse von Melde- und Anzeigepflichten

Suchen Sie sich aus dem Lexikon Ihre Lieblingsverfahren aus und lernen Sie die Regularien! Falls das von Ihnen angestrebte Verfahren nicht im Lexikon stehen sollte, wählen Sie das ähnlichste Verfahren, und nehmen Sie es als Vorlage.

Kriterien zur Auswahl der Therapieverfahren

Mitunter greift je nach Situation und Konstitution ein energetisches Verfahren besser als ein informationelles. Manchmal bewirkt auch das gesprochene Wort weit mehr als eine Spritze. Sie sollten daher unterschiedliche Therapieverfahren mit sich ergänzenden Ansätzen in Ihrem Repertoire haben. Wählen Sie nicht nur manuelle oder nicht nur energetische Verfahren aus. Für eine Wohnungsrenovierung brauchen Sie ja auch verschiedene Werkzeuge – nur mit einem Akkuschrauber allein kommen Sie nicht sehr weit … Durch verschiedene Handwerkzeuge steigern

Sie Ihre therapeutischen Möglichkeiten und somit Ihre Erfolgsrate. So überaus wertvoll zum Beispiel Homöopathie oder Akupunktur sind – bei einer desolaten Darmmikrobiota bedarf es der Ernährungsumstellung in Kombination mit Arzneimitteln. Bei psychischen Ursachen von Rückenschmerzen nützt auf Dauer die beste Chiropraktik wenig. Jedes Verfahren hat seine Grenzen – erweitern Sie Ihre therapeutischen Grenzen.

Wenn Sie aus Überzeugung nur ein einziges Verfahren in Ihrer Praxis anwenden wollen, werden Sie sich wahrscheinlich auf eine deutlich längere Anlaufzeit einrichten müssen. Natürlich ist es sehr wichtig, dass Sie sich mit den Verfahren identifizieren und sich selbst in der Auswahl der Methoden treu sind. Doch bedenken Sie auch, dass es nützlich sein kann, der Individualität des Patienten durch eine gewisse Auswahl an therapeutischen Möglichkeiten gerecht werden zu können, die sich sinnvoll ergänzen oder abwechseln.

Bevorzugen Sie bewährte Verfahren. Leider kommen alle paar Monate die neuesten ultimativen Wundermethoden auf den Markt, die Ihnen noch nie da gewesene, sensationelle Heilerfolge versprechen – meist verbunden mit teuren Geräten, Seminaren und Franchise-Lizenzen. Finger weg! Es gibt zwar glücklicherweise Wunder in der Therapie, aber (leider) nicht **die** Wundertherapie.

Jegliches Bemühen, für die Patienten die bestmögliche Diagnose und Therapie zu finden und anzuwenden, wird sinnvoll ergänzt durch diesen Text von Johann Peter Hebel:

„O, wenn doch alle glücklichen Leute wüßten und bedächten, was ein freundliches Wort und eine feine Behandlung einem armen, wunden Herzen für eine Wohltat und ein Balsam ist."

4.3 Arzneimitteltherapie

4.3

- Wo ist der Umgang mit Arzneimitteln geregelt?
- Wie schätzen Sie das zahlenmäßige Verhältnis von verschreibungsfreien zu verschreibungspflichtigen Arzneimitteln in Deutschland?

4.3.1 Arzneimittel

- Definieren Sie den Begriff Arzneimittel.
- Beschreiben Sie den Placeboeffekt.

4.3.2 Arzneimittelnamen

- Was bedeutet jeweils der chemische Name, der Freiname und der Handelsname eines Arzneimittels?
- Welche Bedeutung hat der Beipackzettel für Patienten und für Sie als Behandler?

4.3.3 Pharmakologie

- Erklären Sie die Begriffe Pharmakokinetik und Pharmakodynamik.
- Was geschieht, wenn ein Arzneimittel kumuliert?
- Was bedeutet der Ausdruck „therapeutische Breite"?
- Erklären Sie die Begriffe Clearance und Halbwertzeit im Zusammenhang mit Arzneimitteln.

Sicherheit in der Arzneimitteltherapie

4.3.4

- Welche Nahrungsergänzungsmittel sind häufig bei Krebspatienten unter Chemotherapie kontraindiziert?
- Was berücksichtigen Sie bei der Arzneimittelverordnung bei Patienten mit Autoimmunerkrankungen?
- Welche Regeln sind bei der Verordnung für Kinder zu beachten?
- Eine Patientin ist schwanger. Erklären Sie laut und in Ihren eigenen Worten Ihrer imaginären Überprüfungskommission, worauf Sie bei der Arzneimittelverordnung achten bzw. welche Regeln es gibt.
- Was bedenken Sie bei über 65-jährigen Patienten, auch im Hinblick auf eine eventuelle Polypharmazie?
- Wie gewährleisten Sie in Ihrer Praxistätigkeit die Arzneimittelsicherheit?

Arzneimittelwirkungen und Risiken

4.3.5

- Was sind Nebenwirkungen und substanzspezifische Nebenwirkungen?
- Noch mal zur Erinnerung: Worin unterscheidet sich eine Erstverschlimmerung von einer Heilreaktion?
- Welche Arzneimittelrisiken kennen Sie?

Arzneimittelformen

4.3.6

- In > NHP Tab. 4.6 werden die verschiedenen Arzneimittelformen aufgeführt. Welche haben Sie selbst schon angewendet?
- Welche Vorteile und Nachteile haben die jeweiligen Arten von Arzneimitteln?

Gebrauchsinformation eines Arzneimittels

4.3.7

- Was ist der Unterschied zwischen der Gebrauchsinformation und der Fachinformation?
- Definieren Sie die Begriffe Indikation – Kontraindikation – Wechselwirkung.

Formen der Arzneimitteltherapie

4.3.8

- Was ist der Unterschied zwischen lokal und systemisch wirkenden Arzneimitteln?
- Welche der in > NHP Tab. 4.6 und > NHP Tab. 4.7 aufgeführten Arzneimittelformen wirken lokal, und welche wirken systemisch? (Auch beide Wirkungen sind möglich.)

Applikationsformen

4.3.9

- Nach welchen Kriterien wählen Sie die Applikationsart eines Arzneimittels aus? Welche Überlegungen stellen Sie an?
- Welche lokalen Applikationsarten kennen Sie? Lernen Sie die Fachbegriffe hierfür!
- Nennen Sie die Vor- und Nachteile einer enteralen bzw. parenteralen Applikation!

4.3.10 Lagerung und Entsorgung von Arzneimitteln

- Was beachten Sie bezüglich der Bevorratung mit Arzneimitteln für den Praxisbedarf?
- Wie lagern Sie Arzneimittel?
- Wie verfahren Sie mit Arzneimitteln, deren Verfallsdatum überschritten ist?
- Wie werden Arzneimittel ordnungsgemäß entsorgt?

4.3.11 Lexikon der Arzneimittelgruppen

- Es ist wichtig, dass Sie die Bedeutung dieser Worte kennen. Sie können, müssen diese jedoch nicht wie Vokabeln trainieren. Im Laufe Ihrer Ausbildung werden Sie diese Fachbegriffe beherrschen lernen. Einige wenige Begriffe dieser Auflistung sind nicht so relevant. Die allermeisten jedoch sind im medizinischen Alltag absolut gebräuchlich und werden Ihnen in Arztberichten, Beipackzetteln, Fachartikeln – und in der Überprüfung begegnen.

4

LEICHTER LERNEN

Falls Sie aufgrund der Länge dieser Aufzählung pharmakologischer Arzneimittelgruppen entmutigt sind, ist das verständlich, aber nicht nötig. Vertrauen Sie darauf: Es wird umso leichter, je mehr „Pharma-Infos" (blaue Kästen) Sie in NHP durchgearbeitet haben. Auch hier gilt: Die Wiederholung bringt den Erfolg!

4.4 Dosierung und Verordnung

4.4.1 Allgemeine Regeln zur Dosierung

- Welche grundsätzlichen Überlegungen müssen Sie anstellen, wenn Sie die Dosierung eines Arzneimittels festlegen wollen?
- Bei welchen Personenkreisen lassen Sie besondere Sorgfalt walten – und warum? (Erinnern Sie sich an die Inhalte von > NHP 4.3.4)

4.4.2 Der Verordnungszettel

- Warum ist ein Verordnungszettel empfehlenswert?
- Welche Angaben sollten auf dem Verordnungszettel enthalten sein?

4.5 4.5 Rezeptieren

- Was ist ein Rezept im ursprünglichen Sinne? Was ist heute üblicherweise ein Rezept (Stichwort Fertigarzneimittel)?
- Bei welchen Therapieverfahren werden auch heute noch Rezepte im traditionellen Sinne eingesetzt?

Grundlagen der Rezeptierkunde

4.5.1

- Welche juristische Bedeutung hat ein Rezept z. B. bei einem Schadensfall bzw. Prozess? (> NHP 1.6.10)
- Welche Regeln beachten Sie beim Erstellen eines Rezepts? Welche Angaben sind klassischerweise auf einem Rezept zu finden?

Abkürzungen in der Rezeptur

4.5.2

- Erinnern Sie sich: Was ist die Rote Liste? (> NHP 2.7.11)
- Die häufigsten und somit wichtigsten Abkürzungen sind: aa.ana – ad – add. – D – dos. – gtt. – liq. – m. – M. D. S. – M.f.spec – DS. – ugt. Sie werden nur sehr selten in den Überprüfungen gefragt. Dennoch sollten Sie diese kennen, und wenn Sie später in Ihrer Praxis rezeptieren, selbstverständlich anwenden.

LEICHTER LERNEN

Sie haben sich auf einen wunderbaren Weg begeben. Sie streben einen der schönsten Berufe an – und einen noch dazu sehr wichtigen. Die Zahlen zeigen: Immer mehr Patientinnen und Patienten wünschen unsere Therapiemethoden, obwohl sie diese selbst bezahlen müssen. Je schneller und effizienter der ärztliche Betrieb Behandlungen durchführen muss, desto größer wird der Wunsch der Patienten nach komplementärer Beratung und Behandlung.

Der demografische Wandel und der Ärztemangel werden zukünftig die medizinische Versorgung der Bevölkerung erschweren. Auch mit Rücksicht auf diese Entwicklung sollte die Stellung des Heilpraktikerberufs im Gesundheitssystem gestärkt werden.

In Deutschland wirkten bedeutende Heilerpersönlichkeiten, die weltweiten Ruf erlangten und deren Verständnis von Krankheit und Heilung heute unersetzlicher Teil unseres immateriellen Erbes sind.

Im interdisziplinären Austausch mit konventioneller Medizin und akademischer Forschung stellt der Heilpraktikerberuf heute das Bindeglied zum traditionellen Heilkulturerbe mit seiner Vielfalt an komplementären Therapieverfahren dar.

Unser Heilpraktikerberuf ist von großer Bedeutung für unsere Gesellschaft. Und Sie werden eines Tages dazu gehören. Das ist jede Mühe wert!

Abgesehen davon: Dieser Beruf und das lebenslange Lernen können viel Freude und echte Zufriedenheit schenken. Das wünschen wir Ihnen.

4

KAPITEL

5 Hygiene

Oft ist der Mensch sich selbst sein größter Feind.

Cicero

5.1 Einführung

Hygiene, die Lehre von der Gesundheit

5.1.1

LEICHTER LERNEN

Das Thema Praxishygiene hat zunehmende Bedeutung, sowohl in der Überprüfung als auch in Ihrer täglichen Praxis oder im Fall einer Praxisbegehung durch die Amtsärztin. Also wird für dieses Thema nicht in die Hände gespuckt, sondern diese werden über mindestens dreißig Sekunden lang ordnungsgemäß desinfiziert.

Hygienemanagement in der Heilpraktikerpraxis

5.1.2

- Was versteht man im Zusammenhang mit Hygiene unter einem Prozess? Tipp: Es ist natürlich nicht ein Gerichtsverfahren gemeint, das vom Staatsanwalt eingeleitet wird, wenn Sie mit Personenschaden Hygienefehler begehen.
- Erinnern Sie sich: Was ist ein Praxishandbuch? (➤ NHP 1.5.5)

Mikrobiologische Grundbegriffe

5.1.3

- Welche Infektionsquellen kennen Sie?
- Beschreiben Sie, was eine Infektionskette ist, und geben Sie verschiedene Beispiele.
- Beschreiben Sie direkte und indirekte Übertragungswege, und nennen Sie Beispiele.
- Erklären und unterscheiden Sie die Begriffe Asepsis und Antisepsis.
- Was versteht man unter Isolierung im Zusammenhang mit Infektionen?
- Absonderung – was ist das?
- Was bedeutet der Begriff Kontamination? Geben Sie zwei, drei praktische Beispiele.
- Erklären Sie den Begriff Immunisierung.

5.2 Desinfektion

5.2

- Was ist Desinfektion?
- Was kennzeichnet eine anerkannte Desinfektionsmethode?

5.2.1 Desinfektionsverfahren

- Welche Desinfektionsverfahren werden heutzutage in medizinischen Praxen angewendet?
- Welche Desinfektionsverfahren können und werden Sie in Ihrer späteren Praxis anwenden?
- Worauf achten Sie beim Kauf eines Desinfektionsmittels bezüglich des Wirkungsbereichs?
- Sie wollen in Ihrer Praxis mit Desinfektionslösungen arbeiten. Welche grundsätzlichen Regeln befolgen Sie, und welche zwei Fehler vermeiden Sie?

5.2.2 Spezielle Anwendungsbereiche

- Welche Verfahren gibt es bei der Hautdesinfektion?
- Was versteht man unter einer erforderlichen Hygienemaßnahme – im Gegensatz zu einer üblichen?
- Was ist eine Eintauchdesinfektion?
- Wann wird Flächendesinfektion durchgeführt?
- Welche Vor- und Nachteile haben Sprühdesinfektion und Wischdesinfektion?
- Was beachten und befolgen Sie bei der Herstellung einer gebrauchsfertigen Desinfektionsmittel-Lösung für Ihre Praxis?
- Wie führen Sie die Desinfektion Ihrer Praxiswäsche durch? Was beachten Sie dabei?

5

5.3 Sterilisation

- Was versteht man im Zusammenhang mit Hygiene unter einer Sterilisation?
- Unterscheiden Sie die Begriffe Desinfektion und Sterilisation!

5.3.1 Sterilisationsverfahren

- Welche Grundvoraussetzungen müssen beim Sterilisieren erfüllt werden?
- Welche Sterilisationsverfahren kennen Sie?
- Nein – es hat weder etwas mit einem Transportmittel noch mit einem Tasteninstrument zu tun: Worum handelt es sich beim Autoklavieren?
- Nur noch sehr selten werden Gegenstände in Heilpraktikerpraxen sterilisiert. Sie sollten in Ihrer Praxis ausschließlich Einwegmaterialien verwenden. Und auch wenn die Heißluftsterilisation heutzutage nicht mehr vertretbar ist, wird leider noch ab und zu danach gefragt. Deshalb beschreiben Sie den Unterschied zwischen Dampfsterilisation (Autoklavieren) und Heißluftsterilisation!
- Es hilft nichts: Vorsichtshalber sollten Sie sich die verschiedenen Möglichkeiten der Anwendung von Temperatur, Druck und Einwirkzeiten vergegenwärtigen – und am besten in Ihrer Karteikartensammlung zum emsigen Wiederholen notieren.
- Wie wird die Sterilisation geprüft bzw. validiert und dokumentiert?

5.3.2 Umgang mit sterilisierten Gütern

- Wie gehen Sie mit sterilisierten Gütern um, damit diese steril bleiben?

GUT ZU WISSEN

Es gibt einen (bedeutenden) Unterschied zwischen sterilen Tupfern und sterilisierten Tupfern. Der „sterile Tupfer" ist keimfrei, weil er entsprechend sterilisiert einzeln verpackt ist. Nicht einzeln abgepackte Tupfer, z. B. von einer Abrissrolle, wurden zwar sterilisiert, sind also „sterilisierte Tupfer", aber natürlich nicht mehr keimfrei (steril).

5.4 Hygienegerechtes Verhalten

Regelwerke und ihre Bedeutung

5.4.1

- Es gibt mehrere Standard-Regelwerke, die hygienegerechtes Verhalten festlegen. Sie sollten wissen, dass es diese verschiedenen Verordnungen gibt. Sie müssen erfahrungsgemäß in der Überprüfung meist nicht genau wissen, welche Aussage wo steht. Knapp gesagt: Die Richtlinie für Krankenhaushygiene und Infektionsprävention des RKI ist in den meisten Fällen der Ursprung weiterer Vorschriften.
- Umreißen Sie mit wenigen Worten, welche Aufgaben das Infektionsschutzgesetz, die RKI-Verordnungen/Hygienerichtlinien und die TRBA haben und auf welche Weise sie miteinander verknüpft sind.
- Welche dieser Richtlinien bezieht sich ausdrücklich nur auf den Schutz Ihrer späteren Mitarbeiter?
- Was sind „Schutzstufen"?
- Welche Schutzmaßnahmen müssen gemäß der TRBA durchgeführt bzw. den Mitarbeitern zur Verfügung gestellt werden?
- Welche Aufgaben hat der Arbeitgeber im Hinblick auf die postexpositionelle Prophylaxe?
- Welche Befugnisse hat der Amtsarzt bzw. das Gesundheitsamt?

Baulich-funktionelle Anforderungen

5.4.2

- Worauf achten Sie bei der Planung und Einrichtung Ihres Wartezimmers und Ihrer Untersuchungs- und Behandlungsräume?
- Wie werden Sie im Hinblick auf das Einhalten hygienischer Richtlinien Ihre Praxistoiletten ausstatten?

GUT ZU WISSEN

Wenn Sie sich selbstständig machen, sollten Sie sich bei Ihrem zuständigen Gesundheitsamt, bei der Berufsgenossenschaft und/oder bei Ihrem Berufsverband über aktuelle Regeln in der Praxishygiene erkundigen. Sie sind verpflichtet, diesbezüglich immer auf dem Laufenden zu sein! Sorgen Sie deshalb dafür, dass Sie sich durch Fachzeitschriften und Newsletter Ihres Berufsverbandes immer auf dem neuesten Stand sind.

Praxisbegehung

5.4.3

- Was ist eine Praxisbegehung?
- Welche Aspekte werden bei einer Praxisbegehung besonders häufig von den Kontrolleuren des Gesundheitsamtes bzw. den Amtsärzten geprüft?
- Was sind Hochrisikomaßnahmen?

5.4.4 Personalhygiene und -schutz

- Auch wenn Sie (anfangs noch) kein Personal in Ihrer Praxis haben, sollten Sie selbst von vornherein die folgenden Regeln einhalten. Diese Kenntnisse sind auch für Ihre Überprüfung wichtig.
- Welche Regeln beachten Sie im Hinblick auf Haare, Fingernägel, Kleidung, Schmuck in Ihrer Praxisarbeit?
- Welche Regeln beachten Sie bezüglich des Tragens von medizinischen Einmalhandschuhen und Schutzhandschuhen in Ihrer Praxis?
- Was versteht man unter Schutzkleidung? Was ist der Unterschied zur Berufskleidung?
- Was ist beim Tragen von medizinischen Einmalhandschuhen im Hinblick auf Allergien zu beachten?
- Wann ist ein Mund-Nasen-Schutz notwendig? Welche Kategorien gibt es hier?

5.4.5 Umgebungshygiene

- Welche Listen kennen Sie im Zusammenhang mit Desinfektionsmitteln? Welche sind die zwei wichtigsten und warum?
- Welche Bedeutung hat die VAH-Liste beim Einkauf von Desinfektionsmitteln für Ihre Praxis?
- Was versteht man unter Flächendesinfektion?
- Wie führen Sie eine Flächendesinfektion durch? Was beachten Sie?
- Was wissen Sie über die Abfallbeseitigung von Praxismüll?
- Wie entsorgen Sie spitze, scharfe oder zerbrechliche Praxisabfälle?
- Wie werden mit Blut kontaminierte Gegenstände entsorgt?

5.4.6 Händehygiene

LEICHTER LERNEN

Die Händehygiene ist ein wichtiges Thema, v. a. in der mündlichen Überprüfung! Deshalb sollten Sie mündlich gut die wichtigen Fakten und die Durchführung auch praktisch demonstrieren können.

- Wann erfolgen händehygienische Maßnahmen?
- Was ist eine hygienische Händedesinfektion? Beschreiben Sie laut, wie sie durchgeführt wird!
- Führen Sie – mit (oder pantomimisch ohne) Desinfektionsmittel – aber mit den entsprechenden Handbewegungen (➢ NHP Abb. 5.14), die hygienische Händedesinfektion durch! Erklären Sie dabei, was Sie gerade tun, und warum und wann Sie es tun!
- Was ist eine chirurgische Händedesinfektion?
- Unterscheiden Sie die hygienische von der chirurgischen Händedesinfektion!
- Bevorzugen Sie in der Praxis das Händewaschen oder das Händedesinfizieren? Begründen Sie Ihre Meinung!
- Wann sind Schutzhandschuhe zu tragen?

5.4.7 Hautdesinfektion

- Was beachten Sie bei der Hautdesinfektion?
- Welche Risikogruppen kennen Sie bei der Hautdesinfektion?

- Beschreiben Sie die Hautdesinfektion, die vor einer Injektion bei geringem und bei höherem Infektionsrisiko vorgenommen werden muss. Beachten Sie dabei die Risikogruppen.
- Führen Sie beide Hautdesinfektionsarten mehrfach selbst an einem Probanden durch, und beschreiben Sie dabei laut, was Sie tun!

Wundreinigung und Verbandswechsel

5.4.8

- Beschreiben Sie einen Verbandswechsel!
- Nehmen Sie sich die Zeit und üben Sie den korrekten Verbandswechsel auch praktisch.

Hygienischer Umgang mit Arzneimitteln

5.4.9

- Was beachten Sie, um die Keimvermehrung beim Gebrauch von parenteral zu verabreichenden Arzneimitteln zu reduzieren?

Aufbereiten von Medizinprodukten

5.4.10

- Es ist sehr unwahrscheinlich, dass Sie in der Überprüfung semikritische oder kritische Medizinprodukte richtig eingeordnet aufzählen müssen. Allerdings lässt sich recht gut erklären, warum welches Produkt wie eingestuft wird. Die ➢ Tab. 5.10 in *Naturheilpraxis Heute* hilft Ihnen hierbei.
- Nennen Sie Beispiele für unkritische und kritische Medizinprodukte.
- Wie unterscheiden sich diese von semikritischen Medizinprodukten?
- Welche Schritte umfasst die korrekte Aufbereitung von Medizinprodukten?
- Was wird bei bzw. nach der Aufbereitung von Medizinprodukten dokumentiert?
- Wenn Sie die Fülle von notwendigen Maßnahmen zur Aufbereitung von Medizinprodukten ansehen, verstehen Sie, warum wir Ihnen dringend raten, in allen hygienerelevanten Zusammenhängen ausschließlich Einwegmaterial zu verwenden?

Hygienegerechtes Vorgehen in Sonderfällen

5.4.11

- Wie verhalten Sie sich bei einer Verletzung mit einer benutzten Kanüle?
- Es sollte nie passieren, aber es kann passieren: Ein Blutspritzer ging ins Auge – was tun Sie?
- Ein Patient mit Masern (meldepflichtig bereits bei Verdacht) ist in Ihrer Praxis. Was tun Sie? Schildern Sie dies mit lauter Stimme, sehr überzeugend. Notieren Sie die einzelnen Schritte auf einer Lernkarte!
- Ein Patient mit bekannter HIV-Infektion will Ihr Patient werden. Was beachten und befolgen Sie?
- Ein Patient benutzt Ihr WC während der Wartezeit dreimal. Sie haben den Verdacht auf eine infektiöse Gastroenteritis. Welche Hygiene-Maßnahmen ergreifen Sie? Erklären Sie Ihre Maßnahmen Schritt für Schritt mit lauter Stimme, und fertigen Sie hierzu eine Lernkarte an.
- Warum ist es wichtig, diese Patienten zu fragen, was er beruflich macht und ob nach seiner Kenntnis außer ihm noch weitere Personen erkrankt sind? (➢ NHP 2.6.8)

5.5

5.5 Hygieneplan für die Heilpraktikerpraxis

- Obwohl der Hygieneplan ursprünglich für den Arbeitsschutz Beschäftigter entwickelt wurde, stellt er längst den Maßstab auch für eigenes hygienegerechtes Handeln dar.
- Was ist ein Hygieneplan? Wo wird er eingesetzt?
- Auch beim Hygieneplan gibt es wieder 5-W-Fragen. Wie lauten diese?
- Es gibt keinen allgemein und für alle Praxen verbindlichen Hygieneplan. Sie müssen für die Anforderungen in Ihrer Praxis einen individuellen Hygieneplan erstellen. Hierbei können Sie sich an Musterhygieneplänen orientieren.
- Was regelt ein Musterhygieneplan bezüglich der Schutzkleidung?
- Welche Regeln gelten für die Benutzung von Handschuhen in der Praxis?
- Wie werden Kanülen ordnungsgemäß entsorgt?
- Beschreiben Sie anhand des Muster-Hygieneplans (➢ Tab. 5.11) die hygienegerechte Anwendung und Entsorgung von Akupunkturnadeln!
- Erklären Sie exakt und laut sprechend, wie Sie hygienegerecht Injektionen (Punktionen, Infusionen) durchführen! Notieren Sie dies auf einer Lernkarte! (➢ NHP Tab. 5.12)
- Wichtig! Sehr wichtig! Üben Sie diesen Vorgang sehr oft praktisch, mit realen Gegenständen, und beschreiben Sie dabei laut und überzeugend, was Sie tun und warum Sie das tun!
- Wie nehmen Sie eine hygienische Händedesinfektion vor? (Wenn Ihnen auffällt, dass diese Frage schon einmal gestellt wurde, haben Sie gut aufgepasst. Wir wiederholen sie und raten zur praktischen Übung, weil sie so wichtig ist. (➢ NHP 5.4.6 und ➢ NHP Abb. 5.14).
- Wann und auf welche Weise desinfizieren Sie Nierenschalen und Praxisliegen?

5.6

5.6 Lexikon der wichtigsten Hygienebegriffe

- Lesen Sie die Begriffe aufmerksam durch. Viele davon kennen Sie schon.
- Definieren Sie die folgenden Begriffe: Desinfestation, bakterizid, fungizid, viruzid, pasteurisieren.

LEICHTER LERNEN

Hygiene bedeutet weit mehr als Sauberkeit, Baden bedeutet weit mehr als Sauberkeit. Vielleicht entspannen Sie sich von dieser ganzen Hygiene in Wannenbad, Saunabad, Dampfbad oder Freibad?

KAPITEL

6 Injektion, Infusion und Blutentnahme

Nicht weil es schwer ist, wagen wir es nicht, sondern weil wir es nicht wagen, ist es schwer.

Seneca

LEICHTER LERNEN

„Ich will doch sowieso nur Homöopathie machen – da brauche ich keine Injektionstechniken!" Das ist ungefähr so, als wenn Sie Ihrem Fahrprüfer sagen würden: „Ich will doch sowieso nur innerstädtisch fahren – da muss ich keine Wildwechsel- und Autobahnschilder kennen." Einige der hier besprochenen Techniken sind absolut prüfungsrelevant, andere – spätestens in einer Notfallsituation – praxisrelevant. Ein spritziges Thema! Wir wünschen gutes Gelingen!

6.1 Bedeutung und rechtliche Grundlagen

Bedeutung invasiver Maßnahmen in der Heilpraktikerpraxis

6.1.1

- Was ist eine invasive Maßnahme?
- Welche invasiven Maßnahmen und Therapieverfahren werden in der Heilpraktikerpraxis angewendet?
- Welche Bedeutung haben invasive Maßnahmen für die Notfallversorgung in einer Heilpraktikerpraxis?

Rechtliche Grundlagen

6.1.2

- Welche Regelwerke haben im Zusammenhang mit invasiven Eingriffen eine besondere Bedeutung?
- Weshalb hat das Einverständnis des Patienten insbesondere bei invasiven Tätigkeiten große Bedeutung für Sie?
- Was wissen Sie über die juristischen Aspekte der invasiven Maßnahmen, v. a. im Hinblick auf die Sorgfaltspflicht und die Dokumentation?

6.2 Regeln für Injektion, Infusion und Punktion

6.2

- Was ist eine Injektion?
- Was ist eine Infusion?
- Was ist eine Punktion?
- Und nun im Zusammenhang: Worin unterscheiden sich Punktionen, Injektionen und Infusionen?

6.2.1 Hygiene und Sicherheit

- Was beachten Sie bei invasiven Tätigkeiten im Hinblick auf Hygiene und Abfallentsorgung?
- Was beachten Sie hinsichtlich Ihrer Körperhaltung und der des Patienten?

6.2.2 Vorsorge und Fürsorge

- Wie dokumentieren Sie zeitsparend die Aufklärung und Einverständniserklärung des Patienten vor einer Injektion?
- Wie verhalten Sie sich vor und bei Injektionen, damit sich Ihre Patienten wohl und sicher fühlen? (Das ist eine Frage für die Praxis, in der Prüfung kommt sie sehr selten vor.)

6.2.3 Körperhaltung und Technik

- Eine für Sie angenehme und rückenschonende und gleichzeitig für Ihren Patienten sichere Körperhaltung dient dem reibungslosen Ablauf Ihrer invasiven Maßnahmen! Um dafür ein Gefühl zu bekommen, bitten Sie zum Einüben einen hilfsbereiten Menschen, sich wie ein Patient zu setzen oder zu legen. Sie müssen ihn ja nicht gleich auch noch stechen …

6

6.3 Injektionen

GUT ZU WISSEN

Den mitunter zitierten „Spritzenschein" für Heilpraktiker gibt es derzeit (2024) nicht. Umso mehr appellieren wir an Sie: Absolvieren Sie Zertifikatskurse, in denen das theoretische und praktische Wissen fundiert gelehrt und die Anwendung unter Aufsicht geübt, kontrolliert und bescheinigt wird. Wiederholen Sie regelmäßig derartige Kurse zu invasiven Methoden, wenn Sie in Ihrer Praxis invasiv arbeiten. Dadurch weisen Sie Ihre Kompetenz nach, was bei einer Praxisbegehung durch den Amtsarzt oder im (hoffentlich nie eintretenden Haftungsfall) sehr relevant ist. Außerdem: Qualitätssicherungsmaßnahmen insbesondere bei potenziell riskanten Techniken ist eine Selbstverständlichkeit.

6.3.1 Vorteile und Komplikationen

- Welche Injektionsarten kennen Sie?
- In welche Gewebeschichten bzw. Strukturen wird bei welchen Injektionsarten injiziert? Kennzeichnen Sie in der ➢ Abb. 6.1 die jeweiligen Strukturen. Damit Sie dies mehrmals machen und Ihren Lernerfolg immer wieder überprüfen können, empfiehlt es sich, hierzu einen Bleistift zu verwenden.
- In den Überprüfungen werden insbesondere die Einzelheiten der intramuskulären und der intravenösen Injektion sowie der Infusion erfragt. Überlegen Sie, warum dies so ist.
- Nennen Sie die Vorteile von Injektionen gegenüber anderen Arten der Verabreichung von Medikamenten.
- Wodurch können bei Injektionen Komplikationen entstehen? Nennen Sie mindestens fünf Beispiele.
- Der Patient äußert bei einer Injektion Schmerzen. Wie verhalten Sie sich?
- Versehentlich wurde ein Gefäß durchstochen – was tun Sie?
- Welche Symptome sind bei einer Injektion/Infusion mögliche Zeichen einer anaphylaktischen Reaktion?
- Durch welche Maßnahmen können Sie Neben- und Wechselwirkungen einer Injektion vorbeugen?

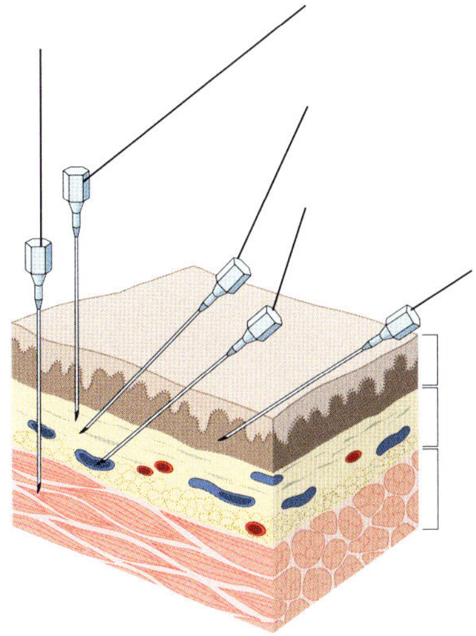

Abb. 6.1 Die häufigsten Injektionen sind die intrakutane, die subkutane, die intramuskuläre und die intravenöse Injektion. [L190] (> NHP Abb. 6.1)

- Schmerzen und Lähmungen während einer Injektion – welche Ursachen bestehen, welche Gefahren gibt es, welche Maßnahmen ergreifen Sie?
- Mit welchen Maßnahmen beugen Sie einem Spritzenabszess vor?
- Welche Grundregeln beachten Sie, um Komplikationen zu vermeiden?
- Nennen Sie die wichtigste Kontraindikation von Injektionen/Infusionen!

Vorbereitung einer Injektion

6.3.2

- Was ist eine Kanüle, was ist eine Spritze, was ist eine Sicherheitskanüle?
- Beschreiben Sie die Vorbereitung eines Spritzentabletts.
- Was kontrollieren Sie und worauf achten Sie bei der Vorbereitung eines Spritzentabletts?
- Wie wird ein Medikament in die Spritze aufgezogen?
- Wie entnehmen Sie Einmalspritzen der Papier- und Plastikverpackung?
- Wie schützen Sie sich selbst vor einer Verletzung bei der Öffnung einer Ampulle?
- Was bedeutet Recapping? Welche Gefahren gibt es? Wie vermeiden Sie das Recapping?
- Welche hygienischen Aspekte müssen Sie bei Stechampullen beachten?

6.4 Injektionstechniken

6.4

- Welche Maßnahmen führen Sie vor jeder Injektion zur Sicherheit des Patienten und zu Ihrer eigenen Sicherheit durch?
- Was besagt im Zusammenhang mit Injektionen die 6-R-Regel?

Intrakutane Injektion

6.4.1

- Warum kann eine intrakutane Injektion schmerzhafter sein als eine i. v.-Injektion?
- Wann bzw. wo ist eine i. c.-Injektion kontraindiziert?

6.4.2 Subkutane Injektion

- Was bedeutet Aspiration?
- Welche Vorteile, welche Nachteile hat das Aspirieren?
- Welche Körperregionen eignen sich besonders für die s. c.-Injektion?

6.4.3 Intramuskuläre Injektion

- Was muss die Aufklärung des Patienten vor einer i. m.-Injektion umfassen, besonders auch im Hinblick auf einen möglichen Spritzenabszess? Welche Rolle spielt dabei die Dokumentation des Vorgangs?
- Welchen Stellenwert hat die i.m-Injektion in der Heilpraktikerpraxis?
- Worum handelt es sich bei einer Spritzenlähmung?
- Wie würden Sie sich im – unwahrscheinlichen – Fall eines Kanülenbruchs verhalten?
- Führen Sie die Kontraindikationen der i. m.-Injektion auf.
- Zu welchen Komplikationen kann es bei einer i. m.-Injektion kommen?
- An welchen Stellen des Körpers wird üblicherweise i. m. injiziert – und wie finden Sie die korrekten Injektionsorte (> Abb. 6.2)? Damit Sie die Zeichnung mehrmals beschriften und Ihren Lernerfolg immer wieder überprüfen können, empfiehlt es sich, hierzu einen Bleistift zu verwenden.
- Auch wenn die i.m.-Injektion heutzutage kaum noch Praxisrelevanz hat – was aufgrund ihres Risikopotenzials positiv ist – wird in manchen Gesundheitsämtern doch noch nach der Durchführung gefragt. Deshalb müssen Sie ggf. in der Überprüfung genau beschreiben können, wie Sie den korrekten i. m.-Injektionsort auffinden. Manchmal erwartet man auch, dass Sie dies sicher praktisch demonstrieren. In manchen Gesundheitsämtern kommt es vor, dass die Versuchsperson dabei voll bekleidet ist, vielleicht eine weite Hose mit Gesäßtaschen trägt. Das Auffinden von Beckenkammstrukturen ist dann schwieriger, und unsicherer, was Sie (höflich) kommentieren sollten. Üben Sie sowohl die Beschreibung als auch die praktische Demonstration oft und regelmäßig!
- Wie ist Ihr Spritzentablett für die i. m.-Injektion ausgestattet?
- Das Tablett ist vorbereitet, der Injektionsort ist bestimmt, – nun beschreiben Sie flüssig und klar Ihr Vorgehen bei der Injektion. Am besten üben und demonstrieren Sie dies praktisch – und zum Einüben des zügigen Sprechens beim gleichzeitigen Demonstrieren hilft Ihnen anfangs in der Simulation ein Sofakissen.
- Schreiben Sie sich für diese Vorgänge Lernkarten zum Wiederholen!

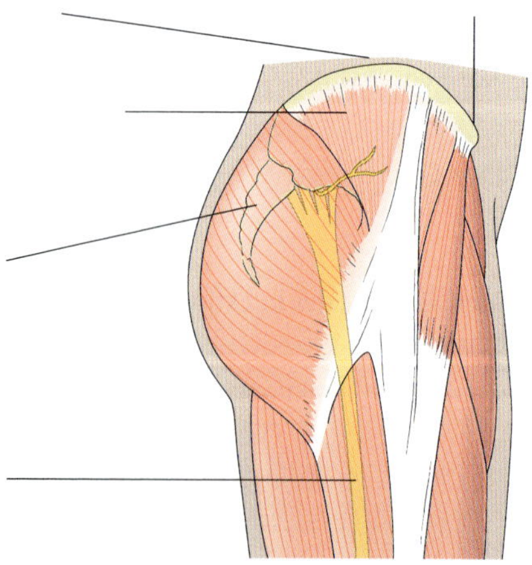

Abb. 6.2 Die großen Nerven und Gefäße in der Gesäßregion und die Orientierungshilfen zum Auffinden der Injektionspunkte. [L190] (> NHP Abb. 6.24)

LEICHTER LERNEN

Man wird – auch und gerade bei den invasiven Techniken – nicht schlauer durch mehr Papier und Bücher, sondern durch Durchdenken, praktisches Üben, wiederholtes Demonstrieren bzw. Wiedergeben! Besuchen Sie Übungs- und Zertifikatskurse!

Intravenöse Injektion

6.4.4

- Aus welchen Gründen wird zur Medikamentengabe eine i. v.-Injektion gewählt?
- Nennen Sie Kontraindikationen für die i. v.-Injektion!
- Welche Komplikationen können bei dieser Injektionsart auftreten?
- Welche Injektionsorte kommen für eine i. v.-Injektion in Betracht?
- Welche Materialien benötigen Sie, und was liegt auf Ihrem Spritzentablett?
- Beschreiben Sie die Durchführung einer i. v.-Injektion mit eigenen Worten.
- Demonstrieren Sie einem interessierten Laien Ihr Vorgehen an einer Orange, einem rohen Steak, notfalls auch an einem Schokopudding ... und üben Sie im Unterricht an einem Plastikarm, damit Sie für die Überprüfung gerüstet sind.
- Warum wird bei dieser Injektionsart aspiriert?
- Wann wird bei dieser Injektionsart der Stauriemen gelöst?
- In der Überprüfung müssen Sie ggf. mit allen Details mündlich erklären, wie Sie das Spritzentablett vorbereiten und eine intravenöse Injektion vornehmen. Es kann sein, dass Sie dies auch praktisch demonstrieren und beschreiben müssen. Es wäre sehr leichtsinnig von Ihnen, dies nicht gründlich und wiederholt zu üben, und zwar, bis Routine einkehrt und Sie sich sicher fühlen, ja – geradezu in Freude ausbrechen, wenn bei der Überprüfung ein Plastikarm für Ihre Demonstration bereitliegt. Üben Sie das freie Erklären und Demonstrieren oft, gründlich, praktisch.

6.5 Infusionen

Grundlagen

6.5.

- Zu welchen Zwecken wird eine Infusionstherapie in der Heilpraktikerpraxis durchgeführt?
- Was bedeutet Osmolarität?
- Was bewirken isotone bzw. hypotone Infusionslösungen?
- Wie unterscheiden sich eine Braunüle und eine Butterfly-Kanüle?
- Warum wird zur Volumensubstitution im Notfall die Verweilkanüle eingesetzt?

Vorbereiten einer Infusion

6.5.2

- Welches Regelwerk beachten Sie bei der Durchführung einer Infusion?
- Welche Materialien benötigen Sie?

Subkutane Infusionen

6.5.3

- Zu welchen Zwecken werden subkutane Infusionen verabreicht?
- Welche Infusionslösungen werden üblicherweise mit welcher Tropfgeschwindigkeit infundiert?

6.5.4 Periphervenöse Infusion und periphervenöser Zugang

- Worum handelt es sich bei periphervenösen Zugängen?
- Wann wird bevorzugt eine Butterfly-Kanüle oder eine Venenverweilkanüle eingesetzt?
- Welche Gefahren und Komplikationen drohen bei der Infusion?
- Beschreiben Sie das Durchführen einer Infusion.
- Üben Sie diesen Ablauf vor Ihrer Überprüfung praktisch – mit Stauriemen, Braunüle, Rollklemmenverschluss und -öffnung und allem, was dazu gehört – so gründlich und oft, dass Sie es noch Jahre später sicher beherrschen.
- Fertigen Sie sich eine Lernkarte an, auf der der Ablauf in Stichworten beschrieben ist.

6.5.5 Vorsicht Falle: Infusionen und Mischinfusionen

- Mit einer Infusion dem Patienten in einer Anwendung einen ganzen Cocktail von Wirkstoffen (Arzneimittel, Vitamine, Spurenelemente) zu verabreichen – das klingt sehr verführerisch. Leider steigt mit jeder zugemischten Substanz das Risiko von unerwünschten Nebenwirkungen bis hin zum anaphylaktischen Schock. Bitte lesen Sie, warum Mischinfusionen sehr kritisch zu sehen sind, beherzigen sie die Warnung und informieren Sie sich bei Ihrem Berufsverband.

6.6 Blutentnahmen

6

6.6.1 Entnahme von Kapillarblut

- Für welche Zwecke benötigen Sie Kapillarblut in Ihrer Praxis?
- Wie verfahren Sie mit der benutzten Lanzette nach der Punktion?

6.6.2 Intravenöse Punktion und Blutentnahme

- Welche Maßnahmen können helfen, wenn ein Patient „schlechte Venen“ hat?
- Welche Materialien benötigen Sie für eine venöse Blutentnahme? Beschreiben Sie „prüfungsreif“ das Zusammenstellen des hierfür benötigten Spritzentabletts.
- Wo punktieren Sie für eine venöse Blutentnahme?
- Wann wird der Stauriemen gelöst?
- Auch wenn wir uns wiederholen: In der Überprüfung müssen Sie ggf. inklusive der Vorbereitung des Spritzentabletts die Durchführung einer Blutentnahme mündlich erklären bzw. auch die praktische Durchführung (an einem Plastikarm!) demonstrieren und dabei beschreiben. Üben Sie das freie Erklären und Demonstrieren allein und in der Gruppe, oft, gründlich, praktisch.

LEICHTER LERNEN

Sie sind durch! Nicht durch die Vene, sondern durch das Thema. Sie müssen jetzt nicht punktieren, sondern dürfen einen Punkt machen. Freuen Sie sich! Wieder ein – wichtiges! – Thema geschafft. Herzliche Gratulation.

KAPITEL

7 Organisation des menschlichen Körpers

Im Dienst an einer Sache oder
in der Liebe zu einer Person
verwirklicht der Mensch sich selbst.
Viktor Frankl

7.1 Bestandteile des menschlichen Körpers

7.1

- Wie ist unser Körper aufgebaut? Beginnend bei den kleinsten Bausteinen bis zum Gesamtorganismus, vom winzig kleinsten Baustein bis zur vollen Lebensgröße – woraus bestehen wir?
- Unser Organismus wird in zehn Organsysteme und die ihnen übergeordnete Psyche aufgeteilt. Welche Organsysteme sind das? (➤ Tab. 7.1)

7.2 Was sind Lebewesen?

7.2

- Was unterscheidet einen Regenwurm von einem Stück Seil? Anders ausgedrückt: Welche Eigenschaften definieren, ob eine Ansammlung von Wasser und Kohlenstoff lebendig oder tot ist? Nennen Sie die Eigenschaften des Lebens.
- Was versteht man unter Kontraktilität, was unter Motilität und Differenzierung? Erklären Sie laut, mit eigenen Worten, und verwenden Sie Beispiele.

7.3 Orientierung am Körper

7.3

LEICHTER LERNEN

Mit diesem Symbol werden normalerweise – in künftigen Kapiteln – überprüfungsrelevante Themen gekennzeichnet. Das Folgende ist nicht überprüfungsrelevant, könnte aber doch entscheidend Ihr Lernen in den nächsten Monaten erleichtern. Prägen Sie sich die Richtungsbezeichnungen gut ein! Sie werden vieles besser verstehen, wenn ein gewisser Grundwortschatz „sitzt". Sie könnten diese Begriffe wie Vokabeln pauken. Nehmen Sie hierfür noch keine Pappkarteikarten, die Sie dann schnell wieder entsorgen. Normales Schreibpapier in Karteikartengröße reicht völlig aus. Stets greifbare Abbildungen zum Nachschlagen der Richtungsbezeichnungen finden Sie auf der Umschlag-Innenseite von NHP.

Hauptachsen und -ebenen

7.3.1

- Welche Hauptachsen gibt es?

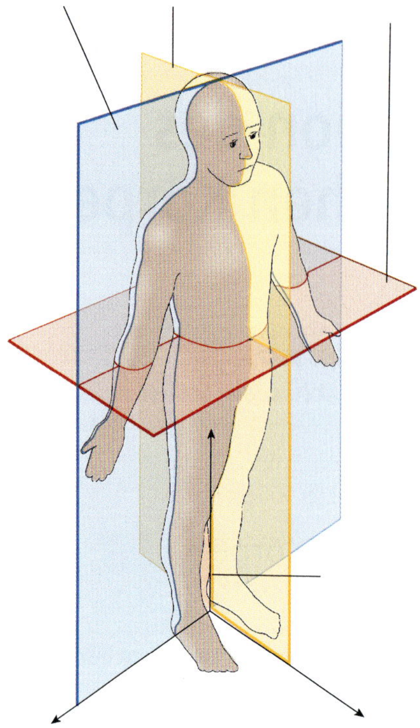

Abb. 7.1 Die wichtigsten Richtungsbezeichnungen am Körper. [L190] (➤ NHP Abb. 7.3)

- Nennen Sie die Richtungsbezeichnungen, die in der Medizin zur Orientierung gebräuchlich sind. Sie können hierzu auch die ➤ Abb. 7.1 beschriften. Damit Sie dies mehrmals machen und Ihren Lernerfolg immer wieder überprüfen können, empfiehlt es sich, hierzu einen Bleistift zu verwenden.
- Welche Bewegungsrichtungen werden unterschieden?

7.3.2 Körperhöhlen

- Welche Körperhöhlen gibt es?
- Was bedeuten die Begriffe Mediastinum und Peritoneum?

7.4 Zelle als elementare Funktionseinheit

- Heinz Erhardt (1909-1979), der große Humorist, schrieb in seiner unnachahmlichen Art: „Das Leben beginnt auf alle Fälle – in einer Zelle. Und manchmal endet es – bei Strolchen – in einer solchen."
- Welche Eigenschaften haben Zellen?
- Aus wie vielen Zellen besteht ein menschlicher Körper?

Aufbau der Zelle

7.4.1

- Was versteht man unter funktioneller Differenzierung?
- Welche ist die größte Zelle des menschlichen Körpers?
- Was haben (fast) alle Zellen gemeinsam? Hinweis: Es gibt Blutzellen, die eine Ausnahme bilden.

Zytosol

7.4.2

- Was ist der Unterschied zwischen Zytoplasma und Zytosol?
- Woraus besteht das Zytosol?
- In der folgenden Abbildung (➤ Abb. 7.2) ist Ihre Handschrift gefragt. Um sich die Strukturen zu erarbeiten, ist das eigenhändige Beschriften von Abbildungen hilfreich. Damit Sie dies mehrmals machen und Ihren Lernerfolg immer wieder überprüfen können, empfiehlt es sich, hierzu einen Bleistift zu verwenden.

Zellmembran

7.4.3

- Aus welchen zwei Bestandteilen setzt sich die Lipiddoppelschicht zusammen, und welche Funktion hat sie?
- Welche Aufgaben haben die Membranproteine?
- Welche Funktion erfüllt Cholesterin in den Membranen?

Glykokalix der Zelloberfläche

7.4.4

- Asterix und Obelix kennen sie … Was aber ist die Glykokalix?
- Welche Aufgaben hat die Glykokalix?

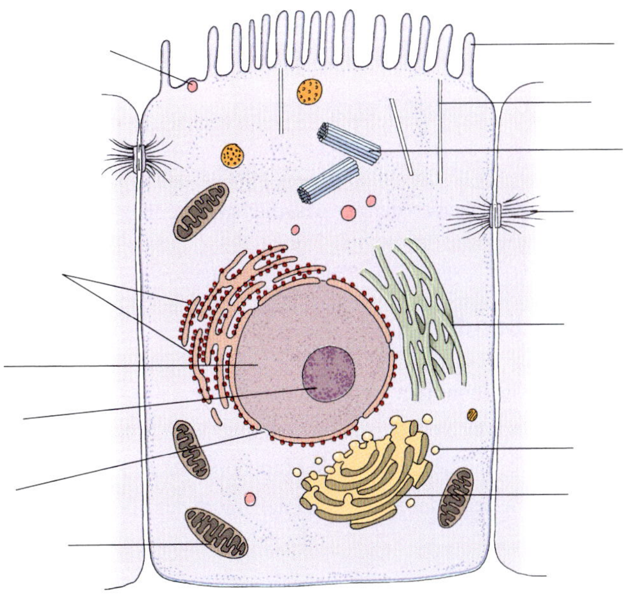

Abb. 7.2 Schnitt durch eine Zelle. Analog zum menschlichen Körper, der aus verschiedenen Organen aufgebaut ist, besteht jede Zelle wiederum aus einzelnen Funktionseinheiten, den Organellen. Zu sehen sind hier die Mikrotubuli, die Mitochondrien, das Zentriol, der Golgi-Apparat, das endoplasmatische Retikulum und Mikrovilli (feine zytoplasmatische Fortsätze bei Zellen mit hoher Aufnahmekraft, z. B. Dünndarmzellen). In der Mitte liegt der aufgeschnittene Zellkern mit einem Nukleolus (Kernkörperchen). [L190] (➤ NHP Abb. 7.7)

7

7.4.5 Selektive Permeabilität der Membranen

- Was versteht man unter der selektiven Permeabilität der Zelle?
- Von welchen Faktoren hängt diese selektive Permeabilität ab?

7.5 Zellorganellen

7.5.1 Zellkern

- Welche Aufgabe hat der Zellkern?
- Was sind Chromosomen?

7.5.2 Ribosomen

- Erklären Sie mit wenigen Worten die Aufgabe der Ribosomen!
- Merken Sie sich den Satz: „Ribosomen sind die Eiweißfabriken der Zelle."

7.5.3 Endoplasmatisches Retikulum

- Was versteht man unter dem endoplasmatischen Retikulum?
- Worin unterscheiden sich das glatte und das raue endoplasmatische Retikulum?

7.5.4 Golgi-Apparat

- Der Golgi-Apparat ist gewissermaßen die Kartonfabrik der Zelle – er verpackt die Zellprodukte sicher und schleust sie aus der Zelle …
- Erklären Sie in wenigen Sätzen die Tätigkeit dieser Kartonfabrik!

7.5.5 Lysosomen und Peroxisomen

- Was sind Lysosomen – ganz praktisch betrachtet? Welche Aufgabe haben sie in der Zelle?
- Die Aufgaben der Peroxisomen geht in die gleiche Richtung – sie sind (wahrscheinlich) zuständig für die …?

7.5.6 Mitochondrien

- Mitochondrien – was tun diese?
- Und noch eine Kurzbeschreibung: Mitochondrien sind die Kraftwerke der Zelle.
- Wo sind besonders viele Mitochondrien zu finden und warum?
- Wie heißt der innere Reaktionsraum der Mitochondrien und was findet dort statt?

7.5.7 Zytoskelett und Zentriolen

- Was ist der Unterschied zwischen Mikrofilamenten und Mikrotubuli? Kurze Erklärungen genügen.
- Was sind Zentriolen?

Zelleinschlüsse

7.5.8

- Was sind Zelleinschlüsse?
- Nennen Sie Beispiele für Zelleinschlüsse.
- Erklären Sie zum Abschluss des Kapitelteils ➤ 7.5 die Funktion der Zelle mit wenigen einfach Worten, in Ihrer persönlichen Ausdrucksweise einem Zuhörer – am besten einem Laien, im Notfall einer imaginären Person. Aber wichtig: Sprechen Sie laut aus, was Sie wissen!
- Welche Zellorganelle ist Ihr persönlicher Favorit? Auch wenn die Frage etwas seltsam anmutet: Erklären Sie, welche Funktion oder warum deren Aussehen Ihnen besonders gut gefällt – und zwar mit lauter Stimme.
- Nehmen Sie ein Blatt Papier und skizzieren Sie darauf eine Zelle mit verschiedenen Organellen. Beschriften Sie diese. Sie müssen keineswegs schön zeichnen! Das Gehirn speichert Selbstgemachtes ungleich besser ab als die eindrucksvollsten Grafiken und Fotos.

7.6 Stofftransport

7.6

LEICHTER LERNEN
Dieses Thema ist für sich genommen zwar nicht überprüfungsrelevant, aber unverzichtbar für das Verständnis physiologischer (und pathologischer) Prozesse. Deshalb sollten Sie sich die Zeit nehmen, die nächsten Punkte gründlich zu erarbeiten.

Stoffaustausch und Kapillarsystem

7.6.1

GUT ZU WISSEN
Das lateinische Wort Interstitium bedeutet Zwischenraum. In der Anatomie werden verschiedene Strukturen mit diesem Begriff bezeichnet. Der flüssigkeitsgefüllte Raum zwischen einzelnen Zellen wird genauso Interstitium genannt wie eine bindegewebige Netzschicht aus den Faserproteinen Kollagen und Elastin, die Kammern und Kanäle bildet und sich mit Flüssigkeit füllen kann. Im Interstitium verlaufen die Versorgungsbahnen (Blutgefäße, Nerven) eines Organs.

- Wie erfolgt Stoffaustausch zwischen den kleinsten Blutgefäßen (Kapillaren) und dem Interstitium?
- Wie erfolgt der Stoffaustausch zwischen Interstitium und Lymphe?

Passive Transportprozesse

7.6.2

- Was bedeutet der Begriff Diffusion?
- Was ist ein Konzentrationsgefälle?
- Welche zwei Gase sind sehr gute Beispiele für Diffusion im Körper?
- Was unterscheidet Osmose von Filtration?

Aktive Transportprozesse

7.6.3

- Auch auf Mikroebene gibt es im Körper zu Transportzwecken die Pumpfunktion – wie heißt diese so wichtige Pumpe?
- Warum wird dieser Transportprozess als aktiv bezeichnet?

7

7.6.4 Bläschentransport

- Was bedeuten die Begriffe Endozytose und Exozytose?
- Was verstehen Sie unter Phagozytose und Pinozytose?

7.7

7.7 Inneres Milieu – Grundbedingung zur Aufrechterhaltung des Lebens

- Was versteht man unter dem Inneren Milieu?
- Ein wichtiger Begriff in der Physiologie ist Homöostase. Was bedeutet er?

7.8

7.8 Regulations- und Anpassungsvorgänge

- Welche Einflüsse wirken auf unseren Körper? Welche uns meist überhaupt nicht bewussten äußeren Faktoren muss unser Körper verkraften? Welche Umweltfaktoren müssen bewältigt werden, damit unsere Körperfunktionen erhalten bleiben können?
- Was ist ein Regelkreis?
- So banal die Frage klingt: Erklären Sie laut und in eigenen Worten den Unterschied zwischen Soll-Wert und Ist-Wert. Wenn Ihnen noch keine Beispiele aus dem menschlichen Körper einfallen, denken Sie an die Klimaanlage in Ihrem Auto oder an Ihren Backofen. (Bei Sachverhalten, auch wenn sie im Kopf sonnenklar sind, fällt es oft schwer, sie laut sprechend auszudrücken.)

LEICHTER LERNEN

Immer wieder Fragen auch laut beantworten – das ist eine gute Selbstkontrolle und trainiert für die mündliche Überprüfung.

7.9 Grundlagen der Genetik

7.9.1 Nukleinsäuren – Schlüssel der Vererbung

- Von der DNA haben Sie sicherlich schon oft gehört. Wofür steht diese Abkürzung??
- Die Strickleiter als Strickmuster der individuellen Proteine, der Proteincode, das Kochrezept – finden Sie einen Begriff, der Ihnen gefällt, um die Funktion der DNA zu beschreiben.

7.9.2 Adenosintriphosphat (ATP)

- Als erstes üben Sie, dieses Wort unfallfrei auszusprechen.
- Zwar äußerst selten prüfungsrelevant, dennoch merkenswert: Lernen Sie die ATP-Formel: ATP = ADP + Phosphat (P) + Energie (Wärme, Bewegung, Arbeit).

7

7.10 Genexpression

7.10

- Was sind Gene?
- Nein – die Vererbungslehre ist nicht überprüfungsrelevant. Wenn Ihnen dieses Thema zu komplex ist und Sie wenig Zeit haben, beißen Sie sich nicht an Transkription und Translation fest!

Genetischer Code

7.10.1

- Codon – Gen – Chromosom. Bringen Sie diese drei Begriffe in einen Satz mit korrekter Aussage.
- Was ist ein Basentriplett? Welche Funktion hat es?

Transkription

7.10.2

- Was bedeutet der Begriff Transkription?
- Was ist der Unterschied zwischen m-RNA und DNA?

Translation oder Proteinbiosynthese

7.10.3

- Und nun erklären Sie den Unterschied zwischen Transkription und Translation.
- Welche Aufgabe hat das Stopp-Codon?

Zellteilung

7.10.4

- Wie heißen die fünf Phasen der Mitose?
- Wenn Sie verwirrt sind wegen der verschiedenen Phasen der Mitose, fertigen Sie am besten für jede Phase eine einfache Zeichnung an. Es kann auch helfen, den Ablauf in eigenen Worten bildlich zu beschreiben, z. B.: „In der Metaphase wandert je ein Zentriol zum Nordpol und zum Südpol.“ oder „In der Telophase bildet sich am Äquator durch Abschnürung eine Art Taille, die sich so lange verengt bis zwei identische Tochterzellen entstanden sind.“

Meiose

7.10.5

- Was ist der Unterschied von Mitose und Meiose? Auch hier gilt: Ein Satz reicht.
- Was bedeutet Reduktionsteilung und erste bzw. zweite Reifeteilung?

Verschiedene Erbgänge

7.10.6

- Wie viele Chromosomenpaare gibt es beim Menschen?
- Was sind Autosomen? Was sind Gonosomen?
- Was ist ein Phänotyp?
- Was bedeutet Dominanz im Gegensatz zu Rezessivität im Zusammenhang mit der Vererbungslehre?

- Die Regeln der Vererbung … haben viele von uns schon im Biologieunterricht nicht recht verstanden. Tatsächlich kommen Fragen zur Vererbung von Erkrankungen (autosomal-dominant oder autosomal-rezessiv) sehr selten in der Prüfung vor. In der Praxis hat das Thema fast nie eine Bedeutung. Deshalb ein Vorschlag: Wenn das Thema Sie fasziniert (und es ist faszinierend!), beschäftigen Sie sich damit. Wenn Sie gerade mit der Ausbildung beginnen und diese Begriffe Sie eher verwirren, legen Sie Ihren Fokus lieber auf die medizinische Fachsprache.

7.11

7.11 Aufbau und Funktion der Gewebe

- Welche vier Gewebearten gibt es? Zählen Sie sie auf!
- Wie nennt man das Funktionsgewebe im Unterschied zum Bindegewebe?

7.11.1

Epithelien

- Welche Aufgaben haben Epithelien?
- Schauen Sie sich im Lehrbuch oder über die Bildsuchfunktion einer Suchmaschine unterschiedliche Epithelarten an. Erinnern Sie sich an die Regel: „Form bedingt Funktion und umgekehrt.“ Erklären Sie einer imaginären oder tatsächlich anwesenden Person laut (!), warum sich an welcher Stelle des Körpers ein besonders zartes und durchlässiges Epithel, an anderen ein verhorntes oder ein flimmerhaariges Epithel befindet. Ändern Sie dann die Herangehensweise: Einschichtig – mehrreihig – mehrschichtig – verhornt – unverhornt … Sie sind Konstrukteur eines Organismus. Wo verbauen Sie welche Epithelart – und warum?
- Durch welchen physikalischen Vorgang werden Epithelien versorgt, wenn sie (was meistens der Fall ist) nicht dem normalen Durchblutungssystem angeschlossen sind?
- Was wissen Sie über die Basalmembran?
- An welchen Stellen des Körpers befindet sich ein Endothel? Geben Sie einige Beispiele, und erläutern Sie die besondere Funktion.
- So interessant es sich liest: Es ist nicht nötig, dass Sie auswendig lernen, ob ein Epithel hochprismatisch, kubisch oder zylindrisch geformt ist. Wichtig ist jedoch, dass Sie das „Bauprinzip“ verstanden haben. Form bedingt Funktion!
- Welche drei grundlegenden Oberflächenepithelien unterscheiden Sie?
- Unterscheiden Sie mit einem Satz exokrine und endokrine Drüsen.
- Unterscheiden Sie mit einfachen Worten die Bau- und Funktionsweise exokriner und endokriner Drüsen aufgrund ihrer Epithelform.

7.11.2

Binde- und Stützgewebe

- Was versteht man unter dem Mesenchym?
- Die Interzellularsubstanz entscheidet wesentlich über die Funktion des Stütz- und Bindegewebes. Auf welche Weise?
- Welche drei Faserarten finden sich im Binde-Stützgewebe in unterschiedlichen Zusammensetzungen vor – und warum?
- Erinnern Sie sich: Was ist Stroma?
- Wo kommt lockeres, straffes und retikuläres Bindegewebe vor?
- Erklären Sie in einem Satz die Funktion des Monozyten-Makrophagen-Systems.
- Was ist Phagozytose?

- Welche zwei Arten von Fett findet sich beim Erwachsenen?
- Welche besondere Fettart schützt Säuglinge und wovor?

Knorpel

7.11.3

- Welche drei Knorpelarten werden unterschieden?
- Welche Eigenschaften zeichnen jeweils den hyalinen, den elastischen und den faserigen Knorpel aus?
- Was wissen Sie von der Stoffwechselaktivität des Knorpelgewebes?

Knochen

7.11.4

- Erklären Sie in einfachen Worten: Was kennzeichnet Osteozyten, Osteoklasten, Osteoblasten?
- Der Knochen ist keineswegs „totes Gewebe" – im Gegenteil. Staunen Sie über die zahlreichen Substanzen, die zum Mineralhaushalt des Knochens gehören.
- Wie ist ein Röhrenkochen aufgebaut? Erklären Sie den Unterschied zu platten Knochen. In der folgenden Abbildung ➤ Abb. 7.3 ist Ihre Handschrift gefragt. Um sich die

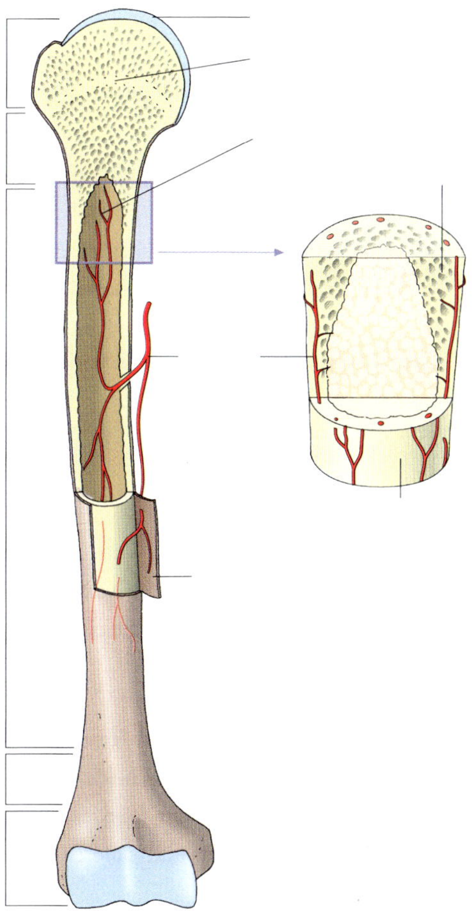

Abb. 7.3 Aufbau eines Röhrenknochens, teilweise längs eröffnet. Rechts: vergrößerter Bildausschnitt. [L190] (➤ NHP Abb. 7.28)

anatomischen Strukturen zu erarbeiten, ist das eigenhändige Beschriften von Abbildungen hilfreich. Damit Sie dies mehrmals machen und Ihren Lernerfolg immer wieder überprüfen können, empfiehlt es sich, hierzu einen Bleistift zu verwenden.

- Erklären Sie die Begriffe Periost, Kompakta und Spongiosa.
- Welche Knochenarten werden unterschieden?

7.11.5 Sehnen und Bänder

- Was unterscheidet Sehnen und Bänder?
- Was ist eine Knochenanhaftung?

7.11.6 Gelenke

- Wie werden Gelenkarten unterschieden?
- Welche Grundstrukturen gehören zu echten Gelenken?
- Schleimbeutel – das ist kein Schimpfwort, sondern ein Schleimbeutel dient wozu?
- Was ist ein Scharniergelenk?
- Welche Gelenkarten werden unterschieden?

7.11.7 Muskeln

- Welche drei Muskelarten werden unterschieden, und welche Aufgaben übernehmen diese im Körper?
- Erklären Sie die Begriffe Agonist, Antagonist und Synergist.
- Was versteht man unter der Alles-oder-Nichts-Prinzip-Regel bei Muskelfasern?
- Unterscheiden Sie anaeroben und aeroben Stoffwechsel.
- In welchem Zusammenhang stehen die Begriffe Sauerstoffschuld und Laktat (Milchsäure)?
- Stehen Sie mal auf und bewegen Sie bewusst Ihre Skelettmuskulatur.
- Erklären Sie mit lauter Stimme und in eigenen Worten einem imaginären Zuhörer, Ihrem Hund oder einem interessierten Menschen, welche besonderen Eigenschaften und Funktionen der Herzmuskel aufweist.
- Geben Sie Beispiele für die Tätigkeit der glatten Muskulatur. Und freuen Sie sich darüber.

7.11.8 Nervengewebe

- Welche zwei Zelltypen bilden das Nervengewebe?
- Was sind Dendriten, was sind Axone? Beschreiben Sie – und benutzen Sie dabei die Begriffe afferent und efferent.
- Was sind Gliazellen?
- Was versteht man unter der Blut-Hirn-Schranke?
- Welche Aufgaben haben Markscheiden?
- Was versteht man unter einem Ranvier-Schnürring?
- Unterscheiden Sie sensible und motorische Nervenfasern. Welche Faser erfüllt welche Aufgabe?

7.12 Neuronale Informationsverarbeitung

Funktion des Neurons

7.12.1

- Was geschieht an einer Synapse?
- Was bedeuten der Begriff Alles-oder-Nichts-Prinzip in der Neurologie?

Ruhepotenzial

7.12.2

- In der Ruhe liegt die Kraft! Da ist viel Wahres dran – dennoch hat der Begriff Ruhepotenzial eine andere Bedeutung. Welche?
- Neurone sind ganz besondere Zellen – welche besondere Eigenschaft haben sie in Bezug auf Ionen?
- Was bedeuten die Begriffe Depolarisation und Hyperpolarisation?

Aktionspotenzial

7.12.3

- Hier ist wieder die Depolarisation wichtig. Warum?
- Was bedeutet Repolarisation?

Refraktärperiode

7.12.4

- Auch eine Nervenzelle braucht mal eine Pause! Beschreiben Sie diese Erholungsphase der Nervenzelle.
- Wie erfolgt die Reizleitung in der Nervenzelle?

Zusammenarbeit von Neuronen

7.12.5

- Wie funktioniert die Erregungsüberleitung an den Synapsen?
- Wie wirken sich Neurotransmitter aus?
- Wie heißen die wichtigsten Neurotransmitter?
- Was sind Katecholamine?
- Was sind Neuropeptide? Nennen Sie Beispiele für deren Wirkung.

LEICHTER LERNEN

- Nun haben Sie fleißig Ihr Aktionspotenzial gelebt – es ist nun Zeit für das Ruhepotenzial. Nach dem Studium des Abschnitts zum Nervengewebe sind Sie vielleicht gar selbst ein kleines „Nervenbündel"… Seien Sie nicht frustriert, wenn Sie einiges oder vieles nicht verstanden oder gleich wieder vergessen haben! Freuen Sie sich (zusammen mit Ihren Endorphinen), dass Sie erste Einblicke in die Wunderwelt unseres Körpers gewinnen konnten.
- Vertrauen Sie darauf: Die ständige Wiederholung bringt den Lernerfolg! Alle Themen werden Ihnen im Unterricht, in Ihren Unterlagen und in der Fachliteratur immer wieder begegnen. Im Laufe Ihrer Ausbildung werden Sie Zusammenhänge begreifen und Querverbindungen herstellen können.
- Denken Sie auch daran, dass Ihre wichtigste Aufgabe in den ersten Monaten darin besteht, Ihr eigenes Lernverhalten kennen zu lernen und diese Ausbildung in Ihren Alltag einzufügen!
- Genießen Sie die Herausforderungen in Ihrer Ausbildung.
- Mit Freude etwas lernen, einen selbstgewählten Beruf anstreben, die eigene Geisteskraft fördern und die Persönlichkeit stärken zu können, gehört zu den größten und edelsten Privilegien (und Vergnügen!) eines freien Menschen.

KAPITEL

8 Allgemeine Pathologie

Jede Krankheit ist heilbar – aber nicht jeder Patient.

Hildegard von Bingen

LEICHTER LERNEN

Vom Einfachen zum Komplexen, vom Allgemeinen zum Speziellen. Die allgemeine Krankheitslehre ist nicht im direkten Sinn überprüfungsrelevant, sie ist jedoch unverzichtbar, um ein Verständnis für die Entwicklung und Unterscheidung verschiedener pathologischer Prozesse und Erkrankungen zu entwickeln. Frohes Lernen!

8.1 Vom Gesundsein und Kranksein

Gesundheit nach WHO

8.1.1

- Begeben Sie sich auf Suche, und recherchieren Sie: Was ist die WHO, und welche wesentlichen Aufgaben hat sie? Wie definiert sie Gesundheit?
- Nehmen Sie sich einen Moment Zeit, um über die WHO-Definition von Gesundheit nachzusinnen. Wie beurteilen Sie diese Definition in Bezug auf sich selbst, auf Menschen in Ihrer Umgebung, Menschen in oder aus anderen Kulturen, unter verschiedenen Lebensumständen, in unterschiedlichen sozialen Umfeldern oder Ländern?

Prinzip der Homöostase

8.1.2

- Was versteht man im Zusammenhang mit Gesundheit und Krankheit unter dem Begriff der Homöostase?
- Überlegen Sie, welche Beispiele zur Homöostase Ihnen auf Mikroebene (Zelle, Gewebe), auf Makroebene (Organe, Körper) und auf psychosozialer Ebene (Mensch, Gesellschaft) hierzu einfallen.

Gesundheit als Anpassungsfähigkeit

8.1.3

- Anpassungsfähigkeit bzw. Adaptationsvermögen haben eine große Bedeutung für die Gesundheit. Warum und auf welche Weise? Nennen Sie Beispiele.
- Und nun eine kleine Trainingseinheit, um Ihr freies Sprechen zu üben bzw. zu verbessern: Berichten Sie einem Laien und in Ihren eigenen Worten darüber, was Homöostase und Adaptation ist, und erklären Sie deren Bedeutung für Gesundheit und Krankheit.

LEICHTER LERNEN

Streuen Sie immer wieder Sequenzen in Ihr Lernen ein, in denen Sie laut sprechen und erklären. Die wenigsten von uns sind es gewohnt, vor anderen, vor Fremden (z.B. einer Überprüfungskommission, Patienten) wichtige Inhalte zu präsentieren. Es geht in diesen Situationen ja nicht um ein beiläufiges Gespräch oder Smalltalk. Ihre Aufgabe ist vielmehr, auf die jeweilige Fragestellung strukturiert und souverän zu antworten. Durch solche Übungen schaffen Sie sich ein solides Fundament nicht nur für Prüfung und Praxis, sondern entwickeln auch Ihre Selbstsicherheit.

8.1.4 Krankheitsdispositionen

- Was bedeutet Disposition im Zusammenhang mit Krankheiten? Geben Sie Beispiele.
- Was ist eine Komplikation einer Erkrankung?

8.1.5 Konzept der Risikofaktoren

- Was verstehen Sie unter Risikofaktoren?
- Gibt es in Ihrem Leben Risikofaktoren für bestimmte Erkrankungen? Welche dieser Risikofaktoren können Sie positiv oder negativ beeinflussen und wodurch?
- Wie gehen Sie mit dem Wissen bezüglich Ihrer persönlichen Risikofaktoren um? Macht Ihnen das Angst? Ändern Sie Ihr Verhalten? Ignorieren oder verdrängen Sie dieses Wissen? Diese sehr privaten Fragen wollen nur eine Anregung sein, über Ihre ganz persönliche Beziehung zu Krankheit und Gesundheit nachzudenken.

8.1.6 Konzept der Salutogenese

- Ein wichtiger Grundgedanke der Salutogenese ist die Annahme, dass es für uns Menschen von grundlegender Bedeutung ist, die Welt und das Leben zu verstehen. Kurz gefasst entwickeln wir zu allem, was uns begegnet und widerfährt – ob wir wollen oder nicht – eine geistig-seelische Grundhaltung, die in ein sogenanntes Kohärenzgefühl mündet. Ein Vorschlag: Durchdenken Sie diese Theorie. Setzen Sie sie in Bezug zu Ihrer eigenen Lebens- und Welterfahrung. Stimmen Sie mit dieser Theorie überein? Gibt es Kritikpunkte?
- Was bedeutet der Begriff Kohärenzgefühl? Übertragen Sie die drei Aspekte des Kohärenzgefühls auf Ihre Heilpraktikerausbildung. Wir wünschen Ihnen, dass Sie sich innerhalb Ihrer Ausbildung die allermeiste Zeit im Kohärenzgefühl befinden. Und wenn das mal nicht der Fall sein sollte, helfen Vertrauen, Lernfreude und ein Gespräch mit anderen HPA oder Dozenten!
- Was sind Widerstandsressourcen? Auf welche Widerstandsressourcen greifen Sie zurück, wenn Sie gestresst, überlastet, ängstlich, frustriert, traurig oder krank sind? Was sind Ihre persönlichen Erfahrungen in der Vergangenheit? Was hat Sie geschwächt? Was hat Sie gestärkt?
- Die Heilpraktikerausbildung ist immer auch eine Einladung, sich mit sich selbst, seiner Geschichte, den eigenen Krankheiten und Kränkungen und mit den Ihnen höchst eigenen Wegen Ihrer Heilung zu beschäftigen. Es gilt immer wieder die Aufgabe: Heiler, heile Dich selbst …
- Welche persönlichen Ressourcen haben Sie im Hinblick auf Ihre Heilpraktikerausbildung und den Heilpraktikerberuf? Nehmen Sie sich Zeit, darüber nachzudenken, welche Potenziale Ihnen helfen werden, die anstehenden Aufgaben zu meistern, und machen Sie sich Ihre Kraftquellen bewusst. Sind Sie generell neugierig und interessiert? Fleißig? Kreativ? Hartnäckig? Fantasievoll? Einfühlsam? Qualitätsbewusst? Sensibel? Belastbar? Welche Ihrer Eigenschaften können Sie auf diesem Weg unterstützen? Schreiben Sie diese für sich auf. Und nutzen Sie sie!

Grundbegriffe der Krankheitslehre

8.1.7

LEICHTER LERNEN

Die Allgemeine Krankheitslehre ist Grundlagenwissen. Wenn Sie nun Ihre ersten Ausflüge in das Gebiet der Medizin unternehmen, ist es notwendig, sich ein medizinisches Grundvokabular anzueignen. Besonders geeignet dazu sind kleine Zettel in Karteikartengröße, wie Sie sie vielleicht aus früheren Schulzeiten zum Vokabellernen kennen. Es müssen keine festen Karteikarten aus Pappe sein, denn schon bald werden Sie diese Begriffe verinnerlicht haben und die Zettel nicht mehr brauchen. Schreiben Sie auf die eine Seite das Fachwort, auf die andere Seite die Erklärung bzw. Bedeutung. Lernen Sie die Begriffe in beide Richtungen. Sie können sich auch ergänzend diese „Medizinvokabeln" selbst auf ein mp3-Format sprechen und beim Gemüseschnipseln oder Autofahren hören.

- Unterscheiden Sie die Begriffe Morbidität – Mortalität – Letalität, und geben Sie Beispiele.
- Erklären Sie, was man unter Physiologie – Pathologie – Pathophysiologie versteht.
- Prognose – Prophylaxe – was bedeutet das?
- Infaust – reversibel – irreversibel – was ist damit gemeint?

Krankheitsverläufe

8.1.8

- Nun kommen wieder einige Vokabeln der medizinischen Fachsprache, die Sie sich aneignen sollten. Ergänzen Sie Ihre Zettelsammlung mit den in den nachfolgenden Fragen aufgeführten Begriffen:
- Latenzzeit – Inkubationszeit – Prodromalstadium – Manifestationsstadium – Was verstehen Sie unter diesen Begriffen?
- Was ist Ihrer Meinung nach Heilung? Eine simple Frage. Ist auch die Antwort simpel?
- Was versteht man unter Defektheilung?
- Was unterscheidet das Rezidiv von der Chronifizierung?
- Erklären Sie die Begriffe Kompensation und Dekompensation.
- Was versteht man unter einer progredienten Erkrankung?

Sterben und Tod aus klinischer Sicht

8.1.9

- Unterscheiden Sie die Definitionen biologischer Tod, klinischer Tod und Hirntod.
- Zählen Sie unsichere Todeszeichen auf.
- Nennen Sie die sicheren Todeszeichen.

Sterben und Tod aus psychologischer Sicht

8.1.10

- Vielleicht möchten Sie sich etwas Zeit nehmen, um über Ihr eigenes Verhältnis zum Tod, über Ihre Erfahrungen damit, Ihre Erwartungen, Ängste, Hoffnungen oder Unsicherheiten nachzudenken. Möglicherweise gibt es jemanden, mit dem Sie darüber sprechen können, sollten oder möchten. Dass Ihnen dieses Thema hier begegnet, ist vielleicht ein guter Anlass dafür.
- Recherchieren und unterscheiden Sie die Begriffe Sterbebeistand bzw. Sterbebegleitung und aktive bzw. passive Sterbehilfe.
- Was versteht man unter assistiertem Suizid?

8

8.2 Krankheitsursachen

- Welche äußeren und inneren Krankheitsursachen werden unterschieden?
- Was sind Noxen?

8.2.1 Äußere Krankheitsursachen

- Welche Schäden verursachen übermäßige Wärme und Feuer?
- Welche Kälteschäden sind möglich?
- Welche Arten von Strahlung sind für lebendige Strukturen schädlich?
- Wie bzw. über welche Wege werden chemische Noxen aufgenommen?
- Auf welche Weise geht ein gesunder, funktions- und adaptionsfähiger Organismus mit Noxen um, um diese abzuwehren?
- Welchen Stellenwert haben Ihrer Meinung nach persönliche psychische, soziale und gesellschaftliche Faktoren auf die Gesundheit?
- Welche Auswirkungen haben Umweltfaktoren, Technik und Zivilisation auf die Gesundheit?
- Eines der bekanntesten Zitate von Paracelsus lautete: Die Dosis macht, dass ein Ding kein Gift sei.“ Wie lässt sich das auf unser heutiges Leben übertragen? Gibt es in Ihrem Leben Dinge (materiell und immateriell), die Sie anders dosieren sollten, damit diese nicht zum Gift werden?

8.2.2 Innere und multifaktorielle Krankheitsursachen

- Es gibt wieder einige medizinische Vokabeln zu lernen: Aplasie, Dysplasie.
- Erinnern Sie sich noch an die Bedeutung der Begriffe Disposition und Diathese?
- Um was handelt es sich bei Autoimmunreaktionen?

8.3 Geweberegeneration und Gewebeersatz

8.3.1 Physiologischer Zellersatz der Gewebe

- Was versteht man unter Wechselgewebe, stabilem Gewebe und Ruhegewebe?

8.3.2 Regeneration zerstörten Gewebes

- Erklären Sie in eigenen Worten, wie eine Wundheilung abläuft.

8.3.3 Gewebeersatz

- NeIn – das Thema Gewebeersatz war bislang nicht prüfungsrelevant. Aber es ist durchaus wahrscheinlich, dass ein Patient in der Anamnese von einer Transplantation berichtet. Deshalb sollten Sie diesbezüglich zumindest über das Grundwissen aus diesem Text verfügen.

8.4 Zelle und Gewebe: Anpassungsreaktionen

8.4

- Was sind freie Radikale, und wie wirken diese?
- Ihr „Zettelkasten“ erweitert sich: Merken Sie sich die Bedeutung der Worte Atrophie – Hypertrophie – Hyperplasie. Ein vertieftes Verständnis bekommen Sie, wenn Sie sich die Bedeutung der griechischen Silben erarbeiten, z. B. bei A-trophie, Hyper-plasie. Übrigens: Es sei noch einmal daran erinnert, dass Sie im Kapitel ➢ NHP 32 die griechische und lateinische Terminologie finden. Blättern Sie dort mal ...
- Wie lassen sich die Anpassungsreaktionen noch bezeichnen?

Atrophie

8.4.1

- Was ist eine Atrophie?
- Unterscheiden und erklären Sie die Altersatrophie – Inaktivitätsatrophie – Druckatrophie.

Hypertrophie

8.4.2

- Was versteht man unter einer Hypertrophie?
- Welche Ursachen gibt es für eine Hypertrophie?

Hyperplasie

8.4.3

- Definieren Sie den Begriff Hyperplasie.
- Geben Sie Beispiele für Erkrankungen mit Hyperplasie.

8.5 Zelle und Gewebe: reversible Zell- und Gewebeschäden

Hydropische Zellschwellung

8.5.1

- Was ist ein zelluläres Ödem?
- Wie gefährlich ist die hydropische Zellschwellung für die einzelne Zelle?

Krankhafte Ablagerungen verschiedener Substanzen

8.5.2

- Welche Substanzen lagern sich in der Zelle ab?
- Welche Substanzen lagern sich sowohl intra- als auch extrazellulär ab?

Verfettung

8.5.3

- Verfettung findet nicht nur an Bauch und Hüften statt, nicht nur im Herzen und in der Leber, sondern auch in der einzelnen Zelle … Wie problematisch ist es, wenn Zellen verfetten?
- Wodurch kommt es zur Verfettung der Zellen?

8.6 Zelle und Gewebetod

8.6.1 Apoptose

- Was ist eine Apoptose?
- Wozu dient die Apoptose im Organismus?

8.6.2 Nekrose

- Welche Ursachen führen zu einer Nekrose?
- Welche zwei Arten der Entstehung von Nekrosen werden unterschieden?
- Erklären Sie den Zusammenhang zwischen Nekrose und Infarkt!

8.7 Extrazelluläre Veränderungen

8.7.1 Ödeme

- Was ist ein Ödem?
- Welche verschiedenen Ursachen können zu Ödemen führen? Erinnern Sie sich: Form bedingt Funktion – und umgekehrt. Welche Organe bzw. Organsysteme müssen funktionieren, damit genug Wasser ausgeschieden bzw. im Gewebe zurückgehalten werden kann?

8.7.2 Erguss

- Was ist ein Erguss?
- Was ist der Unterschied zwischen Transsudat und Exsudat?

8

8.7.3 Fibrose

- Bei welchen Erkrankungen entwickelt sich eine Fibrose?
- Welche Folgen haben Fibrosen (mitunter auch Fibrosierungen genannt) für ein Organ und somit für den Patienten?

8.8 Entzündung

8.8

- Die Fähigkeit des Organismus, auf einen gewebsschädigenden Reiz mit einer Entzündung zu reagieren, ist eine großartige Möglichkeit, die Heilung einzuleiten. Gerade die Naturheilkunde hat dieses Erfahrungswissen seit alters her genutzt und und zum Zwecke der Heilung künstliche Entzündungen herbeigeführt, z. B. durch das Baunscheidtieren (➤ NHP 4.2.10). Zwar ist dieses Wissen nicht prüfungsrelevant, aber es ist ratsam, diesen Zusammenhang gut zu erfassen, da er die Entstehung vieler Erkrankungen erklärt, aber auch dabei hilft, Heilmethoden bewusst einzusetzen.
- Definieren Sie: Was ist eine Entzündung?

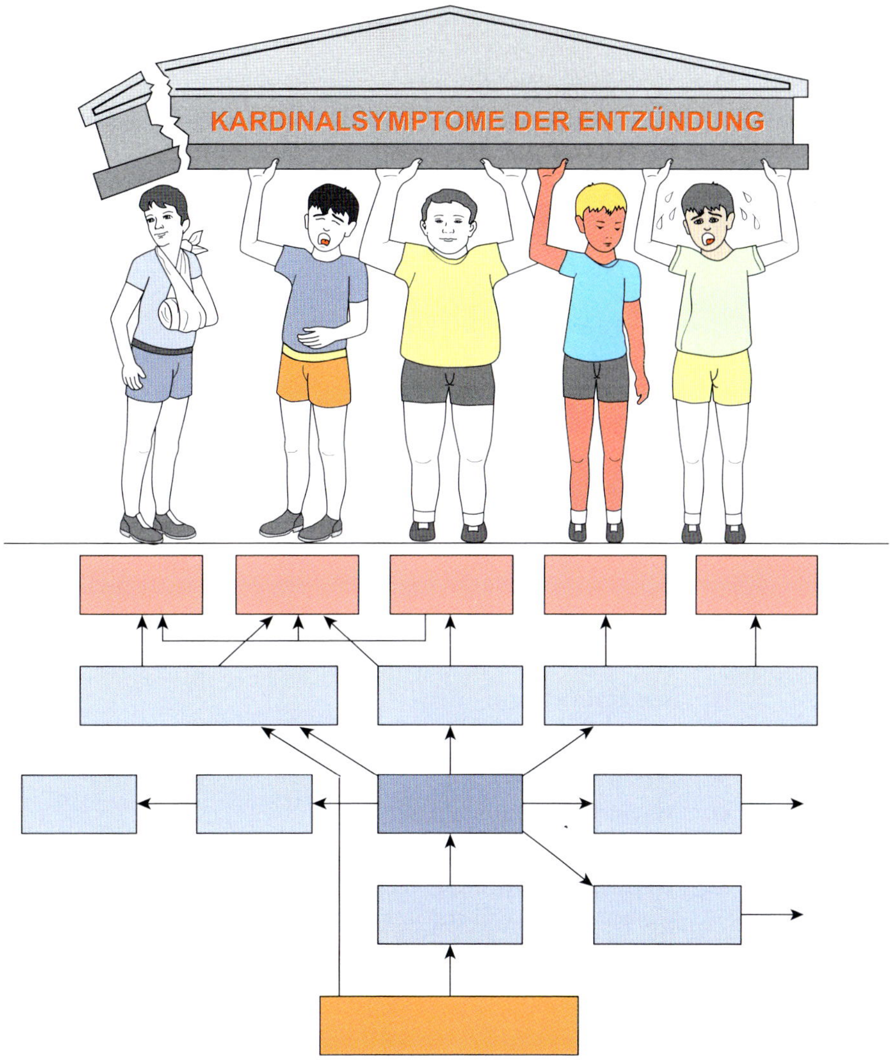

Abb. 8.1 Kardinalsymptome der Entzündung. [L143] (➤ NHP Abb. 8.4)

Entzündungsursachen

8.8.1

- Welche Auslöser einer Entzündung kennen Sie?
- Nennen Sie typische Beispiele!

Entzündungssymptome

8.8.2

- Welche fünf Kardinalsymptome kennzeichnen eine Entzündung? Lernen Sie unbedingt die deutschen und die lateinischen Begriffe!
- Übertragen Sie diese Kardinalsymptome auf zwei praktische Beispiele aus Ihrem persönlichen Erfahrungsschatz. Auf welche Weise haben Sie vielleicht bei sich selbst oder anderen Menschen diese Entzündungszeichen beobachtet?
- In der folgenden Zeichnung (➤ Abb. 8.1) repräsentiert jede Figur durch die Überzeichnung ein Entzündungssymptom. Durch die Beschriftung der Kästchen können Sie skizzieren, wie sich das Symptom entwickelt.

8.8.3 Reaktionen im Entzündungsgebiet

- Welche Rolle spielt Histamin bei einer Entzündung?
- Viele Heuschnupfenpatienten nehmen ein Antihistaminikum (Mehrzahl: Antihistaminika) ein. Was wird dadurch erreicht?
- Wieso schwillt das Gewebe bei einer Entzündungsreaktion an?
- Was ist Eiter?

8.8.4 Heilungsreaktion bei Entzündung

- Wann setzt die Heilungsreaktion bei einer Entzündung ein?
- Wie läuft die Heilungsreaktion bei einer Entzündung ab?
- Wann entsteht bei einer Entzündung eine Narbe?

8.8.5 Entzündungsformen

- Lernen und durchdenken Sie die verschiedenen Formen von Entzündungen, und geben Sie praktische Beispiele.
- Was ist ein Abszess?
- Was ist ein Empyem?
- Was ist eine Phlegmone?
- Was ist ein Ulcus bzw. Ulkus?
- Und nun fassen Sie Ihr neu gewonnenes Wissen über Entzündungen in einem kleinen „Vortrag" von zwei, drei Minuten Dauer zusammen. Sprechen Sie in Ihrer Sprache, mit eigenen Worten. Erklären Sie einem Menschen in Ihrem Umfeld oder notfalls einer imaginären Person, was Sie von den Entzündungen wissen. Lernen Sie, Ihr Wissen mitzuteilen!

8

GUT ZU WISSEN

Übrigens durchleiden viele Schülerinnen und Schüler in den ersten Monaten der Ausbildung mehr oder weniger intensiv die verschiedensten, gerade lernaktuellen Symptome. Plötzlich bekommen sie seltsamste Empfindungen und befürchten, an den diversen Krankheiten zu leiden. Das ist ganz normal!
Ein sicheres Zeichen dafür, dass nichts Ernstes vorliegt, sondern Sie sich lediglich in die Erkrankungen einschwingen und dass dadurch wohl auch persönliche Ängste und Befürchtungen ins Bewusstsein rücken, ist das Verschwinden oder Verändern der Symptome, sobald das Lernthema wechselt. Dieses typische „Anfängersyndrom" verschwindet ganz sicher nach einigen Monaten!

LEICHTER LERNEN

Da die Früherkennung gefährlicher Erkrankungen in der Überprüfung und später in Ihrer Praxis überaus wichtig ist, sollten Sie bereits jetzt die Grundlagen und die möglichen bösartiger Erkrankungen sehr sorgfältig lernen. Bei Fragen, die mit roter Farbe gekennzeichnet sind, handelt es sich immer um besonders prüfungsrelevante Fragen oder Denkaufgaben.

8.9 Zellersatz

8.9

- Worin unterscheiden sich die physiologische Regeneration von der reparativen Regeneration?
- Bevor wir nun zu einem besonders wichtigen Thema kommen, könnten Sie sich etwas regenerieren. Gönnen Sie sich eine wohltuende Entspannung und genießen Sie eine kleine Auszeit.

Metaplasie

8.9.1

- Was versteht man unter Metaplasie?
- Nennen Sie zwei Beispiele von Metaplasie.

Dysplasie

8.9.2

- Dys… dieser Wortteil bedeutet immer, dass etwas gestört ist. Was bedeutet also Dysplasie?
- Geben Sie auch hierzu zwei Beispiele.

8.10 Tumoren

Schlüsselfrage: gutartig oder bösartig?

8.10.1

- Welches sind die häufigsten Krebserkrankungen in Deutschland?
- Jetzt kommen viele wichtige, neue Wörter für Ihren Zettelkasten: Merken Sie sich maligne – benigne – Onkologie, außerdem die folgenden in den Fragen enthaltenen Begriffe:
  1. Was sind Präkanzerosen?
  2. Was bedeutet Carcinoma in situ?
  3. Wie beurteilen Sie die Bedrohlichkeit semimaligner Tumoren?
  4. Welche Kriterien entscheiden beim histologischen Befund, ob ein Tumor gutartig oder bösartig ist? (➢ NHP Tab. 8.3)
  5. Was bedeuten die Begriffe Metastasierung und Malignom?
  6. Unterscheiden und definieren Sie die Begriffe Geschwür – Geschwulst – Tumor!

Ursachen und Entstehung von bösartigen Tumoren

8.10.2

- Was sind Kanzerogene?
- Welche Risikofaktoren führen nach heutiger Erkenntnis zu Krebserkrankungen?

Einteilung der Tumoren

8.10.3

- Was sind Fibrome, Lipome und Myome?
- Was ist ein Sarkom?
- Welche Arten epithelialer Tumoren werden unterschieden?
- Was sind Zysten?
- Welche Stadieneinteilung bösartiger Tumoren gibt es?

Allgemeine Warnzeichen häufiger Krebserkrankungen

8.10.4

- Nennen Sie allgemeine, unspezifische Zeichen bösartiger Erkrankungen – und lernen Sie sie auswendig.
- Die typischen Symptome häufiger Krebserkrankungen könnten Sie sich auf stabileren, echten Karteikarten notieren, denn diese werden Sie noch in der Prüfungsvorbereitung benötigen.

8.10.5 Metastasierung bösartiger Tumoren

- Was sind Metastasen? Welche drei Arten von Metastasierung gibt es? Erklären Sie den jeweiligen Ablauf!
- Die hämatogene Metastasierung findet meist auf eine für die jeweilige Lokalisation der Krebserkrankung typische Weise statt. Welches sind die vier häufigsten Metastasierungswege? (➢ NHP Abb. 8.9)

8.10.6 Paraneoplastische Syndrome

- Was bedeutet das Wort paraneoplastisch?
- Was versteht man unter einem paraneoplastischen Syndrom?

8.10.7 Tumormarker

- Lernen Sie im jetzigen frühen Stadium Ihrer Ausbildung die Tumormarker nicht auswendig! Auf gar keinen Fall! Auch später, zur Überprüfung, müssen Sie längst nicht alle kennen – und schon gar nicht die Normwerte auswendig können! Jetzt müssen Sie wissen, was ein Tumormarker ist und dass es für verschiedene Tumorarten jeweils einen oder mehrere Tumormarker gibt.
- Welche Aussagekraft messen Sie Tumormarkern zur Früherkennung und zur Kontrolle bzw. Nachsorge bei?

8.10.8 Leitlinien der Behandlung bösartiger Tumoren

- Was bedeuten die häufig in Arztberichten zu findenden Begriffe kurativ – palliativ – adjuvant – invasiv?
- Wie behandelt die Schulmedizin Krebserkrankungen?
- Was sind Zytostatika?
- Erklären Sie in wenigen Worten – aber frei und laut sprechend – das jeweilige Prinzip der schulmedizinischen leitliniengerechten Therapieprinzipien.

8.10.9 Onkologie

- Was bedeutet der Begriff Onkologie?
- Von welchen Faktoren hängt es ab, welche schulmedizinische Therapie bei onkologischen Erkrankungen durchgeführt wird?

8.10.10 Psychische Betreuung tumorkranker Patienten

- Was für einen Stellenwert hat nach Ihrer Meinung die psychische Betreuung von Krebspatienten?
- Wie beurteilen Sie die Möglichkeit der psychoonkologischen Begleitung von Krebspatienten in der Heilpraktikerpraxis?

LEICHTER LERNEN

Nun haben Sie jede Menge neue Wörter gelernt und sich mit einigen der schwierigsten Themen, nämlich mit dem Tod und den Krebserkrankungen beschäftigt. Respekt!

8

KAPITEL

9 Bewegungsapparat

Vor allem ist es notwendig,
sich über den Zustand der Wirbelsäule zu unterrichten,
denn viele Krankheiten gehen von ihr aus.

Hippokrates

LEICHTER LERNEN

Es kommen nun viele Namen von Knochen, Gelenken und Muskeln auf Sie zu. Wichtig ist, dass Sie sich nicht „verzetteln". Setzen Sie Prioritäten!

- Die Wirbelsäule zu verstehen ist ungleich wichtiger, als die Handknochen auswendig aufzählen zu können.
- Das Kniegelenk ist sehr prüfungsrelevant – sehr viel seltener wird z. B. nach dem Ellenbogengelenk gefragt.
- Osteoporose und Bandscheibenvorfall als Zivilisationskrankheiten oder Knochenmetastasen als gefährliche Erkrankungen sollten in Ihrer persönlichen „Hitliste" zu erlernender Themen ganz weit oben stehen.
- Bewegen Sie sich also zuversichtlich an dieses Thema heran! Wir wünschen hierbei viel Lernfreude und bewegende Erkenntnisse!

Achtung! Es gibt eine ganz hervorragende Möglichkeit, sich die Funktion der verschiedenen Muskeln vor Augen zu führen. Geben Sie bei einer Suchmaschine „Flexikon 3D" ein, und rufen Sie den ersten Treffer auf. Probieren Sie es aus! Und nun starten wir durch mit den Aufgaben und Fragen.

9.1 Lernen durch Beschriften

📖 9.2

In den folgenden Abbildungen (➢ Abb. 9.1, ➢ Abb. 9.2, ➢ Abb. 9.3, ➢ Abb. 9.4, ➢ Abb. 9.5, ➢ Abb. 9.6, ➢ Abb. 9.7, ➢ Abb. 9.8) ist Ihre Handschrift gefragt. Um sich die anatomischen Strukturen und Inhalte zu erarbeiten, ist das eigenhändige Beschriften von Abbildungen hilfreich. Damit Sie dies mehrmals machen und Ihren Lernerfolg immer wieder überprüfen können, empfiehlt es sich, hierzu einen Bleistift zu verwenden.

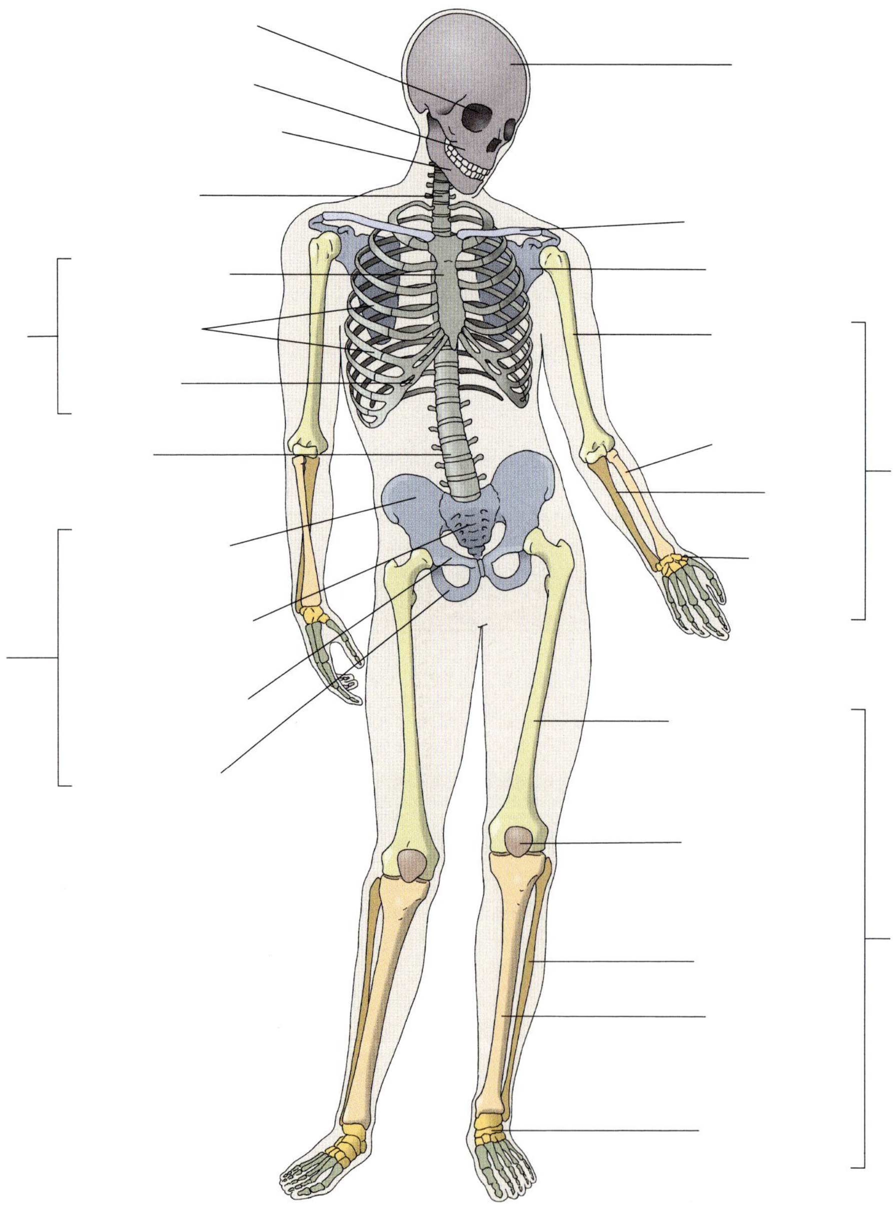

Abb. 9.1 Übersicht über das menschliche Skelett (Ansicht von vorne). Bei den Extremitäten symbolisieren gleiche Farben einander entsprechende Knochengruppen. [L190] (> NHP Abb. 9.1)

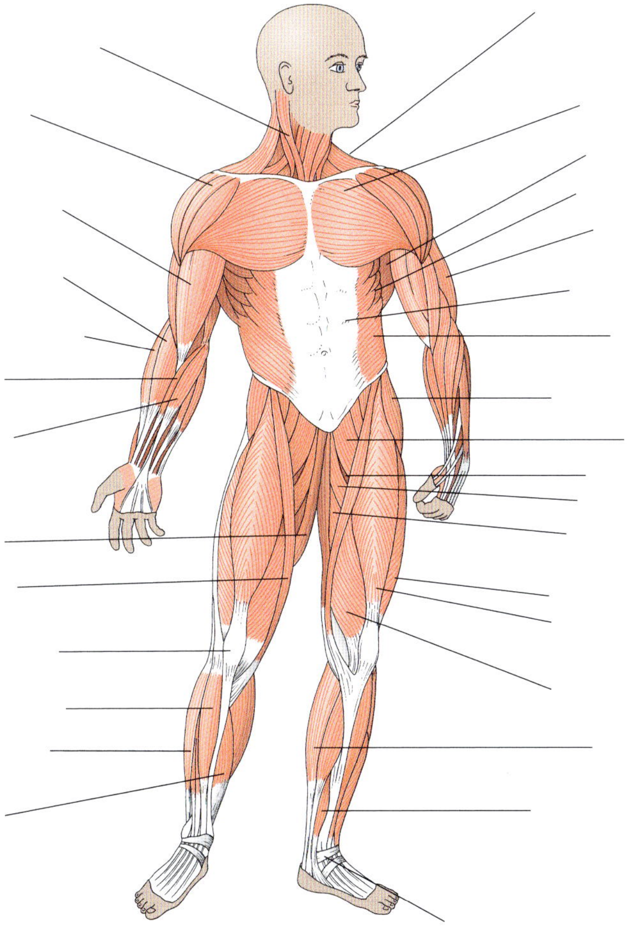

Abb. 9.2a Oberflächliche Skelettmuskulatur, Ansicht von ventral. [L190] (➤ NHP Abb. 9.2)

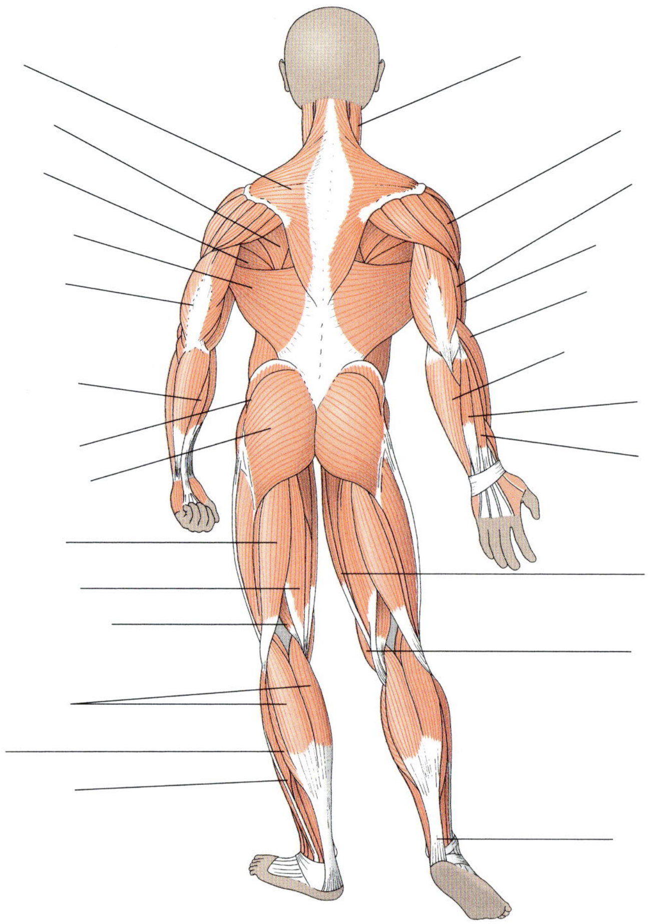

Abb. 9.2b Oberflächliche Skelettmuskulatur, Ansicht von dorsal. [L190] (➤ NHP Abb. 9.2b)

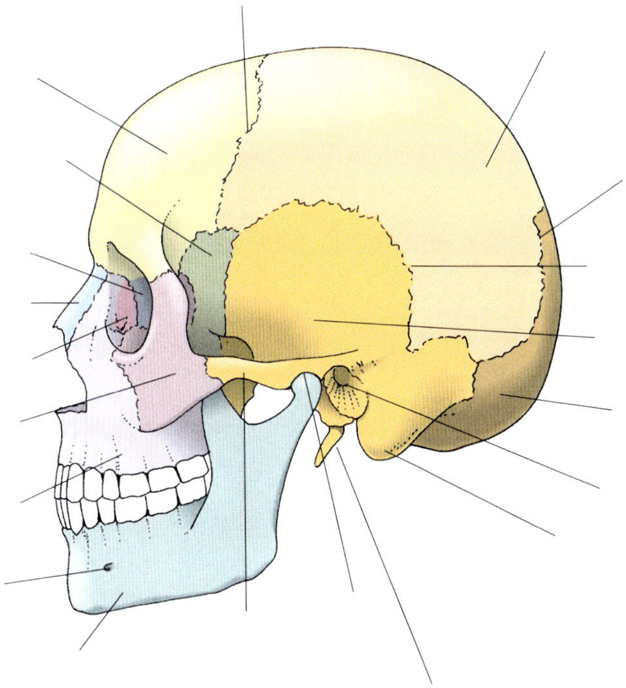

Abb. 9.3 Schädel in der Seitenansicht. [L190] (> NHP Abb. 9.4)

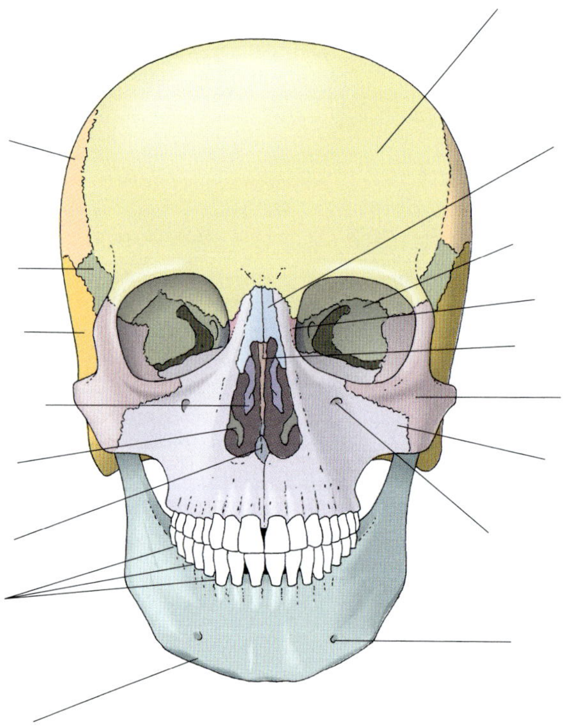

Abb. 9.4 Schädel in der Vorderansicht. [L190] (➤ NHP Abb. 9.5)

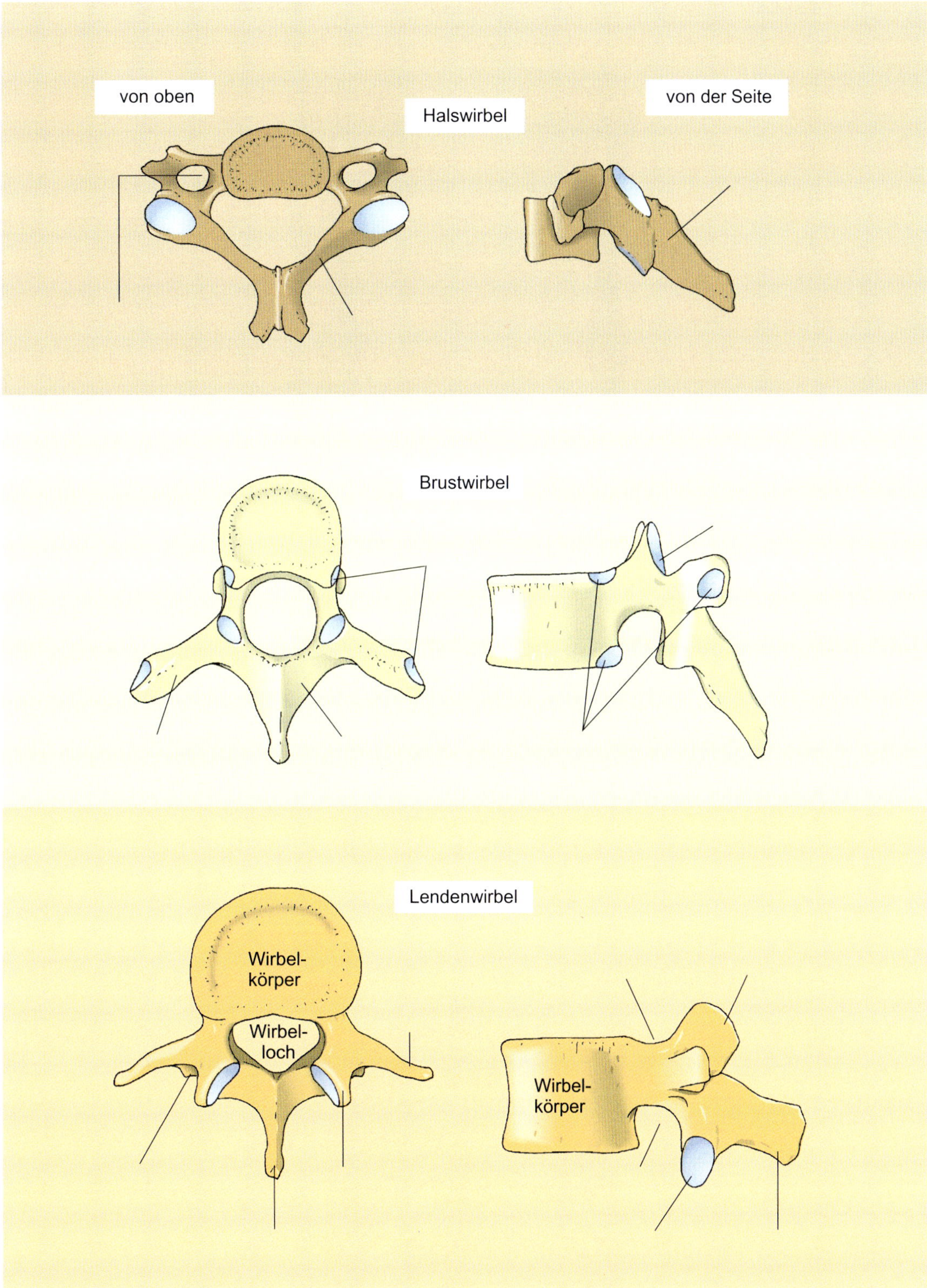

Abb. 9.5 Halswirbel, Brustwirbel und Lendenwirbel zum Vergleich von oben und von der Seite. Die unterschiedlichen Formen spiegeln die funktionellen Anforderungen wider. Die Halswirbel sind zierlich und damit hochbeweglich, die Brustwirbel haben breite Rippenfortsätze zum Ansatz der Rippen und die Lendenwirbel sind sehr stabil gebaut, da sie die größte Last tragen. [L190] (➤ NHP Abb. 9.14)

9

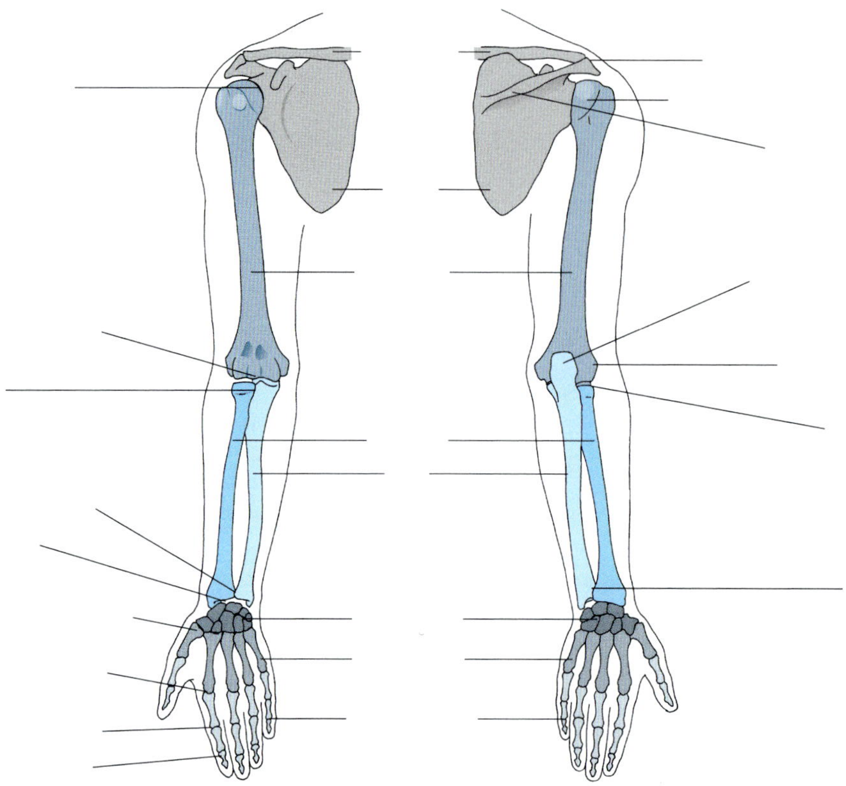

Abb. 9.6 Übersicht über die Knochen der oberen Extremität (links die Ansicht von vorne, rechts von hinten). [L190] (➤ NHP Abb. 9.22)

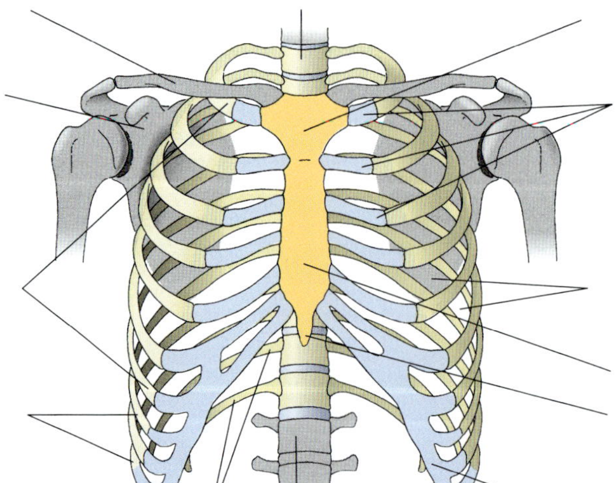

Abb. 9.7 Knöcherner Thorax, Ansicht von vorn. [L190] (➤ NHP Abb. 9.33)

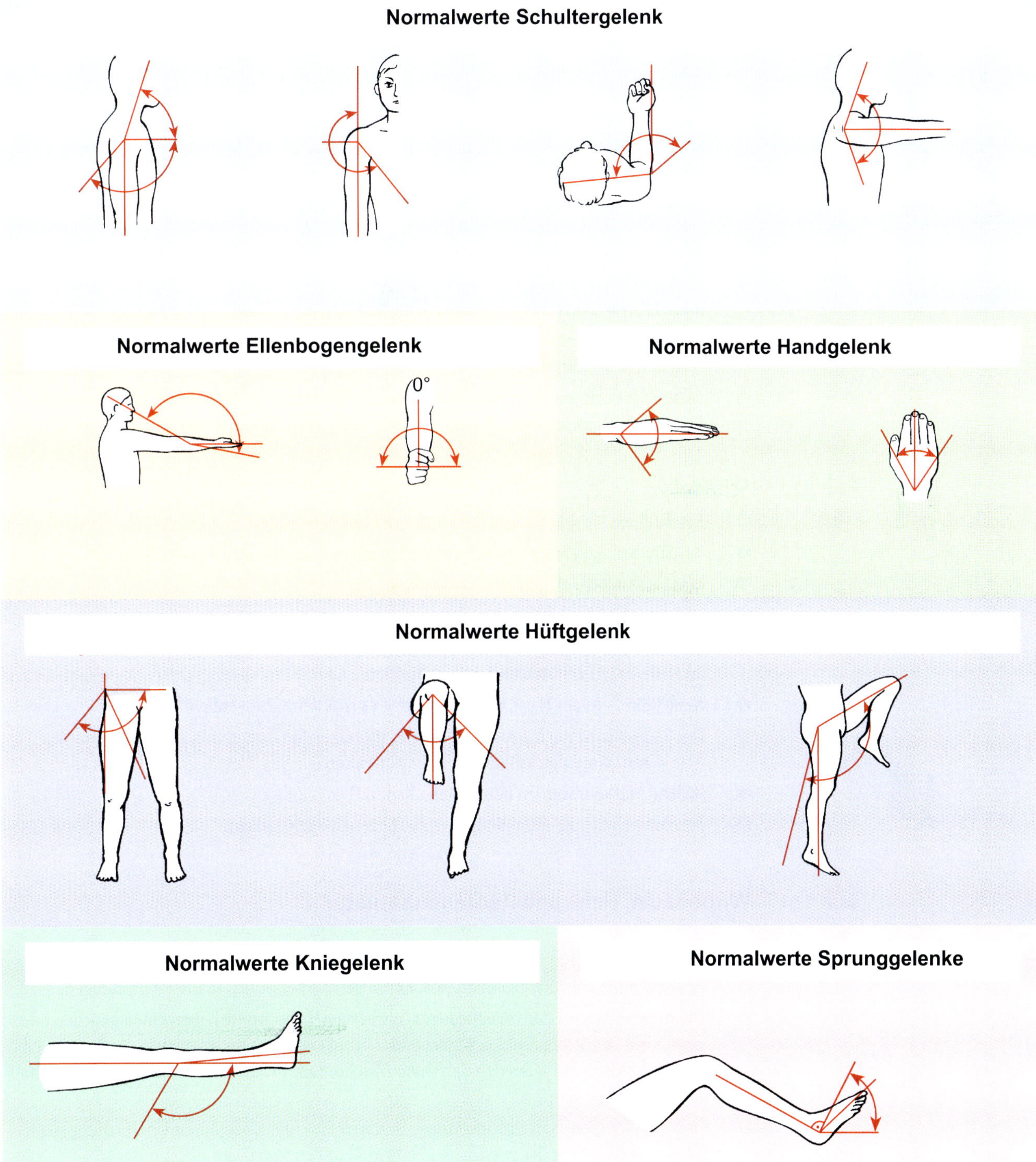

Abb. 9.8 Neutral-Null-Methode (Null-Durchgangsmethode). Die Beweglichkeit jedes Gelenks wird mit drei Gradzahlen, getrennt durch zwei Schrägstriche, angegeben [L190] (➤ NHP Abb. 9.55)
1. Zahl: vom Körper wegführende Bewegung (Extension, Abduktion, Außenrotation, Retroversion); 2. Zahl: 0-Stellung (falls nicht erreicht, 1. bzw. 3. Zahl); 3. Zahl: zum Körper hinführende Bewegung.

9.2 Anatomie und Physiologie

9.2.1 Übersicht

- Am besten wiederholen Sie zu Beginn – bevor es „richtig losgeht" – die Inhalte des Lehrbuch-Kapitels ➢ NHP 7.3. Darin wird die Orientierung am Körper beschrieben. Das hilft Ihnen auch bei der Orientierung im Bewegungsapparat.
- Wiederholen Sie auch die Kapitel ➢ NHP 7.11.2, ➢ NHP 7.11.3, ➢ NHP 7.11.4 und ➢ NHP 7.11.5. Da treffen Sie einige „alte Bekannte" wieder, nämlich wichtige Gewebestrukturen des Bewegungsapparates. Das bereitet Sie optimal auf dieses Kapitel vor.
- Im Kapitel ➢ NHP 7.11.6 finden Sie die Beschreibung verschiedener Gelenkarten. Es wird hilfreich sein, auch diese Grundlagen zur Erinnerung noch einmal anzusehen.
- Es gibt unterschiedliche Arten von Muskeln. Nach welchen Kriterien werden diese unterschieden? (➢ NHP 7.11.7)
- Stehen Sie doch mal vom Schreibtisch auf, und beschreiben Sie anhand Ihres eigenen Körpers die verschiedenen Elemente des Skeletts mit den korrekten Bezeichnungen.

9.2.2 Schädel

- Beschreiben Sie den Hirnschädel und den Gesichtsschädel.
- Beschreiben Sie die Strukturen des Hirnschädels und des Gesichtsschädels.
- Was bedeutet der Begriff Schädelbasis?
- Welche Schädelnähte kennen Sie?
- Versuchen Sie einmal – auch mithilfe eines Spiegels – Ihre eigenen Schädelknochen zu lokalisieren, zu ertasten und zu beschreiben.
- Nanu? Ein Bein am Hals? Um was handelt es sich beim Zungenbein?
- Der Spiegel wird noch einmal gebraucht: Probieren Sie Ihre mimische Muskulatur aus. Grimassen schneiden schützt übrigens vor Falten …
- Welche Muskeln werden beim Kauen benutzt?
- Beschreiben Sie die Aufgaben der verschiedenen Kaumuskeln.

9.2.3 Wirbelsäule, Hals- und Rückenmuskulatur

- Beschreiben Sie den Aufbau der Wirbelsäule!
- Benennen Sie die verschiedenen Abschnitte der Wirbelsäule und die Krümmungen!
- Die meisten Wirbel der verschiedenen Wirbelsäulenabschnitte haben einen gleichen oder zumindest ähnlichen Aufbau. Manche wiederum sind ganz anders gebaut. Außerdem gibt es Unterschiede zwischen den einzelnen Abschnitten. Erarbeiten Sie sich diese Fakten und vergleichen Sie.
- Und nun das Ganze als Prüfungsfrage: Erklären Sie einer imaginären Überprüfungskommission den Aufbau der verschiedenen Wirbel in den jeweiligen Abschnitten!
- Ganz wichtig: Beschreiben Sie die anatomischen Besonderheiten und die außergewöhnliche Funktionsweise von Atlas und Axis!
- Nun beschreiben Sie den Aufbau und die Wirkweise der Bandscheiben.
- Welche Muskeln bilden die Halsmuskulatur?
- Was versteht man unter autochthoner Rückenmuskulatur?

Schultergürtel

9.2.4

- Studieren Sie die Anatomie des Schultergürtels und des Schultergelenks im Lehrbuch. Danach sollten Sie die Strukturen bei sich selbst ertasten, benennen und (laut sprechend) beschreiben.
- Welche sechs Bewegungsrichtungen kann das Schultergelenk ausführen?
- Beschreiben Sie das Sternoklavikulargelenk und ertasten Sie es.
- Was ist eine Rotatorenmanschette?
- Wo sitzt der Kapuzenmuskel?

Oberarm

9.2.5

- Nun sind wir beim Oberarm – betrachten, ertasten und benennen Sie bei sich oder einem netten Menschen die Oberarmknochen.
- Ertasten, beschreiben und benennen Sie die entsprechende Muskulatur.
- Wie heißt der größte Oberarmmuskel, und bei welchen Bewegungen ist er beteiligt?

Unterarm

9.2.6

- Der Unterarm – betrachten, ertasten und benennen Sie bei sich oder einem geduldigen Menschen die Unterarmknochen.
- Ertasten, beschreiben und benennen Sie die entsprechende Muskulatur.
- Beschreiben Sie eine Supination und eine Pronation, und führen Sie diese Bewegungen aus.

Hand

9.2.7

- Die Hand und die Finger – betrachten, ertasten, bestaunen und benennen Sie bei sich oder einem sehr geduldigen Menschen die Handknochen.
- Ertasten, beschreiben und benennen Sie die entsprechende Muskulatur.
- Für die Handknochen gibt es so einen schönen Merksatz … Wie lautet er?
- Der Karpaltunnel hat Prüfungs- und Praxisrelevanz. Worum handelt es sich?

LEICHTER LERNEN

Selbstverständlich können Sie die Anatomie und Physiologie des Bewegungsapparates theoretisch und am Schreibtisch sitzend erarbeiten. Aber es macht viel mehr Freude und auf jeden Fall werden Sie sich Knochen, Gelenke und Muskeln wesentlich besser einprägen, wenn Sie – wann immer möglich –

- aufstehen, die möglichen Bewegungen selbst ausführen,
- dabei laut reden und am lebende Mensch „in natura" betrachten,
- wenn Sie in einer Lerngruppe miteinander oder
- mit einem bereitwilligen Probanden alles ertasten und bemalen.

Wo immer es möglich ist, sollte man praktisch lernen. Trauen Sie sich! Bewegen Sie sich!

Knöcherner Brustkorb

9.2.8

- Brustbein und Rippen – beschreiben Sie diese Strukturen.
- Können Sie diese Knochen in Beziehung setzen zur Brustwirbelsäule?
- Was wissen Sie vom Zwerchfell? Aufbau, Funktion, Lokalisation, Öffnungen?

- Beschreiben Sie den Aufbau und die Funktion der Atemmuskulatur!
- Was versteht man unter Atemhilfsmuskulatur?

9.2.9 Bauchwand und Leistenkanal

- Beschreiben Sie die Bauchmuskulatur.
- Aus welchen Bauchmuskeln setzt sich eigentlich der berühmt-berüchtigte „Sixpack" zusammen?
- Wie unterscheidet sich der Leistenkanal bei einem Mann von dem bei einer Frau?

9.2.10 Becken

- Schildern Sie den Aufbau des Beckens.
- Wie ist das Hüftgelenk aufgebaut?
- Welche Bewegungsrichtungen erlaubt das Hüftgelenk?
- Was versteht man unter dem Beckenboden?
- Beschreiben Sie die Muskulatur im Bereich des Beckens und des Hüftgelenks.
- Lernen Sie besonders gut die Glutaeus-Muskeln. Diese sind relevant für den Fall, dass in Ihrer Überprüfung nach der ventroglutealen (i. m.-) Injektion nach Hochstetter gefragt wird. (➤ NHP Abb. 6.24, ➤ NHP Tab. 6.4)

9.2.11 Bein und Fuß

- Erklären Sie den Aufbau des Oberschenkels (Knochen und Muskulatur). Auch diese anatomischen Strukturen sind wichtig für die Injektionstechnik – vergleichen Sie hierzu die intramuskuläre Injektion in den Oberschenkel nach von Hochstetter (➤ NHP Abb. 6.33). Welche Muskeln sind hier relevant?
- Lernen Sie das Kniegelenk außerordentlich gut. Aufbau, Elemente, Kreuzbänder, Menisken – das Kniegelenk ist eines der prüfungsrelevantesten Themen des Bewegungsapparats!

9.2.12 Unterschenkel

- Wenn Sie das Kniegelenk gut gelernt haben, dürfen Sie beim Unterschenkel ein klein wenig … legerer vorgehen. Schildern Sie den Aufbau der Unterschenkelknochen und der Muskulatur.
- Unterscheiden Sie die Beuge- und die Streckmuskeln.
- Doch seien Sie nicht allzu bequem. Was versteht man unter der Malleolengabel?

9.2.13 Fuß

- Damit alles Hand und Fuß hat: Benennen Sie die Fußwurzelknochen, Mittelfußknochen und Zehenknochen und beschreiben Sie ihre Lage. Sie tragen uns durch unser Leben – und sind insbesondere dann praxisrelevant, wenn Sie sich für Fußreflexzonen-Therapie interessieren.
- Ein sehr wichtiges Thema sind die Sprunggelenke. Beschreiben Sie und ertasten Sie das obere und untere Sprunggelenk und natürlich auch die wichtigen Bänder.

Tabelle: Wichtige Muskeln und Nerven

9.2.14

- Ohne nervale Versorgung ist ein Muskel nur ein Stück Fleisch. Es ist unerlässlich, zumindest die den wichtigsten Muskeln zugehörigen Nerven zu kennen. Hier greifen wieder verschiedene Lerninhalte ineinander: Die Neurologie und der Bewegungsapparat. Verknüpfen Sie diese Themen – spätestens sobald Sie beide Unterrichte absolviert haben.
- Doch lassen Sie beim Lernen dieser Tabelle den Blick für die Verhältnismäßigkeit walten und quälen Sie sich nicht unnötig! Sie werden nicht durch die Überprüfung fallen, wenn Sie nicht wissen, wo der M. pectineus sitzt (nämlich nicht in der Brust) oder vergessen, welcher Nerv den M. lumbricales innerviert.
- Wenn Sie osteopathisch oder chiropraktisch arbeiten wollen, müssen Sie in diesen Ausbildungen tief in dieses Thema einsteigen. Für die Heilpraktikerausbildung beschränken Sie sich darauf, die besonders überprüfungsrelevanten Strukturen des Bewegungsapparates zu lernen: Wirbelsäule inkl. der Bandscheiben und der Besonderheiten der Wirbelkörper, Mittelhand- und Mittelfußknochen, Schulter- und Hüftgelenk und – ganz wichtig! – Kniegelenk, Atem- und Atemhilfsmuskulatur, Gesäßmuskulatur. Große Muskeln/große Gelenke sind prüfungsrelevanter als kleine.

Tabelle: Gelenke

9.2.15

- Es ist nicht einfach, die zahlreichen „Articulationes" zu artikulieren. Die meisten HPA erschrecken erst einmal, wenn sie die große Aufzählung in der Tabelle sehen. Behalten Sie Nerven und Zuversicht. Und ganz gelenkig schauen Sie sich die Wortstämme an. Viele Gelenknamen erklären sich von selbst. Bauen Sie die Namen der Knochen zusammen – und häufig ist der Gelenkname dann sehr logisch.
- In den meisten Zusammenhängen des Alltags reicht es für Sie völlig aus, die deutsche Bezeichnung der Gelenke zu kennen. Zwar spricht man vom Bizeps und Trizeps, aber man spricht durchaus eher zusammenfassend von den Handgelenkstreckern, als dass man diese Muskeln einzeln aufzählt, und die Adduktoren werden ebenfalls zusammengefasst.

LEICHTER LERNEN

Es ist ratsam, die lateinische Bezeichnung zumindest wiedererkennen und zuordnen zu können. Der lateinische Begriff muss nicht unbedingt in Ihrem aktiven Wortschatz sein, jedoch sollten Sie ihn einordnen können, wenn er Ihnen begegnet.
Sich diese Begriffe einzuprägen ist wie Vokabellernen. Sie können sich für die wichtigsten Gelenke Karteikarten anfertigen.
Lernen Sie die Gelenknamen möglichst immer durch lautes Sprechen, gelenktypisches Bewegen und Berühren – dadurch prägen sich die Worte viel besser ein. Außerdem ist zu langes Sitzen nicht gesund!

9.3 Untersuchung und Diagnostik

GUT ZU WISSEN

Laboruntersuchungen spielen bei Erkrankungen des Bewegungsapparats keine untergeordnete Rolle. Bei unklaren Gelenkentzündungen untersucht der Arzt das Blut auf Entzündungswerte (Rheumafaktoren), spezielle Antikörper oder den Harnsäurespiegel (Verdacht auf Gicht).

Anamnese

9.3.1

- Welche Anamnesefragen sind besonders wichtig bei Schmerzen des Bewegungsapparats?
- Warum ist eine Sozialanamnese (auch) sinnvoll bei Erkrankungen des Bewegungsapparates? Welche Informationen können hier weiterhelfen?

9.3.2 Körperliche Untersuchung

- Welche Untersuchungen führen Sie bei Erkrankungen des Bewegungsapparates durch?
- Geben Sie Beispiele für Funktionsprüfungen.
- Beschreiben Sie die Prüfung der Gelenkbeweglichkeit – und führen Sie diese am besten selbst durch!
- Wie wird die Muskelkraft getestet?
- Führen Sie eine Untersuchung der Wirbelsäule in Gedanken und am Menschen durch.
- Beschreiben Sie eine Beinlängenmessung. Welche Arten gibt es?
- Sehr wichtig ist die Untersuchung des Kniegelenks! Üben Sie diese in Theorie und Praxis.
- Beschreiben Sie die Ausführung der wichtigsten Zeichen für einen Meniskusschaden.
- Wann und wie wird der Test auf das Zohlen-Zeichen durchgeführt?
- Wie wird der Gaenslen-Handgriff durchgeführt?
- Worum handelt es sich bei einem Painful Arc?
- Üben Sie die Palpation des Schultergelenks.
- Führen Sie eine Tast- und Beweglichkeitsuntersuchung von Ellenbogen-, Hand- und Fingergelenken durch.

9.3.4 Diagnostik

- Erstaunlich – insbesondere Blutuntersuchungen können wertvolle Hinweise auf Erkrankungen des Bewegungsapparates liefern. Welche Werte haben hier eine hohe diagnostische Bedeutung – und warum?
- Welche Aussagekraft hat das HLA-B27-Antigen?
- Welche apparativen Untersuchungsmethoden werden zur Diagnostik von Erkrankungen des Bewegungsapparates herangezogen?
- Was ist eine Arthroskopie?
- Was kann mithilfe der Knochenszintigrafie nachgewiesen werden?

9.4 Leitsymptome und Differenzialdiagnose

LEICHTER LERNEN

So eine Vielzahl von Erkrankungen des Bewegungsapparates … Wenn Sie recht gut Vokabeln lernen können, kann es hilfreich sein, die hier aufgeführten Definitionen vorab auswendig zu lernen. Sie verstehen dann die nächsten Abschnitte besser. Alle anderen können darauf vertrauen, dass diese Begriffe sich durch das Lernen der Erkrankungen und das wiederholte Abrufen einprägen.

9.4.1 Knochenschmerzen

- Knochenschmerzen – ein gar nicht so seltenes Symptom. Zählen Sie Ursachen hierfür auf, die nicht tendenziell lebensbedrohlich sind.
- An welche gefährlichen Erkrankungen müssen Sie bei Knochenschmerzen denken?
- Mit welchen Anamnesefragen würden Sie Ihren Verdacht auf eine gefährliche Erkrankung untermauern?
- Welche Untersuchungen führen Sie bei Knochenschmerzen durch?

Gelenkschwellung

9.4.2

- Beschreiben Sie die typischen Symptome einer Gelenkschwellung!
- Welche Erkrankungen verursachen Gelenkschwellungen?

Gelenkschmerzen

9.4.3

- Belastungsschmerz – Anlaufschmerz – Ruheschmerz: Wann tritt typischerweise welche Schmerzart auf? Und warum?
- Welche Anamnesefragen helfen Ihnen bei der Differenzierung rheumatischer Erkrankungen?

Muskelschmerzen

9.4.4

- Welche Untersuchungen werden bei Muskelschmerzen durchgeführt?
- Welche Ursachen von Muskelschmerzen kennen Sie?

Muskelatrophie

9.4.5

- Was können die Ursachen einer Muskelatrophie sein? Welches Organsystem kann hierbei eine sehr wichtige Rolle spielen– und warum?
- Was sind Ihre Maßnahmen bei einem Patienten mit Muskelatrophie?

Rückenschmerzen

9.4.6

- Rückenschmerzen gehören ganz eindeutig zu den häufigsten Ursachen einer Krankschreibung – und sind oft der Grund für die Konsultation eines Heilpraktikers. Viele unserer Patienten kommen mit „Rücken“ in die Praxis. Deshalb sollten Sie sich intensiv mit diesem Symptom, den Ursachen, der Differenzialdiagnose und Diagnose befassen!
- Nennen Sie Ursachen von Rückenschmerzen aus dem Bereich des Bewegungsapparates bzw. der Wirbelsäule!
- Welche Erkrankungen, die nicht auf Störungen im Bewegungsapparat zurückzuführen sind, gehen mit Rückenschmerzen einher?
- Unterscheiden Sie akute und chronische Rückenschmerzen: Ursachen und Symptome.
- Welche gefährlichen Erkrankungen können das Symptom Rückenschmerz verursachen – und lange Zeit zu Fehldiagnosen und falscher Therapie führen?
- Wenn Sie prüfende Amtsärztin wären – mit all der dazu gehörenden Verantwortung – welche Fragen (mindestens 5!) würden Sie einem HPA zum Thema Rückenschmerzen stellen?

Schulterschmerzen

9.4.7

- Wie führen Sie eine Untersuchung der Schulter durch?
- Welche gefährlichen Erkrankungen können tückischerweise Schulterschmerzen verursachen und aufgrund von Fehldiagnostik erst viel zu spät erkannt werden?

9.4.8 Hüftschmerzen

- Nennen Sie drei verschiedene Erkrankungen, die mit Hüftschmerzen einhergehen, und schildern Sie, welche Besonderheiten diese aufweisen.

LEICHTER LERNEN

Warum haben Sie sich gerade diese drei ausgesucht und nicht die anderen? Hatten Sie einen persönlichen Bezug zu dem Thema? War Ihnen der Name der Erkrankung sympathisch? Diese Frage mag lächerlich erscheinen, hilft aber, sich selbst und das eigene Lernverhalten zu beobachten. Erkrankungen, zu denen wir einen persönlichen Bezug haben oder deren Name in unseren Ohren besonders klingt, werden oft leichter und auch bevorzugt gelernt. Das ist grundsätzlich in Ordnung. An einem eher „schlechten" Lerntag ist es gut, sich den „Lieblingen" zu widmen. Die eher „unsympathischen" Erkrankungen sollten Sie natürlich nicht vernachlässigen. Probieren Sie aus, ob Sie mit diesen am besten Ihre Lerneinheit starten „Dann habe ich es hinter mir." oder ob Sie sich erst einmal einer „leichteren" Erkrankung warmlaufen. Beobachten Sie, was für Sie besser ist und nutzen Sie diese Erkenntnisse, um die Effektivität Ihres Lernens zu steigern.

9.4.9 Knieschmerzen

- Nennen Sie die verschiedenen Ursachen für Schmerzen im Kniegelenk.
- Nennen Sie gesondert Ursachen außerhalb des Kniegelenks, die zu Knieschmerzen führen können.

9.4.10 Beinlängendifferenz

- Welche Ursachen kennen Sie für Beinlängendifferenzen?
- Wodurch unterscheidet sich eine echte von einer funktionellen Beinlängendifferenz?
- Nein! Beckenschiefstand ist kein Berufsproblem eines Bademeisters. Worum handelt es sich?

9.4.11 Hinken

- Beschreiben Sie das Trendelenburg-Zeichen sowie das Duchenne-Zeichen – am besten verdeutlichen Sie sich den Befund, indem Sie dieses Hinken einmal nachahmen.
- Bei welchen Erkrankungen mag es wohl zum Schonhinken kommen? Nennen Sie Beispiele.

LEICHTER LERNEN

So – das wäre geschafft! Nun ist es für Sie sicherlich Zeit für etwas Ruhe oder Bewegung.

9.5 Allgemeine Traumatologie

LEICHTER LERNEN

Man wird nicht schlauer durch mehr Papier – sondern durch mehr (Re-) Produktion des Gelernten. Man lernt nicht schneller durch mehr Information, sondern durch Integration des Neuen in das vorher Gelernte. Man merkt sich Neues nicht durch mehrfaches Lesen, sondern durch mehrfaches Wiedergeben.

So möchten wir Sie einladen, sich die nun folgenden Themen nach und nach zu erarbeiten, indem Sie die Aufgaben – in Anlehnung an Ihr Lehrbuch und unterstützt durch Ihre Unterrichtsnotizen – aktiv zu eigen machen, anstelle es passiv „durchrauschen" zu lassen. Viel Erfolg, Lernfreude und gutes Gelingen!

Verstauchung, Zerrung, Prellung

9.5.1

- Definieren Sie die Begriffe – beschreiben Sie Unterschiede von Verstauchung, Zerrung, Prellung.
- Welche Symptome bestehen bei einer Distorsion?
- Was verstehen Sie unter der P-E-C-H-Regel, und wann wird diese angewendet?

Luxation

9.5.2

- Was unterscheidet Luxation von Subluxation?
- Klar – eine Luxation ist oft traumatisch bedingt. Aber welche Ursachen gibt es noch?
- Was unterscheidet eine Distorsion von einer Luxation?
- Benennen Sie sichere Luxationszeichen!
- Welche unsicheren Luxationszeichen kennen Sie?
- Welche Maßnahme ergreifen Sie bei Verdacht auf eine Luxation?

Bänder- und Sehnenriss

9.5.3

- Sonntags auf dem Bolzplatz ... Einer der Spieler knickt um und krümmt sich vor Schmerz. Was tun (fragen, untersuchen, veranlassen) Sie bei Verdacht auf einen Bänderriss?
- Welche Sehnen sind wodurch besonders gefährdet? Schildern Sie typische Symptome.

Frakturen (Knochenbrüche)

9.5.4

GUT ZU WISSEN

Obwohl der Aufbau der Knochen bei normaler Belastung eine große Stabilität gewährleistet, sind Knochen bei Unfällen erheblich durch Verletzungen gefährdet. Weitaus am häufigsten ist die Speiche nahe dem Handgelenk betroffen, gleich gefolgt vom Schlüsselbein. Manchmal entsteht ein Knochenbruch auch ohne Unfall. Von einer pathologischen Fraktur spricht man, wenn ein Knochen schon bei einer relativ geringen Belastung bricht, z. B. bei einem leichten Anschlagen an ein Hindernis, bei einer heftigen Bewegung oder beim Aufstehen aus dem Sitzen.

- Was unterscheidet Spontanfrakturen von traumatischen Frakturen? Nennen Sie Beispiele.
- Worum handelt es sich bei einer Fissur?
- Was ist eine Grünholzfraktur?
- Zählen Sie sichere Frakturzeichen auf, am besten mit typischen Beispielen.
- Welche unsicheren Frakturzeichen können beim Knochenbruch auftreten?
- Was ist eine Fettembolie? Lesen Sie zur Wiederholung oder zum Kennenlernen den Text zur (absolut prüfungsrelevanten) Lungenembolie in ➢ NHP 12.10.1.
- Ein hypovolämischer Schock kann einen Knochenbruch – z. B. des Oberschenkelhalses – zum lebensgefährlichen Notfall machen. Auf welche Weise?
- Lesen Sie zum höchst prüfungsrelevanten Thema hypovolämischer Schock den Text in ➢ NHP 11.5.3.

Posttraumatische Komplikationen und Frakturheilungsstörungen

9.5.5

- Was ist ein Kompartment-Syndrom, und durch welche Symptome fällt es auf?
- Was ist eine Osteomyelitis?

- Wie entsteht eine Pseudarthrose, und welche Symptome hat sie?
- Das Komplexe regionale Schmerzsyndrom (Complex regional pain syndrome I, CRPS I, früher als Sudeck-Dystrophie bezeichnet) kommt erstaunlich häufig vor – in welchen Stadien verläuft es mit welchen Symptomen?
- Welche Komplikationen gibt es beim Komplexen regionalen Schmerzsyndrom?

9.6 Systemische Knochenerkrankungen, Infektionen und Tumoren

9.6.1 Osteoporose

- Die Osteoporose ist eine Zivilisationskrankheit mit enormer medizinischer und sozialer Bedeutung. Obwohl sie nicht zu den primär lebensbedrohlichen Erkrankungen gehört, hat sie hohe Überprüfungsrelevanz. Und da viele Ihrer späteren Patientinnen – und einige Patienten – an Osteoporose erkrankt sein werden, ist sie auch praxisrelevant.
- Definieren und beschreiben Sie die Osteoporose, indem Sie die häufigste Form der Krankheitsentstehung und die Hauptsymptomatik darstellen.
- Es gibt eine sekundäre Entstehung von Osteoporose. Erarbeiten Sie, mit welchen Symptomschilderungen welche Patientengruppen mit welchen Vorerkrankungen zu Ihnen in Ihre Praxis kommen werden. Oder anders ausgedrückt: Wann „läuten bei Ihnen die Alarmglocken“ für einen Verdacht auf Osteoporose?
- Was tun oder veranlassen Sie, wenn Sie bei einer Patientin den Verdacht auf eine Osteoporose haben?
- Erklären Sie (nun laut sprechend) die typischen Risikofaktoren einer Osteoporose und warum diese (mit) zur Erkrankung führen können. Hilfreich ist hierbei, die Risikofaktoren in Beziehung zu setzen mit den Ursachen. Benennen Sie also laut und in ganzen Sätzen die Pathophysiologie.
- Beschreiben Sie die klassischen Symptome möglichst anschaulich.
- Wie wird die Osteoporose schulmedizinisch behandelt?
- Welche Maßnahmen eignen sich, um der Entwicklung einer Osteoporose vorzubeugen?
- Sie sind Heilpraktikerin oder Heilpraktiker. Sie arbeiten z. B. mit Chiropraktik oder Massagen. Was beachten Sie bei Osteoporose-Patienten? Achtung! Diese Frage ist in manchen Gesundheitsämtern sehr überprüfungsrelevant.

9.6.2 Osteomalazie, Rachitis

- Erklären Sie Gemeinsamkeiten und Unterschiede einer Rachitis und Osteomalazie.
- Bei welchen Symptomen lassen Sie einen Verdacht auf Osteomalazie schulmedizinisch abklären?
- Wie entsteht die Rachitis?
- Schildern Sie die typischen, sehr spezifischen Symptome der Erkrankung.
- Wie wird die Erkrankung behandelt?

9.6.3 Morbus Paget

- Ein Patient kommt mit „chronischem Rücken“ in Ihre Praxis. Welche Symptome lassen Sie an einen Morbus Paget denken?
- Wie kann es zum Zufallsbefund Morbus Paget kommen?

Arthrosen

9.6.4

- Arthrose – das ist ebenfalls eine der häufigsten Zivilisationskrankheiten und somit prüfungs- und praxisrelevant.
- Erklären Sie den Begriff der Arthrose! Worum handelt es sich? Wie kommt es zu dieser Erkrankung?
- Welche Faktoren begünstigen die Entwicklung einer Arthrose?
- Es gibt einige Fachbezeichnungen für arthrotische Veränderungen an speziellen Gelenken. Diese sollten Sie kennen und wiedererkennen.
- Welche Symptome treten typischerweise bei Arthrose auf – unabhängig von der Lokalisation?
- Worauf achten Sie bei der körperlichen Untersuchung und wie ermitteln Sie den Schweregrad der Schmerzen?
- Welche schulmedizinischen Therapiemaßnahmen werden durchgeführt?

Osteomyelitis und Periostitis

9.6.5

- Warum hat die akute Osteomyelitis einen starken Bezug zu den Infektionskrankheiten und ist damit (sekundär) prüfungsrelevant?
- Welche Symptome lenken Ihren Verdacht auf eine Osteomyelitis?
- Welche Komplikationen können auftreten – und durch welche pathophysiologischen Prozesse können diese begünstigt werden?
- Wie wird eine Osteomyelitis behandelt?
- Was sind Leitsymptome einer chronischen Osteomyelitis?
- Durch welche Ursachen entsteht eine Periostitis?

Arthritis, eitrige Arthritis

9.6.6

- Eine ganz typische Prüfungsfrage: Unterscheiden Sie eine Arthrose von einer Arthritis.
- Nennen Sie klassische Zeichen einer Arthritis.
- Erklären Sie, wie sich verschiedene Arthritisformen voneinander unterscheiden.
- Beschreiben Sie für die verschiedenen Arthritisformen die pathophysiologischen Zusammenhänge.
- Welche Gefahr besteht bei einer eitrigen Arthritis? Was tun oder veranlassen Sie bei entsprechendem Verdacht?
- Welche schulmedizinische Therapie erfolgt bei eitriger Arthritis? Zu welchem Zweck werden welche Medikamente eingesetzt?
- Beschreiben Sie eine typische Psoriasis-Arthritis.
- Lesen Sie in ➤ NHP 18.7 – Psoriasis/Schuppenflechte – zur Wiederholung bzw. zum Kennenlernen. Stellen Sie eine Verbindung dieser Erkrankung zur Arthritis her.
- Warum kommt die reaktive Arthritis mit Urethritis und Konjunktivitis (früher auch Morbus Reiter genannt ➤ NHP 9.16.2), Ihrer Meinung nach regelmäßig in den (schriftlichen) Überprüfungen vor? Mit welchem wichtigen Themengebiet gibt es hier Überschneidungen? Welche Konsequenz ziehen Sie daraus?
- Welche Symptomatik würde ein Patient mit reaktiver Arthritis mit Urethritis und Konjunktivitis in Ihrer Praxis schildern und zu welchen Komplikationen kann es kommen?
- Rheumafaktoren – worum handelt es sich?
- Bei welchen Erkrankungen sind die Rheumafaktoren positiv, bei welchen negativ?

9

9.6.7 Knochentumoren

- Selbstverständlich ist dieses Thema hochgradig prüfungsrelevant, weil es um bösartige Tumoren geht. Welche zwei Gruppen von Knochentumoren unterscheiden Sie?
- Welche gutartigen primären Knochentumoren sind Ihnen bekannt?
- Wie unterscheiden sich das Osteosarkom und der Ewing-Tumor?
- Entwickeln Sie ein Fallbeispiel: In welchem Zusammenhang, mit welchen Symptomen, mit welchem „typischen" Patienten könnte Ihnen ein Ewing-Sarkom in Ihrer Praxis begegnen?
- Wohin erfolgt die Metastasierung von malignen Knochentumoren?
- Was sind sogenannte sekundäre Knochentumoren?
- Welche Leitsymptome stehen bei Knochenmetastasen im Vordergrund?

9.6.8 Knochennekrosen

- Was ist eine Knochennekrose?
- Worum handelt es sich bei aseptischen Knochennekrosen?

9.7 Erkrankungen der Schleimbeutel, Bänder und Sehnen

9.7.1 Tendopathie

- An welchen Sehnen kommt es besonders häufig zur Tendopathie?
- Wie werden Tendopathien schulmedizinisch behandelt?

9.7.2 Bursitis

- Beschreiben Sie die typischen Symptome einer Bursitis?
- Welche Schleimbeutel sind besonders häufig betroffen?

9.7.3 Fibromyalgie-Syndrom

- Welche Patientengruppe erkrankt typischerweise am Fibromyalgie-Syndrom?
- Welche Symptome sind typisch?
- Diese Erkrankung hat hohe Praxisrelevanz: Insbesondere mit diesem Syndrom kommen viele Betroffene in die Heilpraktikerpraxis. In den Überprüfungen spielt diese Erkrankung eher eine untergeordnete Rolle: Der Leidensdruck ist zwar hoch, es besteht aber keine Lebensgefahr.

9.8 Erkrankungen und Verletzungen der Muskulatur

Kontrakturen

9.8.1

- Unterscheiden Sie Kontrakturen der Gelenke von denen der Muskeln.
- Erinnern Sie sich? Was ist ein Kompartment-Syndrom? (> NHP 9.5.5)
- Was ist eine Volkmann-Kontraktur?
- Bei welchen Erkrankungen kommt es zu spastischen Kontrakturen?
- Was bedeutet Spastik? (> NHP 23.4.3)

LEICHTER LERNEN
Ehe Sie jetzt vom vielen Sitzen Kontrakturen entwickeln, stehen Sie doch mal auf und bewegen Sie sich – machen Sie ein bisschen Yoga, gehen Sie um den Block, tanzen Sie drei Minuten wild zu Ihrer Lieblingsmusik – schon wird das Lernen wieder leichter fallen!

Myositis, Myopathie, Muskeldystrophie

9.8.2

- Hier wird eine Erkrankung besprochen, die eigentlich nicht sonderlich überprüfungsrelevant wäre, wenn … ja, wenn nicht oftmals meldepflichtige Infektionskrankheiten eine Rolle spielen würden. Um welche Erkrankung handelt es sich?
- Angenommen, es liegt keine Infektionskrankheit zugrunde – welche Ursachen rufen dann diese Erkrankung hervor?
- Welche Therapie ist bei einer Myositis kontraindiziert?
- Worum handelt es sich bei einer Muskeldystrophie?

Muskelzerrung und Muskelriss

9.8.3

- Was unterscheidet eine Muskelzerrung von einem Muskelriss?
- Wie sieht die Erstversorgung aus?

9.9 Erkrankungen und Verletzungen der Wirbelsäule

9.9

- Es gibt eine ganze Reihe von Fachbegriffen rund um das Thema Wirbelsäulenerkrankungen: Lumbago und Ischialgie, Osteochondrosis und Protrusion – und noch viele andere mehr. Damit diese Ihnen geläufig werden, könnten Sie mit Karteikarten bzw. Karteizetteln lernen. Denken Sie immer wieder daran, sich Lernkarten anzufertigen.

Fehlhaltungen der Wirbelsäule

9.9.1

- Beschreiben Sie, woran Sie eine Skoliose erkennen.
- Wie wird eine Skoliose therapiert?
- Bei welchen Erkrankungen kommt eine Hyperkyphose vor?
- In welcher Lebenssituation entwickeln Frauen üblicherweise eine Hyperlordose?

9.9.2 HWS-Syndrom

- Was unterscheidet funktionelle HWS-Beschwerden von solchen, die sich infolge degenerativer Prozesse entwickeln?
- Welche Symptome sind typisch für ein HWS-Syndrom? Welche unterschiedlichen Arten und Erscheinungsformen gibt es?
- In welchem Zusammenhang würden Sie als Amtsärztin oder Amtsarzt einen Prüfling zum HWS-Syndrom befragen, und welche Antworten würden Sie erwarten?

9.9.3 BWS-Syndrom

- An welche gefährlichen Erkrankungen ist unbedingt differenzialdiagnostisch zu denken beim Symptom atemabhängiger Brustschmerz? (➤ NHP 30.10)
- Welche Untersuchungen führen Sie zur Diagnose eines BWS-Syndroms durch?

9.9.4 LWS-Syndrom

- Unterscheiden Sie nach Schmerzlokalisation drei Arten von LWS-Syndromen.
- „Die Hexe hat geschossen" – was bedeutet dieser Ausspruch pathophysiologisch?
- Der Lumbago – ein durchaus regelmäßig auftretendes Beschwerdebild in der Heilpraktikerpraxis – ist v. a. prüfungsrelevant, weil sich dahinter schwerwiegende Erkrankungen verbergen können. An welche Erkrankungen müssen Sie also bei der DD Lumbago unbedingt denken?
- Worum handelt es sich beim pseudoradikulären LWS-Syndrom?
- Welche Überlegungen und Untersuchungen helfen bei der Differenzialdiagnose von Lumbago, pseudoradikulärem LWS-Syndrom und Bandscheibenvorfall bzw. -vorwölbung?
- Selbstverständlich sind der Bandscheibenprolaps und die Vorwölbung prüfungs- und praxisrelevant. Warum?
- Was ist ein Sequester?
- Unterscheiden Sie eine Protrusion von einem Prolaps.
- Zwischen welchen Wirbeln kommt es am häufigsten zum Bandscheibenvorfall?
- Schildern Sie die Symptome eines Bandscheibenvorfalls!
- Was hat der Fußhebermuskel mit einem Bandscheibenvorfall zu tun?
- Mit welchen Untersuchungen und Tests überprüfen Sie einen Verdacht auf Bandscheibenvorfall?
- Wie wird ein Bandscheibenvorfall behandelt?
- Bei welchen Symptomen besteht dringender Verdacht auf ein Kauda-Syndrom? Und was tun Sie unverzüglich?
- Welche Symptome führen einen Patienten mit fortgeschrittener Spinalkanalstenose in Ihre Praxis?

9.9.5 Spondylolyse und Spondylolisthesis

- Das sind schwierige Worte. Was mag das auf Deutsch bedeuten? Spondyl ..., Lyse ..., Listhesis ... Übersetzen Sie. Und üben Sie die Aussprache …
- Was sind die Ursachen und Symptome einer Spondylolyse und Spondylolisthesis?

Morbus Scheuermann

9.9.6

- Welche Personengruppe ist besonders häufig betroffen vom Morbus Scheuermann?
- Worum handelt es sich bei Schmorl-Knötchen?
- Erinnern Sie sich: Was bedeutet Lordose/Hyperlordose, und was bedeutet Kyphose/Hyperkyphose? (➤ NHP 9.2.3, ➤ NHP 9.9.1)

LEICHTER LERNEN

Nun haben Sie sehr viel mit Buchstaben gelernt. Es ist Zeit für Bilder! Wenn Sie die Bildsuchfunktion der von Ihnen bevorzugten Suchmaschine nutzen, können Sie viele sehr interessante Fotos zum Morbus Scheuermann, zur Kyphose und Lordose, zu Spondylolisthesis und Spondylolyse, zu Bandscheibenvorfall und -protrusion finden. Vergleichen Sie die Bilder und erklären Sie die aussagestärksten Bildfunde einem imaginären oder realen Publikum – viel Erfolg bei dieser Bildrecherche!

9.10 Erkrankungen und Verletzungen der Schulterregion

GUT ZU WISSEN

Schulterschmerzen treten häufig auf. Dass die Schulter so häufig schmerzt, liegt nicht nur daran, dass sie im Alltag ständig beansprucht wird. Auch ihre hohe Beweglichkeit macht sie anfällig für Verletzungen, v. a. bei falscher Belastung wie ständigem Überkopfarbeiten oder Überbelastung. Am häufigsten geht der Schmerz von den Muskeln aus, die die Schulter umgeben, der sogenannten Rotatorenmanschette.

Thoracic-Outlet-Syndrom

9.10.1

- Kaum prüfungs-, aber durchaus praxisrelevant: Worum handelt es sich beim Thoracic-Outlet-Syndrom?

Subakromiale Syndrome (SAS)

9.10.2

- Ertasten Sie bei sich selbst oder bei einer hilfsbereiten Übungsperson die Stellen, an denen die Ursachen für die Periarthropathia humeroscapularis zu finden sind, und vergleichen Sie diese mit Abbildungen aus Ihrem Lehrbuch oder Ergebnissen einer Internetbildrecherche.
- Was müssen Sie bei einem subakromialen Syndrom (SAS) differenzialdiagnostisch beachten?
- Was haben Gallenerkrankungen und Herzerkrankungen differenzialdiagnostisch mit schmerzhaften Erkrankungen der Schulter zu tun?
- Welches Leitsymptom ist typisch für das Supraspinatussehnen- bzw. für das Impingement-Syndrom?
- Was versteht man unter einem Painful Arc?
- Wodurch kommt es zur schmerzhaften Schultersteife?
- Wie lautet die Prognose der schmerzhaften Schultersteife?

Schulterluxation

9.10.3

- Warum ist die Schulterluxation die häufigste Luxation überhaupt?
- Welche Symptome liegen vor?

9.10.4 Klavikulafraktur

- Welche Symptome äußert ein Patient mit Klavikulafraktur?
- Welche Komplikationen können auftreten?

9.11 Erkrankungen und Verletzungen von Ellenbogengelenk und Unterarm

GUT ZU WISSEN

Das Ellenbogengelenk ist anfällig für Verletzungen, sei es durch Sturz auf den ausgestreckten Arm, Auffangen eines Sturzes, starken Zug oder (sportliche) Überlastung. Oft lassen sich durch eine Untersuchung Hinweise darauf gewinnen, welche Verletzung vorliegt. So spricht es beispielsweise für einen Bruch des Ellenhakens, wenn die Streckung im Ellenbogengelenk nicht mehr ohne Schmerzen gelingt, während eine eingeschränkte Drehung (Umwendbewegung) eher auf einen Bruch des Speichenköpfchens schließen lässt. Eine auffällige Fehlstellung und nahezu vollständige Bewegungsunfähigkeit des Ellenbogengelenks weist auf eine Ellenbogenverrenkung hin, eine deutliche Zunahme der Schmerzen bei Beugung des Arms dagegen auf eine Verletzung des Ellenbogenschleimbeutels. Muskelzerrungen oder -faserrisse treten meist beim Sport auf und machen sich durch einen einschießenden, stechenden Schmerz bemerkbar.

9.11.1 Tendinitis calcarea und Bursitis subacromialis

- Was haben die Tendinitis calcarea, die Bursitis subacromialis und die schmerzhafte Schultersteife gemeinsam?
- Was unterscheidet diese Erkrankungen?

9.11.2 Tennis- und Golferellenbogen

- Können auch Menschen, die nie Golf oder Tennis spielten, am Tennis- oder Golferellenbogen erkranken? Klar! Aber z. B. auf welche Weise? Und wieso?
- Wie unterscheiden sich diese beide Erkrankungen der Ellenbogen?

9.11.3 Supinatorlogensyndrom

- Welche Symptome treten beim (kaum prüfungsrelevanten) Supinatorlogensyndrom auf?
- Von welcher „Loge“ ist in der vorangehenden Frage die Rede? Ganz sicherlich nicht von der Loge im Kino oder Theater …

9.11.4 Sulcus-ulnaris-Syndrom

- Es ist sehr wahrscheinlich, dass früher oder später ein Patient mit Sulcus-ulnaris-Syndrom in Ihre Praxis kommt. Welche Symptome schildert er?
- Welche Untersuchungen bzw. Tests führen Sie durch?

LEICHTER LERNEN

Die bisherigen Themen haben Sie nicht „auf die leichte Schulter genommen". Was meinen Sie – könnte jetzt eine Bewegungspause sinnvoll sein?"

9.12 Erkrankungen und Verletzungen der Hand

9.12

- Die Auflistung der Erkrankungen soll Ihnen einen Überblick vermitteln und später bei differenzialdiagnostischen Überlegungen helfen. Sortieren Sie in verschiedenen Listen, welche Erkrankungen (Arthrose, Arthritis, Nervenerkrankung, gut-/bösartige Tumoren, Verletzungsfolgen) typischerweise in welcher Region der Hände bzw. Finger vorkommen.
- Erklären Sie in eigenen Worten und laut, warum Sie die einzelnen Erkrankungen jeweils in diese Liste aufgenommen haben. War die Entscheidung aufgrund des Namens leicht oder haben Sie geraten? Gab es Schwierigkeiten bei der Zuordnung aufgrund von Überschneidungen? Schlagen Sie hierfür ggf. im Lehrbuch nach. Durch diese Übungen gewöhnen Sie sich an die Fachbegriffe und aktivieren das vernetzte Denken.

Erkrankungen der Sehnenscheiden

9.12.1

- Ein schneller Finger mag das Kennzeichen eines Westernhelden sein. Was ist ein schnellender Finger?
- Die Tendovaginitis de Quervain betrifft eine Patientengruppe besonders – welche?
- Welche Symptome werden bei der Tendovaginitis de Quervain geschildert?

Ganglion

9.12.2

- Welche Symptome – vom Patienten beschrieben, von Ihnen befundet – führen Sie zur Diagnose Ganglion?
- Welche schulmedizinischen Therapiemaßnahmen sind zu empfehlen?

Karpaltunnelsyndrom

9.12.3

- Zwar nicht gefährlich, aber sehr weit verbreitet ist das Karpaltunnelsyndrom – und es wird auch regelmäßig geprüft. Schildern Sie die Symptome! Wer ist üblicherweise betroffen?
- Es soll wiederholt vorgekommen sein, dass Prüflinge eine anatomische Struktur mit einem europäischen Hochgebirge verwechselt haben. Sie werden sicherlich nicht über das Karpatensyndrom berichten.

Morbus Dupuytren

9.12.4

- Ebenfalls schwierig auszusprechen: Dupuytren-Kontraktur. Schildern Sie auch hier die typischen Symptome und welcher Personenkreis üblicherweise erkrankt.
- Wie unterscheiden sich das Karpaltunnelsyndrom und der Morbus Dupuytren? Arbeiten Sie die Besonderheiten und Gemeinsamkeiten aus.

Lunatummalazie

9.12.5

- Welche Patientengruppe erkrankt gehäuft an der Lunatummalazie?
- Berichten Sie, was Sie über diese Erkrankung wissen!

9.13 Erkrankungen und Verletzungen von Beckengürtel und Oberschenkel

9.13.1 Hüftgelenkarthrose

- Die Hüftgelenkarthrose ist eine sehr häufige Erkrankung – und somit mittelgradig prüfungsrelevant und hochgradig praxisrelevant. Was bedeutet Coxa valga, was Coxa vara?
- Beschreiben Sie differenziert die Symptome der Hüftgelenkarthrose!
- Eine „neue Hüfte" zu bekommen ist heute ein relativ „normaler" Vorgang bei Menschen ab ca. Mitte Sechzig. Erklären Sie kurz, welche Formen des Gelenkersatzes es gibt.

9.13.2 Angeborene Hüftdysplasie

- Nicht nur alte Menschen leiden unter Hüftproblemen – auch bei sehr jungen kann die Hüfte zum Problembereich werden. Was wissen Sie über die angeborene Hüftdysplasie?
- Angenommen, Sie untersuchen einen Säugling: Welche Zeichen lassen den Verdacht auf eine Hüftdysplasie aufkommen?

9.13.3 Morbus Perthes

- In welchem Alter tritt Morbus Perthes typischerweise auf?
- Welchen Oberbegriff gibt es für diese Krankheit und welche anderen Erkrankungen werden auch dazu gerechnet?
- Welche Symptome bei welchen Patienten lenken Ihren Verdacht auf den Morbus Perthes?

9.13.4 Idiopathische Hüftkopfnekrose des Erwachsenen

- Welche typische Symptomatik besteht bei der idiopathischen Hüftkopfnekrose Erwachsener?
- Wodurch können „normale" Schmerzen einer Hüftgelenkarthrose von denen einer Hüftkopfnekrose unterschieden werden?

9.13.5 Schenkelhalsfraktur

- Warum hat die Schenkelhalsfraktur eine besondere Relevanz in der Prüfung und in der Lebenspraxis?
- Sie finden beim Hausbesuch eine Patientin im Hausflur vor. Mühsam ist sie zur Tür gekrochen. Welche Symptome bringen Sie zur Diagnose Schenkelhalsfraktur?
- Und was machen Sie jetzt mit dieser Patientin? Schildern Sie einer imaginären Überprüfungskommission – auswendig! – flüssig, schlüssig und souverän Ihre Maßnahmen bei Verdacht auf eine Schenkelhalsfraktur.
- Fertigen Sie sich hierzu eine Notfallmaßnahmen-Karteikarte an, mit der Sie diese Maßnahmen bis zur Routine wiederholen können.
- Bevor Sie sich in das nächste Thema so richtig hineinknien, ist es vielleicht wieder Zeit für eine Bewegungspause und auch für eine Internetbildrecherche zu den vorangegangenen Themen?

Beckenfrakturen

9.13.6

- Was versteht man unter einer Beckenrandfraktur?
- Welche Symptome treten bei Beckenringfrakturen auf und wie werden diese behandelt?

LEICHTER LERNEN

Versuchen Sie, Ihr bei einer Webrecherche gefundenes Bildmaterial aufgrund des eben erworbenen Wissens laut und in ganzen, zusammenhängenden Sätzen, aber in eigenen Worten zu erklären. Viel Freude dabei!

9.14 Erkrankungen und Verletzungen von Knie und Unterschenkel

GUT ZU WISSEN

Das Kniegelenk ist hauptsächlich ein Beuge- und Streckgelenk, nur in geringem Umfang sind Drehungen möglich – man spricht von einem (Dreh-)Scharniergelenk. Die knöchernen Anteile des Gelenks bilden das Schienbein (Tibia) und der Oberschenkelknochen (Femur) mit seinen zwei walzenförmigen Erhebungen (Gelenkrollen), den Kondylen. Diese führen eine kombinierte Roll- und Gleitbewegung auf der fast ebenen Gelenkfläche des Schienbeinkopfs, dem Tibiaplateau (Schienbeinplateau) aus.

Im Gegensatz zum Oberschenkel besteht der Unterschenkel aus zwei Knochen: dem Schienbein und dem Wadenbein (Fibula). Die Streckung des Kniegelenks wird von der Oberschenkelmuskulatur, die Beugung von Ober- und Unterschenkelmuskeln bewerkstelligt. Die Muskulatur des Unterschenkels ist außerdem für die Beugung und Streckung im Sprunggelenk zuständig, teilweise auch für die Hebung und Senkung der Zehen.

Gonarthrose

9.14.1

- Warum stehen eine Hüftgelenkarthrose und eine Kniegelenkarthrose so eng miteinander in Beziehung?
- Erklären Sie, warum und wodurch bei der Differenzialdiagnose von Knie- und Hüftgelenkarthrose das Treppensteigen ein wichtiges differenzierendes Merkmal ist?

Chondropathia patellae

9.14.2

- Die Chondropathia patellae hat rein gar nichts mit Paella zu tun – sondern womit?
- Welche Personengruppe schildert typischerweise welche Symptome bei der Chondropathia patellae?

Beinachsenfehlstellungen

9.14.3

- Wir wollen Ihnen kein X für ein O vormachen! Welche Beinachsenfehlstellungen kennen Sie?
- Warum sind Beinachsenfehlstellungen weit mehr als ein „Schönheitsfehler“?

Meniskuserkrankungen

9.14.4

- Wenn das nächste Mal wieder ein Fußballprofi wegen eines Meniskusschadens oder einer Kreuzbandruptur ausfällt, dann wissen Sie, was geschehen ist und welche Symptome er hat. Dann können Sie Sportverletzungen laut erklären, wenn Sie gemeinsam mit Freunden ein Spiel anschauen

- Wodurch entstehen Meniskuserkrankungen?
- Welche Symptome zeigt eine frische Meniskusverletzung?
- Beschreiben Sie, wie Sie eine Untersuchung durchführen, bei der ein Schubladenphänomen auffällig werden kann. (> NHP 9.3.2)

9.14.5 Kreuzbandruptur

- Wiederholen Sie die Anatomie des Kreuzbands! (> NHP 9.2.11)
- Wie sieht die Erstversorgung bei einer Kreuzbandruptur aus?

9.14.6 Baker-Zyste

- Patienten mit einer Baker-Zyste kommen regelmäßig in die Praxis – nach der Baker-Zyste wird allerdings selten in der Prüfung gefragt. Worum handelt es sich?
- Was ist – erinnern Sie sich oder schauen Sie nach – eine Zyste? (> NHP 8.10.3)

9.14.7 Patellaspitzensyndrom

- Warum heißt das Patellaspitzensyndrom auch Springerknie?
- Welche Symptome sind typisch?

9.14.8 Osteochondrosis dissecans

- Mit welchen Symptomen würden Patienten mit einer Osteochondrosis dissecans Ihre Praxis aufsuchen?
- Welches Alter hätten diese Patienten typischerweise?

9.14.9 Morbus Osgood-Schlatter

- Worum handelt es sich beim Morbus Osgood-Schlatter?
- Auf welche Weise kann ein Morbus Osgood-Schlatter blickdiagnostisch auffällig werden?

9.15 Verletzungen und Erkrankungen von Sprunggelenk, Ferse, Fuß

GUT ZU WISSEN

Das Sprunggelenk verbindet Unterschenkel und Fuß in einer komplizierten zweiteiligen Gelenkkonstruktion, an der fünf verschiedene Knochen beteiligt sind. Anatomisch wie funktionell gliedert es sich in das obere und untere Sprunggelenk.

Mit dem oberen Sprunggelenk sind überwiegend Beuge- und Streckbewegungen möglich, Umwendbewegungen des Fußes finden dagegen im unteren Sprunggelenk statt; sie erlauben in geringem Umfang das Heben der inneren (Supination) und äußeren Fußkante (Pronation). Jeder kann an sich selbst beobachten, wie die Abrollbewegung des Fußes beim Gehen nicht nur zum Heben und Senken der Fußspitze führt, sondern zugleich zur Verkantung des ganzen Fußes

Bandverletzungen des Sprunggelenks

9.15.1

- Distorsion oder Ruptur? Welche Untersuchung ist zur Diagnosestellung notwendig?
- Wie wird eine Sprunggelenkdistorsion behandelt?
- Welche Therapiemaßnahmen sind bei einer Außenbandruptur des Sprunggelenks angezeigt?

Sprunggelenkfrakturen

9.15.2

- Welche Verletzungen entstehen typischerweise durch das „Umknicken“ mit dem Fuß? Berücksichtigen Sie für Ihre Antwort auch ➢ NHP 9.15.1.
- Wiederholen Sie: Was versteht man unter osteosynthetischen Behandlungen? (➢ NHP 9.5.4)

Achillessehnenruptur

9.15.3

- Wie kommt es typischerweise zur Achillessehnenruptur, und welche Symptome bestehen hierbei?
- Welche Therapieoptionen gibt es bei einer Achillessehnenruptur?

Kalkaneusfraktur

9.15.4

- Welche Ursache führt typischerweise zur Kalkaneusfraktur?
- Wie wird diese Fraktur behandelt?

Morbus Köhler

9.15.5

- Der Morbus Köhler kann erstmals unter anderem beim Schulsport auffallen – durch welche Symptome?
- Morbus Köhler I und Morbus Köhler II unterscheiden sich bezüglich der üblicherweise betroffenen Altersgruppe und der Prognose – beschreiben Sie die Unterschiede!

Fußdeformitäten

9.15.6

- Es gibt eine Vielzahl von Fußdeformitäten. Die bekannteste (und kosmetisch auffälligste) ist wohl der Hallux valgus. Warum sind Frauen besonders häufig betroffen?
- Kurze Beschreibungen in Stichworten reichen – was verstehen Sie unter Hammerzehe und Krallenzehe?
- Knackig erklärt: Worum handelt es sich bei Spreiz- Knick- und Hohlfuß?
- Der Spitzfuß und Hängefuß sind differenzialdiagnostisch interessant. Wenn Sie sich bereits mit der Neurologie beschäftigt haben, werden Sie sich erinnern. Sonst wäre es gut, wenn Sie ein bisschen forschen…
- Plattfuß und Senkfuß kommen als Diagnose sehr häufig vor. Was bedeuten diese Bezeichnungen?
- Beim Sichelfuß, Hackenfuß und Klumpfuß handelt es sich um seltene, oft angeborene Erkrankungen. Hier ist der „Name Programm“ und beschreibt anschaulich das Aussehen.
- Wenn Sie Interesse an einer Internetbildrecherche haben – all die hier aufgezählten Fußdeformitäten finden Sie über diverse Bildsuchmaschinen in beeindruckender Vielfalt, ebenso

die therapeutisch-orthopädischen Hilfsmittel. Aber auch hier gilt: Schauen Sie möglichst nicht einfach die Bilder stumm an. Viel besser ist es, wenn Sie sich die Bilder selbst oder anderen in jeweils ein bis drei Sätzen erklären. So lernen und behalten Sie viel schneller!

LEICHTER LERNEN

Pause!!! Und nicht zu knapp, nach dem Pensum, das Sie bewältigt haben. Vielleicht machen Sie zum Ausgleich einen flotten Fußmarsch?

9.16

9.16 Rheumatische Erkrankungen

- Wenn die diagnostischen Parameter keinen Aufschluss geben über die spezifische Schmerzsymptomatik, ist es meist eine Erkrankung aus dem rheumatischen Formenkreis. Können Sie dieser Aussage zustimmen und warum bzw. warum nicht?
- Sind von rheumatischen Erkrankungen immer nur Knochen, Gelenke und Muskeln betroffen?
- Welche Erkrankungen gehören zum rheumatischen Formenkreis?
- So unterschiedlich die vielen Erkrankungen sind – es gibt doch zahlreiche Gemeinsamkeiten, insbesondere bei den Beschwerden. Welche Symptome treten auf?

GUT ZU WISSEN

Kennzeichnend für viele rheumatische Erkrankungen sind Zersetzungs- oder Verschleißerscheinungen an den Gelenken, wodurch für Rheumapatienten der Arbeitsalltag erschwert wird. Daher haben sie das Recht, an Tagen mit ausgeprägter Morgensteifigkeit der Gelenk eine Stunde später zur Arbeit zu kommen, wenn ihre Gelenke bereits beweglicher sind. Bei Bewegungseinschränkungen helfen automatische Türen oder barrierefreie Sanitäranlagen am Arbeitsplatz. Für die Umbauarbeiten erhält der Arbeitgeber gemäß Sozialgesetzgebung Zuschüsse.
Die Deutsche Rheuma-Liga (www.rheuma-liga.de) stellt kostenlose Broschüren und Merkblätter zur Verfügung und veröffentlicht Neuigkeiten und Tipps zum Leben mit Rheuma im Podcast, in Publikationen, Newslettern und auf Social-Media-Kanälen.

9.16.1

9.16.1 Rheumatoide Arthritis

- Worum handelt es sich bei der progredient chronischen Polyarthritis/pcP? Definieren Sie und schildern Sie die Krankheitsentstehung.
- Prüfungs- und praxisrelevant sind die Symptome der rheumatoiden Arthritis!
- Schildern Sie die Diagnostik der pcP und besonders den gültigen Kriterienkatalog.
- Was versteht man unter dem Gaenslen-Handgriff? Führen Sie ihn gleich ein paarmal bei sich selbst und anderen aus – am besten dabei den Namen laut aussprechen: So lässt sich dieser Test leichter merken.
- Es gibt drei Deformierungen der Hände bei rheumatoider Arthritis. Um welche handelt es sich?
- Zu welchen Deformierungen kommt es an den Zehen bei pcP?
- Was hat es mit den Rheumaknoten auf sich?
- Skizzieren Sie den Verlauf bei rheumatoider Arthritis.
- Erkranken auch Kinder an der pcP? Auf welche Weise?
- Worum handelt es sich beim Morbus Still?
- Zu welchen Komplikationen kann es bei der rheumatoiden Arthritis kommen?
- Wann gilt die Diagnose rheumatoide Arthritis als gesichert?
- Welche Therapien werden bei der pcP eingesetzt? Nennen Sie auch die bevorzugt eingesetzten Medikamentengruppen.

9

- Bei welchen Erkrankungen ist Wärme heilsam oder lindernd, bei welchen sind eher Kälteanwendungen angezeigt?
- Im Internet gibt es eine Reihe bester Abbildungen zur pcP – geben Sie in die Bildsuchfunktion die für dieses Thema typischen Begriffe ein, z. B. die verschiedenen Deformierungen der Hände und Füße.

Seronegative Spondylarthritiden

9.16.2

- Nennen Sie die ASAS-Klassifikationskriterien für eine Spondylarthritis.
- Beschreiben Sie ausführlich, mit welchen (frühen!) Symptomen Patienten mit Morbus Bechterew in Ihre Praxis kommen werden.
- Was ist das Leitsymptom des Morbus Bechterew?
- Welche Untersuchungen führen Sie bei Verdacht auf Morbus Bechterew durch?
- Der schwierig auszusprechende Name Spondylitis ankylopoetica hat nichts mit Dichtkunst (Poetica) zu tun, sondern bedeutet, dass sich die Wirbelsäule entzündungsbedingt verbiegt und versteift. Trotzdem kann man sich gut einen Dichter mit krummem Rücken vorstellen, der am Schreibtisch sitzend immer steifer wird.
- Eine Reihe aussagekräftiger Bilder zum Morbus Bechterew finden Sie im Internet. Erklären Sie beim Betrachten der Fotos, was Sie kennen und erkennen.
- Nach welchen Infektionskrankheiten treten typischerweise reaktive Arthritiden auf?
- Was bedeuten im Zusammenhang mit reaktiven Arthritiden die Begriffe „triggern“ und „springen“?
- Welche Symptome treten auf bei einer reaktiven Arthritis mit Urethritis und Konjunktivitis (früher Morbus Reiter)?
- Zu welchen Komplikationen kann es bei der reaktiven Arthritis mit Urethritis und Konjunktivitis kommen? (➢ NHP 9.6.6)

Rheumatisches Fieber

9.16.3

- Warum ist diese Erkrankung besonders prüfungsrelevant? Es gibt mehrere Gründe …
- Erklären Sie, worum es sich beim rheumatischen Fieber handelt?
- Beschreiben Sie ausführlich, aufgrund welcher pathophysiologischen Abläufe es zu welchen Symptomen kommt.
- Chorea minor – was bedeutet diese Bezeichnung?
- Was sind die Major- und Minor-Kriterien des rheumatischen Fiebers?
- Welche zusätzlichen, unspezifischen Symptome können das rheumatische Fieber begleiten?
- Welche Anamnesefragen sind differenzialdiagnostisch wegweisend?
- Welcher Befund zeigt an, dass rheumatisches Fieber vorliegt?
- Wie verhalten Sie sich bei Verdacht auf rheumatisches Fieber?
- Wie sieht die Therapie aus?

9.17 Kollagenosen und Vaskulitiden

9.17

- Es gibt keine einheitliche Definition und Einteilung der Kollagenosen. Lassen Sie sich beim Lesen verschiedener Quellen nicht verunsichern!
- Was haben die verschiedenen Arten von Kollagenosen gemeinsam?

9.17.1 Systemischer Lupus erythematodes (SLE)

- Beschreiben Sie den Lupus erythematodes. Das ist gar nicht so einfach – er bietet eine Fülle von Symptomen.
- Arbeiten Sie deshalb heraus, welche Symptome Sie wachsam werden lassen bei späteren differenzialdiagnostischen Überlegungen.
- Wann gilt der systemische Lupus erythematodes als sicher diagnostiziert?
- Was gilt beim SLE als besonders gefährlich für den Patienten?
- Schauen Sie sich verschiedene Bilder zum SLE im Internet an.

9.17.2 Systemische Sklerose

- Geben Sie in Ihre Bildersuchmaschine die Begriffe der sichtbaren Symptome ein, die typischerweise die systemische Sklerose oder Sklerodermie kennzeichnen. Dabei werden Sie sehr traurige Bilder sehen. Wann immer Sie Abbildungen von erkrankten Menschen sehen, bedenken Sie, dass für Lehrzwecke – auch in *Naturheilpraxis Heute* – immer besonders eindrucksvolle Aufnahmen gewählt werden. Wenn derartige Abbildungen von anonymen Leidenden Sie anrühren, gestatten Sie sich Mitgefühl und Betroffenheit; Sie müssen sich nicht zwingen, „abgebrüht" zu sein.
- Erklären Sie kurz den Krankheitsverlauf der systemischen Sklerose, und leiten Sie die Entstehung der typischen Symptome ab.
- Machen Sie einen Abstecher zum Raynaud-Syndrom (➤ NHP 11.4.5) – um welche Erkrankung handelt es sich hier?

9.17.3 Polymyalgia rheumatica

- Welche Trias ist typisch für die Polymyalgia rheumatica?
- Welches Leitsymptom kennzeichnet die Polymyositis?

9.17.4 Polymyositis/Dermatomyositis

- Welche Symptome treten typischerweise bei der Dermatomyositis auf? (Nicht ablesen, sondern all diese Fragen mit eigenen Formulierungen beantworten.)
- Was bedeutet der Begriff livide?
- In welchem Zusammenhang steht die Dermatomyositis mit bösartigen Tumoren?

9.17.5 Sjögren-Syndrom

- Was versteht man unter einem Sicca-Syndrom? Zählen Sie die Symptome nicht nur auf, sondern erklären Sie, warum sich die „Trockenheit" auf diese Weise auswirkt.
- Welche Formen des Sjögren-Syndroms gibt es?
- Beim Sjögren-Syndrom gibt es neben dem Sicca-Syndrom weitere Symptome – welche?

LEICHTER LERNEN

Ein umfangreiches Thema haben Sie durchgearbeitet. Welche Themen mochten Sie besonders? Welche Themen sind Ihnen eher schwergefallen? Wenn Sie auf einem Blatt ein Ranking der Themen erstellen, von „kann ich ganz gut" über „da hapert es noch etwas" bis zu „das will mir gar nicht einleuchten", geben Sie dem Themengebiet eine eigene Struktur und können das nächste Mal besser einsteigen.

KAPITEL

10 Herz

Licht, Luft, Wasser heilen und Ruhe heilt,
aber den kostbarsten Balsam spendet doch ein gütiges Herz.

Theodor Fontane

LEICHTER LERNEN

Herzlich willkommen im Herz-Kreislauf-Kapitel! Dieses Thema hat höchste Prüfungs- und Praxisrelevanz. Also nehmen Sie sich das Kapitel beherzt zu Herzen!

10.1 Lernen durch Beschriften

📖 10.2

In den folgenden Abbildungen (> Abb. 10.1, > Abb. 10.2, > Abb. 10.3, > Abb. 10.4, > Abb. 10.5) ist Ihre Handschrift gefragt. Um sich die Inhalte zu erarbeiten, ist das eigenhändige Beschriften von Abbildungen hilfreich. Damit Sie dies mehrmals machen und Ihren Lernerfolg immer wieder überprüfen können, empfiehlt es sich, hierzu einen Bleistift zu verwenden.

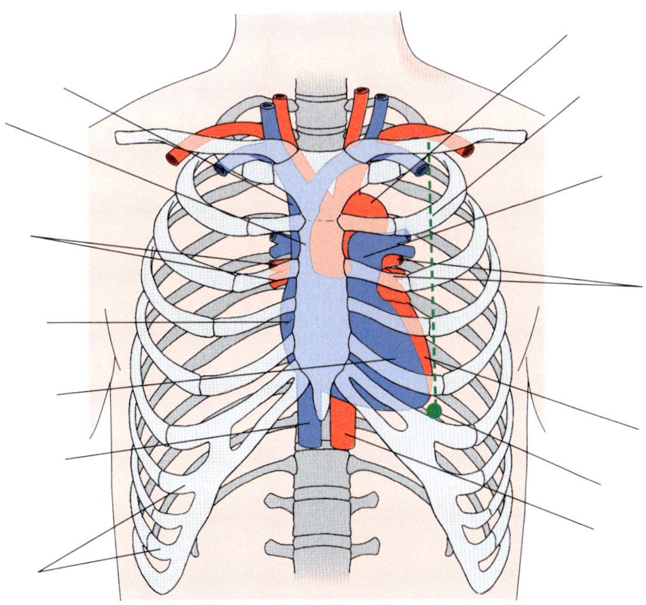

Abb. 10.1 Lage des Herzens im Brustkorb. [L190] (> NHP Abb. 10.1)

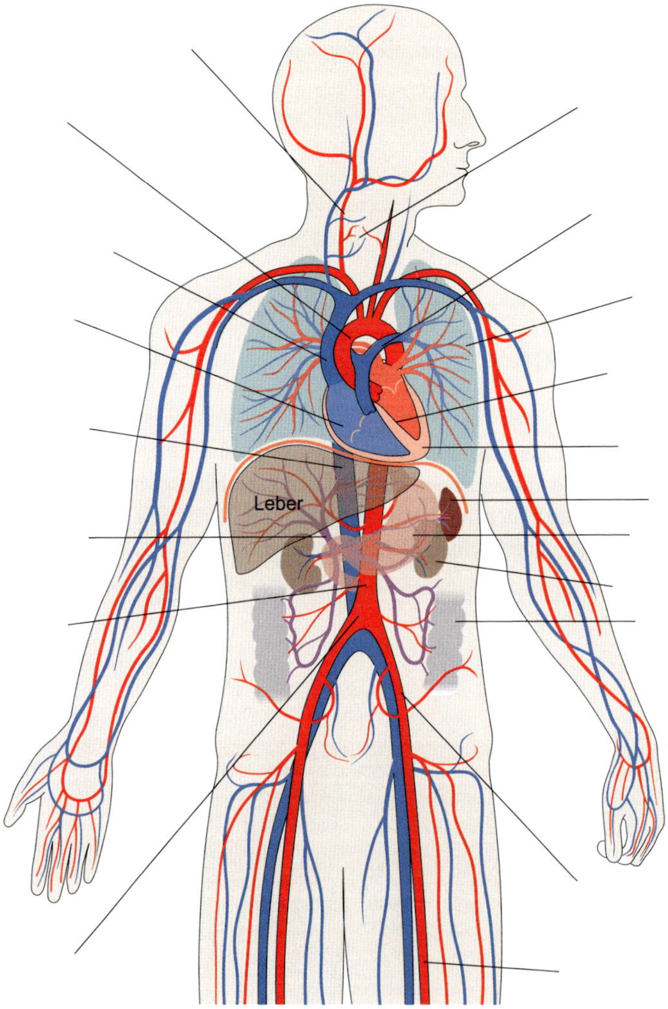

Abb. 10.2 Vereinfachte Übersicht über Lungen- und Körperkreislauf. Die rote Farbe symbolisiert das sauerstoffreiche Blut, das aus der Lunge zum linken Herzen und dort weiter über die Arterien in den Körperkreislauf fließt. Blau dargestellt ist das sauerstoffarme Blut, das über die Venen und das rechte Herz wieder die Lungen erreicht (Darstellung nicht maßstabsgetreu). [L190] (➢ NHP Abb. 10.2)

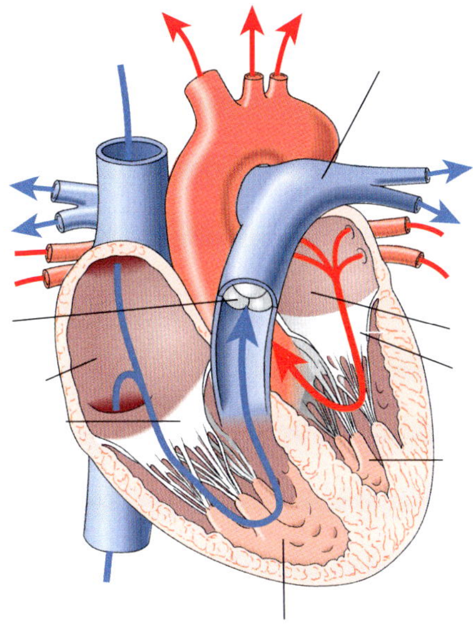

Abb. 10.3 Längsschnitt durch das Herz. Die Pfeile geben die Strömungsrichtung des Blutflusses an: Aus dem Körper gelangt das sauerstoffarme Blut über die obere und untere Hohlvene in den rechten Vorhof. Von dort wird es in die rechte Kammer gepumpt und anschließend über den Truncus pulmonalis in die Lungen. Nachdem es mit Sauerstoff angereichert wurde, erreicht es über die Lungenvenen den linken Vorhof, von dort die linke Kammer und wird dann über die Aorta in den Körper ausgeworfen. [L190] (> NHP Abb. 10.3)

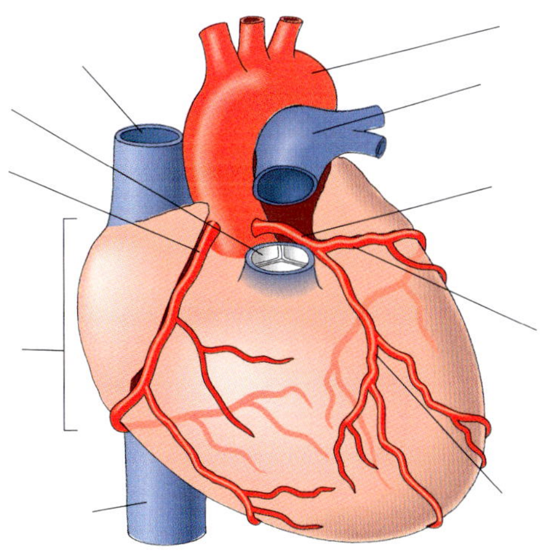

Abb. 10.4 Verlauf der Koronararterien. Die linke Koronararterie zieht sich hinter dem Truncus pulmonalis hindurch zur Herzvorderseite, wo sie sich in einen vorderen Ast, den Ramus interventricularis anterior, und einen seitlichen Ast, den Ramus circumflexus, aufteilt. [L190] (> NHP Abb. 10.11)

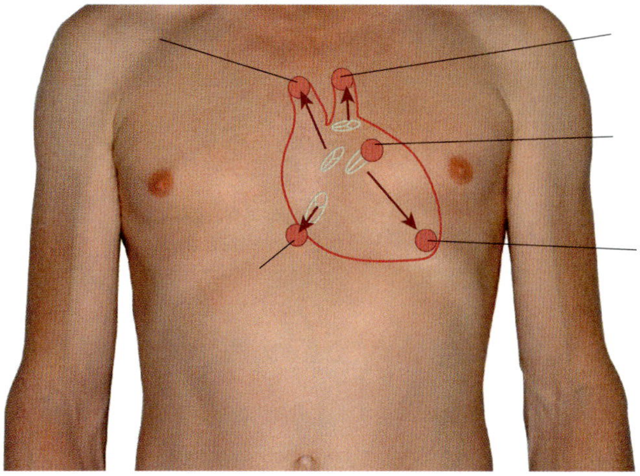

Abb. 10.5 Auskultationspunkte des Herzens. Eingezeichnet sind die Abbildungen (Projektionen) der Klappen auf die Thoraxwand und die besten Abhörstellen für die einzelnen Klappen. [O405] (➤ NHP Abb. 10.14)

10

10.2 Anatomie und Physiologie

10.2

- Welche Aufgaben hat das Herz?
- Wie lautet der medizinische Fachbegriff für das Herz-Kreislauf-System?

Lage, Größe und Gewicht

10.2.1

- Beschreiben Sie die Lage des Herzens im Brustkorb.
- Erklären Sie die Funktion des rechten Herzens und die des linken Herzens.
- Definieren Sie, was Arterien und was Venen sind! Welche Rolle spielt dabei der Sauerstoffgehalt des Blutes? (Achtung! Fangfrage!)

Vorhöfe, Kammern und Klappensystem

10.2.2

- Beschreiben Sie mit eigenen Worten das Kammer- und Klappensystem des Herzens!
- Wie sind die Klappen aufgebaut?
- Was unterscheidet die Taschenklappen von den Segelklappen?
- Erklären Sie den Aufbau und die Funktion des rechten Vorhofs und der rechten Kammer!
- Erklären Sie den Aufbau und die Funktion des linken Vorhofs und der linken Kammer!
- Welche Gefäße treten wo am Herzen ein, welche treten wo aus dem Herzen aus?

Aufbau der Herzwand

10.2.3

- Aus welchen Schichten besteht die Herzwand?
- Endothel und Endokard – was bedeuten diese beiden Begriffe? Und was haben sie miteinander zu tun?
- Das Myokard ist an verschiedenen Stellen unterschiedlich dick. Warum?
- Erklären Sie die Besonderheiten der Myokard-Muskulatur.
- Beschreiben Sie den Aufbau und die Funktion des Herzbeutels.

Herzzyklus

10.2.4

- Definieren Sie die Begriffe Systole und Diastole!
- Unterscheiden Sie den Vorhofzyklus vom Kammerzyklus.
- Kammersystole und Kammerdiastole: Erläutern Sie beide Begriffe laut sprechend in eigenen Worten.

LEICHTER LERNEN

Es kann helfen, den Herzzyklus mit einer simplen (selbst gezeichneten!) Skizze darzustellen. Eine solche Zeichnung muss nicht schön sein, sondern soll Ihre Gedanken wiedergeben. Benutzen Sie zwei, drei verschiedene Farben, um Vorgänge darzustellen.

10.2.5 Erregungsbildung und Erregungsleitung

- Es versteht sich von selbst, dass die Erregungsbildung und Erregungsleitung sehr wichtig sind – deshalb gut lernen!
- Schildern Sie die Erregungszentren in der richtigen Hierarchie, mit dem Sinusknoten beginnend von oben nach unten.
- Was bedeutet im Zusammenhang mit dem Herzmuskel das Alles-oder-Nichts-Prinzip?
- Was versteht man unter der Refraktärzeit des Herzmuskels?
- Welche sind die für das Herz wichtigsten Elektrolyte?

10.2.6 Blutversorgung des Herzens

- Auch das Herz selbst muss mit Blut versorgt werden. Beschreiben Sie die Blutversorgung des Herzens, und nennen Sie die Namen der Gefäße und ihr Versorgungsgebiet.
- Wie verlaufen die Venen des Herzens?

10.2.7 Herzleistung

- Gesunde Herzfrequenz – Schlagvolumen – Herz-Zeit-Volumen -- Herzminutenvolumen. Was verstehen Sie unter diesen Begriffen?
- Wie viele Liter Blut werden in Ruhe pro Minute durch den Körper gepumpt, und wie viele bei Belastung? Warum ist das so?

10.2.8 Einflussfaktoren auf die Herzleistung

- Was versteht man unter Vorlast, Nachlast und Kontraktionskraft?
- Was bedeutet der Ausdruck positive Inotropie bzw. positiv inotrop?

10.2.9 Regulation der Herzleistung

- Wie wird die Herzleistung reguliert? Und warum muss sie überhaupt reguliert werden?
- Was versteht man unter Herznerven?
- Erklären Sie, auf welche Weise Sympathikus, Parasympathikus und Vagusnerv auf die Herzleistung Einfluss nehmen.
- Übersetzen, verstehen und lernen Sie die Begriffe chronotrop, inotrop, dromotrop sowie deren Bedeutung, wenn „positiv“ oder „negativ“ diesen Wörtern beigefügt ist.
- Erklären Sie den Frank-Starling-Mechanismus!
- Wie beeinflusst das atriale natriuretische Peptid die Herzleistung bzw. den Blutdruck?

10.3 Untersuchung und Diagnostik

10.3.1 Anamnese

- Es gibt fünf bedeutende Symptome, die auf eine Schwäche der Herzleistung hinweisen. Welche sind das?
- Erklären Sie, auf welche Weise es zu diesen Insuffizienzzeichen kommt. (Pathophysiologie)

Körperliche Untersuchung

10.3.2

- Üben Sie bei sich oder einer lieben Versuchsperson die Palpation des Herzspitzenstoßes. Und üben Sie dies möglichst auch bei anderen Menschen, um zu vergleichen und Erfahrungen zu sammeln.
- Wann ist der Herzspitzenstoß wohin verschoben? Und warum?
- Lernen Sie auswendig, wo sich die fünf Auskultationspunkte des Herzens befinden. Dabei hilft Ihnen die MI-TR-A-P-Regel.

GUT ZU WISSEN

Im Laufe Ihrer Ausbildung werden Sie diese Untersuchung lernen und üben. Es kann nur nutzen, wenn Sie schon vor entsprechenden praktischen Unterrichtseinheiten spielerisch immer mal wieder ein Stethoskop zur Hand nehmen und (notfalls bei sich selbst) erforschen, wie sich das Herz an welchen Stellen anhört.

- Was ist der Unterschied zwischen Herztönen und Herzgeräuschen? Können Sie Beispiele nennen?
- Was ist ein Systolikum? Was ist ein Diastolikum?
- Wie führen Sie eine Pulstastung durch?
- An welchen Stellen tasten Sie wann und zu welchem Zweck den Puls?
- Lernen Sie die physiologischen Pulswerte auswendig. Nutzen Sie hierfür wieder Ihre Lernkartei.
- Was ist ein Pulsdefizit? Welche Aussagekraft hat es?
- Definieren Sie, worum es sich bei der Bradykardie handelt und was es mit der Tachykardie auf sich hat.
- Bauen Sie praktische Übungen ein, indem Sie bei sich selbst und anderen die Radialispulse, den Karotispuls und möglichst auch andere Pulse seitenvergleichend tasten. Achten Sie auf den Rhythmus, die Qualität und die Frequenz. Je routinierter Sie durch Übung werden, umso besser ist es!

GUT ZU WISSEN

In der Traditionellen Chinesischen Medizin werden ca. 40 unterschiedliche Pulsqualitäten unterschieden, die an 12 verschiedenen Stellen der beiden Handgelenke ertastet werden. Anders ausgedrückt: An je 3 Stellen des linken und rechten Handgelenks werden in jeweils zwei verschiedenen Tiefen Pulse ertastet, die alle inneren Organe bzw. Meridiane repräsentieren.

- Welche Pulsqualitäten sind in der westlichen Medizin interessant?

Diagnostik

10.3.4

- Was ist ein EKG?
- Unterscheiden Sie ein Ruhe-, Belastungs- und Langzeit-EKG.
- Wozu dient die Untersuchung mit einem Herzkatheter?

LEICHTER LERNEN

Nur noch einmal zwischendurch und zur Erinnerung: Wenn Sie wenig Zeit haben, sollten Sie sich schwerpunktmäßig mit den Fragen mit den roten Symbolen beschäftigen! Denken Sie in Phasen chronischen Mangels an Lernzeit daran: Zehn Minuten Lernen am Tag sind unendlich viel besser als null Minuten Lernen am Tag!

10.4 Leitsymptome und Differenzialdiagnose

10.4.1 Herzklopfen, Herzrasen, Herzstolpern

- Was wird typischerweise unter Herzstolpern verstanden?
- Welche Erstmaßnahme ergreifen oder zu welchen raten Sie bei akutem Herzstolpern – und warum?

10.4.2 Thoraxschmerzen (Brustschmerzen)

- Thoraxschmerzen sind eines der prüfungsrelevantesten Symptome – denn eine akut lebensbedrohliche Erkrankung, die im schlimmsten Fall innerhalb kürzester Zeit zum Tode führen kann, muss erkannt und die erforderlichen Maßnahmen müssen vorgenommen und veranlasst werden. Deshalb gut lernen!
- Welche Ursachen können zum akuten Brustschmerz führen? Denken Sie nicht nur an Herzerkrankungen, sondern auch an Erkrankungen anderer Organe.
- Welche Erkrankungen des Verdauungstraktes können (auch) Brustschmerzen verursachen?
- Wenn Sie sich bereits mit dem Bewegungsapparat beschäftigt haben: Welche Erkrankungen des Skeletts können Brustschmerzen hervorrufen?
- Welche Erstmaßnahmen ergreifen Sie bei akuten retrosternalen oder linksseitigen Brustschmerzen? Schildern Sie Ihr Vorgehen einer imaginären Überprüfungskommission klar, ohne zu stammeln und überzeugend mit lauter Stimme. Fertigen Sie zum späteren Lernen und Wiederholen eine Karteikarte an.

10.4.3 Synkope

- Zwei Mangelsituationen im Gehirn führen zur Synkope. Um welche handelt es sich?
- Nennen Sie zwei harmlose Ursachen einer Synkope.
- Welche ernsten Ursachen führen zu einer Synkope?
- Welche Maßnahmen führen Sie bei einer Synkope durch? Beschreiben Sie laut die verschiedenen Maßnahmen und erstellen Sie sich hierzu eine Lernkarte.

10.4.4 Zyanose

GUT ZU WISSEN

Kinder im Schwimmbecken können blaue Lippen haben und Blue Bloater oder Herzkranke können chronisch zyanotisch sein, ohne dass akute Lebensgefahr besteht. Grundsätzlich gilt jedoch das nachfolgend Aufgeführte.

- Eine Zyanose kann im Ernstfall darauf hinweisen, dass der Tod unmittelbar bevorsteht. Nichts ist potenziell derartig akut lebensbedrohlich wie ein akuter Sauerstoffmangel bzw. ein Glukosemangel im Gehirn. Deshalb ist eine „frische“ Zyanose mit akuter Atemnot ein äußerst dringlicher Notfall. Fertigen Sie eine Lernkarte mit den Erstmaßnahmen an für Ihre Prüfungsvorbereitung.
- Unterscheiden Sie die zentrale und die periphere Zyanose.
- Welche Erkrankungen führen zu einer Zyanose?
- Suchen Sie sich von den Erkrankungen zwei Ihnen „sympathische“ Erkrankungen und beschreiben Sie der imaginären Prüfungskommission, auf welche Weise bzw. warum es zur Zyanose kommt. (Pathophysiologie)

Obere Einflussstauung

10.4.5

- Erklären Sie, was eine obere Einflussstauung ist.
- Bei welchen Verdachtsdiagnosen könnte eine obere Einflussstauung erkennbar sein?
- Bei welcher akuten Erkrankung kommt es rasch zur oberen Einflussstauung?
- Warum ist die vorangegangene Frage als potenzielles Prüfungsthema gekennzeichnet?

LEICHTER LERNEN

Herzlichen Glückwunsch! Sie haben sich gerade durch die Anatomie, Physiologie und die Leitsymptome des Herzens gearbeitet! Wunderbar! Doch das gesündeste Herz kann nur in engster Verbindung mit den Gefäßen arbeiten. Seien Sie mutig und begeben Sie sich beherzt zum nachfolgenden Kapitel, in dem die Gefäße dargestellt werden. Das bedeutet: Springen Sie thematisch ins Kapitel 11, und lesen Sie orientierend die Abschnitte 11.1–11.3.4. Sie können danach hier weiterarbeiten, haben dann aber bestimmte Grundbegriffe bereits gehört. Außerdem freuen Sie sich bei Bearbeitung des Kapitels 11, wenn Ihnen dieser Text bekannt vorkommt.

10.5 Funktionelle Herzbeschwerden

10.5

- „Funktionelle Herzbeschwerden" – das bedeutet nicht, dass das Herz nicht funktioniert, sondern … was?
- Was bedeutet der Begriff Ausschlussdiagnose?

10.6 Durchblutungsstörungen des Herzens

Koronare Herzkrankheit

10.6.1

LEICHTER LERNEN

Stellen Sie sich vor, Sie seien Amtsärztin oder Amtsarzt. Welchen Stellenwert würden diese und die folgenden Erkrankungen bei einer von Ihnen geleiteten Überprüfung haben? Bedenken Sie – es geht um häufig vorkommende, potenziell sehr gefährliche Erkrankungen! Die KHK ist in Deutschland die häufigste Todesursache. Sie sollten dies beim Lernen und in Ihrer Prüfungsvorbereitung immer berücksichtigen!

- Wie entsteht die KHK?
- Welche Risikofaktoren steigern die Wahrscheinlichkeit einer KHK?
- Schildern Sie differenziert die Symptome der KHK!
- Welche Verlaufsformen der manifesten KHK werden unterschieden?
- Unterscheiden Sie die stabile von der instabilen KHK!
- Bei welchen Patientengruppen treten häufig nicht die klassischen KHK-Symptome auf?
- Welche Schweregrade werden bei der Angina pectoris unterschieden?
- Beschreiben Sie die schulmedizinische Therapie der KHK! Welche Medikamentengruppen stehen für die Langzeitbehandlung zur Verfügung?
- Beschreiben Sie exakt und überzeugend Ihre Erstmaßnahmen bei Verdacht auf einen Angina-pectoris-Anfall bei bekanntermaßen bestehender Grunderkrankung!
- Was raten Sie Patienten mit bekannter KHK, um Anfälle und eine Verschlechterung der Erkrankung zu vermeiden?

10

10.6.2 Akutes Koronarsyndrom und Herzinfarkt

- Was versteht man unter dem Begriff akutes Koronarsyndrom?
- Schildern Sie ausführlich typische und untypische Symptome des Herzinfarkts!
- Auf welche Weise kann ein „stummer Herzinfarkt“ doch in Erscheinung treten, und welche Patientengruppen sind hiervon besonders gefährdet?
- Welche Risiken und Komplikationen bestehen beim Herzinfarkt?
- Schildern Sie die Erstmaßnahmen bei Verdacht auf Herzinfarkt – souverän und mit fester Stimme! Üben Sie dies mit einer Karteikarte!
- Welche schulmedizinischen Therapien werden beim Herzinfarkt eingesetzt? Warum wird eine Lysetherapie durchgeführt?

10.7 10.7 Herzinsuffizienz

- Welche sieben verschiedenen Kategorien von Herzinsuffizienz gibt es?
- Was versteht man unter einer dekompensierten Herzinsuffizienz?

10.7.1 Chronische Herzinsuffizienz

- Welche vier Stadien der Herzinsuffizienz werden nach der NYHA-Klassifikation unterschieden?
- Nennen Sie Ursachen der Herzinsuffizienz!
- Schildern Sie die Entstehung der Rechtsherzinsuffizienz (Pathophysiologie) und die Symptome!
- Beschreiben Sie die Entstehung der Linksherzinsuffizienz (Pathophysiologie) und ihre Symptome.
- Und weil dies sehr prüfungsrelevant ist: Arbeiten Sie die Unterschiede von Rechts- und Linksherzinsuffizienz heraus und erklären Sie diese!
- Welche Arzneimittel verordnet ein Kardiologe bei Herzinsuffizienz?
- Welche Hinweise geben Sie Ihren Patienten bei Herzinsuffizienz? Welche Laborwerte sollten regelmäßig kontrolliert werden und warum?

10.7.2 Akute Herzinsuffizienz

- Welches ist die häufigste Ursache einer akuten Linksherzinsuffizienz?
- Erklären Sie die Pathophysiologie der akuten Linksherzinsuffizienz und die Symptome!
- Welches ist die häufigste Ursache einer akuten Rechtsherzinsuffizienz?
- Erklären Sie die Pathophysiologie der akuten Rechtsherzinsuffizienz und die Symptome!
- Beschreiben Sie Ihre Maßnahmen bei Verdacht auf eine akute Herzinsuffizienz! Benutzen Sie auch hier zum Lernen und Wiederholen eine (Notfall)-Karteikarte.

10.7.3 Akutes Lungenödem

- Grundsätzlich zur Pathophysiologie: Was ist ein Ödem? Welche Ursachen von Ödemen gibt es? Antworten hierzu finden Sie unter ➢ NHP 8.6.1.
- Erklären Sie die Entstehung eines Lungenödems (Pathophysiologie).

- Welche Ursachen können zum Lungenödem führen?
- Bei welchen Symptomen denken Sie an ein Lungenödem? Wie diagnostizieren Sie?
- Beschreiben Sie Ihre Maßnahmen bei Verdacht auf ein Lungenödem. Auch dies ist ein Fall für Ihre Notfall-Lernkartei!

Cor pulmonale

10.7.4

GUT ZU WISSEN

Cor pulmonale – das ist „die Antwort des Herzens auf ein Lungengeschehen". Das Lungenödem ist die „Antwort der Lunge auf ein Herzgeschehen".

- Welche chronischen Lungenerkrankungen gehören zu den häufigsten Ursachen?
- Unterscheiden Sie das akute vom chronischen Cor pulmonale, indem Sie die Pathophysiologie und Ursachen dieser beiden Erkrankungen schildern.

10.8 Herzrhythmusstörungen

10.8

- Was sind Herzrhythmusstörungen?
- Wie gehen Sie vor bei Verdacht auf Herzrhythmusstörungen?

Extrasystolen

10.8.1

- Was versteht man unter supraventrikulären Extrasystolen?
- Was sind ventrikuläre Extrasystolen?
- Welche Art von Extrasystolen ist gefährlicher – und warum?

Tachykarde Herzrhythmusstörungen

10.8.2

- Wieder gibt es verschiedene Arten, die voneinander zu unterscheiden sind. Wie unterscheidet sich die Sinusknotentachykardie von den supraventrikulären Tachykardien?
- Vorhofflattern – Vorhofflimmern. Wie unterscheiden sich diese beiden Tachykardieformen?
- Was wissen Sie von den ventrikulären Tachykardien?
- Was versteht man unter Kammerflattern und Kammerflimmern? Schildern Sie die notwendigen Hilfemaßnahmen – und fertigen Sie sich zum Wiederholen eine Notfall-Karteikarte an!

Bradykarde Herzrhythmusstörungen

10.8.3

- Was ist eine Sinusbradykardie?
- Was verstehen Sie unter einem SSS? Wie wird behandelt?
- Beschreiben Sie die Symptome eines Karotissinus-Syndroms und geben Sie ein Beispiel, wodurch es ausgelöst werden kann.
- Definieren Sie die Begriffe Bradykardie und Tachykardie.
- Zusammenfassung: Es gibt eine verschiedene Rhythmusstörungen. Zählen Sie diese in einer sinnvollen Reihenfolge auf, z. B. nach Herzfrequenz, Entstehungsort in anatomisch

korrekter Reihenfolge oder Gefährlichkeit. Erklären Sie, warum Sie diese Reihenfolge gewählt haben.

- Beschreiben Sie auswendig, auf welche Weise sich diese fünf verschiedenen Rhythmusstörungen äußern.

10.8.4 Reizleitungsstörungen des Herzens

- Was ist ein Präexzitationssyndrom?
- Der sog. AV-Block kommt bei vielen älteren Patienten vor. Worum handelt es sich hierbei?
- Was sind Synkopen?
- Ein Schenkelblock bedeutet nicht, dass im Bereich der Oberschenkel eine Blockade vorliegt, sondern …?
- Was wissen Sie von Herzschrittmachern und dem ICD (implantierbarer Kardioverter-Defibrillator)?

LEICHTER LERNEN

Das waren jetzt viele sehr prüfungsrelevante Themen. Nehmen Sie es sich nicht zu sehr zu Herzen, wenn Sie die Symptome und die Pathophysiologie noch nicht durchdrungen haben. In der Überprüfungsvorbereitung werden Sie alles wiederholen und sicher lernen!

10.9 Entzündliche Herzerkrankungen

10.9.1 Endokarditis

- Erklären Sie die Gemeinsamkeiten und die Unterschiede einer bakteriellen und einer rheumatischen Endokarditis!
- Was sind Petechien (➤ NHP Abb. 20.23) und was sind Osler-Knötchen?
- Auf welche Weise können beide Endokarditisformen einen Zusammenhang mit Infektionskrankheiten und dem Infektionsschutzgesetz haben?

10.9.2 Myokarditis

- Welche Ursachen führen zu einer Myokarditis?
- Welche Symptome können auf eine Myokarditis aufmerksam machen?

10.9.3 Perikarditis und Perikarderguss

- Bei etwa 70 % der Fälle bleiben die Ursachen einer Perikarditis unbekannt. Wodurch werden die anderen etwa 30 % der Fälle verursacht?
- Welche Symptome und Untersuchungsergebnisse führen zum Verdacht und zur Diagnose der Perikarditis?

10.10 Kardiomyopathien

Primäre Kardiomyopathien

10.10.1

- Es gibt verschiedene Arten von Kardiomyopathien – welche Gemeinsamkeiten gibt es bei aller Unterschiedlichkeit?
- Erinnern Sie sich an die Pathophysiologie? Was bedeuten die Begriffe Hypertrophie (➤ NHP 8.4.2) und dilatieren (➤ NHP 10.7) bzw. Dilatation?
- Durchdenken Sie, wodurch es zu den Symptomen der Kardiomyopathien kommt.

Sekundäre Kardiomyopathien

10.10.2

- Zählen Sie typische Ursachen sekundärer Kardiomyopathien auf.
- Ganz grundsätzlich: Welche Symptome bestehen bei Kardiomyopathien – gleich welcher Ursache?

10.11 Herzklappenfehler und weitere Herzfehler

10.11

GUT ZU WISSEN

Herzklappenfehler werden auf unterschiedliche Weise eingeteilt: Es gibt angeborene und erworbene Herzklappenfehler. Es gibt Klappenstenosen und Klappeninsuffizienzen – merken Sie sich unbedingt, welche Folgen diese Fehler für den Blutfluss und die Herzleistung haben. Stellen sie sich diese Abläufe bildlich vor. Auf www.youtube.com finden Sie Videos zu diesen Vorgängen.

Mitralklappenfehler

10.11.1

- Erklären Sie die Pathophysiologie der Mitralklappenstenose.
- Welche Symptome weisen auf eine Mitralklappenstenose hin?
- Welche Ursachen liegen meist einer Mitralklappeninsuffizienz zugrunde?
- Schildern Sie die Symptome einer chronisch und einer akut verlaufenden Mitralklappeninsuffizienz!
- Es gibt verschiedene Erkrankungen, bei denen ein Prolaps die entscheidende funktionsverändernde Ursache der Beschwerden ist. Welche Erkrankungen fallen Ihnen ein? An welchen Körperstellen befinden sich diese?
- Schildern Sie die Symptome des Mitralklappenprolaps.

Aortenklappenfehler

10.11.2

- Berichten Sie, welche Aortenklappenfehler Sie kennen und beschreiben Sie die Unterschiede! Beschreiben sie die Symptome.
- Was ist die häufigste Ursache von Aortenklappenfehlern?
- Was ist eine Aortenisthmusstenose?

10.11.3 Pulmonalklappenfehler

- Können Sie erklären, warum es bei welchem Klappenfehler zu welchem Herzgeräusch kommt? Ja? Dann sollten Sie es tun – und zwar nicht in Gedanken, sondern laut. Nein? Dann erarbeiten Sie sich dieses Wissen. Viel Erfolg dabei!
- Nennen Sie zum Thema Pulmonalklappenstenose einige charakterisierende Schlagworte.

10.11.4 Trikuspidalklappenfehler

- Und nun noch die Trikuspidalklappe – erklären Sie, warum bei der Pathophysiologie der Trikuspidalklappenfehler einmal die Symptome die einer Rechtsherzinsuffizienz sind und im anderen Fall eine Rechtsherzinsuffizienz die Ursache ist.
- Was ist die typische Ursache einer Trikuspidalklappeninsuffizienz?

10.11.5 Angeborene Herzfehler

LEICHTER LERNEN

Es ist höchst unwahrscheinlich, dass Sie in Ihrer Praxis einen angeborenen, bislang unerkannten Herzfehler diagnostizieren. Auch in der Überprüfung wird dieses Thema höchstens kurz gestreift. Deshalb hier nur ein paar grundsätzliche Verständnisfragen:

- Wodurch kommt es üblicherweise zu angeborenen Herzfehlern?
- Was sind im Zusammenhang mit Herzfehlern Shunts?
- In der Medizin taucht der Begriff Shunt in verschiedenen Zusammenhängen auf. Er kann natürlich als physiologisch-anatomische Struktur vorkommen oder krankhaft bedingt sein. Es gibt aber auch therapeutische Shunts. Machen Sie eine kleine Webrecherche zum Thema Shunts.
- Unterscheiden Sie den Links-Rechts- vom Rechts-Links-Shunt!
- Beschreiben Sie die Symptome des Vorhofseptumdefekts – und erklären Sie die Pathophysiologie. (Warum kommt es zu diesen Symptomen?)
- Welche Komplikationen und Gefahren bestehen beim Ventrikelseptumdefekt?
- Was versteht man unter der Fallot-Tetralogie? Welche Symptome bestehen hierbei?

KAPITEL

11 Kreislauf und Blutgefäße

Wir haben keine Macht über unseren Gedankenfluss, ebenso wenig wie über den Kreislauf unseres Blutes.

François-Marie Arouet, genannt Voltaire

11.1 Lernen durch Beschriften

11.2

In den folgenden Abbildungen (➤ Abb. 11.1, ➤ Abb. 11.2, ➤ Abb. 11.3) ist Ihre Handschrift gefragt. Um sich die anatomischen Strukturen zu erarbeiten, ist das eigenhändige Beschriften von Abbildungen hilfreich. Damit Sie dies mehrmals machen und Ihren Lernerfolg immer wieder überprüfen können, empfiehlt es sich, hierzu einen Bleistift zu verwenden.

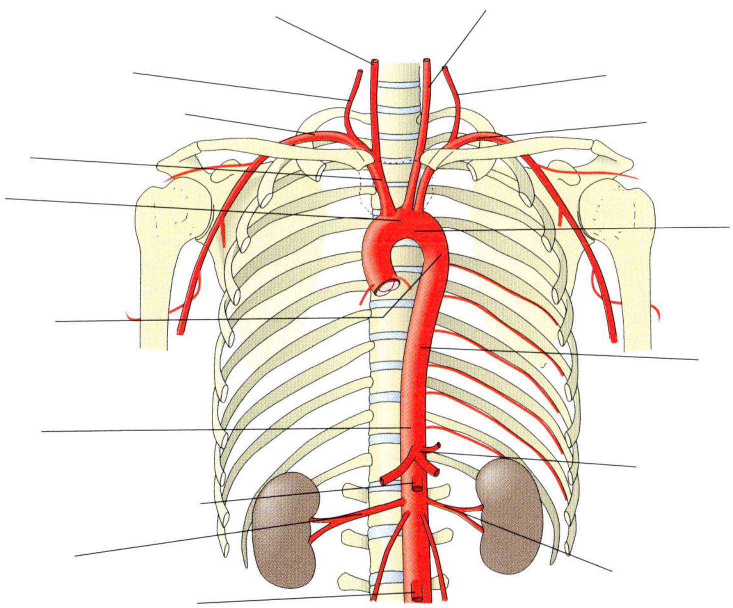

Abb 11.1 Übersicht über die wichtigsten Gefäßabgänge der Aorta. [L190] (➤ NHP Abb. 11.5)

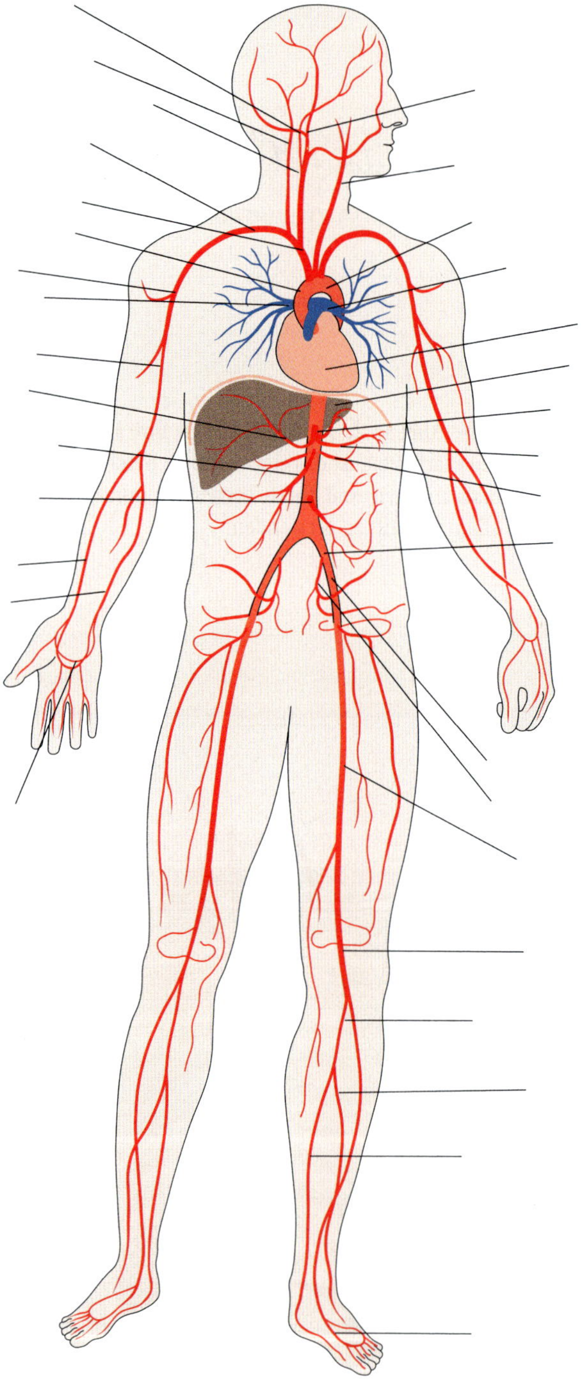

Abb. 11.2 Die wichtigsten Arterien des Menschen. [L190] (➤ NHP Abb. 11.6)

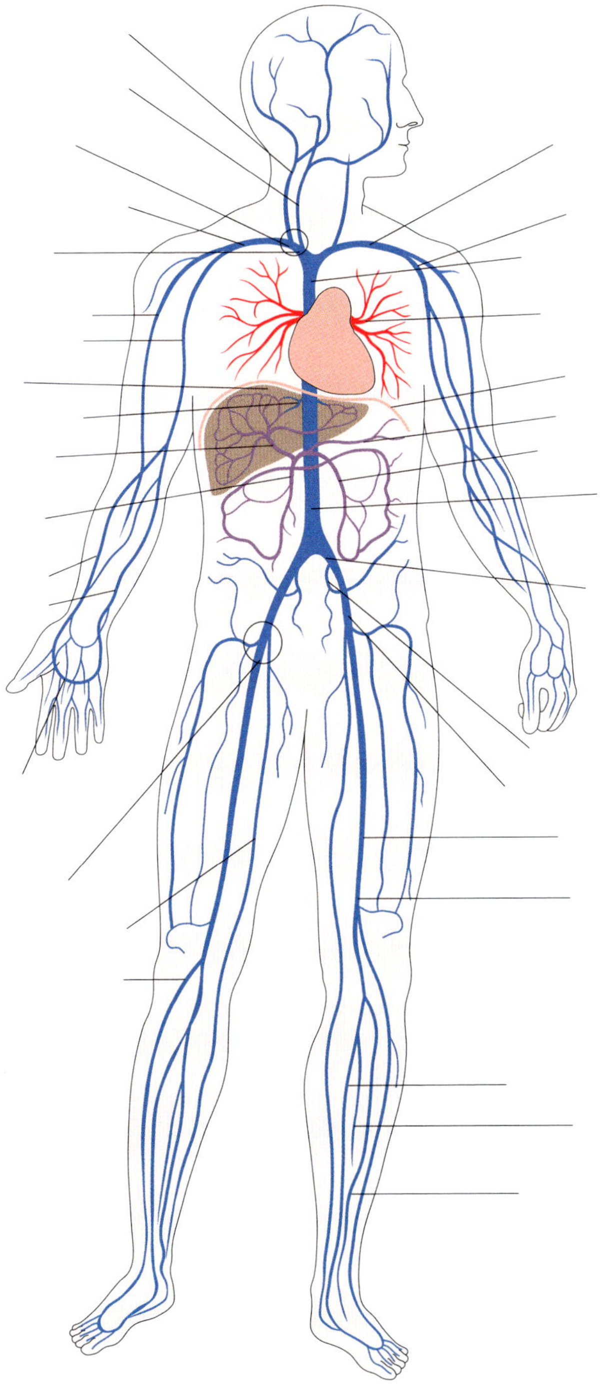

Abb. 11.3 Die wichtigsten Venen in der Übersicht. Das Pfortadersystem (violett gezeichnet) stellt eine Ausnahme im venösen Gefäßnetz dar, weil sich die Pfortader nicht direkt ins Herz ergießt, sondern in der Leber in ein Kapillarnetz mündet. [L190] (➤ NHP Abb. 11.7)

11.2 Anatomie und Physiologie

11.2.1 Aufbau des Gefäßsystems

LEICHTER LERNEN

Es gibt in diesem Thema zwei große gedankliche Fallstricke, auf die wir Sie gleich zu Beginn aufmerksam machen wollen. Hier kommt es regelmäßig zu Verständnisfehlern, die das weitere Lernen erschweren und zu gravierenden Problemen in der Überprüfung führen können. Hier sind diese beiden Themen:
Achten Sie gut auf die präzise Unterscheidung von Arterien und Venen. Das Kriterium ist nicht – wie oft geglaubt – der Sauerstoffgehalt des Blutes!
Es ist enorm wichtig, dass Sie sehr gut lernen, verstehen und erinnern, was es mit den Begriffspaaren Lungenkreislauf – Körperkreislauf bzw. kleiner Kreislauf – großer Kreislauf auf sich hat. Erarbeiten Sie sich ebenso sichere Kenntnisse zu den Begriffen Funktionskreislauf und Ernährungskreislauf bzw. Vasa publica und Vasa privata, auch an Hand von Beispielen. Erklären Sie Ihr Wissen jemandem.

- Erklären Sie in diesem Zusammenhang den Unterschied zwischen Lungenarterien und Bronchialarterien! (Eine Erklärung finden Sie bei > NHP 12.2.8)
- Es kann sehr hilfreich sein, diese beiden Kreisläufe (Lungenkreislauf und Körperkreislauf) mit einer Skizze darzustellen. Zeichnen Sie selbst Ihr eigenes Bild. Das erfordert keinerlei Talent!
- Beschreiben Sie den Weg eines Erythrozyten vom rechten Fuß zur linken Hand. Achtung: Sie befinden sich gedanklich im venösen System.
- Arteriole – Kapillare – Venole – unterscheiden Sie!
- Die Wandungen von Arterien und Arteriolen haben mehrere Schichten. Welche sind das?
- Warum und in welchen Abschnitten des Körpers gibt es Arterien vom elastischen und vom muskulären Typ?
- Was bedeuten die Begriffe Vasokonstriktion und Vasodilatation?
- Welche Bedeutung hat der Begriff Blut-Gewebe-Schranke?
- Menschen und Kapillaren haben je zwei Schenkel. Beschreiben Sie die Schenkel der Kapillare.
- Durch welche physiologischen Einflüsse wird der Kreislauf gesteuert?
- Welche drei verschiedenen Arten von Venen befinden sich in den Beinen?
- Warum gibt es – im Gegensatz zu dem der Beine – kein so kompliziertes Venensystem in den Armen? (Kleiner Hinweis: Das hat etwas mit Sir Isaac Newton und dem Apfel zu tun.)

11.2.2 Abschnitte des Körperkreislaufs

LEICHTER LERNEN

Wenn Ihnen das Lernen der lateinischen Begriffe schwerfällt, können Sie sich auf die deutschen Namen der Gefäße konzentrieren. Wenn Sie die Anatomie selbst beschreiben sollen, gebrauchen Sie aus Ihrem aktiven Wortschatz beispielsweise die Bezeichnungen aufsteigende Aorta oder Schlüsselbeinarterie. Die lateinischen Begriffe müssen Sie jedoch zumindest in Ihrem passiven Wortschatz haben. Das bedeutet, dass Sie beim Lesen oder Hören der lateinischen Bezeichnungen Aorta ascendens und Arteria subclavia die Bedeutung kennen.

- Der Aortenbogen mit den von ihm abzweigenden Arterien und die Kopfarterien (diese in Hinblick auf die Schlaganfallerkrankung) sind überprüfungsrelevant – deshalb gut lernen!
- Beschreiben Sie den Weg eines Erythrozyten von der Aorta bis zum rechten Finger! Ja – so eine ähnliche (und doch andere) Aufgabe gab es vorhin schon einmal. Lassen Sie sich dennoch darauf ein, denn das trainiert.
- Die Mesenterialarterien und die Beckenschlagadern werden beim Lernen oft völlig vernachlässigt – tun Sie das nicht!

- Wenn Sie den Verlauf der Arterien und Venen des Beines beschreiben, zeichnen Sie diese Wege einfach mal auf Ihren eigenen Beinen nach. Das schult sehr. Sie wissen schon: Besser dafür keinen wasserfesten Filzstift benutzen.
- Beschreiben Sie dann den Weg eines Erythrozyten von der Brustaorta bis zur rechten Großzehe. Diese Übungen helfen beim Verankern und Erinnern.
- Die Pfortader hat wieder höchste Prüfungsrelevanz. Beschreiben Sie ihre Funktion. Welche Venen münden in die Pfortader?
- Aus welchen Körperabschnitten strömt das Blut in die obere Hohlvene?
- Die untere Hohlvene sammelt das Blut aus welchen Regionen?
- Stehen die Pfortader und die untere Hohlvene in einer Verbindung mit direktem Austausch? Oder arbeiten sie weitestgehend unabhängig voneinander?
- Das venöse System der Beine wurde bereits thematisiert. Beschreiben Sie nun noch einmal die Venae saphena magna und parva und die Perforansvenen.
- Welche Vene des Körpers hat den größten Umfang?

Eigenschaften des Gefäßsystems

11.2.3

- Wodurch wird die Fließgeschwindigkeit des Blutes beeinflusst?
- Was bedeutet Strömungswiderstand im Zusammenhang mit dem Blutkreislauf?
- Welche Faktoren wirken sich auf den Strömungswiderstand aus?

Blutumverteilung und Körperdurchblutung

11.2.4

- Welche Mechanismen regulieren die Durchblutung der einzelnen Organe? Unterscheiden Sie dabei lokale und zentrale Regulatoren.
- Welche Hormone beeinflussen die Regulation der Durchblutung?
- Welche Funktion haben die sog. Nebenschlussgefäße (arteriovenöse Anastomosen)?

Blutdruck und Blutdruckregulation

11.2.5

- Von welchen Faktoren ist die Blutdruckhöhe abhängig? Lernen Sie diese nicht nur auswendig, sondern erarbeiten Sie sich die Zusammenhänge, um sie zu verstehen, und erklären Sie laut.
- Welcher Mechanismus wirkt bei Lageänderungen des Körpers Blutdruckschwankungen entgegen? Welche anderen Situationen erfordern ebenfalls eine kurzfristige Blutdruckregulation?
- Erklären Sie das Renin-Angiotensin-Aldosteron-System!
- Durch welche Regulationsmechanismen wird die Durchblutung der absolut lebenswichtigen Organe sichergestellt?

11.3 Untersuchung und Diagnostik

Anamnese

11.3.1

- Welche Risiko- und Einflussfaktoren verursachen eine Arteriosklerose?
- Die Wahrnehmung der Temperatur bestimmter Körperregionen kann subjektiv (der Patient beschreibt) und objektiv (Sie stellen dies bei der Untersuchung fest) sein. Welche

auffällige Temperaturwahrnehmung spricht eher für ein venöses, welche eher für ein arterielles Geschehen?

11.3.2 Körperliche Untersuchung

- Wann – außer bei ungenügender Übung und Erfahrung – ist es schwierig bis unmöglich, die (peripheren) Pulse zu tasten?

LEICHTER LERNEN

Das Thema Blutdruckmessung ist in Theorie und praktischer Durchführung absolut prüfungs- und praxisrelevant. Üben Sie diese regelmäßig – nicht nur im Rahmen der Prüfungsvorbereitung in der Heilpraktikerschule, sondern möglichst oft auch bei verschiedensten Menschen in Ihrem persönlichen Umfeld. Führen Sie die Messungen korrekt und getreu des Lehrbuchs durch, und beschreiben Sie dabei laut und souverän, was Sie tun. Je öfter Sie diesen Vorgang daheim einüben, desto routinierter werden Sie, und umso mehr freuen Sie sich, wenn dies Teil Ihrer mündlichen Überprüfung sein sollte!

- Nicht an jedem Arm darf der Blutdruck gemessen werden. Nennen Sie die Kontraindikationen einer Blutdruckmessung!
- Beschreiben Sie, durch welche Fehler es zu falschen Blutdruckmessergebnissen kommen kann.
- Was versteht man unter der Blutdruckamplitude, und welche Schlüsse können bei Abweichungen vom Normbereich gezogen werden?
- Errechnen Sie die optimale Diastole und Amplitude anhand mehrerer Beispiele. Wie sollte die optimale Diastole beim systolischen Blutdruckwert von 170 mm/Hg sein, und welche Amplitude wäre bei einer Systole von 110 mmHg optimal?
- Was versteht man unter einem paradoxen Puls, und welche diagnostische Relevanz hat er?

LEICHTER LERNEN

Auch wenn Sie sich anfangs vielleicht etwas ungeschickt vorkommen – und gerade, wenn Sie sich anfangs etwas ungeschickt dabei vorkommen: Üben Sie die folgenden Untersuchungen praktisch. Beschreiben Sie dabei Schritt für Schritt, was Sie tun! Und wenn Sie feststellen, dass Sie bei der Beschreibung etwas stocken oder stammeln – das ist nicht schlimm! Wiederholen Sie dies für sich allein so oft, bis es Ihnen flüssig und souverän von Ihren Lippen perlt ... Zum krönenden Abschluss können Sie dann eine freundliche Person zu Übungszwecken hinzuziehen und diese angemessen beeindrucken. Auf diese Weise lernen Sie sehr effektiv und werden sich alles ungleich besser merken können. Viel Spaß dabei!

- Beschreiben Sie den Schellong-Test nicht nur, sondern führen Sie ihn an sich oder einer gutwilligen Versuchsperson durch.
- Die Lagerungsprobe nach Ratschow ist eine wichtige Untersuchungsmethode. Welche Befunde lassen welche Schlüsse zu?
- Führen Sie die Ratschow-Probe bei sich selbst oder einer anderen Person praktisch durch.
- Wozu dient der Gehtest?
- Auch die Faustschlussprobe sollten Sie bei sich selbst oder einem „Übungs-Patienten“ nicht nur üben, sondern zusätzlich laut erklären, wie sie durchgeführt wird und wozu sie dient.
- Der Allen-Test vervollständigt diese Untersuchungsreihe. Sie ahnen es: Erklären Sie, wozu er dient und führen Sie diesen aus.
- Erklären Sie den Trendelenburg-Test, und führen Sie ihn durch!
- Und nun üben Sie den Perthes-Test und beschreiben dabei laut, was Sie tun.
- Zum guten Schluss erklären Sie noch einmal in einer kurzen Zusammenfassung, welche Funktionstests und Untersuchungen bei Verdacht auf arterielle oder venöse Erkrankungen in Ihrer Praxis leicht und aussagekräftig durchzuführen sind.

Diagnostik

11.3.4

- Welche schulmedizinischen Untersuchungsmethoden werden bei Gefäßerkrankungen angewandt? Unterscheiden Sie dabei nicht-invasive und invasive Verfahren!
- Was ist eine Angiografie?

LEICHTER LERNEN

Nun haben Sie sich die Anatomie und Physiologie der Gefäße erarbeitet. Bevor wir mit den Leitsymptomen dieses Organsystems weitermachen, wünschen wir Ihnen eine gute Pause! Vielleicht machen Sie etwas Herz-Kreislauf-Training und bewegen sich. Das tut Ihrer Durchblutung gut, und das Lernen fällt danach umso leichter.

11.4 Leitsymptome und Differenzialdiagnose

Beinschmerzen

11.4.1

- Schmerzen in den Beinen können unterschiedlichste Gründe haben. Welche Beinschmerzen werden von Erkrankungen des Kreislaufsystems verursacht?
- Welche Arten von Beinschmerzen werden unterschieden?
- Arterienverschluss und Venenthrombose sind überprüfungsrelevant! Wie unterscheidet sich die Symptomatik?
- Wie kam die Schaufensterkrankheit zu ihrem Namen?
- Beschreiben Sie in klaren Worten Ihre Maßnahmen bei Verdacht auf einen Gefäßverschluss des Beines, und kontrollieren Sie sich hinterher mit einer zu dem Thema angelegten Karteikarte.

Beinschwellung

11.4.2

- Welche Herz-Kreislauf-Erkrankungen führen zu einseitigen, welche zu beidseitigen Beinschwellungen?
- Lesen oder wiederholen Sie das Kapitel ➤ NHP 16.4.10 als Grundlage dieser pathophysiologischen Knobelei: Welche unterschiedlichen Arten von Ödemen führen zu Beinschwellungen? Und bei welchen (wenigen) Erkrankungen sind geschwollene Beine nicht ödematös bedingt?

Chronische Hautveränderungen und Ulcus cruris

11.4.3

- Erinnern Sie sich an die allgemeine Pathologie? Was kennzeichnet ein Geschwür (Ulkus ➤ NHP 8.10.1)?
- Was versteht man unter einer Nekrose? (➤ NHP 8.6.2)
- Auf welche Weise verändert sich die Haut bei Gefäßerkrankungen?
- Beschreiben Sie die zwei verschiedenen Entstehungswege des Ulcus cruris!

Gangrän

11.4.4

- Noch ein Thema aus der allgemeinen Pathologie: Was ist eine Gangrän? Welche zwei Arten gibt es? (➤ NHP 8.6.2)
- Welche Gefahr bildet eine feuchte Gangrän?

11

11.4.5 Raynaud-Syndrom

- Worum handelt es sich beim Raynaud-Syndrom?
- Schildern Sie die Symptome!

LEICHTER LERNEN

Zur Erinnerung: Wenn Sie wenig Zeit haben, beschäftigen Sie sich v.a. mit den, wie im Folgenden, durch einen roten Punkt gekennzeichneten Fragen und Aufgaben!

1. Denken Sie daran: Das Gehirn lernt durch Abruf, nicht durch Eingabe. Also reden Sie laut und erklären Sie sich selbst oder Ihrer Lerngruppe die frisch gelernten Inhalte!
2. Vertrauen Sie auf Ihre Prüfungsvorbereitung. In dieser Phase werden Sie alles wiederholen und miteinander vernetzen – dies bringt Ihnen Lernerfolge, auf die Sie momentan noch nicht zu hoffen wagen!
3. Lernen Sie immer mit möglichst viel Freude und mit möglichst wenig Druck!

Apropos „Druck", ... nun beschäftigen Sie sich mit den Blutdruckregulationsstörungen ...

11.5 Blutdruckregulationsstörungen

11.5.1 Hypertonie

- Und nun wieder ein wichtiges Thema mit gesundheitspolitischer, prüfungsrelevanter und praxisrelevanter Dringlichkeit. Lernen Sie deswegen das ganze Thema sehr gut.
- Dies ist eine negative Nachricht an alle, die sich schlecht Zahlen merken können: Sie müssen sich alle „Blutdrücke" (Normwerte und Krankheitswerte) unbedingt gut einprägen, denn sowohl in der schriftlichen als auch in der mündlichen Überprüfung werden diese regelmäßig abgefragt. Deshalb beginnen Sie auf jeden Fall rechtzeitig damit, diese Werte auf einer Karteikarte zu notieren. Wenn Sie regelmäßig die Werte wiederholen, können sich diese mit der Zeit in Ihr Langzeitgedächtnis fräsen.
- Wie ist die arterielle Hypertonie definiert?
- Beschreiben Sie mit klarer, lauter Sprechstimme einer Prüfungskommission die primären und sekundären Ursachen einer Hypertonie.
- Was ist ein metabolisches Syndrom? (➤ NHP 15.5)
- Welche Erkrankungen des hormonellen Systems verursachen eine Hypertonie?
- Wenn Sie schon das Thema „Niere" hatten: Erklären Sie, auf welche Weise eine Nierenarterienstenose den Blutdruck erhöht. (Pathophysiologie ➤ NHP 16.7.1)
- Die meisten Patienten mit primärer Hypertonie haben lange Zeit keine damit verbundenen Symptome! Welche oft unspezifischen Beschwerden können gegebenenfalls auf eine Hypertonie hinweisen?
- Welche Stadien der Hypertonie unterscheidet die Deutsche Hochdruckliga?
- Worum handelt es sich bei einer malignen Hypertonie?
- Unterscheiden und beschreiben Sie die hypertensive Entgleisung (Krise) und den hypertensiven Notfall.
- Wie verhalten Sie sich bei Verdacht auf einen hypertensiven Notfall? Schildern Sie Ihr Vorgehen. Zur Wiederholung notieren Sie sich die Maßnahmen auf einer Lernkarte.
- Welche Spätfolgen und Komplikationen drohen bei Hypertonie den Gefäßen, dem Herzen, dem Gehirn, den Augen und den Nieren?
- Lernen Sie nicht nur auswendig, welche Gefahren drohen, sondern erarbeiten Sie sich auch die Pathophysiologie.
- Welche Anamnese-Fragen sind zielführend bei Verdacht auf eine Hypertonie?

- Es gibt einige Blutuntersuchungen, die bei einer vermuteten oder diagnostizierten Hypertonie sinnvoll sind. Erinnern Sie sich dabei auch an die Laboruntersuchungen bei (Verdacht auf) Herzinsuffizienz. Erarbeiten Sie sich, welche Hinweise auf Ursachen oder Komplikationen Sie aus diesen spezifischen Werten ableiten können.
- Was raten Sie einem Hochdruck-Patienten? Was soll er beachten? Wie sollte er sich verhalten? Was muss er vermeiden?
- Warum sollten Sie schulmedizinische Bluthochdruck-Medikamente auf keinen Fall eigenmächtig reduzieren? Welche Gefahr besteht beim abrupten Absetzen der Medikamente?
- Was sind gebräuchliche schulmedizinische Antihypertonika?
- Beschreiben Sie mit klarer, lauter Sprechstimme einer imaginären Überprüfungskommission die primären und sekundären Ursachen einer Hypertonie! (Ihnen kommt diese Frage bekannt vor? Sie haben sie doch gerade erst beantwortet??? Raten Sie mal, warum sie Ihnen jetzt gleich noch einmal gestellt wird!)

LEICHTER LERNEN

Bluthochdruck im Körper ist ungesund. Hochdruck beim Lernen auch! Feißig sein ist wunderbar – aber lernen Sie möglichst ohne Druck, mit Freude, Neugierde, Begeisterung. Gönnen Sie es sich, in Ihrer Ausbildung – bei aller Zielstrebigkeit und Ausdauer – Lernfreude zu genießen! Das bringt auch die besten Resultate!

Arterielle Hypotonie und orthostatische Dysregulation

11.5.2

LEICHTER LERNEN

Bei der Hypotonie müssen Sie sich zwar auch ein Zahlenpaar merken, aber eben nur eins! Das erleichtert es doch sehr!

- Definition: Ab welchen Blutdruckwerten wird von einer Hypotonie gesprochen?
- Bei welchen Erkrankungen kann es zur sekundären Hypotonie kommen?
- Über welche Beschwerden klagt ein Patient mit Hypotonie?
- Was versteht man unter einer orthostatischen Dysregulation?
- Entwickeln Sie sich vor Ihren geistigen Augen zwei „typische" Hypotoniepatienten bzw. -patientinnen. Wie alt? Welches Aussehen? Welche Klagen bzw. Symptome?

Schock

11.5.3

LEICHTER LERNEN

Das Thema Schock ist von größter Prüfungsrelevanz. Warum ist das so? Weil ein Schock in kürzester Zeit zum Tode oder zu bleibenden Organschäden führen kann. Und wenn Sie dieses Thema in- und auswendig beherrschen, werden Sie sehr froh sein, sich für den – hoffentlich nie eintretenden – Notfall in der Praxis oder im Privatleben vorbereitet und sattelfest zu fühlen, sowohl was die Diagnose angeht als auch bezüglich der Notfalltherapie. Also los!

- Definieren Sie: Was ist ein Schock?
- Welche sieben Schockformen kennen Sie?
- Als Eselsbrücke helfen oft die Anfangsbuchstaben der sieben Schockarten aneinandergereiht: hypo – hämo – hypo – kar – ana – neu – sept
- Pathophysiologie: Erklären Sie zuerst sich selbst und dann der imaginären Überprüfungskommission mit Ihren eigenen Worten die Entstehung der verschiedenen Schockarten!
- Wie unterscheidet sich der hypoglykämische Schock von allen anderen Schockarten? Tipp: Was fehlt dem Gehirn beim hypoglykämischen Schock – und nicht bei den anderen Schockformen?

- Beschreiben Sie zur Wiederholung noch einmal, warum und wie es im Schock zur (anfänglich lebensrettenden) Zentralisation des Kreislaufs kommt und warum und wie diese zur (lebensgefährlichen) Dezentralisation führt.
- Schock – Laktatazidose – Sludge-Phänomen: Wie sind hier die Zusammenhänge?
- Schocklungensyndrom – Schockniere – Stressulkus: Was hat es damit auf sich?
- Die erste Verabredung mit dem „süßen Typen", die Heilpraktikerüberprüfung, das erste Stadium des Schocks – bei diesen drei Zuständen herrscht Stress im Körper. Mega-Stress! Es wird Adrenalin ausgeschüttet. Welche Symptome kennzeichnen die Adrenalinausschüttung und weisen auf das erste Schockstadium (Zentralisation) hin? Die Adrenalinzeichen müssen Sie „herunterbeten" können!

LEICHTER LERNEN

Gewöhnen Sie sich daran, auch dann einigermaßen ruhig und gelassen zu bleiben, wenn sich die Antwort nicht sofort durch das Gelernte erschließt.
Akzeptieren Sie, dass Sie auch ableiten, abwägen, kombinieren und notfalls in der Schriftlichen auch mal „zocken" müssen. Je früher Ihnen das keinen Stress bereitet, umso besser!

- Folgende Begriffe sollten Sie auf Ihrer „Schock"-Lernkarte notieren, auswendig lernen und die jeweiligen pathophysiologischen Hintergründe des ersten Schockstadiums (Zentralisation) erarbeiten: Pulserhöhung, Atemfrequenz steigt, Blässe, Pupillenerweiterung, kalte Hände und Füße, kalter Schweiß, Ängstlichkeit und/oder Aggressivität, Händezittern, wackelige Knie ...
- Wie definieren und wie berechnen Sie den Schockindex? (Auch wenn der Schockindex heute nicht mehr ärztlichem Standard entspricht, bietet er im Notfall doch eine rasche Orientierung.)
- „Mir ist plötzlich so komisch ..." – im zweiten Schockstadium (Dezentralisation) wird Ihnen ein Patient kaum „über den Weg laufen". Jedoch ist es keineswegs ausgeschlossen, dass ein Patient im ersten Schockstadium (Zentralisation) zu Ihnen in die Praxis kommt. Zumal das erste Schockstadium nicht immer nur Minuten andauert – es kann sich je nach Ursache auch über mehrere Stunden hinziehen. Üben Sie diese Situation (für die Prüfung und die Praxis) in Ihrer Fantasie und in Ihrer Arbeitsgruppe regelmäßig. Worauf achten Sie, wenn Sie einen (drohenden) Schock ausschließen oder diagnostizieren müssen? Welche Notfallmaßnahmen ergreifen Sie?
- Welche Rolle spielt dabei die Prüfung der Vitalfunktionen?
- Woran erkennen Sie bei der Pulstastung die Zentralisation des Kreislaufs?
- Welche allgemeinen Zeichen gibt es bei einem Schock (das können Sie schon beantworten!) – und welche besonderen Symptome geben Hinweise auf bestimmte Schockarten?
- Welche schulmedizinischen Medikamente werden bei den einzelnen Schockarten verabreicht?
- Was unterscheidet einen Kreislaufkollaps von einem Kreislaufstillstand?

LEICHTER LERNEN

Damit Sie nun keinen Kollaps bekommen, sollten Sie lerntechnisch stillstehen – und eine Pause machen!

11

11.6 Erkrankungen der Arterien

11.6.1 Arteriosklerose/Atherosklerose

- Wie entsteht eine Arteriosklerose? (Pathophysiologie)
- Welche Risikofaktoren begünstigen die Entwicklung einer Arteriosklerose?

- Oft gestellte Prüfungsfrage: Zu welchen Komplikationen und Folgekrankheiten kommt es durch Arteriosklerose?
- Welche Maßnahmen empfehlen Sie Ihren Patienten mit Arteriosklerose?

Periphere arterielle Verschlusskrankheit (pAVK)

11.6.2

- Welche Symptome lassen auf eine periphere arterielle Verschlusskrankheit schließen?
- Schaufensterkrankheit – Claudicatio intermittens – was bedeutet das?
- Welche Stadien durchläuft die pAVk?
- Wie wird eine pAVk in Ihrer Praxis und in der Arztpraxis diagnostiziert?
- Warum ist Gehtraining in den Stadien I und II sinnvoll?
- Worauf zielt die medikamentöse Therapie der pAVK ab?

Akuter Arterienverschluss

11.6.3

- Bei welchen Arterien kommt es besonders oft zum akuten Verschluss?
- Unterscheiden Sie die Begriffe Thrombus – Thrombose – Embolus – Embolie!
- Durch welche Vorerkrankungen kommt es typischerweise zur arteriellen Embolie?
- Sechs P-Symptome beim akuten Arterienverschluss – beschreiben Sie letztere!
- Wie wird ein akuter Arterienverschluss schulmedizinisch behandelt?
- Schildern Sie mit lauter Stimme und souverän Ihre Erstmaßnahmen bei Verdacht auf einen akuten Arterienverschluss – und schreiben Sie sich hierfür eine Lernkarte.
- Ein akuter Arterienverschluss ist keineswegs harmlos – wie beurteilen Sie die Prognose?
- Besonders tückisch ist ein Mesenterialinfarkt. Warum? Schildern Sie die Symptome und mögliche Komplikationen! Was ist eine fatale Pause?
- Halsschmerzen im Bauch? Sicherlich nicht! Worum handelt es sich bei einer Angina abdominalis – und wieso wird sie so genannt?

Aneurysmen

11.6.4

- Schildern Sie die Formen und die Komplikationen von Aneurysmen!
- Worauf sollten Patienten mit der Diagnose Bauchaortenaneurysma achten? Eine OP steht (noch) nicht an.
- Was ist ein disseziierendes Aneurysma?
- Beschreiben Sie die Symptome, die durch eine Ruptur eines zerebralen Aneurysmas hervorgerufen werden. An welche Erkrankung werden Sie hierbei erinnert? (➢ NHP 23.5.1)

Gefäßentzündungen

11.6.5

LEICHTER LERNEN

So … nun können Sie kurz durchatmen. Statistisch gesehen kommen die Gefäßentzündungen deutlich seltener in der Überprüfung vor als die Top-Themen aus den vorherigen Kapiteln. Das Folgende sollten Sie nicht überblättern –, aber Sie können etwas entspannen!

- Worum handelt es sich bei der Panarteriitis nodosa?
- Die Panarteriitis nodosa hat unterschiedlichste Symptome. Zählen Sie einige auf.

- Diese Begriffe sollten Sie einordnen können, also wissen, dass es z. B. keine Darmerkrankungen sind und welche Symptomatik damit verbunden wird: Churg-Strauss-Syndrom, Wegener-Granulomatose.
- Die Riesenzellarteriitis (Arteriitis temporalis) ist tatsächlich immer mal wieder überprüfungsrelevant. Welche Symptome kennzeichnen diese Erkrankung? Welche Gefahr besteht?
- Auch die Purpura Schoenlein-Henoch, eine Sonderform der Hypersensitivitätsangitiden, wird regelmäßig gefragt, und zwar im Zusammenhang mit Infektionskrankheiten und Medikamenteneinnahme. Konstruieren Sie sich zwei, drei „Fantasie-Fälle“, um sich diese Erkrankung leichter merken zu können.

11.7 Erkrankungen der Venen

11.7.1 Varikosis

- Varizen – Varikosis – was bedeutet das?
- Beschreiben Sie Ursachen, Entstehung, Symptome und Komplikationen von Krampfadern in Ihren eigenen Worten – und natürlich laut sprechend.
- Vena saphena magna und parva – erinnern Sie sich? Wo verlaufen sie?
- Welche Tests können Sie bei Verdacht auf Varikosis in Ihrer Praxis durchführen?
- Wie viele Stadien gibt es nach der CEAP-Klassifikation, und wie unterscheiden sich diese?
- Wie werden Krampfadern schulmedizinisch therapiert?
- Wozu raten Sie Ihren Krampfader-Patienten? Und wovon raten Sie ab – und warum? Nicht nur auswendig lernen, sondern erklären Sie Ihren imaginären Patienten diese Maßnahmen. Sie überzeugen dann mit Ihrem souveränen Wissen Ihren Amtsarzt und lernen so, die Compliance Ihrer späteren realen Patienten zu steigern.

11.7.2 Thrombophlebitis

- Zwei Hauptursachen bei Thrombophlebitis gibt es – welche?
- Welche Symptome und welche Maßnahmen kennen Sie?

11.7.3 Tiefe Venenthrombose

- Welche drei Faktoren begünstigen eine tiefe Venenthrombose?
- Welche Patienten sind besonders gefährdet? Welche Risikofaktoren gibt es?
- Welche lebensgefährlichen Komplikationen drohen?
- Bei welchen Symptomen und Untersuchungsbefunden stellt sich Ihnen der Verdacht auf eine tiefe Venenthrombose?
- Wie wird schulmedizinisch therapiert?
- Was wissen Sie vom Paget-Schroetter-Syndrom?

11.7.4 Chronisch-venöse Insuffizienz

- Beschreiben Sie die Entstehung und Pathophysiologie der chronisch-venösen Insuffizienz!
- Über welche Beschwerden klagt ein Patient bei CVI?
- Was wissen Sie von Wirkweise und Anwendung von Kompressionsstrümpfen?

Postthrombotisches Syndrom

📖 11.7.5

- Wussten Sie schon, dass Briefträger seltener am postthrombotischen Syndrom erkranken als viele andere Menschen? Überlegen Sie, warum das so ist.
- Worum handelt es sich hierbei? Erklären Sie in eigenen Worten, wie es zu dieser Erkrankung mit verschiedenen Stadien kommt!

11.8 Gefäßverletzungen

Arterienverletzungen

📖 11.8.1

- Unterscheiden Sie direkte und indirekte sowie scharfe und stumpfe arterielle Verletzungen.
- Schildern Sie Ihre Maßnahmen bei arteriellen Verletzungen bzw. größeren Blutungen! (Eine Karteikarte für die Wiederholung ist auch hierzu ratsam!)

Venenverletzungen

📖 11.8.2

- Wie entstehen venöse Verletzungen?
- Zwar sind Venenverletzungen in der Akutsituation weniger bedrohlich als entsprechende Arterienverletzungen. Doch zu welcher gefährlichen Komplikation kann es im Nachgang von Venenverletzungen kommen?
- Wie unterscheiden Sie venöse von arteriellen Verletzungen? (➢ NHP Tab. 11.46)

LEICHTER LERNEN

Sie haben es geschafft! Wieder haben Sie ein Kapitel gelernt und durchdrungen! Dazu gibt es dieses Mal keine herzliche, sondern eine kreislaufende Gratulation! (Kalauer seien bei der Ernsthaftigkeit unserer Themen bitte gestattet ...).

KAPITEL

12 Atemwege

Je freier man atmet, desto mehr lebt man.

Theodor Fontane

12.1 Lernen durch Beschriften

12.2

In den folgenden Abbildungen (➤ Abb. 12.1, ➤ Abb. 12.2) ist Ihre Handschrift gefragt. Um sich die anatomischen Strukturen zu erarbeiten, ist das eigenhändige Beschriften von Abbildungen hilfreich. Damit Sie dies mehrmals machen und Ihren Lernerfolg immer wieder überprüfen können, empfiehlt es sich, hierzu einen Bleistift zu verwenden.

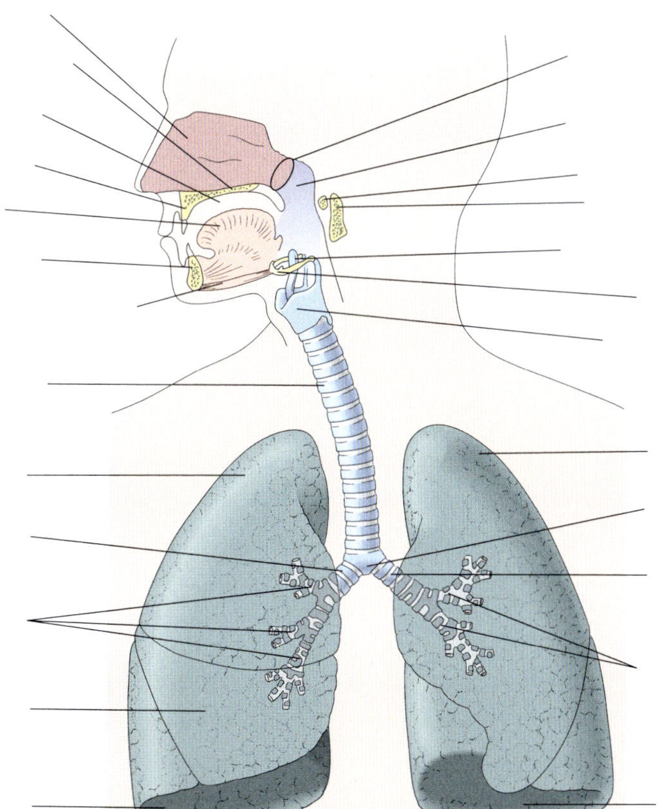

Abb. 12.1 Übersicht über das Atmungssystem. Die oberen Luftwege sind rosa gezeichnet, die unteren Luftwege hellblau. [L190] (➤ NHP Abb. 12.1)

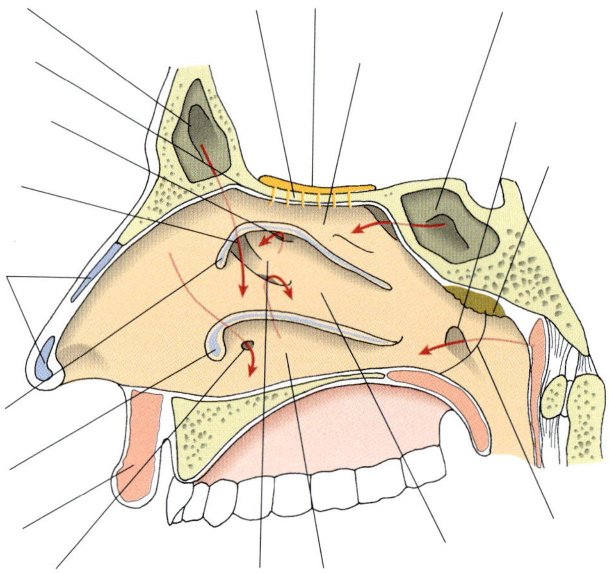

Abb. 12.2 Schnitt durch die Nasenhöhle. Die Nasenhöhle hat über Gangsysteme Verbindung zu verschiedenen Höhlen. In den oberen Nasengang mündet der Keilbeinhöhlengang, der mittlere Nasengang hat Verbindung zur Stirnhöhle, den Siebbeinzellen und der Kieferhöhle. In den unteren Nasengang mündet der Tränennasengang. Am hinteren Ende des Nasengangs liegt die Mündung der Ohrtrompete (Eustachio-Röhre). [L190] (➤ NHP Abb. 12.2)

12.2 Anatomie und Physiologie

Atmungssystem

12.2.1

- Welche Aufgaben hat das Atmungssystem?
- Beschreiben Sie den Aufbau der Atemwege. Unterteilen Sie dabei verschiedene Bereiche und Funktionen.

Nase

12.2.2

- Welche drei Funktionen hat die Nase? Denken Sie daran: Die Form bedingt die Funktion und umgekehrt …
- Wie erklären Sie anhand des Beispiels Nase die gegenseitige Abhängigkeit von Form und Funktion?

Nasennebenhöhlen

12.2.3

- Benennen und lokalisieren Sie die Nasennebenhöhlen!
- Was wissen Sie über die Nasennebenhöhlen?
- Beschreiben Sie die Nachbarstrukturen der Nasennebenhöhlen.
- Welche Aufgaben haben die Nasennebenhöhlen?

Rachen

12.2.4

- Beschreiben Sie den Aufbau des Rachens.
- Luft- und Speiseweg kreuzen auf besondere Weise. Beschreiben Sie die Anatomie des Kehlkopfes und den Ablauf des Schluckaktes!
- Nasopharynx – Oropharynx – Laryngopharynx – Was bedeuten diese Worte?
- Was passiert beim Schlucken und beim Verschlucken?
- Was versteht man unter Aspiration? Welche Personen sind besonders gefährdet?
- Beschreiben Sie die Gefahren der Fremdkörperaspiration und ergänzen Sie Ihr Wissen durch einen Blick auf die Abbildung ➤ NHP 30.19.

Kehlkopf

12.2.5

- Über die Rolle des Kehlkopfes beim Schluckakt haben Sie bereits nachgedacht. Welche Aufgabe übernimmt er bei der Stimmbildung?
- Beschreiben Sie den Aufbau des Kehlkopfs.
- Was wissen Sie über die Stimmbänder und die Stimmbildung?
- Warum sind die meisten Frauenstimmen höher als die meisten Männerstimmen?

Luftröhre

12.2.6

- Erforschen Sie: Wie unterscheidet sich der anatomische Aufbau der Luftröhre von dem der Speiseröhre? Warum ist das so?

- Erinnern Sie sich an die Histologie: Wozu dient das Flimmerepithel? Wo im Körper gibt es Flimmerepithel und zu welchem Zweck (➢ NHP 7.11.1)?

12.2.7 Bronchien

- Wie unterscheiden sich rechter und linker Hauptbronchus?
- Haben Sie eine Idee, warum es diesen Unterschied gibt?
- Erklären Sie den Vorgang des Atmens, also den eigentlichen Gasaustausch, in den Alveolen.
- Warum ist der rechte Hauptbronchus anders gebaut als der linke Hauptbronchus?
- Welchen Weg nimmt die Einatemluft? Und damit Ihr Denken flexibel bleibt, beantworten Sie auswendig auch diese Frage: Welchen Weg nimmt die Ausatemluft?

12.2.8 Lungen

- Was bedeutet der Begriff Mediastinum?
- Beschreiben Sie den Aufbau der Lunge.
- Welche Strukturen treten am Lungenhilum ein, welche treten aus?
- Unterscheiden Sie bezüglich der Blutwege den Versorgungskreislauf und den Funktionskreislauf der Lunge! Dies zu verstehen ist elementar wichtig, um später z. B. die Pathophysiologie der Lungenembolie und des Lungeninfarkts voneinander unterscheiden zu können.
- Warum ist der linke Lungenflügel kleiner und anders gebaut als der rechte? (Aha! Nun also des Rätsels Lösung zu der Frage oben!)
- Worum handelt es sich bei Lungenlappen, was sind Segmentgrenzen, und wie viele davon hat welcher Lungenflügel?

12.2.9 Pleura

- Welche Aufgaben hat die Pleura?
- Beschreiben Sie den Aufbau der Pleura und welche Rolle in diesem Zusammenhang ein Unterdruck spielt.

12.2.10 Atemmechanik

- Erklären Sie Ihrer imaginären Überprüfungskommission, wie das Atmen funktioniert.
- Welche Atemmuskulatur hat Hauptaufgaben? Welche Muskeln gelten als Hilfsmuskulatur?
- Beschreiben Sie den Aufbau und die Funktion des Zwerchfells.
- Verdeutlichen Sie sich die unterschiedlichen Prozesse, die bei der Einatmung und der Ausatmung stattfinden.

12.2.11 Gasaustausch

- Was wissen Sie über den Gasaustausch in der Lunge?
- Beschreiben Sie den Lungenkreislauf! (Dieses Thema hängt eng mit dem Herzen zusammen und ist natürlich sehr prüfungsrelevant.)
- Was versteht man unter der Blut-Luft-Schranke?
- Sicherlich werden Sie in der mündlichen Überprüfung kaum nach der Zusammensetzung der Atemluft gefragt werden. Für die schriftliche Überprüfung sollten Sie sich jedoch die

Größenordnungen bzw. die ungefähre Zusammensetzung merken, sodass Sie entsprechende Fragen richtig ankreuzen können.

- Denken Sie sich in das Thema Sauerstoff-Partialdruck hinein. Was bedeutet Konzentrationsgefälle? Erinnern Sie sich an den Begriff Diffusion (➢ NHP 7.6.2)?
- Durchdenken Sie den Sauerstoff- und den Kohlendioxidtransport im Blut. Erklären Sie dies – sowie die Anwesenheit von Bikarbonat im Blut – mit eigenen Worten (laut!).

Lungen- und Atemvolumina

12.2.12

- Welche Atemvolumina kennen Sie?

GUT ZU WISSEN

In einer Allgemeinarztpraxis werden diese Atemvolumina heutzutage kaum noch getestet. Es ist jedoch kein Problem, diese mit einem relativ preiswerten Kleingerät in der Praxis zu untersuchen. Es ist für manchen Raucher oder für Patienten mit chronischer Bronchitis oder anderen Lungenerkrankungen ein beeindruckendes, oft die Compliance sehr förderndes Erlebnis, sich seiner (reduzierten) Atemvolumina bewusst zu werden. Umgekehrt motiviert es die Patienten, im Therapieverlauf die Zunahme ihrer Atemvolumina und somit den Behandlungserfolg objektiv nachvollziehen zu können.

- Erklären Sie die Begriffe Vitalkapazität und Totalkapazität mit eigenen Worten!

Steuerung der Atmung

12.2.13

- Denken Sie sich in die Steuerung der Atmung hinein. Zwar ist dieses Thema selbst nicht so häufig prüfungsrelevant. Aber das Verständnis für die physiologischen Zusammenhänge erleichtert es Ihnen sehr, später z. B. die Pathophysiologie bestimmter Notfälle besser zu verstehen und in der Überprüfung oder natürlich auch Ihren Patienten die Abläufe erklären zu können.
- Durch welche chemischen Reize wird die Atemtätigkeit gesteigert?
- Was müssen Sie bei Patienten mit chronischen Lungenerkrankungen bei einer Sauerstoffgabe unbedingt beachten und warum?
- Wie verändert sich das Atemvolumen bei körperlicher Belastung?
- Benennen Sie das durchschnittliche Atemvolumen in Ruhe und bei Belastung.

LEICHTER LERNEN

In einer Heilpraktikerausbildung sollte es um mehr gehen als nur darum, sich „Fakten in den Kopf zu ballern". Diese Zeit ist eine Einladung und Aufforderung, sich mit der eigenen Persönlichkeit zu beschäftigen, sein Verhältnis zum Mitmenschen und späteren Patienten zu erforschen, sich selbst besser kennen zu lernen und Selbstliebe und Selbstvertrauen zu entwickeln.
Die bestandene Überprüfung nützt Ihnen nichts, wenn Sie nicht vor Ihren Patienten bestehen, weil etwas Sie hemmt oder – offen gesagt – ein bestimmtes Verhalten Ihre Patienten verunsichert oder vergrault. Peitschen Sie sich nicht zum Prüfungstermin. Nutzen Sie die Chance, auf verschiedenen Ebenen zu lernen und Erfahrungen zu sammeln – zu Ihrem und Ihrer Patienten Wohl.

12.3 Untersuchung und Diagnostik

Anamnese

12.3.1

- Welche Anamnesefragen sind besonders wichtig und hilfreich, wenn ein Patient mit Beschwerden der Atemwege zu Ihnen kommt?
- Warum ist die Frage nach dem Tabakkonsum unerlässlich?

12

12.3.2 Körperliche Untersuchung

- Welche Auffälligkeiten können Ihnen bei der Inspektion Hinweise auf Erkrankungen der Atemwege geben?
- Wie wird die Palpation zur Untersuchung der Atemwege durchgeführt, und welche Informationen können Sie hierbei gewinnen?
- Experimentieren Sie bei sich selbst und unbedingt auch bei einigen anderen Personen mit dem Stimmfremitus! Probieren, üben, vergleichen Sie. Und erklären Sie dabei der anderen Person in Ihren eigenen Worten, was Sie tun und warum.
- Und nun das gleiche mit der Perkussion. Experimentieren Sie! Es geht (noch) nicht um einen Befund, sondern um Wahrnehmungsschulung. Probieren, üben, vergleichen Sie. Erklären Sie wiederum der anderen Person in Ihren Worten, was Sie tun und warum.
- Es ist wichtig, dass Sie verstehen, warum z. B. ein Klopfschall hypersonor ist. Stellen Sie sich (getreu dem Motto „Form bedingt Funktion“) die krankhaften Veränderungen vor, die zur Veränderung des Klopfschalls führen. Die Perkussionstöne klingen anders, wenn das unter den Rippen liegende Gewebe sehr „luftig“ oder eher „massiv“ ist. Vergleichen Sie hierzu z. B. den Schall beim Beklopfen von gemauerten und Rigips-Wänden, von Ihren Schenkeln (Schenkelschall) oder Ihres Schädels.
- Es ist sehr hilfreich, sich die Verhältnisse im Röhrensystem der Atemwege/Lunge vorzustellen, um daraus die Veränderungen der Atemgeräusche ableiten und verstehen zu können. Wenn Luft durch ein Röhrensystem geatmet wird, klingt sie jeweils anders, wenn in diesen Röhren Wasser oder Schleim anhaftet bzw. wenn sie zusammengefallen, verstopft oder verengt sind.
- Beschreiben Sie die verschiedenen Atemgeräusche. Erklären Sie, warum sich die Geräusche entsprechend der Erkrankung verändern.
- Unterscheiden Sie trockene und feuchte Rasselgeräusche.
- Worum handelt es sich bei der Bronchophonie? Welche Aussagekraft hat diese?
- Knistergeräusche und Pleurareiben … Wodurch bzw. wobei entstehen diese?

LEICHTER LERNEN

Sie können die Beschreibung einer Auskultation 20-mal lesen. Das schadet nichts. Aber viel sinnvoller und effektiver ist es, wenn Sie ein Stethoskop zur Hand nehmen und zuerst bei sich selbst, dann bei anderen mit dem Stethoskop lauschend „auf Wanderschaft gehen“, also systematisch Brust, Seiten und Rücken mit dem Stethoskop erkunden, die Töne vergleichen, die besten Auskultationsstellen erproben.
Falls jemand in Ihrem Umfeld eine Bronchitis (oder schlimmeres) hat, bitten Sie darum, abhorchen zu dürfen.

12.3.4 Diagnostik

- Welche Untersuchungen werden mit dem Sputum und dem Bronchialsekret durchgeführt und zu welchem Zweck?
- Was ist eine Bronchiallavage?
- Wozu dienen welche bildgebenden Verfahren bei der Diagnostik von Atemwegserkrankungen?
- Beschreiben Sie, worum es sich bei der Blutgasanalyse handelt!
- Worüber informiert die Pulsoxymetrie? Ab wann sind die Werte bedenklich?
- Was ist eine Hyperkapnie?
- Wozu benutzt man ein Peak-flow-Meter?
- Was bedeutet Einsekundenkapazität?

12.4 Leitsymptome und Differenzialdiagnose

Behinderte Nasenatmung

12.4.1

- Nennen Sie verschiedene Ursachen einer behinderten Nasenatmung!
- Was sind Polypen im Bereich der Atemwege?

Heiserkeit

12.4.2

- Ein Patient berichtet, dass er seit sechs Wochen heiser ist. Alle gängigen Halstabletten brachten keine Besserung. Woran denken Sie? Wie verhalten Sie sich?
- Welche Anamnesefragen stellen Sie beim Beschwerdebild Heiserkeit, um dieses Symptom beurteilen zu können?
- Welche gefährlichen Erkrankungen können Heiserkeit verursachen?

Husten

12.4.3

- Differenzialdiagnose Husten: Welche harmlosen, welche gefährlichen Krankheiten können dieses Symptom verursachen?
- Welche Begleitsymptome müssen bei der Husten-Anamnese erfragt werden?

GUT ZU WISSEN

Inhalationen wirken hustenlösend, da der inhalierte Dampf die Bronchien erweitert. Bevorzugt anzuwenden ist die Methode mit Schüssel und Tuch: Schüssel mit heißem oder kochendem Wasser und 1 Esslöffel Salz pro 2 l füllen. Es können auch pflanzliche Zusätze oder ätherische Öle zur Anwendung kommen. Das Tuch zeltartig über den Kopf legen und den Kopf über die Schüssel beugen, um den aufsteigenden Dampf einzuatmen.

Auswurf

12.4.4

- Dies ist kein appetitliches Thema. Beschreiben Sie dennoch die verschiedenen Qualitäten (Farbe, Konsistenz) von Auswurf!
- Welche Hygieneregeln gilt es beim Umgang mit Auswurf zu beachten?
- Was tun bzw. veranlassen Sie bei einer Hämoptoe?

Atemgeruch

12.4.5

- Auch das ist nicht gerade appetitlich – beschreiben Sie mögliche Auffälligkeiten des Atemgeruchs und dessen Ursachen.
- Längst nicht immer ist ein unangenehmer Mundgeruch durch eine Veränderung im Mundraum hervorgerufen. Welche Organe oder Organsysteme können auch beteiligt sein?

Veränderung der Atmung

12.4.6

- Wie hoch ist die normale Atemfrequenz bei Säuglingen, bei Kindern und bei Erwachsenen?
- Ab wann spricht man von einer Tachypnoe?

- Nennen Sie unterschiedliche physiologische und pathologische Ursachen einer Tachypnoe!
- Was versteht man unter einer Bradypnoe?
- Nennen Sie auch hierfür physiologische und pathologische Ursachen!
- Was kennzeichnet eine Hypoventilation und welche Merkmale hat eine Hyperventilation?
- Beschreiben Sie Ihrer imaginären Prüfungskommission, worum es sich bei einer Hyperventilationstetanie handelt, woran Sie diese sicher erkennen (Symptome), und welche Maßnahmen Sie ergreifen.
- Was bedeutet es, wenn ein Patient die Kussmaul-Atmung hat?
- Welche körperlichen Zustände werden gekennzeichnet von der Cheyne-Stokes-Atmung, der Schnappatmung und der Biot-Atmung?

12.4.7 Atemnot

LEICHTER LERNEN

Bei einem Atemstillstand besteht allerhöchste akute Lebensgefahr! Auch Atemnot kann innerhalb kürzester Zeit den Tod zur Folge haben. Deshalb hat dieses Thema absolute Priorität und sollte sehr, sehr gut gelernt werden! Sie müssen die Notfallmaßnahmen in Theorie und Praxis beherrschen!

- Definieren Sie die Begriffe Dyspnoe und Orthopnoe.
- Was versteht man unter einer Zyanose?
- Was tun Sie bei einem Patienten, der unter Atemnot leidet und bläulich verfärbte Lippen hat?
- Schildern Sie Ihrer inneren Überprüfungskommission Ihre Maßnahmen bei Atemnot bzw. Atemstillstand! Kontrollieren Sie sich mit Hilfe des Notfallkapitels (➤ NHP 30.4 und ➤ NHP 30.11). Fertigen Sie sich hierzu eine Lernkarte an.
- Welche Schweregrade werden bei (chronischer) Atemnot unterschieden?
- Es gibt eine Fülle von Ursachen für eine Dyspnoe. Schildern Sie Dyspnoe-Ursachen bei Krankheiten der Lunge. Erklären Sie die Pathophysiologie!
- Welche kardialen Erkrankungen verursachen eine Dyspnoe? Erklären Sie die pathophysiologischen Mechanismen.
- Welche Ursachen außerhalb des Brustkorbes (extrathorakal) kommen bei Atemnot in Betracht? Erklären Sie die Pathophysiologie!
- Welche Erstmaßnahmen führen Sie bei akuter, hochgradiger Atemnot durch? Beschreiben Sie dies mit lauter Stimme auf die Weise, wie Sie es Ihrerseits von einem Prüfling erwarten würden, wenn Sie ein Mitglied der Überprüfungskommission wären.

12.4.8 Atemgeräusche

- Schnarchen ist wohl das häufigste Atemgeräusch – und keineswegs immer harmlos. Welche Problematik kann hinter Schnarchen verborgen sein?
- Wie entsteht Stridor?
- Welche Arten von Stridor werden unterschieden? Wie hilft diese Unterscheidung bei der Differenzialdiagnose von Atemwegserkrankungen?
- Wiederholen Sie zur Erinnerung die Entstehung von Rasselgeräuschen, und interpretieren Sie mögliche Befunde.
- Worum handelt es sich bei Schluckauf?

12.5 Atemwegsinfektionen

Rhinitis

12.5.1

- Jeder hatte ihn schon, jeder kennt ihn – den Schnupfen. Gerade deshalb sollten Sie ihn ernst nehmen und die Gelegenheit nutzen, in freier Rede auszuprobieren, wie es Ihnen gelingt, seine Symptome und Ursachen zu schildern sowie die akute von der chronischen Form zu unterscheiden und mögliche Komplikationen darzustellen. Hoffentlich sind Sie ob dieser Aufgabe nun nicht allzu sehr verschnupft!
- Nennen Sie häufige Ursachen einer allergischen Rhinitis.
- Was raten Sie einem Patienten, der aufgrund seiner Rhinitis abschwellende Nasentropfen benutzt – und warum?

Sinusitis

12.5.2

- Über welche Symptome klagt ein Patient bei einer Sinusitis?

GUT ZU WISSEN

In der Naturheilkunde hat die chronische Sinusitis eine große Bedeutung, denn tatsächlich ist sie eine der häufigsten Ursachen für ein Herdgeschehen, das aus Sicht der Naturheilkunde chronische Erkrankungen unterhalten und eine Therapieresistenz begründen kann Deshalb ist die Kenntnis um Symptome, Diagnostik und Therapie sehr praxisrelevant.

- Welche gefährliche Komplikation kann sich aus einer Sinusitis entwickeln, und durch welche Symptome fällt diese auf?
- Welche schulmedizinischen Therapiemaßnahmen sind bei einer Sinusitis angezeigt?

LEICHTER LERNEN

Zur Erinnerung: Wenn Sie wenig Zeit haben, beschäftigen Sie sich v.a. mit den durch ein rotes Symbol gekennzeichneten Fragen und Aufgaben!

- Und denken Sie daran: Das Gehirn lernt durch Abruf, nicht durch Eingabe. Also reden Sie laut, und erklären Sie sich selbst oder Ihrer Lerngruppe die frisch gelernten Inhalte!
- Vertrauen Sie auf Ihre Prüfungsvorbereitung. In dieser Phase werden Sie alles wiederholen und miteinander vernetzen – dies bringt Ihnen Lernerfolge, auf die Sie momentan noch nicht zu hoffen wagen.
- Lernen Sie immer mit möglichst viel Freude und mit möglichst wenig Druck!

Pharyngitis

12.5.3

- Mit welchen naturheilkundlichen Maßnahmen lindern Sie Schmerzen bei einer akuten Pharyngitis? Wieso sind diese hilfreich? Stellen Sie den Bezug zu den Entzündungszeichen der allgemeinen Pathologie her, und leiten Sie die Maßnahmen daraus ab.
- Welche Ursachen führen zur chronischen Pharyngitis?

Laryngitis

12.5.4

- Beschreiben Sie die Symptome einer Laryngitis.
- Wieso ist bei es nicht ratsam, bei einer Laryngitis zu flüstern, warum ist absolutes Sprechverbot angezeigt?

- Was müssen Sie differenzialdiagnostisch bei einer länger bestehenden Laryngitis unbedingt beachten und ggf. abklären lassen? (➤ NHP 12.9.1)

12.5.5 Akute Bronchitis

- Beschreiben Sie ausführlich, nach welchen Symptomen Sie bei Verdacht auf eine akute Bronchitis gezielt fragen, worauf Sie achten und was Sie untersuchen.
- Woran müssen Sie differenzialdiagnostisch bei einer akuten Bronchitis denken?
- Wie schätzen Sie die Prognose ein?
- Bei welchen Warnzeichen einer akuten Bronchitis verweisen Sie den Patienten zum Hausarzt bzw. sogar – je nach Beschwerdebild und Situation – in eine Klinik?

12.5.6 Pneumonie

- Vergleichen Sie die akute Bronchitis mit der Pneumonie. Welche Unterschiede bei der Symptomatik (Anamnese und Untersuchung) geben entscheidende diagnostische Hinweise?
- Wie schätzen Sie die Häufigkeit und Gefährlichkeit der Pneumonie ein?
- Unterscheiden Sie die verschiedenen Arten der Pneumonie.
- Beschreiben Sie den Unterschied zwischen typischen und atypischen Pneumonien!
- Beschreiben Sie ausführlich, welche Symptome Sie bei einer Pneumonie erfragen und welche Untersuchungen Sie durchführen – und warum!
- Benennen und erklären Sie mögliche Komplikationen der Lungenentzündung!

12.6 Chronische Bronchitis und chronisch-obstruktive Lungenerkrankung

- Definieren Sie die chronische Bronchitis.
- Erklären Sie die Pathophysiologie der COPD!
- Unterscheiden und beschreiben Sie Raucherhusten, COPD und das obstruktive Emphysem. Benennen Sie Ursachen, Entstehung und Symptomatik.
- Nennen Sie die häufigsten Ursachen dieser Erkrankungen.
- Warum ist die Diagnose chronische Bronchitis immer eine Ausschlussdiagnose?

12.7 Lungenemphysem

- Erklären Sie Ihrer inneren Überprüfungskommission die Krankheitsentstehung des Lungenemphysems sowie typische Symptome.
- Unterscheiden und beschreiben Sie die Merkmale eines Blue Bloater und die eines Pink Puffer.
- Empfehlen Sie – wiederum frei und in eigenen Worten – einem imaginären Patienten verschiedene Maßnahmen, um besser mit seiner Erkrankung leben zu können.
- Wie beurteilen Sie die Prognose bei Lungenemphysem?

12.8 Asthma bronchiale

12.8

- Unterscheiden Sie die beiden Hauptformen des Asthma bronchiale, und erklären Sie die Pathophysiologie.
- Beschreiben Sie die typischen Symptome des Asthma bronchiale!
- Welche anamnestischen Fragen sind relevant bei Verdacht auf Asthma bronchiale?
- Welche schulmedizinischen Medikamente können Asthma auslösen?
- Welche Befunde erwarten Sie bei der körperlichen Untersuchung eines Patienten mit Asthma?
- Definieren Sie den Status asthmaticus, und schildern Sie konkret und sicher Ihre Notfallmaßnahmen. Fertigen Sie hierzu eine Lernkarte an.
- Welche differenzialdiagnostischen Überlegungen kommen in Betracht?
- Wie therapiert die Schulmedizin bei Asthma bronchiale?
- Was versteht man unter einer dosierten Lippenbremse? Nicht nur lesen! Führen Sie diese zum besseren Verständnis mal ein, zwei Minuten selbst durch!

12.9 Tumoren der Atemwege

Larynxkarzinom

12.9.1

- Schildern Sie die Frühsymptome des Larynxkarzinoms!
- Welche Personengruppen sind besonders oft davon betroffen?

LEICHTER LERNEN

Es bedarf eigentlich keiner besonderen Erwähnung: Die nächsten Themen – Bronchialkarzinom und Lungenembolie – sind aufgrund ihrer Gefährlichkeit hochgradig prüfungsrelevant.

Primäres Bronchialkarzinom

12.9.2

- Sie sind Mitglied der Heilpraktikeranwärter-Überprüfungskommission im Gesundheitsamt. Ihnen gegenüber sitzt eine Kandidatin, über deren fachliche Unbedenklichkeit Sie zu entscheiden haben. Welche Kenntnisse würden Sie von ihr bezüglich des Bronchialkarzinoms erwarten? Was müsste sie Ihnen überzeugend beantworten und beschreiben können? Worauf würden Sie Wert legen? Es versteht sich ja von selbst, dass Sie dies nun selbst lernen sollten …
- Schildern Sie die Frühsymptome des Bronchialkarzinoms!
- Wann besteht Verdacht auf ein Bronchialkarzinom?
- Was versteht man unter einem paraneoplastischen Syndrom?

Sekundäre Lungenmalignome

12.9.3

- Was sind sekundäre Lungenmalignome?
- Von welchen Primärtumoren stammen diese besonders häufig?
- Wie beurteilen Sie die Prognose beim Vorliegen von Lungenmetastasen?

GUT ZU WISSEN

Lernen geschieht nicht in der Komfortzone. Lernen vollzieht sich in der neugierigen Bereitschaft, sich für Herausforderungen zu interessieren. In diesem Zustand entstehen am schnellsten Vernetzungen. Also neugierig dran! Auch wenn die Erkrankungen alles andere als „spaßig" sind – Ihnen viel Spaß beim Lernen!

12.10 Erkrankungen des Lungenkreislaufs

12.10.1 Lungenembolie

- Zum besseren Verständnis könnten Sie sich noch einmal den Lungenkreislauf ins Gedächtnis rufen und sich den Funktions- und Versorgungskreislauf der Lunge bewusst machen.
- Beschreiben Sie Ihrer inneren Überprüfungskommission die Entstehung und die Symptomatik der Lungenembolie!
- Welche Personen sind besonders gefährdet?
- Wie bei jedem Notfall: Schildern Sie sicher und kompetent Ihre Notfallmaßnahmen bei Verdacht auf Lungenembolie! Fertigen Sie sich für Ihre gezielte Wiederholung eine Lernkarte zu diesem Thema an.

12.10.2 Pulmonale Hypertonie und chronisches Cor pulmonale

- Unterscheiden Sie die Begriffe arterielle Hypertonie und pulmonale Hypertonie!
- Was ist der Unterschied zwischen einem akuten Cor pulmonale und einem chronischen Cor pulmonale!
- Beschreiben Sie die Entstehung des chronischen Cor pulmonale!
- Welche Erkrankungen spielen bei der Entstehung eine große Rolle? Erklären Sie die Pathophysiologie!

12.11 Pleuraerkrankungen

12.11.1 Pleuritis

- Wiederholen Sie, was Sie von Aufbau und Funktion der Pleura wissen, und erklären Sie sich hieraus die Symptome bei einer Pleuritis (Pathophysiologie).
- Unterscheiden Sie die Symptome der trockenen und der feuchten Rippenfellentzündung. Welche Befunde erwarten Sie jeweils bei der körperlichen Untersuchung?

12.11.2 Pleuraerguss

- Welche Gemeinsamkeiten und Unterschiede gibt es bei einer Pleuritis und einem Pleuraerguss?
- Woran muss unbedingt bei der Diagnose Pleuraerguss im Hinblick auf die möglichen Ursachen gedacht werden?
- Was ist eine Pleuraschwarte?

Pneumothorax

📖 12.11.3

- Erklären Sie die Pathophysiologie des Pneumothorax. Was passiert bei diesem akuten Geschehen?
- Welche Pneumothorax- Varianten werden aufgrund ihrer Entstehungsarten unterschieden?
- Wie könnte ein Heilpraktiker bei einer Therapie einen Pneumothorax verursachen?
- Schildern Sie konkret und laut sprechend die Symptome eines Pneumothorax sowie Ihre Erstmaßnahmen. Fertigen Sie hiervon eine Lernkarte für Ihren Prüfungskarteikasten an.

Pleuramesotheliom

📖 12.11.4

- Worum handelt es sich bei einem Pleuramesotheliom?
- Welcher Baustoff gilt hier als Verursacher?

12.12 Weitere Lungenerkrankungen

📖 12.12.1

Interstitielle Lungenerkrankungen und Lungenfibrosen

- Welche Gemeinsamkeiten kennzeichnen diese verschiedenen Lungenerkrankungen? Mit welchen (erstmals aufgetretenen) Symptomen könnten Patienten in Ihre Praxis kommen? Wann müssen Sie hellhörig werden?
- Was wissen Sie über die sog. Staublungen-Erkrankungen?
- Es ist nicht ungewöhnlich – gerade aufgrund der indifferenten Symptomatik, dass Patienten mit Sarkoidose nach längerer Therapeuten-Odyssee in der Heilpraktiker-Praxis vorstellig werden. Beschreiben Sie die Lungen-Sarkoidose.

Mukoviszidose

📖 12.12.2

- Welche Symptomatik würde Ihnen ein junges Elternpaar schildern, wenn deren Säugling an Mukoviszidose erkrankt ist?
- Beschreiben Sie diese Erkrankung (Ursachen, Symptome, Komplikationen) in Ihren eigenen Worten.
- Wie schätzen Sie die Prognose ein?

Bronchiektasen

📖 12.12.3

- Auf welche Weise und bei welchen Erkrankungen entstehen Bronchiektasen?
- Beschreiben Sie den typischen Auswurf bei Bronchiektasen.
- Welche Symptome treten außerdem bei Bronchiektasen auf?

Schlafapnoe-Syndrom

📖 12.12.4

- Was versteht man unter einem Schlafapnoe-Syndrom?
- Stellen Sie sich vor, wie ein „typischer“ Patient mit Schlafapnoe-Syndrom aussieht und welche Symptome er Ihnen schildert. Lassen Sie ein inneres Bild entstehen.

- Welche differenzialdiagnostischen Fragen sind sinnvoll?
- Warum ist ein Schlafapnoe-Syndrom nicht harmlos? Welche Erkrankungen drohen bzw. welche Situationen sind potenziell gefährlich?

12.12.5 Akutes Lungenversagen, Schocklunge (ARDS)

- Beschreiben Sie in eigenen Worten, auf welche Weise es zum ARDS kommen kann.
- Da es eine gewisse Latenzphase bei der Entstehung des ARDS gibt, sollten Sie sich die Symptome merken – und bei entsprechender Vorgeschichte wachsam sein.
- Konstruieren Sie ein Fallbeispiel zum akuten Lungenversagen, einschließlich einer Rahmengeschichte mit Symptomatik, Anamnese, Diagnosestellung, Notfallmaßnahmen – und verwenden Sie es als Fallbeispiel in Ihrer Arbeitsgruppe.
- Wie schätzen Sie die Sterblichkeit bei einem akuten Lungenversagen ein?
- Sie haben dieses Kapitel nun durchgearbeitet. Kehren Sie zurück zu ➢ NHP Tab. 12.1. Durchdenken Sie die Befunde der aufgeführten Erkrankungen. Wodurch entstehen diese (Pathophysiologie)?
- Eine effektive Übung, um zu wiederholen und zu vernetzen – und ein hervorragendes Training für entsprechende Prüfungsfragen: Erklären Sie mit lauter Stimme und in eigenen Worten anhand dieser Tabelle die gelisteten Erkrankungen, in groben Zügen deren Symptome und die Untersuchungsbefunde.

LEICHTER LERNEN

Nun dürfen Sie aufatmen und sich verschnaufen, Luft holen und zu Atem kommen. Sie haben es geschafft! Freuen Sie sich über Ihren Erfolg!

KAPITEL

13 Verdauungstrakt

Wenn du merkst, du hast gegessen,
so hast du schon zu viel gegessen.

Sebastian Kneipp

13.1 Lernen durch Beschriften

13.2

In den folgenden Abbildungen (➤ Abb. 13.1, ➤ Abb. 13.2, ➤ Abb. 13.3, ➤ Abb. 13.4, ➤ Abb. 13.5, ➤ Abb. 13.6) ist Ihre Handschrift gefragt. Um sich die Inhalte zu erarbeiten, ist das eigenhändige Beschriften von Abbildungen hilfreich. Damit Sie dies mehrmals machen und Ihren Lernerfolg immer wieder überprüfen können, empfiehlt es sich, hierzu einen Bleistift zu verwenden.

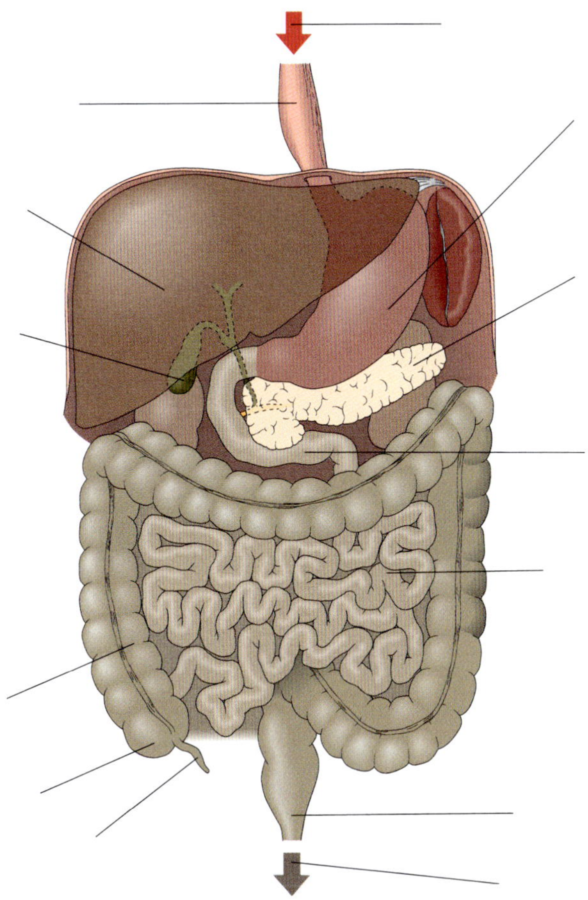

Abb. 13.1 Übersicht über die Verdauungsorgane. [L190] (➤ NHP Abb. 13.1)

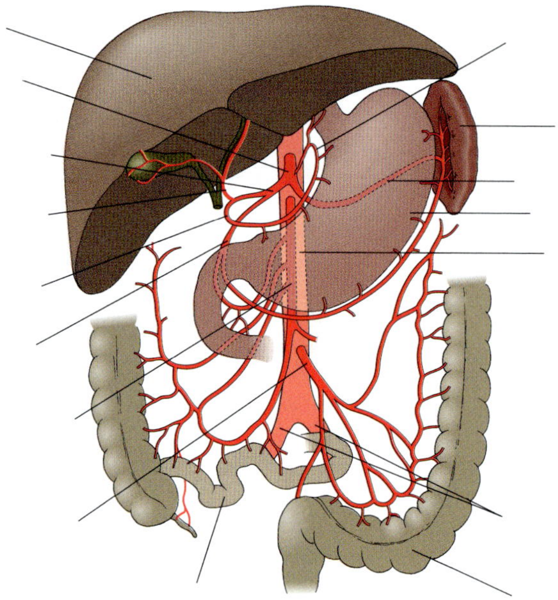

Abb. 13.2. Die arterielle Versorgung der Bauchorgane. Dargestellt sind die Arterien zusammen mit den zugehörigen Organen. [L190] (> NHP Abb. 13.3)

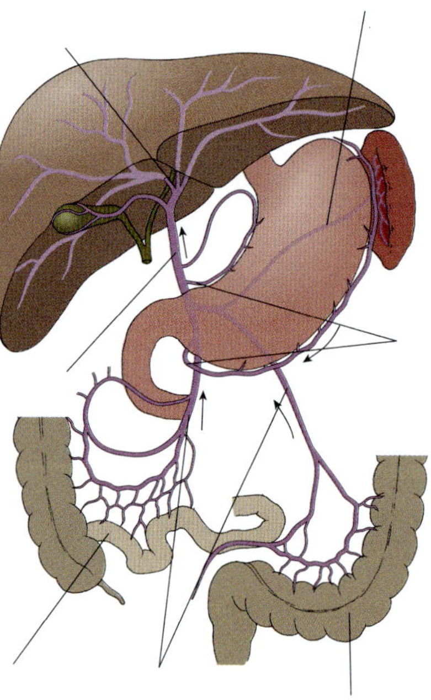

Abb. 13.3 Das venöse System im Bauchraum. Die Pfortader nimmt das venöse Blut aus dem Magen, der Milz, der Bauchspeicheldrüse, dem Dünndarm und dem größten Teil des Dickdarms auf und leitet es zur Leber, wo es sich in einem Kapillarsystem verteilt. [L190] (> NHP Abb. 13.4)

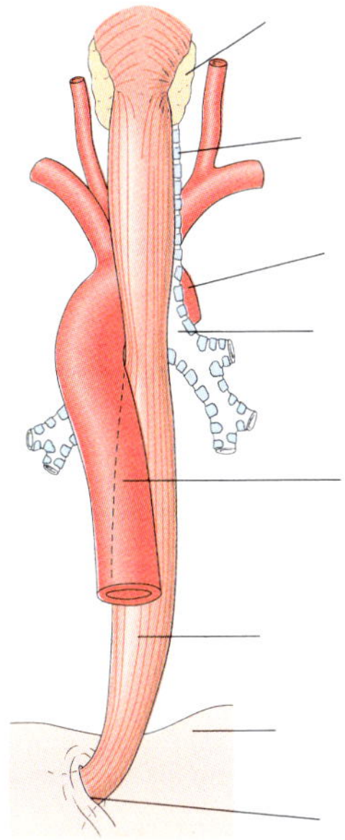

Abb. 13.4 Verlauf der Speiseröhre und ihre drei natürlichen Engstellen. Hiatus oesophageus wird die Lücke genannt, durch die die Speiseröhre in den Bauchraum tritt. [L190] (➢ NHP Abb. 13.8)

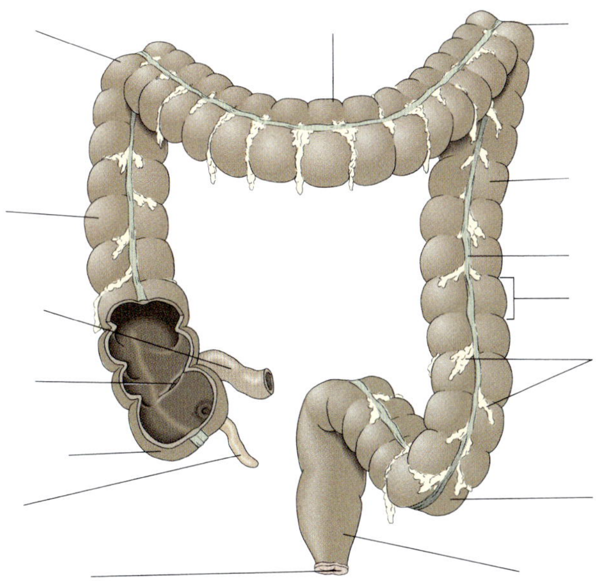

Abb. 13.5 Anfangs- und Endteil des Dickdarms (Appendix und Colon sigmoideum, kurz „Sigma") sowie Rektum in der Vorderansicht (Übersichtsdarstellung › Abb. 13.1). Man erkennt zwei der drei Tänien, die durch Bündelung der Längsmuskulatur entstanden sind. Außerdem sieht man Haustren, die durch Einschnürung der Ringmuskulatur gebildet werden. Bei einer peristaltischen Welle zieht sich nacheinander Haustra für Haustra zusammen, sodass der Kot geformt und dabei immer weiter Richtung Anus geschoben wird. Oft ist also die Form des Stuhls ein Abbild der Arbeit des Dickdarms: Eine Verengung verursacht einen dünnen Kotstrang, Verkrampfungen können zu Kotballen führen. [L190] (➢ NHP Abb. 13.15)

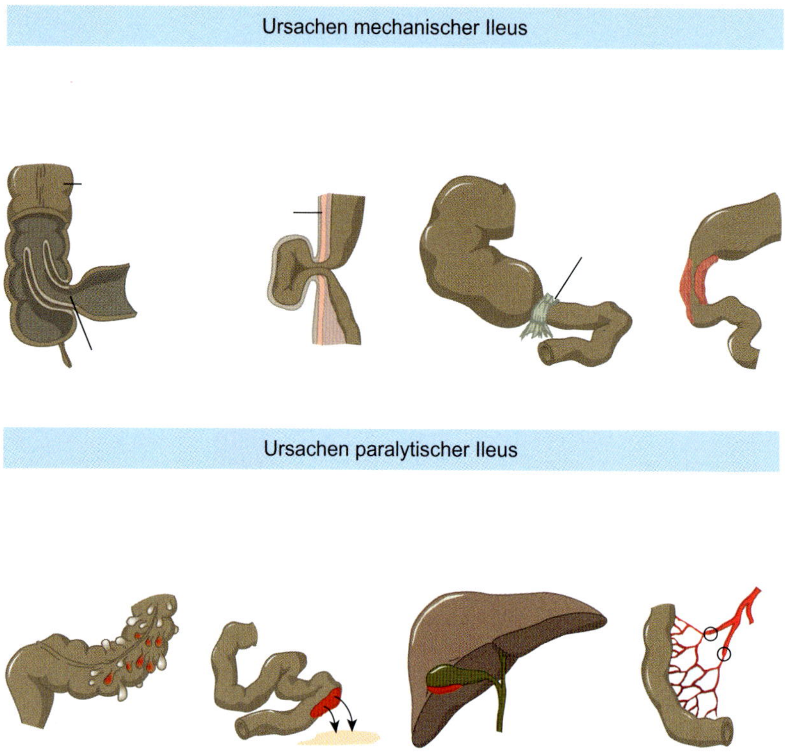

Abb. 13.6 Häufige Ursachen des paralytischen und mechanischen Ileus. [L190] (➤ NHP Abb. 13.36)

LEICHTER LERNEN

Was haben Sie heute bislang gegessen? Brot und Käse? Gemüse und Nüsse? Currywurst und Pommes? Schokolade und Brathering? Egal, was Sie in Ihrem Leben jemals zu sich genommen haben: Die Natur hat daraus Ihren wundervollen Körper gebaut und bezieht daraus immerwährend die Energie zum Leben. Denn wir bestehen aus den Substanzen, die wir zu uns genommen haben. Oder wie es im Ayurveda heißt: „Der Mensch ist, was er verdaut."

Könnte es sein, dass dies auch für unseren Geist gilt? Sie haben jetzt jede Menge leicht und schwer Verdauliches auf geistiger Ebene auf dem Teller – und wir wünschen beim Lernen „Guten Appetit und wohl bekomms!"

13.2 Anatomie und Physiologie

Organe des Verdauungstrakts

13.2.1

- Von den Lippen bis zum Anus: Zählen Sie die Stationen des Verdauungstraktes auf. Welche Organe rechts und links dieses Verdauungsschlauchs gibt es noch?.
- Was ist eigentlich „Verdauung"? Erklären Sie mit einfachen, eigenen Worten, was Sie darunter verstehen.

Feinbau des Verdauungskanals

13.2.2

- Mit welchen vier, mitunter fünf Schichten sind die Organe des Verdauungstraktes ausgekleidet?
- Die Mukosa hat verschiedene Aufgaben. Welche?

Gefäßversorgung des Bauchraums

13.2.3

- In Ihrem Lehrbuch gibt es Abbildungen zur Gefäßversorgung des Bauchraums. Übersetzen Sie die Begriffe ins Deutsche. Sie müssen nicht die lateinischen Begriffe aktiv benutzen, sollten diese aber verstehen, wenn Sie sie lesen oder hören. Dies gilt grundsätzlich für alle Fachbegriffe.
- Das Thema „Pfortader" ist absolut überprüfungsrelevant! Beschäftigen Sie sich mit ihr, mit ihrer Funktion und den entsprechenden Symptomen bei Erkrankungen des Pfortadersystems. Sie wird ausführlich im Kapitel 14, im „Leberkapitel" besprochen, da sie Blut in die Leber transportiert und damit eine wichtige Rolle im gesamten Verdauungsprozess spielt – deshalb wird sie auch hier aufgeführt.
- Andere wichtige Gefäße sind die Aa. und Vv. iliacae communis. Worum handelt es sich hierbei?
- Die Mesenterialarterie und die Mesenterialvene sind besonders wichtig. Warum?
- Wenn Sie sich bereits mit dem Lymphsystem beschäftigt haben: Worum handelt es sich beim Truncus coeliacus, und was ist die Cisterna chyli?

Verdauung

13.2.4

- Was ist der Unterschied zwischen Enzymen und Coenzymen?
- Unterscheiden Sie die mechanische und chemische Verdauung, indem Sie die jeweils wichtigen Merkmale nennen.
- Was ist Resorption?
- Ein Enzym ist ein Katalysator – ein „Reaktionsbeschleuniger". Was bedeutet das im Zusammenhang mit den Verdauungsenzymen?
- Erinnern Sie sich noch, was Mitochondrien sind? Erklären Sie dies in einfachen Worten (➤ NHP 7.5.6). Welche Aufgabe kommt ihnen im Rahmen der Verdauung zu?

Flüssigkeitsumsatz

13.2.5

- Welche Rolle spielt Flüssigkeit im Verdauungstrakt?
- Warum sollte eine der ersten Fragen bei chronischer Obstipation lauten „Wie ist das Trinkverhalten?"

13.2.6 Mundhöhle

- Fühlen Sie mal mit Ihrem Zeigefinger Ihren harten und weichen Gaumen. Seien Sie vorsichtig, wenn Sie leicht Würgereiz bekommen. Nehmen Sie die Strukturen wahr, die Sie tasten, und benennen Sie diese!
- Wenn Sie schon einmal dabei sind: Ertasten Sie Ihre Mundhöhle, verschieben Sie die Schleimhaut auf der Wangenmuskulatur, erforschen Sie die verschiedenen Gebiete. Hier können Sie einen kleinen Eindruck gewinnen von den Schleimhautschichten des bzw. Ihres Verdauungstrakts, also von den Strukturen und Oberflächen z. B. des Darms.

13.2.7 Zähne

- Die Ausübung der Zahnheilkunde – einschließlich der Diagnose von Zahn-, Mund- und Kiefererkrankungen – ist uns Heilpraktikern verboten. Das bedeutet jedoch nicht, dass Sie nichts hierüber wissen müssten. Prägen Sie sich grob das Zahnschema ein. (➤ NHP Abb. 13.37)
- Wie ist ein Zahn aufgebaut?
- Wie unterscheidet sich das Milchgebiss vom gesunden Erwachsenengebiss?
- Was sind Molaren? Forschen Sie im Internet.

13.2.8 Zunge

- Kaum einmal wird in der Prüfung nach der Zunge gefragt. Fast niemand lernt ihren Aufbau, ihre Struktur … Selten wird sie beachtet. Dabei bereitet sie uns doch so viel Freude – beim Essen, Trinken, Schmausen, beim Küssen und Kosen. Und natürlich formt sie die Laute, wenn wir sprechen und singen. Wenn Sie also etwas Zeit erübrigen können, lernen Sie, wie sie aufgebaut ist. Einfach so. Aus Dankbarkeit.
- Wie heißen die verschiedenen Teile der Zunge? Erklären Sie ihren Aufbau.
- Welche Lebensgefahr kann bei einem Bewusstlosen von der Zunge ausgehen?

13.2.9 Speicheldrüsen

- Heute wird viel zu oft geschlungen und gehetzt. Versuchen Sie, am heutigen Tag beim Essen möglichst oft auf Ihr Kauverhalten zu achten, möglichst lange zu kauen, einzuspeicheln, zu schmecken.
- Das gründliche Kauen gilt in allen Medizinsystemen als Grundlage für eine gesunde Verdauung – eine alte Regel sagt, man solle jeden Bissen 32-mal kauen. Wie kommt es zu dieser Zahl? Welche andere Zahl liegt hier zugrunde? Ein Tipp: Womit wird gekaut?
- Welche Speicheldrüsen bilden die für unsere Verdauung so wichtige Flüssigkeit? Wo sitzen diese?
- Erklären Sie einem Laien mit einfachen Worten die Funktion und die Produktion von Speichel. Schildern Sie möglichst spannend, was Sie wissen.

GUT ZU WISSEN

„Gut gekaut ist halb verdaut!" Dieser Satz klingt altmodisch – und enthält doch einen bewährten Rat bei den unterschiedlichsten Verdauungsbeschwerden. Viele von uns schlingen ihr Essen hektisch und gedankenlos herunter: den Fast-Food-Burger, das Brötchen to go oder die Chips beim Fernsehen. Es ist nur eine Frage der Zeit, wann sich hieraus Verdauungsstörungen und Übergewicht ergeben.
Das gute Kauen und Einspeicheln – am besten ca. 32-mal pro Bissen – ist so simpel wie wirkungsvoll. Wer gut und langsam kaut, ist schneller satt und leistet beste Vorarbeit für die Wirkung der anderen

Verdauungsorgane. Durch Speichelfluss werden Zahnstein und Karies vorgebeugt. Gutes Schmecken lässt leichter erkennen, wenn Nahrungsmittel zu salzig, zu süß oder zu künstlich und dadurch nicht bekömmlich für uns sind. Gutes Kauen und Schmecken lassen uns schmausen, denn wir nehmen Aroma und Konsistenz viel besser wahr und haben somit mehr Genuss beim Essen, sind aber früher satt. Mehr Geschmack bei weniger Kalorienaufnahme! Das klingt wie ein Werbeslogan für ein Diät-Wundermittel. Und das ist es auch – und es hat sich in der Naturheilkunde und Ordnungstherapie seit vielen Jahrhunderten bewährt.

Gaumen

13.2.10

- Wie ist der Gaumen aufgebaut? Erinnern Sie sich an Ihre Tastübung?
- Wo sitzen die Gaumenmandeln?

Speiseröhre

13.2.11

- Wenn Sie sich schon mit dem Atemtrakt beschäftigt haben: Unterscheiden Sie den Aufbau der Luftröhre vom Aufbau der Speiseröhre. Gemäß dem Grundsatz „Form bedingt Funktion" erklären Sie, wieso es diese verschiedenen Bauweisen gibt.
- Was versteht man unter Hiatus oesophagus?
- Erklären Sie, was mit dem Speisebissen auf dem Weg vom Mund zum Magen geschieht.
- Wenn Sie Lust und Zeit haben, recherchieren Sie, wo es im Körper Sphinkter gibt!

Magen

13.2.12

- Beschreiben Sie die Abschnitte des Magens sowie seine Lage.
- Worum handelt es sich beim Magenpförtner?
- Vorsicht – Verwechslungsgefahr! Bei der Anatomie des Magens sind zwei Begriffe verwirrend! Der Fundus (Magengrund) weist nach oben, und der Pförtner befindet sich nicht am Eingang, sondern am Ausgang des Magens!
- Wie kommt es zum Reflux – einem sehr häufigen Symptom vieler Patienten?
- Drei Arten von Schleimhautzellen gibt es im Magen – welche Art ist wofür zuständig?
- Woraus besteht Magensaft?
- Nun umgekehrt gedacht: Welche Magenzellen stellen die Salzsäure her?
- Wie kann es zu einem Magengeschwür kommen?
- Was wissen Sie über den Intrinsic-Faktor?

Dünndarm

13.2.13

- Aus welchen Abschnitten besteht der Dünndarm?
- Erklären Sie die Begriffe Papilla Vateri und Bauhin-Klappe.
- „Meißner-Plexus" und Kerckring-Falten – was bedeuten diese Begriffe?
- Was sind Zotten, Krypten und Mikrovilli? Welcher Aufgabe dienen sie?
- Die Dünndarmdrüsen haben exokrine und endokrine Funktionen. Welche?
- Was sind Peyer-Plaques?
- Lieberkühn, Paneth, Brunner – die Namen dieser Entdecker stehen für besondere Drüsen bzw. Zellen – erklären Sie deren Funktionen.

13.2.14 Dickdarm

- Jetzt wird es krass – um ein Wortspiel anzubringen! Welche Aufgabe hat das Intestinum crassum? (Das lateinische Wort crassum bedeutet dick oder fett.)
- Beschreiben Sie den Verlauf und die Lage der verschiedenen Dickdarmabschnitte! Lernen Sie hierfür vorwiegend die lateinischen Begriffe. Die deutschen Wörter werden fast nie verwendet.
- Krypten, Tänien und Haustren – was ist das, und wozu dienen sie?
- Erklären Sie den Unterschied von Blinddarm und Appendix!
- Beschreiben Sie den Verlauf bzw. die Topografie des Kolons mit den Flexuren bis hin zum Sigma.
- Was wissen Sie über das Rektum?
- Welche Aufgaben und welche Bauweise haben Ampulle und After?
- Was bedeutet der Begriff Hämorrhoidalzone?
- Auch wenn es etwas unappetitlich und im Grunde nie überprüfungsrelevant ist: Da er tagtäglich produziert wird, sollten Sie sich einmal Gedanken machen über die Zusammensetzung des Stuhls. Beachten Sie den erstaunlichen Anteil von Wasser und Bakterien.
- Was ist Sterkobilin?
- Bislang war die Zusammensetzung des intestinalen Mikrobioms bzw. der Mikrobiota (früher: Darmflora) so gut wie nie Prüfungsthema. Wenn die Forschung weiterhin solch wichtige Erkenntnisse zur Krankheitsentstehung und Gesunderhaltung liefert wie in den letzten Jahren, könnte sich das bald ändern. Der Aufbau einer physiologischen Bakterienbesiedelung im Darm war lange Zeit eine Domäne der Heilpraktiker! Dieses Thema ist eine unverzichtbare Grundlage bei der Behandlung insbesondere chronischer Erkrankungen, wenn Sie Ihre Arbeit als Heilpraktiker oder Heilpraktikerin ernst nehmen. Eine Grundregel der Naturheilkunde lautet: „Die Wurzel der Gesundheit ist der Darm!" Selbstverständlich sind chronische Erkrankungen meist multifaktoriell bedingt, haben also mehrere Ursachen. Somit müssen auch verschiedene Faktoren berücksichtigt werden – doch die Darmgesundheit ist eine der wichtigsten.
- Wenn Sie bereits die Infektionskrankheiten gelernt haben, wiederholen Sie hier die wichtigsten pathologischen Darmbakterien (➤ NHP 25.5.4 und ➤ NHP 25.14). Falls Sie das Thema noch nicht hatten, können Sie dort einmal kurz nachlesen, um sich einen ersten Eindruck zu verschaffen. Dann kommen Ihnen manche Namen bei der nächsten Begegnung vielleicht schon bekannt vor.

13.2.15 Bauchfell

- Vom „Gekröse" spricht man heute eher selten. Worum handelt es sich dabei?
- Welche Aufgabe hat das Bauchfell – soweit wir heute wissen?
- Welche Organe liegen retroperitoneal und welche intraperitoneal?
- Was hat es mit dem kleinen und dem großen Netz auf sich?

13.3 Untersuchung und Diagnostik

13.3.1 Anamnese

- Welche Symptome fallen Ihnen ein, die im Verlauf des „Verdauungsschlauchs" auftreten können – also von oben nach unten, von den Lippen bis zum Anus?
- Welche Anamnesefragen ergeben sich hieraus? Stellen Sie diese Fragen laut einem (imaginären) Patienten.

Körperliche Untersuchung

13.3.2

- In welche Quadranten und Regionen wird der Bauchraum unterteilt?
- Wichtig! Suchen (und finden!) Sie bei einem freundlichen Menschen, besser noch bei verschiedenen Personen unterschiedlichen Körperbaus, die Punkte zur Prüfung der Zeichen nach McBurney, Lanz und Blumberg! Worauf verweisen Schmerzen beim Testen dieser Punkte?
- Welche Fünfer-Regel hilft bei der Ursachenfindung, wenn der Bauch aufgetrieben ist?
- Wann tritt Totenstille im Abdomen auf?
- Welcher Auskultationsbefund ist bei einem Gesunden zu erwarten?
- Üben Sie die körperliche Untersuchung des Bauchraumes möglichst oft und im Idealfall vergleichend bei unterschiedlich gebauten Menschen! Es geht nicht darum, etwas „festzustellen", sondern das „Normale" kennenzulernen!
- Welche Klopfschalltypen gibt es bei der Perkussion des Bauchraumes, und welche Rückschlüsse ermöglichen diese?
- Beschreiben Sie mit eigenen, klaren Worten und in ganzen Sätzen einer imaginären Überprüfungskommission, wie Sie eine Palpation des Bauchraumes vornehmen, auf welche Befunde Sie achten, und welche Rückschlüsse hieraus abzuleiten sind!
- Warum wird die Palpation des Bauches nach der Auskultation durchgeführt und nicht vorher?
- Unterscheiden Sie Loslassschmerz und Druckschmerz!
- Was versteht man unter einer Abwehrspannung?
- Bei welchen Erkrankungen kommt es zur Abwehrspannung – und warum?
- Die rektale Untersuchung ist erfahrungsgemäß nicht prüfungsrelevant und wird in der Heilpraktikerpraxis auch nur sehr selten durchgeführt, z. B. als Voruntersuchung im Rahmen einer Kolon-Hydro-Therapie. Lesen Sie diesen Abschnitt dennoch aufmerksam!
- Bei welchen differenzialdiagnostischen Überlegungen bekommt die rektale Untersuchung – vorzugsweise durchgeführt durch einen Arzt – praktische Bedeutung? praktische Bedeutung?

Diagnostik

13.3.4

- Welche schulmedizinischen Untersuchungen können bei Erkrankungen des Verdauungstraktes wertvolle Hinweise bzw. Befunde liefern?
- Welche endoskopischen Untersuchungen des Verdauungstraktes werden durchgeführt, und wie heißen diese?
- Nennen Sie die wichtigsten Tests, die helfen, die Funktionsfähigkeit des Verdauungstrakts zu beurteilen.
- Welche Atemtests werden bei Erkrankungen des Verdauungstrakts eingesetzt?
- Wichtige differenzialdiagnostische Überlegungen leiten sich ab aus den Fragen zu Veränderungen des Stuhls. Erklären Sie einer imaginären Überprüfungskommission (oder Ihrer Familie) verständlich und logisch aufbereitet, welche Stuhlveränderungen auf welche Krankheiten hinweisen können!
- Was versteht man unter okkultem Blut im Stuhl? Wie wird es nachgewiesen?
- Bei welchen Erkrankungen kann okkultes Blut im Stuhl nachgewiesen werden? Beschreiben Sie im Zusammenhang dazu (laut!) die jeweiligen Blutungsquellen.
- Welche Fehlerquellen und falsch positiven Befunde kann es hierbei geben?
- Es gibt eine ganze Reihe von Laboruntersuchungen, die bei Stuhlproben durchgeführt werden. Beschreiben Sie die möglichen Untersuchungen und deren diagnostische Aussagen.

13

13.4

13.4 Leitsymptome und Differenzialdiagnose

LEICHTER LERNEN

Wenn Sie sich nun den typischen Symptomen des Verdauungstraktes zuwenden, empfehlen wir Ihnen, sich intensiv mit der Pathophysiologie zu beschäftigen.
Es ist hilfreich, die Entstehung der Symptome zu verstehen. Warum ist das so? Wodurch wird das verursacht?
Und noch etwas sehr Wichtiges: Konsumieren Sie das Wissen nicht, sondern verarbeiten und präsentieren Sie es. Reden Sie laut! Erklären Sie! Es nutzt wenig, in 10 verschiedenen Quellen immer wieder das gleiche Thema zu „belesen". Es bringt mehr, aus wenigen Quellen das Gelesene 10-mal selbst auszudrücken.
Sie gewinnen nicht mehr Kenntnisse durch mehr „Papier" oder mehr „Input", sondern durch Durchdenken, Anwenden, Wiedergeben!

13.4.1

Schluckbeschwerden (Dysphagie)

- Unterscheiden Sie schmerzlose Schluckbeschwerden, das Steckenbleiben von Nahrung vom Schluckschmerz! Wann kommt es zu welchen Beschwerden?
- Welche gefährlichen Ursachen können Schluckbeschwerden haben?
- Wichtig sind auch immer die hinweisgebenden Begleitsymptome und Vorerkrankungen für Ihre Differenzialdiagnose. Welche sind dies?

13.4.2

Gewichtsveränderungen

- Wie wird Adipositas definiert? Was ist Kachexie?
- Dies ist eine theoretische Übung: Sortieren Sie die Ursachen der Gewichtsabnahme nach ihrem Gefährlichkeitsgrad. Welche Ursachen sind harmlos? Welche sind lebensgefährlich? Es hilft beim Lernen, ab und zu die Inhalte aus einer anderen Perspektive zu betrachten.
- Erklären Sie, auf welche Weise die hier genannten Erkrankungen zur Gewichtszunahme bzw. Gewichtsabnahme führen! Liegt es an zu geringer Aufnahme, an ungenügender Verwertung, an erhöhtem Verbrauch oder an ...?
- Welche Warnzeichen begründen den Verdacht auf eine gefährliche Erkrankung beim Symptom „unabsichtliche Gewichtsabnahme"?

13.4.3

Übelkeit und Erbrechen

- Lernen Sie die Liste der Differenzialdiagnosen (DD) nicht nur stur auswendig, sondern merken Sie sich insbesondere, welche hinweisgebenden Begleitsymptome es gibt!
- Welche Gefahr besteht bei heftigem Erbrechen? Welche Ursachen für Übelkeit und Erbrechen liegen im Verdauungstrakt?
- Welche Krankheiten anderer Organe können zu Übelkeit und Erbrechen führen? Und warum ist bei diesen Erkrankungen den Patienten schlecht?
- Was sind Ihre Maßnahmen bei anhaltendem Erbrechen?

13.4.4

Blähungen und Völlegefühl

- Unterscheiden Sie Meteorismus und Flatulenz.
- Nennen Sie harmlose und gefährliche Ursachen für Blähungen – und erklären Sie, wodurch welche Faktoren Blähungen hervorrufen.
- Woran müssen Sie bei einem akuten, stark ausgeprägten Meteorismus immer denken?

Obstipation

13.4.5

- Ein Patient schildert Ihnen starke Beschwerden aufgrund einer akuten Verstopfung. Welche Erkrankungen können zugrunde liegen?
- Welche Begleitsymptome müssen für die Differenzialdiagnostik der Obstipation in die Betrachtung einbezogen werden?
- Welche harmlosen und gefährlichen Ursachen kann eine chronische Obstipation haben?
- Welche ROM-Kriterien definieren die Obstipation?
- Welche Abführmittel (Laxanzien) kennen Sie? Beschreiben Sie mit einfachen Worten die Wirkmechanismen.

Diarrhö

13.4.6

- Welche Gefahr kann bei starker akuter Diarrhö bestehen?
- Zählen Sie auf, welche akut oder chronisch gefährlichen Ursachen einer Diarrhö zugrunde liegen können.
- Nennen Sie wichtige Begleitsymptome, die bei einer Diarrhö Aufschluss über die Ursachen geben können. Wonach fragen Sie und warum?
- Erklären Sie, auf welche Weise verschiedenste Organe und/oder Ursachen außerhalb des Verdauungstrakts zu Durchfall führen können. Dadurch trainieren Sie vernetztes Denken und Pathophysiologie.
- Erklären Sie anhand der Tabelle ➤ NHP 13.5 die differenzialdiagnostischen Überlegungen aufgrund unterschiedlicher Stuhlbeschaffenheit.
- Blutiger Durchfall – das ist immer ein Warnzeichen! Wofür?
- Wie sehen Ihre Erstmaßnahmen bei starkem Durchfall aus?
- Wie gehen Sie vor, wenn Sie den Verdacht auf eine infektiöse Gastroenteritis (➤ NHP 25.14.2) haben?

Hämatemesis, Teerstuhl und Blut im Stuhl

13.4.7

- Welche Erkrankungen führen zu Bluterbrechen? Unterscheiden Sie die verschiedenen Erscheinungsformen des blutigen Erbrechens. Welche differenzialdiagnostischen Überlegungen stellen Sie an?
- Unterscheiden Sie okkultes Blut, Teerstuhl, Blutauflagerungen und Blutbeimengungen im Stuhl in ihren differenzialdiagnostischen Aussagen!
- Welche hinweisgebenden Begleitsymptome erfragen Sie beim Symptom Blut im Stuhl?

LEICHTER LERNEN

Und nun wird es „richtig relevant"! Das akute Abdomen, der Ileus und die Peritonitis sind immer absolute Warnsymptome: Sie zeigen an, dass eine potenziell gefährliche, oftogar lebensbedrohliche Situation vorliegt. Lernen Sie also die folgenden drei Abschnitte mit den dort aufgeführten Symptomen besonders gut.

Bauchschmerzen, akutes Abdomen

13.4.8

- Es gibt viele mögliche Gründe für Bauchweh oder Bauchschmerzen … harmlose und akut bedrohliche Ursachen innerhalb und außerhalb des Bauchraums. Vielleicht mögen Sie eine Skizze zeichnen, darauf die Umrisse eines Männleins und eines Weibleins – denn es gibt geschlechtsspezifische Bauchschmerzen – mit einem für diesen Zweck ausreichend großen Bauch. Auf bzw. in den Bauch und darum herum schreiben Sie die Krankheitsbilder auf und malen in bunten Farben die verschiedenen Ursachen, gerne auch mit entsprechenden Symbolen. Keine Scheu! Sie müssen nicht malen „können"! Ganz im Gegenteil: Je absurder die Zeichnung, desto besser ist der Lerneffekt. Selbst gemalte Cartoons und Lernbilder sind meist effektiver als gekaufte!

- Was versteht man unter einem akuten Abdomen?
- Unterscheiden Sie die verschiedenen Schmerzqualitäten des Bauchschmerzes! Diese helfen enorm bei der DD und Einschätzung! So führt z. B. ein krampfartiger Schmerz in eine andere differenzialdiagnostische Überlegung als ein plötzlich beginnender oder nach und nach anschwellender Schmerz. Welche Fragen zum Schmerzcharakter und -verlauf sind hilfreich?
- Welche Begleitsymptome müssen bei akutem Bauchschmerz erfragt werden?
- Erklären Sie einer imaginären Überprüfungskommission souverän und fachkundig, welche verschiedenen Ursachen innerhalb und außerhalb des Bauchraumes zum „AA" (akutes Abdomen) führen können und auf welche Weise Sie diese unterscheiden können!
- Differenzieren Sie die Ursachen des akuten Abdomens nach der Lokalisation: Welche Ursachen stehen hinter Schmerzen oben rechts – unten rechts – Mitte oben – Mitte mittig – Mitte unten – oben links – unten links. Lernen Sie diese Lokalisationen auswendig! Das hilft in Prüfung und Praxis!
- Sie können die Bezeichnungen und Lokalisationen der Krankheiten aus der Tabelle ➢ 13.8 auf die Gestalt eines Menschen übertragen. Vielen hilft solch eine Skizze beim Lernen.

13.4.9 Ileus

- Unterscheiden Sie den mechanischen Ileus vom paralytischen Ileus! Welche Ursachen bestehen? Welche Symptome sind jeweils charakteristisch?
- Beschreiben Sie die Differenzialdiagnose beim Ileus – laut, mit eigenen Worten, in ganzen Sätzen!
- Schildern Sie die Erstmaßnahmen bei (Verdacht auf) Darmverschluss!
- Wie schätzen Sie die Prognose bei einem Darmverschluss ein?

13.4.10 Peritonitis

- Es ist für Sie nicht so relevant, wie die Peritonitis eingeteilt wird, zumal es verschiedene Einteilungen gibt. Aber die Symptome und die verschiedenen Ursachen müssen Sie erkennen und schildern können! Üben Sie dies!
- Was sind Peritonismen?
- Es besteht bei einer Patientin Verdacht auf eine Peritonitis. Was sind Ihre Erstmaßnahmen?

LEICHTER LERNEN

Zur Erinnerung: Wenn Sie wenig Zeit haben, beschäftigen Sie sich v.a. mit den durch ein rotes Symbol gekennzeichneten Fragen und Aufgaben.

- Und denken Sie daran: Das Gehirn lernt durch Abruf, nicht durch Eingabe. Also reden Sie laut, und erklären Sie sich selbst oder Ihrer Lerngruppe die frisch gelernten Inhalte!
- Vertrauen Sie auf Ihre Prüfungsvorbereitung. In dieser Phase werden Sie alles wiederholen und miteinander vernetzen – dies bringt Ihnen Lernerfolge, auf die Sie momentan noch nicht zu hoffen wagen!

Lernen Sie immer mit möglichst viel Freude und möglichst wenig Druck!

13.5 Erkrankungen des Mundraums

Erkrankungen der Zähne und des Zahnfleischs

13.5.1

- Welche Erkrankungen des Zahnfleisches und der Zähne kennen Sie?
- Worum handelt es sich bei Zahnstein?

Stomatitis

13.5.2

- Was sind Aphthen?
- Warum dürfen Sie eine Stomatitis nicht behandeln?
- Die Ursachen einer Stomatitis sollten Sie trotzdem kennen. Welche sind das?
- Schwere rezidivierende Stomatitiden können ein Warnzeichen sein. Für welche Erkrankung?

Speichelsteinkrankheit

13.5.3

- Welche Symptome fallen bei der Speichelsteinkrankheit auf?
- Wenn Sie Lust und Zeit haben, können Sie den folgenden Sachverhalt erkunden: Wo im Körper können sich Steine bilden? Suchen Sie nach Krankheiten mit der Endung -lithiasis.

13.6 Erkrankungen der Speiseröhre

Gastroösophageale Refluxkrankheit, Refluxösophagitis

13.6.1

- Sehr viele Erwachsene leiden unter der Refluxkrankheit. Welche Faktoren führen zur Krankheitsentstehung?
- Welche typischen Symptome treten bei Säuglingen sowie bei Kindern und Erwachsenen auf?
- Warum ist diese weit verbreitete Erkrankung auf Dauer keineswegs harmlos?
- Wie behandelt die Schulmedizin die GERD?
- Was raten Sie Betroffenen zur Vermeidung von Sodbrennen und Reflux?

GUT ZU WISSEN

Die gastroösophageale Refluxkrankheit ist eine der häufigsten Erkrankungen des Verdauungstrakts: Rund 10 % der Bevölkerung haben die Beschwerden einer Refluxkrankheit, und etwa ein Viertel der Betroffenen hat die Symptome einer refluxbedingten Speiseröhrenentzündung.

Fremdkörper in der Speiseröhre

13.6.2

- Welche Personen sind besonders gefährdet?
- Ein Fremdkörper in der Speiseröhre ist zwar nicht so bedrohlich wie einer in der Luftröhre – dennoch besteht Handlungsbedarf. Warum? Welche Folgen drohen? Was tun Sie in einem solchen Fall?

Ösophagusdivertikel

13.6.3

- Was ist ein Divertikel? In welchen Organen bilden sich Divertikel?
- Welche Symptome bestehen bei Divertikeln der Speiseröhre?

- Was versteht man unter Regurgitation?
- Was bedeutet Aspiration?

13.6.4 Ösophagusmotilitätsstörungen

- Das ist ein langes und schwieriges Wort: Ösophagusmotilitätsstörungen. Fast ein Zungenbrecher. Was verbirgt sich dahinter? Erklären Sie es in Ihren Worten, einfach und verständlich.
- Was ist eine Dysphagie?
- Unterscheiden Sie Achalasie und Ösophagusspasmus.

13.6.5 Ösophaguskarzinom

- Sie wissen es längst selbst: Jede Art von Krebserkrankung hat eine hohe Lernrelevanz für Prüfung und Praxis! Welche Risikofaktoren können zur Entstehung des Ösophaguskarzinoms beitragen?
- Welcher Personenkreis ist statistisch betrachtet besonders gefährdet?
- Bei welchen Symptomen werden Sie hellhörig im Hinblick auf ein Ösophaguskarzinom?
- Nennen Sie die Grundsätze der schulmedizinischen Behandlungsstrategie bei einem Ösophaguskarzinom.

13.6.6 Hiatushernie

- Viele Menschen bekommen im Laufe ihres Lebens eine Hiatushernie. Wodurch wird die Entstehung begünstigt?
- Welche Symptome schildern Betroffene?

13.7 Erkrankungen des Magens und Duodenums

13.7.1 Funktionelle Dyspepsie

- Nein, die Dyspepsie ist nicht überprüfungsrelevant. Und nur recht wenige Patienten kommen ausschließlich deswegen zum Heilpraktiker. Aber die Erkrankungsrate ist sehr hoch, und im Sinne einer „ganzheitlichen" Behandlung sollten Sie diesen Text nicht ignorieren!
- Was schätzen Sie – auf welche Weise können Stress, Kummer und Sorgen einem Menschen „auf den Magen schlagen"? Wo liegen die Ursachen? Wie sieht der Pathomechanismus aus? Und was empfehlen Sie Menschen mit dyspeptischen Beschwerden oder „empfindlichem Magen"?
- Welches Kriterium hilft bei der Differenzialdiagnose?
- Warum muss die Diagnose funktionelle Dyspepsie dennoch immer eine Ausschlussdiagnose sein?

13.7.2 Gastritis

- Definieren Sie zunächst: akute und chronische Gastritis, asymptomatische und erosive Gastritis.
- Wie wird eine akute Gastritis behandelt? Welche Prognose hat sie?

- Welche drei Arten der chronischen Gastritis werden unterschieden?
- Welche Rolle spielt Helicobacter pylori bei der Entstehung einer Gastritis?
- Was versteht man unter dem Ménétrier-Syndrom?

Gastroduodenale Ulkuskrankheit

13.7.3

- Erklären Sie einem Laien, also z. B. einer imaginären späteren Patientin, die Entstehung eines Magengeschwürs. Was raten Sie ihr? Was sollte sie meiden? Wie sollte sie sich verhalten?
- Nun erklären Sie einer imaginären Überprüfungskommission, welche Personengruppen besonders von einem gastroduodenalen Ulkus betroffen sind, welche Faktoren bei der Entstehung eine Rolle spielen und welche Symptome vorliegen.
- Beschreiben Sie außerdem konkret und fundiert die möglichen Warnzeichen, Risiken und Komplikationen. Denken Sie daran, dass Sie in der Überprüfung, aber auch im Praxisalltag Ihre Fähigkeit zur „Gefahrenabwehr" unter Beweis stellen müssen. Benennen Sie also mögliche Gefahren, und begegnen Sie diesen durch entsprechende Maßnahmen!
- Welche Medikamente setzt die Schulmedizin zur Behandlung eines Magengeschwürs ein?
- Wann ist eine OP angezeigt?
- Was begünstigt die Entstehung dieser Erkrankung? Um welche aggressiven Faktoren handelt es sich?
- Welche (defensiven) Faktoren schützen vor dieser Erkrankung?
- Aus dem wahren Leben: Ein Patient kommt mit einem Laborbefund in Ihre Praxis und berichtet aufgeregt, bei ihm sei „der Helikopter total erhöht". Wie interpretieren Sie diese Aussage?

Magenkarzinom

13.7.4

- Entstehung! Risikofaktoren! Symptome! Metastasierung! Prognose! Fertigen Sie sich für Ihre Lernkartei eine Karte (oder auch mehrere Karten) an.
- Beschreiben Sie einer imaginären Prüfungskommission anschaulich und klar (und mit lauter Sprechstimme!), was Sie über das Magenkarzinom wissen.
- Beschreiben Sie kurz die schulmedizinische Therapie.
- Prägen Sie sich zumindest Grundkenntnisse zu den Folgen einer Magen-OP ein.

LEICHTER LERNEN

Hoffentlich ist dies Ihnen noch nicht auf den Magen geschlagen. Jetzt gehen wir gemeinsam durch Dünn und Dick! Viel Lernerfolg (und auch Lernfreude) bei den Erkrankungen des Dünn- und Dickdarms!

13.8 Erkrankungen von Dünndarm, Dickdarm und Bauchfell

Nahrungsmittelunverträglichkeit, Nahrungsmittelallergie

13.8.1

- Was ist der Unterschied zwischen einer Nahrungsmittelunverträglichkeit und einer Nahrungsmittelallergie?
- Wie werden Nahrungsmittelunverträglichkeiten unterteilt?
- Wieso bzw. auf welche Weise kann eine Nahrungsmittelallergie im schlimmsten Fall zum Tode führen? (➤ NHP 22.6.2)
- Was wissen Sie über die Laktoseintoleranz?

13.8.2 Malassimilations-Syndrom

- Was bedeutet eigentlich das Wort assimilieren?
- Was ist der Unterschied zwischen Digestion, Resorption und Assimilation?
- Die Symptome des Malassimilationssyndroms lassen sich recht gut logisch erklären oder ableiten, wenn man weiß, wofür die verschiedenen Nährstoffe gebraucht werden. Versuchen Sie, ebenfalls die Ursachen und Folgen von Malabsorption zu logisch abzuleiten und zu erklären.

13.8.3 Zöliakie

- Oftmals wird von Patienten und auch vom Behandler die Glutenunverträglichkeit mit der Weizenallergie verwechselt! Beides kann, muss aber nicht gemeinsam auftreten. In Ihrer Praxis kann diese Problematik durchaus regelmäßig eine Rolle spielen, z. B. im Zusammenhang mit der Thematik des Leaky-Gut-Syndroms. Es gibt – auch und gerade nach der Überprüfung – viel Interessantes zu lernen.
- Was ist Gluten, und in welchen Nahrungsmitteln kommt es vor?
- Was versteht man unter Zöliakie?
- Mit welchen Symptomen tritt beim Säugling oder Kleinkind und beim Erwachsenen die Zöliakie bzw. Glutenunverträglichkeit in Erscheinung?

GUT ZU WISSEN

Für Menschen mit Zöliakie sind bereits geringe Mengen an Gluten schädlich. Deshalb sind die Küchenhygiene und penible Trennung der Nahrungsmittel besonders wichtig. Hilfreich ist es, wenn ein betroffenes Familienmitglied eigene, farblich gekennzeichnete Vorratsgefäße und Küchengeräte besitzt. Besonders wichtig sind getrennte Schneidebretter und Toaster. Glutenfreie Mahlzeiten sollten sicherheitshalber immer zuerst zubereitet werden, und es ist ratsam, das Geschirr in der Spülmaschine zu reinigen.

13.8.4 Chronisch-entzündliche Darmerkrankungen: Morbus Crohn und Colitis ulcerosa

- Es empfiehlt sich, Morbus Crohn und Colitis ulcerosa im Vergleich zueinander und parallel zu lernen – geeignet sind hierzu auch (selbstgemachte) Tabellen. Beide Krankheiten sind jeweils (mindestens) eine Lernkarte wert.
- Beschreiben Sie mit eigenen Worten die Gemeinsamkeiten und Unterschiede der beiden Erkrankungen!
- Welche Darmabschnitte sind bei welcher CED betroffen? Welche Personengruppen erkranken bevorzugt? Welche Ursachen werden vermutet?
- Wie erfolgt die medizinische Diagnostik?
- Erklären Sie, welche Komplikationen auftreten können.
- Wie wird schulmedizinisch behandelt?

13.8.5 Appendizitis

- Die Appendizitis kann unbehandelt zum Tode führen. Deshalb ist sie selbstverständlich überprüfungsrelevant!
- Mit welchen Erkrankungen könnte eine Appendizitis aufgrund einer ähnlichen Symptomatik leicht verwechselt werden?

- Schildern Sie hierzu Ihre differenzialdiagnostischen Überlegungen, und erklären Sie die typischen und atypischen Symptome!
- Sie werden zu einer Zehnjährigen mit Bauchschmerzen gerufen. Welche Untersuchungen führen Sie am Krankenbett durch, wenn aufgrund der Symptomatik Verdacht auf Appendizitis besteht?
- Ihr Verdacht erhärtet sich. Schildern Sie Ihr Vorgehen und Ihre Maßnahmen. Welche Komplikation könnte entstehen?

Dickdarmdivertikulose und Dickdarmdivertikulitis

13.8.6

- Unterscheiden bzw. definieren Sie die Begriffe Divertikel, Divertikulose und Divertikulitis!
- Welche Symptome sprechen für eine akute Divertikulitis?
- Erklären Sie den Begriff Linksappendizitis! Vergleichen Sie die beiden Erkrankungen.
- Welche Komplikationen können eine Divertikulitis zu einem Notfall werden lassen?
- Wie wird eine Divertikulitis schulmedizinisch behandelt?

Reizdarmsyndrom

13.8.7

- Ein Reizdarm ist gar nicht reizend – was versteht man darunter?
- Was versteht man unter einem imperativen Stuhldrang?
- Welche Symptome kennzeichnen das irritable Colon?
- Was sind Spasmen?
- Wie lauten die schulmedizinischen Therapieempfehlungen zur Behandlung eines Reizdarmsyndroms?
- Ein 60-jähriger Patient schildert, dass er vor etwa 8 Jahren schon einmal wegen seines „spastischen Reizkolons" zuerst beim Hausarzt und dann bei einer Heilpraktikerin war. Nun hat er seit 6 Wochen wieder ähnliche Symptome. Welche Fragen stellen Sie bzw. was veranlassen Sie, um ein Reizkolon auszuschließen bzw. eine schwerwiegende Erkrankung rechtzeitig zu erkennen?

GUT ZU WISSEN

Auch wenn die Reizdarm-Erkrankung medizinisch gesehen harmlos ist, beeinträchtigen die Symptome die Lebensqualität erheblich. Die Beschwerden wie Darmgeräusche, Blähungen oder kaum zu unterdrückender (imperativer) Stuhldrang sind für viele Patienten sehr belastend, z. B. am Arbeitsplatz oder auch im sozialen Umfeld. „Es sind mir schon sehr peinliche Dinge passiert. Bevor ich irgendwo hingehe, checke ich, ob ich da rasch genug zur Toilette kommen kann. Aber lieber bleibe ich zu Hause." Deshalb führt diese Erkrankung bei nicht wenigen Betroffenen zum sozialem Rückzug. Hier können Inkontinenzhilfsmittel, z. B. Analtampons und Wäscheschutz, entlasten. Beratung gibt es beispielsweise bei der Deutschen Kontinenz Gesellschaft. Manche Patienten führen vor einem besonderen Ereignis (z. B. Familienfeier, Vorstellungsgespräch) mit einem Wassereinlaufgerät (Irrigator) eine kontrollierte Darmentleerung herbei.

Dickdarmpolypen

13.8.8

- Erinnern Sie sich noch an die Themen der allgemeinen Pathologie? Was sind Adenome und Polypen? (> NHP 8.10.3)
- Dickdarmpolypen sind harmlos und bleiben harmlos. Oder? Welches Risiko besteht?
- Was versteht man unter Dünndarmfehlbesiedlung?

LEICHTER LERNEN

Es ist Geschmackssache, ob man mit Lernkarten arbeitet oder nicht. Wir empfehlen Ihnen, sich zumindest für alle Notfälle, für die relevantesten Infektionskrankheiten und für alle Tumorerkrankungen Lernkarten anzufertigen. Vielleicht mögen Sie sich auch noch Karten zu anderen Themen ausarbeiten. Das nächste Thema ist jedoch auf jeden Fall eines für die Karte!

13.8.9 Kolorektales Karzinom

- Welche Faktoren erhöhen das Risiko für ein kolorektales Karzinom?
- Beschreiben Sie fundiert und in klarer Sprache, welche Symptome auf ein Darm-/Rektumkarzinom hinweisen.
- Wohin erfolgt die Metastasierung? Erklären Sie diese Lokalisation der Metastasen anhand der anatomisch-physiologischen Gegebenheiten.
- Was empfehlen Sie – nicht nur einem Patienten, dessen Vater und Bruder an Darmkrebs gestorben sind – zur Früherkennung der Erkrankung?
- Welche Behandlungsstrategien verfolgt die Schulmedizin?

LEICHTER LERNEN

Jetzt kommen ein paar Themen, die nur selten überprüfungsrelevant sind. Aber viele Ihrer künftigen Patienten haben mit diesen, ihnen oft sehr peinlichen, Erkrankungen große Last!

13.9 Erkrankungen der Analregion

13.9.1 Hämorrhoiden

- Sehr viele Patienten leiden unter Hämorrhoiden. Worum handelt es sich hierbei?
- Wie entstehen Hämorrhoiden, und wer ist besonders gefährdet?
- Welche Symptome kennzeichnen das Hämorrhoidalleiden?
- Welche operativen Maßnahmen gibt es zur Entfernung der Hämorrhoiden?

13.9.2 Anal- und Rektumprolaps

- Was wissen Sie über den Anal- und Rektumprolaps?
- Welche Personen erkranken typischerweise hieran?

13.9.3 Analabszess und Analfistel

- Erklären Sie die Bedeutung der Worte Abszess (➤ NHP 8.8.5) und Fistel.
- Wie unterscheiden sich die jeweiligen Symptome? Erklären Sie sich die Symptomatik auf dem Hintergrund der pathophysiologischen Prozesse.

13.9.4 Analkarzinom

- Das Analkarzinom kommt zwar seltener vor als das Dickdarm- oder Rektumkarzinom, wird aber leider häufig spät erkannt, auch deshalb, weil es vom Betroffenen lange Zeit als Hämorrhoidalleiden falsch gedeutet wird. Schildern Sie also die Symptome und …

- Fertigen Sie hierzu eine Lernkarte an!
- Wohin erfolgt die Metastasierung?

Stuhlinkontinenz

13.9.5

- Die Stuhlinkontinenz ist ein Symptom, bei dem sich gut das differenzialdiagnostisch-pathophysiologische Denken üben lässt. Welche Funktionen müssen gewährleistet bzw. welche Organe müssen intakt sein, damit ein so alltäglich-menschlicher Vorgang wie die Stuhlausscheidung funktionieren kann?
- Anders ausgedrückt: Aufgrund welcher Störungen oder Krankheiten kommt es zur Stuhlinkontinenz? Erarbeiten Sie sich dieses Thema selbst.
- Welche Arten bzw. Schweregrade werden unterschieden?

Weitere anorektale Erkrankungen

13.9.6

- Eine Analfissur und auch eine perianale Thrombose sind sehr schmerzhaft. Beschreiben Sie die jeweiligen Symptome. Welches Bild präsentiert sich jeweils bei der Inspektion?
- Was sind Marisken?

13.10 Hernien

Übersicht

13.10.1

- Was ist eine Hernie?
- Welche verschiedenen Arten von Hernien gibt es, und wodurch unterscheiden sie sich?
- Durch welche Symptome oder Befunde wird eine Hernie auffällig?
- Wie kann aus einer „harmlosen" Hernie ein Notfall werden?

Spezielle Hernien

13.10.2

- Was wissen Sie über Leistenhernien und Schenkelhernien?
- Warum erkranken Männer häufiger an der einen, Frauen eher an der anderen Hernienart?

LEICHTER LERNEN

Nun können Sie sich vor dem Beginn des nächsten Kapitels eine schöne, erholsame Pause gönnen und all dies erst einmal verdauen …

KAPITEL

14 Leber, Galle, Bauchspeicheldrüse

Dem Gesunden ist jeder Tag ein Fest.

Türkisches Sprichwort

14.1 Lernen durch Beschriften

14.2

In den folgenden Abbildungen (➤ Abb. 14.1, ➤ Abb. 14.2, ➤ Abb. 14.3) ist Ihre Handschrift gefragt. Um sich die anatomischen Strukturen zu erarbeiten, ist das eigenhändige Beschriften von Abbildungen hilfreich. Damit Sie dies mehrmals machen und Ihren Lernerfolg immer wieder überprüfen können, empfiehlt es sich, hierzu einen Bleistift zu verwenden.

GUT ZU WISSEN

In der naturheilkundlichen Betrachtungsweise kommt der Leber eine enorme Bedeutung zu bei der Behandlung zahlreicher Erkrankungen, die aus Sicht der konventionellen Medizin mit der Leber und ihren Funktionen oder Schwächen nichts zu tun haben. So ist der Themenbereich, mit dem Sie sich im folgenden Kapitel beschäftigen werden wie meistens – eben nicht nur prüfungs-, sondern auch praxisrelevant.

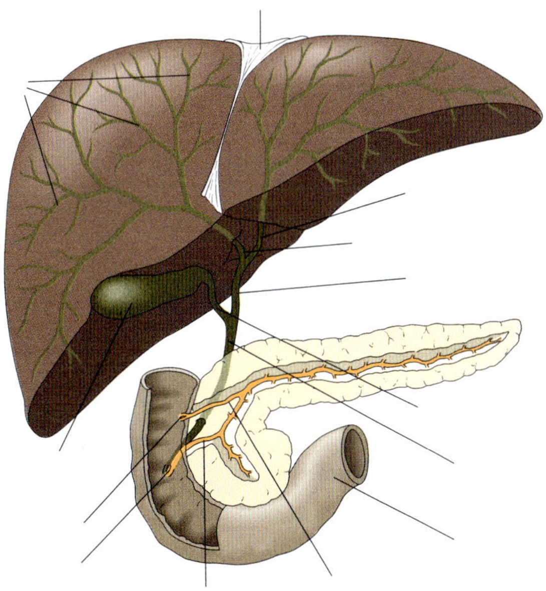

Abb. 14.1 Verlauf der Gallenwege und des Pankreasgangs. [L190] (➤ NHP Abb. 14.4)

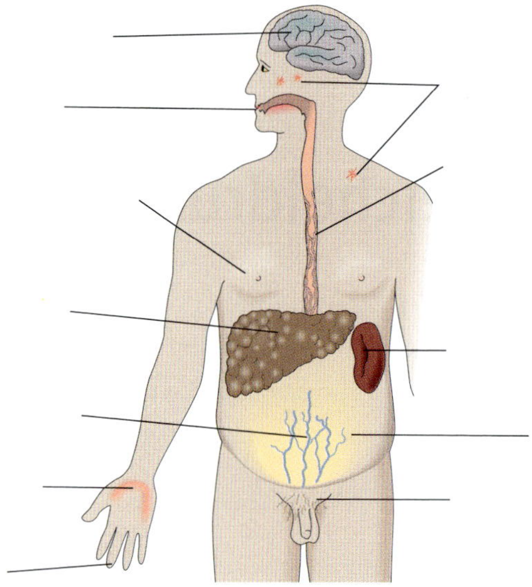

Abb. 14.2 Typische Symptome und Komplikationen eines Patienten mit Leberzirrhose. [L190] (➤ NHP Abb. 14.19)

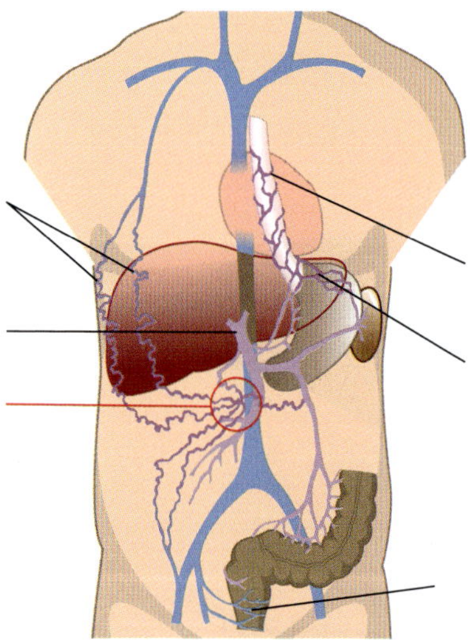

Abb. 14.3 Bei einem Blutstau in/vor der Leber bilden sich Umgehungskreisläufe zwischen Pfortader und V. cava superior und inferior aus. [L190] (➤ NHP Abb. 14.23)

14.2 Anatomie und Physiologie

Leber

14.2.1

- Welche Aufgaben hat die Leber?
- Beschreiben Sie den Aufbau der Leber sowie ihre Lage zu den Nachbarorganen.
- Welche Gefäße führen Blut zur Leber hin? Welche Gefäße führen Blut von der Leber weg?
- Was ist die Leberpforte?
- Erklären Sie die Blutversorgung der Leber!
- Leberläppchen – Periportalfelder – Glisson-Trias – Lebersinusoide: Was hat es mit diesen Begriffen auf sich? Wie funktionieren diese kleinen Bausteine der Leber? Erklären Sie möglichst einem Laien den Feinbau der Leber so verständlich, dass er beeindruckt ist und sich über seine Leber freut.
- Was wissen Sie vom System der Gallengänge in der Leber?
- Weshalb ist es mitunter wichtig, dass Medikamente parenteral verabreicht werden? Gibt es eine bestimmte Bezeichnung hierfür?
- Was versteht man unter Glukoneogenese?
- Welche Eiweiße werden in der Leber produziert?
- Welche Enzyme und Transaminasen der Leber spielen in der Diagnostik eine große Rolle?
- AST und ALT – was bedeuten diese Abkürzungen?
- Was sind Ketonkörper, und wie entstehen diese im Körper?
- Denksportaufgabe: Erklären Sie, wieso ein Mann mit einer schweren Lebererkrankung eine Brustdrüsenvergrößerung (Gynäkomastie) bekommen kann.

GUT ZU WISSEN

Die Leber ist mit 1500 g das schwerste innere Organ des Menschen. Sie erfüllt eine Vielzahl von Aufgaben. In zahlreichen biochemischen Reaktionen wandelt sie die über die Pfortader gelieferten Nahrungsbausteine, aber auch Hormone, Toxine und Abbauprodukte der Milz um.

Gallenblase und Gallenwege

14.2.2

- Erklären Sie die Bedeutung von Papilla duodeni major, Papilla Vateri und M. sphincter Oddi!
- Über welchen Weg gelangt ein Tröpfchen Gallenflüssigkeit in den Dünndarm?
- Wozu dient die Gallenflüssigkeit, und woraus besteht diese?
- Unterscheiden Sie Bilirubin, indirektes und direktes Bilirubin, Urobilinogen und Sterkobilin! Erklären Sie die Bedeutung!
- Beschreiben Sie laut und in Ihren eigenen Worten den Bilirubinkreislauf! Fertigen Sie ggf. hierzu selbst eine Skizze an!
- Was wissen Sie über Lezithin?
- Welche Rolle spielt die Galle bei der Fettverdauung?
- Was versteht man unter dem enterohepatischen Kreislauf?

Bauchspeicheldrüse

14.2.3

- Wo sitzt die Bauchspeicheldrüse? Beschreiben Sie ihre Lage anhand ihrer anatomischen Nachbarstrukturen.

- Welche Enzyme stellt die Bauchspeicheldrüse her? Ordnen Sie diese jeweils der Kohlenhydrat- bzw. der Fett- oder der Eiweißverdauung zu!
- Erklären Sie die endokrine Funktion der Bauchspeicheldrüse!
- Welche Aufgaben haben die A-Zellen und die B-Zellen des Pankreas?
- Welche drei weiteren Zellarten sind ebenfalls tätig für die Produktion von Pankreashormonen?
- Wie wird die Bildung von Galle und Pankreassaft reguliert?

LEICHTER LERNEN

Nun geht es zu Symptomen und Krankheiten. Und Sie sind sicherlich gespannt, welche Themen besonders prüfungsrelevant sind. Es ist verständlich, dass Sie sich auf die Überprüfung ausrichten – zumal es ohne den „Schein" nichts wird mit der eigenen Praxis!

Doch auch eine Heilerpersönlichkeit ist entscheidend für den späteren Praxiserfolg. Dazu gehören Eigenschaften wie z. B. die Fähigkeit zur Reflexion, die Fähigkeit zur Balance von Empathie und Distanz, die Ausgewogenheit von Sachverstand und Intuition sowie ein gesundes Selbstvertrauen und Selbstwertgefühl. Die beiden letzten Eigenschaften sind wiederum für das Bestehen insbesondere der mündlichen Überprüfung von großer Bedeutung! Eignen Sie sich also nicht nur Fachwissen an. Nutzen Sie Ihre HP-Ausbildung als Chance, sich auszuprobieren, stärker zu werden und Ihre persönlichen Potenziale zu entfalten.

14.3 Untersuchung und Diagnostik

14.3.1 Anamnese

- Welche Anamnesefragen stellen Sie bei Erkrankungen der Leber und der Galle?
- „Müdigkeit ist der Schmerz der Leber." Was bedeutet dieser Spruch? Und warum?

14.3.2 Körperliche Untersuchung

- Üben Sie die Palpation der Leber in Ihrer Lerngruppe – und später dann mit einem (oder mehreren) Lieblingsmenschen, am besten mit Personen unterschiedlicher Größe und Statur. Beschreiben Sie dabei laut, was Sie tun!
- Berichten Sie einer imaginären Überprüfungskommission, wie Sie die Leberpalpation durchführenn.
- Was versteht man unter dem Courvoisier-Zeichen? Wann tritt es auf?
- Wieso wird erst eine Auskultation des Bauchraums durchgeführt, bevor die Leber getastet wird?

14.3.4 Diagnostik

- Welche diagnostischen Hinweise werden aus dem Blutlabor bei Erkrankungen der Leber gewonnen?
- Die Ultraschalluntersuchung der Leber gibt Aufschluss über …?
- Was wird – grob erklärt – bei einer ERCP und bei einer Laparoskopie gemacht?

14.4 Leitsymptome und Differenzialdiagnose

Ikterus

14.4.1

- Nein, Ikterus ist kein römischer Belagerer eines kleinen gallischen Dorfs. Dennoch sollten Sie ihn kennenlernen. Er ist nämlich ..., ja, prüfungsrelevant!
- Was ist ein Ikterus? Ab wann ist er erkennbar?
- Erklären Sie, warum bei einem Verschlussikterus die Haut gelb, der Urin dunkel und der Stuhl hell wird.
- Betrachten Sie im Lehrbuch *Naturheilpraxis Heute* ➢ Abb. 14.3 und ➢ Tab. 14.2 aufmerksam und erklären Sie laut, was darauf zu sehen ist bzw. welche Informationen hierin zusammengefasst sind. Führen Sie dabei Abbildung, Tabelle und Text inhaltlich zusammen.
- Unterscheiden Sie die drei Formen des Ikterus! Bei welchem pathophysiologischen Vorgang und welchen Erkrankungsarten tritt welche Ikterusart auf? Lernen Sie dies nicht nur einfach auswendig, sondern versuchen Sie, es zu verstehen. Eine Skizze kann helfen. Und dann rufen Sie eine Freundin oder einen Freund an, und erklären Sie ihr oder ihm, um was es hier geht – gut verständlich und in eigenen Worten. Ermuntern Sie dieser staunenden Person, Ihnen hierzu Fragen zu stellen. Das wird eine völlig neue Erfahrung und Anekdote in Ihrer Freundschaft! Viel Spaß dabei!

Aszites

14.4.2

- Ein Aszites ist immer ein schlechtes Zeichen. Warum? In welchen Situationen bzw. bei welchen Erkrankungen entwickelt sich ein Aszites – und warum?
- Angenommen, Sie wären HP-Beisitzer oder -Beisitzerin bei der mündlichen Prüfung. Wie würden Sie nach dem Symptom Aszites fragen?
- Überlegen Sie sich ein Aszites-Fallbeispiel. Mit welcher Geschichte, welchen Beschwerden könnte ein Patient mit Aszites in Ihre Praxis kommen, und woran würden Sie dieses schwerwiegende Symptom bemerken?
- Wie wird ein Aszites behandelt? Wie ist die Prognose?

Hepatomegalie

14.4.3

- Denken Sie pathophysiologisch – differenzialdiagnostisch: Was verursacht eine Lebervergrößerung? Warum? Wie verändert sich das Gewebe? Wird etwas eingelagert? Staut sich etwas? Liegt eine Entzündung vor? Wird Gewebe umgebaut? Entsteht neues Gewebe?
- Welche neuen Aspekte bringt eine geschwollene Milz in die differenzialdiagnostischen Erwägungen?

14.5 Erkrankungen der Leber

Akute Virushepatitis

14.5.1

- Die Hepatitis wird Sie bei den Infektionskrankheiten genauer beschäftigen. Hier geht es um die Grundzüge der Erkrankung.
- Erklären Sie die Unterschiede zwischen einer akuten Hepatitis und einer akuten Virushepatitis.

- Welche Ursachen können akute Hepatitiden haben?
- Warum dürfen Heilpraktiker die infektiöse Hepatitis nicht behandeln?

14.5.2 Chronische Hepatitis

- Heutige Einteilungen der chronischen Hepatitis umfassen drei Kriterien. Welche sind das?
- Es gibt viele, sehr viele mögliche Ursachen einer chronischen Hepatitis. Welche sind Ihrer Meinung nach die häufigsten, welche die prognostisch gefährlichsten?
- Welche Symptome führen Sie zur Verdachtsdiagnose chronische Hepatitis?
- Welche Laborwerte verweisen auf eine chronische Hepatitis?
- Welche Komplikation ist gefürchtet?

14.5.3 Nichtalkoholische Fettlebererkrankung, nichtalkoholische Fettleberhepatitis

- Die Fettleber ist zweifelsfrei eine sehr häufige Zivilisationskrankheit. Dennoch wird erstaunlich selten in der Überprüfung nach ihr gefragt. Warum ist sie keinesfalls harmlos? Richtig! Und da diese Erkrankung immer häufiger – und auch schon bei jüngeren Menschen – vorkommt, ist sie vielleicht (noch) kein häufiges Prüfungsthema, aber ein wichtiges Praxisthema. Die gute Nachricht: Eine nichtalkoholische Fettleber kann mit den Therapieverfahren der Heilpraktiker in vielen Fällen erfolgreich behandelt werden!
- Schildern Sie Ursachen, Symptome und Laborwerte bei einer ausgeprägten Fettleber.
- Was ist die Hauptursache der Fettleber? Welche Folgen drohen?
- Unterscheiden Sie die Krankheitsbilder der NAFLD, NASH und NASH-Zirrhose!

14.5.4 Alkoholische Fettlebererkrankungen

- Auch wenn die Ursache dieser Erkrankung bereits in ihrem Namen steckt: Auf welche Weise kommt es – pathophysiologisch erklärt – zur alkoholischen Fettleber?
- Welche Laborwerte können hinweisgebend sein?
- Wie wird schulmedizinisch behandelt?

14.5.5 Toxische Leberschädigung durch andere Noxen

- Die Leber ist die weitaus differenzierteste, effektivste und leistungsstärkste Chemie- und Entsorgungsfabrik der Welt. Doch auch sie hat ihre Grenzen. Welche Gifte gefährden die Leber?
- Was sind obligate, was sind fakultative Lebertoxine? Was bedeuten diese Begriffe?

14.5.6 Leberzirrhose und Leberinsuffizienz

- Was wissen Sie über die Entstehung der Leberzirrhose?
- Welche Personengruppen erkranken am häufigsten?
- Welche Risikofaktoren und Ursachen gibt es bei der Leberzirrhose?
- Erklären Sie, auf welche Weise die verschiedenen Ursachen zur Erkrankung führen.

- Schildern Sie ausführlich die verschiedenen Symptome der Leberzirrhose. Denken Sie dabei pathophysiologisch-differenzialdiagnostisch, d. h., ordnen Sie die verschiedenen Symptome (wenn möglich, das geht nicht bei allen) ihrer Entstehung oder ihrer Erscheinung nach.
- Betrachten Sie > Tab. 14.22 und > Abb. 14.22 im Lehrbuch *Naturheilpraxis Heute* im Zusammenhang und erklären Sie laut und in ganzen Sätzen die Bedeutung dieser Informationen.
- Warum kann es eine Diagnosemethode sein, einen erwachsenen Menschen ein Haus aus Streichhölzern legen zu lassen?
- Erklären Sie der imaginären Überprüfungskommission, wie die Komplikationen der Leberzirrhose entstehen.
- Was ist eine hepatische Enzephalopathie? Wie äußert sich diese?
- Welche Notfälle kann es bei einer fortgeschrittenen Leberzirrhose geben? Welche anderen Organe und anatomischen Strukturen können betroffen sein?
- Schildern Sie Ihr Vorgehen bei einer Ösophagusvarizenblutung! Gebrauchen Sie dabei die Ich-Form! Beten Sie also nicht einfach nur die Stichworte herunter, sondern erklären Sie laut und kompetent: „Ich mache dies, veranlasse jenes, kontrolliere außerdem, trage dafür Sorge, dass ..."
- Fertigen Sie hierzu eine Lernkarte an!

GUT ZU WISSEN

Ist das Lebergewebe knotig-bindegewebig umgebaut, entsteht eine Vielzahl von Problemen:

- Gehen Leberzellen zugunsten von einfachem Bindegewebe verloren, fehlen die von den Leberzellen hergestellten Eiweiße, wie z. B. die Gerinnungsfaktoren. Dadurch kommt es zur erhöhten Blutungsneigung.
- Auch die Transporteiweiße für das Blut, v.a. das Albumin, werden nicht mehr ausreichend gebildet. Durch diesen Albuminmangel im Blut sinkt der kolloidosmotische Druck. Dadurch kann das Wasser nicht mehr in den Gefäßen gehalten werden, es tritt in das umliegende Gewebe aus. Je nachdem, wohin es fließt, entstehen Ödeme in den Beinen, ein Pleuraerguss oder ein Aszites.
- Der bindegewebige Umbau des Lebergewebes verengt und zerstört auch die in der Leber gelegenen Gallenwege. Dadurch kommt es zu Galleabflussstörungen (intrahepatischer Ikterus) mit Gelbsucht, Juckreiz und Fettverdauungsstörungen.
- Verengen sich durch die Umbauprozesse die Blutgefäße der Leber, staut sich das Blut auf seinem Weg von der Leber zum Herzen. Dieser Stau führt zum Pfortaderhochdruck. Dieser Rückstau macht sich auch in anderen Blutgefäßen bemerkbar, z. B.
  - in den Hautvenen der Nabelregion, diese geschlängelten Venen werden Caput medusae (Medusenhaupt) genannt,
  - in der Milz durch eine Milzschwellung (Splenomegalie), die mit einem vermehrten Abbau von Blutkörperchen verbunden ist,
  - in der Speiseröhre durch Ösophagusvarizen, die leicht platzen und zu lebensbedrohlichen Blutungen führen können,
  - im Bereich des Anus durch Hämorrhoiden.

Leberzysten

14.5.7

- Erinnern Sie sich noch an die allgemeine Pathologie und an die Definition des Begriffes Zyste? Was ist denn, bitte, eine Zyste? (> NHP 8.10.3)
- Wie gefährlich sind Leberzysten in den meisten Fällen?

Reye-Syndrom

14.5.8

- Was ist ein Reye-Syndrom?
- In welchem Zusammenhang bzw. mit welcher Fragestellung könnte das Reye-Syndrom für Sie praxis- oder prüfungsrelevant werden?
- Ein Kind mit einem grippalen Infekt hat starke Kopfschmerzen. Worüber klären Sie die Mutter oder den Vater mit Dringlichkeit auf?

- Und jetzt umgekehrt – zum besseren Einprägen: Warum verordnen Sie einem 12-jährigen Kind mit Fieber und Kopfweh auf keinen Fall ASS?
- Welche Symptome kennzeichnen das Reye-Syndrom?

14.5.9 Lebertumoren

- Was ist ein Hämangiom? (➤ NHP 18.9.3)
- Welche bösartigen Primärtumoren metastasieren am häufigsten in die Leber?
- Warum metastasieren diese Tumoren in die Leber? Ein Tipp: Schauen Sie im Lehrbuch *Naturheilpraxis Heute* unter ➤ 8.10.5 und unter ➤ NHP Abb. 11.7 nach und verknüpfen Sie diese beiden Aussagen.
- Welche Symptome verursacht ein primäres Leberzellkarzinom?

14.5.10 Akutes Leberversagen

- Welche Ursachen führen am häufigsten zum Leberversagen?
- Welche Symptome entstehen beim Leberversagen?

14.5.11 Primäre Hämachromatose

- Was versteht man unter der primären Hämachromatose?
- Was wissen Sie über die Trias bei dieser Erkrankung?

14.6 Erkrankungen der Gallenblase und Gallenwege

14.6.1 Gallensteinleiden

- Wie übersetzen und erklären Sie einem späteren Patienten die Begriffe Cholelithiasis – Cholezystolithiasis – Choledocholithiasis – Cholezystitis – Cholangitis – Cholezystektomie?
- Was wissen Sie über Gallensteine? Schildern Sie deren Entstehung und die verschiedenen Arten?
- Welche Risikofaktoren begünstigen die Entwicklung von Gallensteinen?
- Was verbirgt sich hinter der 6-F-Regel bei Gallensteinen?
- Nennen Sie die Symptome einer klassischen Gallenkolik!
- Beschreiben Sie die möglichen ernsten Komplikationen eines Gallensteinleidens und durch welche pathophysiologischen Mechanismen diese entstehen.
- Welche naturheilkundliche Therapiemaßnahme ist bei Gallensteinleiden kontraindiziert? (Schauen Sie im grünen Kasten in NHP nach!). Begründen Sie, warum dieses bewährte Verfahren einen Risikofaktor darstellt.
- Wie behandelt die Schulmedizin Gallensteinleiden und Gallenkoliken?

GUT ZU WISSEN

Nach Entfernung der Gallenblase verschwinden die Gallenstein-Beschwerden meist dauerhaft – v. a. wenn die Betroffenen auf einen vernünftigen Lebensstil achten. Bei bis zu 50 % der Patienten kommt es jedoch nach der Gallenblasenentfernung zu einem Postcholezystektomiesyndrom. Etwa 10 % der operierten Patienten entwickeln erneut Gallensteine – und zwar im Gallengangsystem.
Gallenblasensteine über 3 cm Durchmesser verzehnfachen das Risiko für einen Gallenblasenkrebs und werden deshalb meist mitsamt der Gallenblase vorsorglich entfernt.

Postcholezystektomiesyndrom

14.6.2

- Was verbirgt sich hinter diesem Sammelbegriff?
- Was sind eigentlich funktionelle Beschwerden? Vorsicht! Dieser Begriff bedeutet nicht, dass ein Organ nicht funktioniert!

Gallenblasenentzündung

14.6.3

- Wie äußert sich eine Gallenblasenentzündung? Nennen Sie auch den lateinischen Begriff der Krankheit.
- Unterscheiden Sie die Symptome der akuten und der chronischen Form.
- Welche therapeutische Maßnahme ist bei Gallenblasenentzündung kontraindiziert?

Entzündungen der Gallenwege

14.6.4

- Charcot-Trias: Zählen Sie die Symptome auf.
- Was sind die häufigsten Ursachen der Gallenwegsentzündungen? Nennen Sie auch den lateinischen Begriff der Krankheit.
- Wie schätzen Sie den Verlauf und mögliche Komplikationen ein?
- Was ist eine Sepsis (➤ NHP 25.4.3)? Was mag dann ein septisches Bild einer Gallenwegsentzündung sein?

Gallenblasenkarzinom

14.6.5

- Was wissen Sie über das Gallenblasenkarzinom und seine Symptome?
- Wie schätzen Sie die Prognose dieses Karzinoms ein?

14.7 Erkrankungen der Bauchspeicheldrüse

Akute Pankreatitis

14.7.1

- Erklären Sie laut und in einfachen Worten, die Entstehung (Pathophysiologie) und die Verlaufsformen der akuten Pankreatitis.
- Beschreiben Sie ausführlich die Symptomatik der akuten Bauchspeicheldrüsenentzündung und die krankheitstypischen Veränderungen der Blutwerte!
- Woran erkennt man das Grey-Turner-Zeichen und woran das Cullen-Zeichen?
- Wie schätzen Sie die Prognose ein?
- Wie verhalten Sie sich bei Verdacht auf akute Pankreatitis?

GUT ZU WISSEN

Die alpha-Amylase, die in den Mundspeicheldrüsen und der Bauchspeicheldrüse gebildet wird, ist ein Enzym der Kohlenhydratverdauung. Der Normwert liegt bei < 100 U/l (Messung bei 37 °C, laborabhängig). Der Wert wird bestimmt zur Klärung unklarer Oberbauchbeschwerden sowie zum Nachweis einer Pankreatitis oder einer Parotitis (Speicheldrüsenerkrankung).

14.7.2 Chronische Pankreatitis

- Beschreiben Sie in Ihren eigenen Worten, den Verlauf sowie die Ursachen bzw. Auslöser oder Risikofaktoren der chronischen Pankreatitis.
- Welche Symptome sind typisch, welche kommen seltener vor und sind unspektakulärer, weshalb sie besonders gut erinnert werden sollten?
- Unterscheiden Sie zwischen den Symptomen der exokrinen und denen der endokrinen Pankreasinsuffizienz.
- Welche Werte des Blutlabors weisen auf eine chronische Pankreatitis hin?
- Was raten Sie einem Patienten mit chronischer Pankreasinsuffizienz?

14.7.3 Pankreaskarzinom

- Und nun etwas Statistik: Wer erkrankt am häufigsten am Pankreaskarzinom – Geschlecht, Alter, Risikofaktoren?
- Welches sind Frühsymptome des Pankreaskarzinoms?
- Welche Symptome folgen?
- Wie schätzen Sie die Prognose dieses Karzinoms ein?

LEICHTER LERNEN

Wichtig sind Selbstermutigung und Frustrationstoleranz.

- Gewöhnen Sie sich daran, dass es in jeder Überprüfung schwierige Fragen und längst nicht immer einfache Antworten und simple Lösungen gibt. In der schriftlichen Überprüfung können Sie „Hänger" leichter überwinden: Tief durchatmen, sich sammeln, sich selbst Mut zusprechen: Das schaff' ich! Gleich fällt es mir ein! Mit diesem Satz geben Sie sich eine Chance. Trainieren Sie sich darin, bei jeder kniffligen Fragestellung zuerst zu denken: „Das schaff' ich" und nicht „Keine Ahnung!" oder „Noch nie gehört!" Selbst wenn Sie es noch nie gehört haben sollten: Sie können die Lösung ableiten, sich über Zusammenhänge zur richtigen Antwort hinarbeiten. Doch das gelingt nur, wenn Sie dies für möglich halten und sich selbst ermutigen.
- Und: Trainieren Sie insbesondere Ihre Frustrationstoleranz! Es ist völlig in Ordnung, zu versagen! Es ist normal, sich für das Erreichen eines Ziels anstrengen zu müssen. Das befriedigende und stärkende Gefühl von Selbstwirksamkeit erfährt man nicht durch „Hinschmeißen" und nicht, ohne sich zu engagieren.
  - Es ist normal und es ist wichtig, dass wir uns manche Antworten (in der Prüfung, in der Praxis) erringen müssen.
  - Lernen geschieht nicht in der Komfortzone.
  - Lernen geschieht beim Verlassen der Komfortzone und mit der neugierigen Bereitschaft, sich für Herausforderungen zu interessieren.
  - In diesem Zustand entstehen am schnellsten Vernetzungen.
  - Also neu-gierig dran!

KAPITEL

15 Stoffwechsel und Ernährung

Eure Nahrungsmittel sollen Eure Heilmittel sein,
und Eure Heilmittel sollen Eure Nahrungsmittel sein!

Hippokrates

15.1 Lernen durch Beschriften

15.6

In den folgenden Abbildungen (➤ Abb. 15.1, ➤ Abb. 15.2) ist Ihre Handschrift gefragt. Um sich die Inhalte zu erarbeiten, ist das eigenhändige Beschriften von Abbildungen hilfreich. Damit Sie dies mehrmals machen und Ihren Lernerfolg immer wieder überprüfen können, empfiehlt es sich, hierzu einen Bleistift zu verwenden.

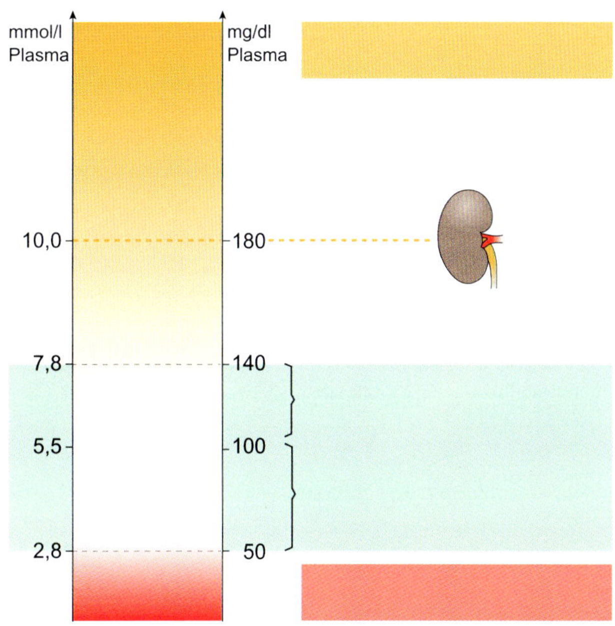

Abb. 15.1 Blutzuckerspiegel im venösen Blut (alle Angaben in mg/dl). Unterhalb eines Werts von 50 mg/dl liegt eine Hypoglykämie (Unterzuckerung) vor, oberhalb von 120–140 mg/dl eine Hyperglykämie (Überzuckerung). Ab einer Blutzuckerkonzentration von 180 mg/dl ist die Nierenschwelle überschritten, d. h., die Niere schafft es nicht mehr, die filtrierte Glukose zu resorbieren und ins Blut zurückzuführen. [L190] (➤ NHP Abb. 15.13)

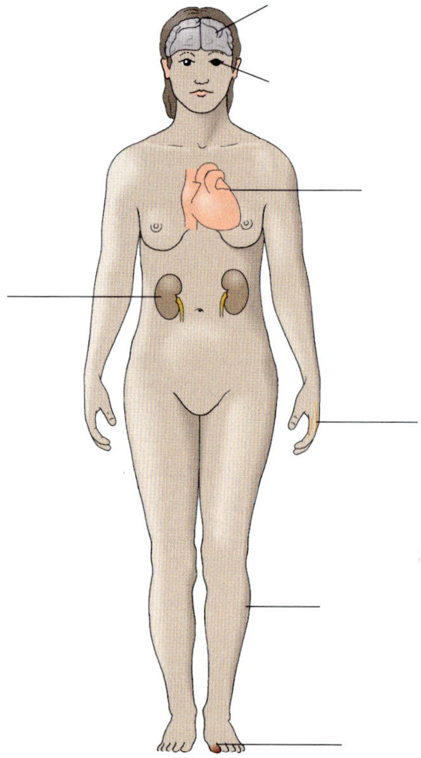

Abb. 15.2 Diabetische Spätschäden. Todesursache bei Diabetikern ist in 50 % ein Herzinfarkt bei koronarer Herzkrankheit, in 30 % ein Schlaganfall und in 12 % ein Nierenversagen durch eine diabetische Nephropathie. Nicht weniger bedrohlich sind weitere Funktionsstörungen, die die Lebensqualität teils erheblich einschränken und u. a. zu Immobilität führen können, wie die Erkrankung der Augen oder der Füße. [L190] (➤ NHP Abb. 15.18)

LEICHTER LERNEN

Stoffwechsel – das bedeutet, aus Körperfremdem Körpereigenes zu machen. Mögen Sie das folgende Kapitel gut verstoffwechseln, also im übertragenen Sinne aus fremdem Wissen bald Ihr eigenes Wissen machen. Frohes Lernen!

15.2 Physiologische Grundlagen

Energiehaushalt

15.2.1

- Definieren Sie Anabolismus – Katabolismus – Metabolismus!
- Was ist eine Kilokalorie?
- Wie hoch ist der Energiebedarf bei einem erwachsenen Mann etwa pro Tag, wenn er im Büro tätig ist und keinen Ausgleichssport betreibt?
- Wie hoch ist der Energiebedarf bei einer stillenden Frau?
- Wie hoch ist der Energiebedarf bei einem Ausdauersportler?

Kohlenhydrate und Kohlenhydratstoffwechsel

15.2.2

- Was versteht man unter Mono-, Di- und Polysacchariden – und in welcher Form kommen diese vor? Geben Sie Beispiele.
- Was bedeuten die Begriffe ATP und ADP, und wofür stehen diese?
- Was ist Glukoneogenese?
- Welche Aufgaben hat das Insulin im Körper? Erklären Sie diese Aufgaben und Eigenschaften einem Laien. Laden Sie ihn dazu ein, Ihnen Fragen zu stellen, und beantworten Sie diese. Solche Übungen helfen sehr beim Lernen!
- Welche Aufgaben hat das Glukagon?
- Ganz naiv gefragt: Wie wird der Blutzuckerspiegel reguliert? Geben Sie Beispiele zur Blutzuckerregulation aus dem Alltag eines gesunden Menschen.

Fette und Fettstoffwechsel

15.2.3

- Skizzieren Sie die verschiedenen Fettarten.
- Welche Fettarten sind in welchen Lebensmitteln zu finden?
- Was ist Cholesterin?
- Eine Patientin oder eine Freundin klagt über ihre Gewichtszunahme. „Ich weiß gar nicht, wie es dazu kommt!" Erklären Sie ihr nachvollziehbar, wie der Körper bei einem Überschuss oder Mangel an Energie bzw. Kohlenhydraten Fett speichert oder abbaut! Was gilt es zu beachten?

GUT ZU WISSEN

Durch die Bildung von Ketonkörpern kann der Körper die in den Fettsäuren gespeicherte Energie auch in Organen verwenden, die selbst keine Fettsäuren verwerten können, allen voran das ZNS. Normalerweise ist Glukose der wichtigste Energielieferant für das Gehirn. Im Hungerzustand kann es jedoch etwa drei Viertel seines Brennstoffbedarfs aus Ketonkörpern gewinnen.
Bei Diabetes mellitus zeigen Ketonkörper im Urin an, dass der Körper die reichlich vorhandene Glukose (also Kohlenhydrate) nicht verwerten kann. Glukose und Ketonkörper werden dann mit dem Urin ausgeschieden. Glykurie und Ketonurie sind mit einem Streifentest rasch nachstellbar.
Aber auch beim Fasten sowie bei einer No-Carb-Diät (Ernährung ohne Kohlenhydrate) kommt es nach ca. 3–4 Tagen zur sogenannten Ketoazidose (Fastenazidose) mit Ketonurie. Hier fehlt jedoch die Glykurie!
Ob eine dauerhaft kohlenhydratfreie, zuckerarme und sehr fettreiche, also ketogene (Ketonkörper verursachende) Ernährungsweise sinnvoll ist, wird kontrovers diskutiert.

15.2.4 Stoffwechsel der Eiweiße und der Purine

- Was wissen Sie über die Eiweiße im menschlichen Körper?
- Wo findet die Eiweißverdauung statt?
- Welche körpereigenen Eiweiße gibt es?
- Was sind Purine?

15.2.5 Vitamine

- Welche Vitamine sind fettlöslich, welche Vitamine sind wasserlöslich?
- Welche Vitamine stellt der Körper (auch) selbst im Darm her?
- Wahrscheinlich wissen Sie es längst – und wenn nicht, dann wird es Zeit: Wofür braucht Ihr Organismus welches Vitamin? Und in welchen Nahrungsmitteln sind diese jeweils zu finden? Nennen Sie prägnante Beispiele!
- Was unterscheidet Vitamin D von anderen Vitaminen?
- Niacin, Biotin und Folsäure – welches dieser drei Vitamine ist besonders für werdende Mütter in den ersten Schwangerschaftswochen wichtig? Und warum?
- Welche Vitamine sind Antioxidanzien, und was versteht man darunter?

15.2.6 Mineralstoffe

- Wozu dienen Kalzium und Phosphor als Mengenelement?
- Welche Aufgaben haben Kalium und Natrium im Körper?
- Wozu wird Magnesium im Organismus gebraucht?
- Was sind Spurenelemente? Wozu dienen diese in Körperabläufen? Nennen Sie einige Spurenelemente und Beispiele ihrer Funktion.
- Welche Aufgaben hat Eisen im Körper?
- Welche zentrale Bedeutung kommt dem Jod zu?

15.2.7 Ballaststoffe

- Was sind Ballaststoffe, und in welchen Lebensmitteln kommen diese besonders reichlich vor?
- Welche ernährungsphysiologische Bedeutung messen Sie den Ballaststoffen bei?

15.2.8 Sekundäre Pflanzenstoffe

- Welche sekundären Pflanzenstoffe gibt es?
- Welche Wirkungen haben die sekundären Pflanzenstoffe?

15.2.9 Gewürzstoffe

- Auf welche Weise tragen Gewürze zur gesunden Ernährung bei?
- Die Dosis macht das Gift … welches Risiko kann durch zu scharf gewürzte Speisen bestehen?

15.3 Untersuchung und Diagnostik

15.3.1

Anamnese

- Die möglichen Symptome von Stoffwechselerkrankungen erfordern eine sehr differenzierte Fragestellung. Aber welche unspezifischen Allgemeinsymptome sind möglich?
- Welche Fragestellungen helfen beim Abschätzen der Risikofaktoren einer Herz-Kreislauf-Erkrankung?

Körperliche Untersuchung

15.3.2

- Die Broca- Formel … was ist das?
- Was ist der Body-Mass-Index? Wie wird er berechnet?
- Was sind Normwerte des Body-Mass-Index zur Diagnose von Über- und Untergewicht?
- Was bedeuten die Abkürzungen WHtR und WHR?

Diagnostik

15.3.4

- Welche wissenschaftlich anerkannten diagnostischen Möglichkeiten haben Sie in Ihrer Praxis, um Stoffwechselerkrankungen festzustellen bzw. Verdachtsmomente zu erhärten?
- Was wissen Sie über die Blutzuckerbestimmung in der Heilpraktikerpraxis?

15.4 Leitsymptome und Differenzialdiagnose

Adipositas

15.4.1

- Ab welchem BMI spricht man von Übergewicht, ab welchem von krankhaftem Übergewicht?
- Welche Ursachen sind einzeln oder in Kombination in 95 % der Fälle für Übergewicht verantwortlich?
- Adipositas ist in nur etwa 3–5 % der Fälle organisch bedingt. Welche Erkrankungen kommen als Ursache in Frage?
- Welche Formen der Adipositas gibt es?
- Ein Patient ist stark übergewichtig. Auf welche Gesundheitsgefahren weisen Sie Ihren Patienten hin? Was raten Sie ihm konkret im Hinblick auf seine Ernährungs- und Lebensweise?

Untergewicht und Unterernährung

15.4.2

- Was ist der Unterschied zwischen Untergewicht und Unterernährung?
- Ab welchem BMI-Wert gilt ein Mensch als untergewichtig?
- Bei welchen Erkrankungen kommt es typischerweise zu Untergewicht?
- Welche gesundheitlichen Folgen hat die Unterernährung?

LEICHTER LERNEN

Das Krankheitsbild des Diabetes mellitus ist ausdrücklich überprüfungsrelevant. Im Unterricht wird er meist im Fachgebiet Endokrinologie behandelt, da Insulin ein Hormon ist. Die Erkrankung kann aber auch dem Thema Bauchspeicheldrüse zugeordnet werden, da Insulin dort gebildet wird. Oder es gibt ein extra Unterrichtsfach „Stoffwechsel" an Ihrem Ausbildungsinstitut. Es schadet gar nichts, wenn Sie sich mehrfach ausgiebig mit dem Thema beschäftigen. Denn tatsächlich werden viele Ihrer zukünftigen Patienten an dieser Erkrankung leiden.

15.5

15.5 Metabolisches Syndrom

- Über die Kombination welcher Symptome wird das metabolische Syndrom definiert?
- Sie sind Amtsärztin bzw. Amtsarzt. Warum finden Sie es wichtig, dass Heilpraktikeranwärter über dieses Thema gut Bescheid wissen? Welches Wissen erwarten Sie von Prüfungskandidaten – und wie sollten sie dies in der späteren Praxisausübung einsetzen?
- Beschreiben Sie die Diagnostik beim metabolischen Syndrom! Was tun Sie in Ihrer Praxis, um einen entsprechenden Verdacht zu bestätigen?

15.6

15.6 Diabetes mellitus

- Worum handelt es sich beim Diabetes mellitus? Erklären Sie das Krankheitsbild in wenigen Sätzen.
- Wie verbreitet ist diese Erkrankung?

15.6.1

Einteilung und Krankheitsentstehung

- Welche Arten von Diabetes mellitus gibt es? Wie schätzen Sie die Häufigkeit der jeweiligen Arten ein?
- Erklären Sie die Unterschiede zwischen dem Typ-1-Diabetes, dem Typ-2-Diabetes und dem Schwangerschaftsdiabetes! Beschreiben Sie dabei in Ihren eigenen Worten und laut sprechend die Ursachen, die typische Entwicklung und die wichtigsten Komplikationen! Stellen Sie sich dabei gedanklich vor eine Überprüfungskommission. (Mit einer Fragestellung dieser Art beginnen viele mündliche Prüfungen!)
- Welche weiteren Diabetesformen gibt es?
- Was wissen Sie über den Typ-1-Diabetes?
- In welche Beziehung setzen Sie den Typ-2-Diabetes und unsere heutige Wohlstandsgesellschaft? Welcher Zusammenhang besteht zu den Stichworten „Hyperinsulinismus" und „metabolisches Wohlstandssyndrom"?

15.6.2

Symptome

- Beschreiben Sie die Symptome des Typ-1-Diabetes! Welche spezifischen Gefahren gibt es?
- Erklären Sie einem Laien die Entstehung des Typ-2-Diabetes und die Warnzeichen und frühen Symptome in verständlichen Worten. Beschreiben Sie die Pathophysiologie, also das „Warum ist das so?"

LEICHTER LERNEN
Sehr gerne würden wir Ihnen die vielen roten Punkte, die prüfungsrelevante Themen anzeigen, ersparen – aber das wäre nicht richtig. Der Diabetes mellitus ist überprüfungsrelevant, v. a. aber auch praxisrelevant – in allen Facetten, mit aller Bedeutung. Da müssen Sie durch! Da kommen Sie durch!

Diagnostik

15.6.3

- Wie hoch ist der physiologische Nüchtern-Plasmaglukosewert?
- Welche labortechnischen Untersuchungen führen Sie in Ihrer Praxis durch bzw. veranlassen Sie bei Verdacht auf Diabetes mellitus?
- Welche beiden Arten von Streifen-Schnelltests haben Bedeutung bei der Diagnostik und Kontrolle des Diabetes mellitus?
- Lernen Sie die Grenzwerte des Blutlabors in der Diabetes-Diagnose auswendig! Diese gehören auch auf eine Lernkarte.
- Was ist ein oGTT? Wozu dient er? Wie wird er durchgeführt? Was ist dabei zu beachten?
- Welche Relevanz (in Praxis und Prüfung!) hat der HBA_{1c}-Wert im Blut? Wofür steht er? Wozu dient er?
- Welche Untersuchungen sollten regelmäßig zur Verlaufskontrolle, BZ-Einstellung und Vorsorge vom Hausarzt oder von Ihnen durchgeführt werden?

Schulmedizinische Therapie und Prognose des Diabetes mellitus

15.6.4

- Beschreiben Sie die schulmedizinische Therapie des Typ-1-Diabetes!
- Wann gilt ein Typ-2-Diabetes als gut eingestellt? Was sind Therapieziele der Schulmedizin bei dieser Erkrankung?
- Was ist eine KE? Und was bedeutet der (heute nicht mehr zu verwendende) Begriff BE?
- Welche allgemeinen Grundsätze muss ein Diabetiker bezüglicher seiner Ernährung kennen und beachten?

LEICHTER LERNEN
Zeit für eine Pause – oder? Bewegung – ein gesunder Gemüsesnack – ein paar Nüsse …

- Um welche Medikamente handelt es sich bei oralen Antidiabetika und wann werden diese bevorzugt eingesetzt? Wie wirken diese?
- Was wissen Sie über das Medikament Insulin? Welche Arten gibt es? Wie wird es verabreicht? Welche Wirkung hat das Insulin? Welche Risiken bei Über- oder Unterdosierung sind Ihnen bekannt?
- Welche Vorteile hat die intensivierte konventionelle Insulintherapie (ICT)?
- Was versteht man unter einer Insulinpumpentherapie?
- Welche Hinweise geben Sie einem Diabetiker zu seiner Lebensführung, um Folgeschäden, Komplikationen und Risiken zu vermeiden?
- Wie schätzen Sie die Prognosen der verschiedenen Diabetes-mellitus-Typen ein?

LEICHTER LERNEN
Dieses Thema scheint kein Ende zu nehmen … Sollten Sie gerade ermüdet bis genervt sein von dieser Materie, wäre das verständlich. Doch jetzt erstarken und disziplinieren Sie sich und wühlen Sie sich tapfer durch: Es kommen die lebensbedrohlichen BZ-Entgleisungen und leidvollen Folgeerkrankungen. Diese zu kennen und zu erkennen schützt Leben und Lebensqualität von Betroffenen – und das ist alle Anstrengungen wert!

15.6.5 Diabetisches Koma und hypoglykämischer Schock

- Erklären Sie, wie es zum diabetischen Koma kommt, und unterscheiden Sie hierbei die verschiedenen Typen! Wenn Sie die Zusammenhänge nicht an Ihrem geschützten Lernplatz daheim gut ausdrücken können, werden Sie kaum vor Ihrer Überprüfungskommission brillieren können. Immer wieder die herzliche Einladung: Sprechen Sie laut und in ganzen Sätzen!
- Vielleicht möchten Sie besonders wichtige Passagen dieses Kapitels oder jedes Kapitels als Audiodatei aufnehmen? Sie können sich selbst beim Bügeln, Kartoffelschälen oder Gassigehen abfragen bzw. sich zuhören – eine großartige Methode für auditive Lerntypen!
- Beschreiben Sie also in der Ich-Form mit lauter Stimme und handlungsbereitem Auftreten einer imaginären Überprüfungskommission Ihre Maßnahmen bei Verdacht auf ein diabetisches Koma!
- Skizzieren Sie die Situation eines Patienten mit beginnendem diabetischem Koma, bauen Sie im Geiste die Situation in eine praxisrealistische Situation ein. Wie könnten Sie mit einem diabetischen Koma in Ihrem Alltag konfrontiert werden? In welchem Zustand würden Sie den Patienten antreffen? Wie würden Sie ggf. hinzugerufen werden? Welche Fragen würden Sie ihm oder Angehörigen stellen? Was würden Sie untersuchen, tun oder veranlassen? Malen Sie sich eine oder mehrere solcher Fälle und Situationen in bunten Farben aus.
- Fertigen Sie zu diesen Notfallmaßnahmen eine Lernkarte an.
- Warum ist sofortiges Erkennen und rasches, sicheres Handeln beim hypoglykämischen Schock noch wichtiger als beim Coma diabeticum?
- Welcher dieser beiden Notfälle hat Ihrer Meinung nach noch höhere Prüfungsrelevanz als der andere und warum?
- Bei welchen BZ-Werten kommt es zum „Unterzuckerungsschock"?
- Welche Anamnesefragen helfen beim Patienten mit ersten Unterzuckerungssymptomen und bei erhaltenem Bewusstsein, um die Entstehung dieser Situation nachzuvollziehen? Anders gefragt: Bei oder nach welchen Ereignissen oder Situationen ist die Hypoglykämie-Gefahr erhöht?
- Welche typischen Symptome treten bei einer Hypoglykämie und bei drohendem hypoglykämischen Schock auf?
- Wie unterscheiden sich die Patienten in ihrem Verhalten bei diesen beiden Blutzucker-Entgleisungs-Notfällen?
- Welche Anamnesefragen sind bei welchen Patienten hilfreich?
- Welche Medikamente können das klassische Symptomenbild verfälschen?
- Erschaffen Sie in Ihrer Fantasie drei oder vier verschiedene Personen und Situationen mit (drohendem oder bestehendem) hypoglykämischen Schock. Wie verhalten sie sich? Was fragen oder veranlassen Sie? Stellen Sie sich alles bildlich vor. Noch besser: Spielen Sie das tatsächlich nach. Es muss Ihnen ja niemand zusehen. Obwohl das bestimmt eine sehr wirksame Methode wäre, sich das richtige Verhalten sicher anzueignen.
- Nun erklären Sie selbstbewusst und kompetent Ihrer imaginären Überprüfungskommission Ihre Maßnahmen bei drohendem und bei bestehendem hypoglykämischen Schock!
- Fertigen Sie sich auch hierzu eine Lernkarte an!
- In der Realität wissen insbesondere junge Typ-1-Diabetiker gut um die Vorzeichen und gehen im besten Fall souverän mit ihrem Notfallkit um, z. B. wenn sie feiern gehen oder Sport machen. Umgekehrt kann auch jemand, der noch keine Diabetes-Diagnose hat, „aus heiterem Himmel" in diese lebensbedrohliche Notsituation geraten. Vielleicht hat ein insulinpflichtiger Diabetiker die Dosis falsch berechnet oder versehentlich 2-mal injiziert. So sind für jedes Ereignis eine situationsangepasste Maßnahme und Versorgung des Diabetikers angezeigt. Im Zweifel ist natürlich umgehend der Notarzt zu verständigen! Mitunter reicht es auch, den Patienten durch eine dritte Person (keine aktive Teilnahme am

Straßenverkehr bei labiler BZ-Situation!) zum Hausarzt zu bringen zur Nachuntersuchung und Kontrolle der „Einstellung". Denken Sie daran, dass Sie jeweils über die Maßnahme aufklären, diese ggf. kontrollieren und auch dokumentieren müssen!

- Was hat es mit dem Glukagon-Notfallset oder -Kit auf sich?
- Wenn es eine Unsicherheit gibt, ob es sich um eine Hypoglykämie oder um eine Hyperglykämie handelt, und es stehen Insulin und Glukagon zur Verfügung: Welches dieser Medikamente darf in dieser unklaren Situation keinesfalls verabreicht werden? Und warum?

LEICHTER LERNEN

Endspurt zum Thema Diabetes mellitus! All diese folgenden Fragen sind wiederum typische und statistisch sehr wahrscheinliche Fragen in der mündlichen Überprüfung. Also antworten Sie mit Ihrer „lauten, kompetenten Prüfungsstimme"!

GUT ZU WISSEN

Eine gute Diabetestherapie ist individuell auf den Patienten abgestimmt. Dazu werden viele Daten benötigt. Diabetes-Apps helfen dabei, diese zu verwalten.

Intelligente Apps helfen über Therapie-Algorithmen den Betroffenen, die erforderlichen Maßnahmen (z.B. Nahrungsaufnahme, BZ-Messung, Insulininjektion) korrekt durchzuführen. Der Arzt kann die hier zusammengefassten Daten leichter analysieren und die Therapie noch gezielter und individuell auf den Patienten abstimmen. Zudem kann der Patient die Daten als pdf-Datei ausdrucken oder per E-Mail verschicken, z.B. an seinen Arzt.

Für junge Patienten gibt es zur Motivation lustige Features und Animationen. Bezüglich der Datensicherheit ist es unbedingt empfehlenswert, dass die Daten nicht in einer Cloud gespeichert werden, sondern auf dem eigenen Smartphone verbleiben. Patienten mit wenig Smartphone-Erfahrung sollte eine App empfohlen werden, die einfach zu bedienen ist. Am besten ist es, mit diesen Patienten die Anwendung zu üben, um Fehlermeldungen zu vermeiden.

Diabetische Folgeerkrankungen

15.6.6

- Welche Folgeerkrankungen gefährden Diabetes-Patienten? Welche Todesursachen sind wahrscheinlich? Wie schätzen Sie die Prognose ein?
- Was wissen Sie über die Lokalisationen, Gefahren, Auswirkungen der diabetischen Makro- und Mikroangiopathie?
- Warum kann ein Herzinfarkt bei einem Diabetiker – bei gleicher Gefährlichkeit! – klinisch stumm verlaufen?
- Schildern Sie Entstehung, Symptome und Gefahren der Kimmelstiel-Wilson-Glomerulosklerose. Wie wird die Krankheit noch bezeichnet?
- Welche Folgeerkrankungen drohen einem Diabetiker?
- Die diabetische Polyneuropathie hat viele sehr unangenehme und überaus schmerzhafte, aber auch gefährliche Folgen. Schildern Sie die Vielfalt der möglichen Symptome und Auswirkungen!
- Was ist das diabetische Fußsyndrom? Schildern Sie die Symptome dieses Syndroms und erklären Sie, welche Maßnahmen der Prophylaxe dienen können.
- Erklären Sie die Bedeutung und die Folgen der diabetischen Kardiomyopathie!
- Ergänzend zur Aufgabe am Anfang dieses Kapitels (➤ Abb. 15.2) könnte es eine sehr gute Idee sein, auf einem großen Blatt Papier einen Körper zu malen, in verschiedenen Farben Symbole in diese Figurine zu setzen und diese sinnvoll zu beschriften. Solche Lernhilfen sind erwiesenermaßen wirkungsvoller als gekaufte „perfekt" oder „schön" gezeichnete. Es darf ruhig grotesk aussehen. Umso besser ist der Lerneffekt!

LEICHTER LERNEN

Geschafft! Gratulation! Freuen Sie sich darüber, dass Sie so weit gekommen sind!

15.7 15.7 Fettstoffwechselstörungen

- Erklären Sie die Bedeutung der verschiedenen Blutfette: Was sagen Begriffe aus wie z. B. Cholesterin, Lipoprotein, HDL, LDL und VLDL?
- Was sind Xanthome? Was sind Xanthelasmen?
- Was versteht man unter einem Arcus lipoides?
- Ab welchen Blutfettwerten liegen Fettstoffwechselstörungen vor?
- Was wissen Sie über Hyperlipoproteinämien?
- Welche Ernährung empfehlen Sie einem Patienten mit Hyperlipoproteinämie?
- Wie sehen Ihre Ernährungsempfehlungen für Patienten mit Fettstoffwechselstörungen aus?
- Welche Lebensmittel sind in hohem Maße cholesterinhaltig?
- Was wissen Sie über Statine? Wann werden sie verordnet? Welche Neben- und Wechselwirkungen kommen häufig vor?
- Nennen Sie zwei, drei Präparatenamen von Statinen.

15.8 15.8 Hyperurikämie und Gicht

- Unterscheiden und definieren Sie die Begriffe Hyperurikämie und Gicht!
- Wodurch tritt eine manifeste Gicht in Erscheinung? Beschreiben Sie die klassischen Symptome!
- Was ist typisch für die chronische Gicht?
- Wie wird Gicht diagnostiziert?
- Welche Folgeschäden können bei der Hyperurikämie/Gicht entstehen?
- Was raten Sie einem Patienten mit Hyperurikämie bezüglich seiner Ernährung?
- Wieso kann auch ein Patient unter Chemotherapie einen Gichtanfall erleiden?

15.9 Mangel- und Überflusssyndrome

15.9.1 Hypo- und Hypervitaminosen

- Erklären Sie, welche Lebens- und Ernährungsweisen bzw. Lebensphasen zu welchem Vitaminmangel führen können.
- Was wissen Sie über Hypervitaminosen? Woran denken Sie, wenn Ihnen ein Patient über seine täglichen Einnahmen von hoch dosierten Nahrungsergänzungsmittel berichtet?

15.9.2 Spurenelementmangelsyndrome

- Bei welchen Spurenelementen kommt es häufig zu einem Mangel?
- Welche Personen sind gefährdet? Wie heißen daraus resultierende Erkrankungen?

15.10 Phenylketonurie

15.10

- Beschreiben Sie kurz und in einfachen Worten, worum es sich bei der Phenylketonurie handelt.
- Unter welchen Symptomen leiden Betroffene?

15.11 Porphyrien

15.11

- Was ist Porphyrin?
- Was ist – einfach ausgedrückt – eine Porphyrie?
- Bei welchen Symptomen ist an eine Porphyrie zu denken?

GUT ZU WISSEN

Wir essen zu viel, zu süß, zu fett, zu salzig und wissen, dass uns dies auf Dauer nicht guttut. Dennoch fallen wir oft auf Chips, Schokolade und Co. herein und darüber her ...

Wenn in unserer Großhirnrinde eine Sehnsucht, ein Verlangen entsteht (z. B. nach Süßem, aber auch nach Trost oder nach einer Abwechslung) und wir geben nach, indem wir z. B. Schokolade essen, einen Frustkauf tätigen oder aufs Smartphone schauen, gehen Signale u. a. an das limbische System, dann an den Hippocampus und schließlich an die Großhirnrinde. Wie in einem Schaltkreis gibt es eine Rückmeldung, dass der Befehl ausgeführt wurde. Und dies verursacht ein gutes Gefühl von Befriedigung und Entspannung!

Der wichtigste Mitspieler in diesem Belohnungssystem ist das Dopamin, denn es treibt uns an durch das Verlangen nach Befriedigung und die Gier nach Belohnung. Dadurch motiviert uns Dopamin zu Handlungen, unabhängig davon, ob diese uns auf Dauer nutzen oder schaden und mitunter gegen jede Vernunft. Triggern wir also so oft wie möglich unser Belohnungssystem mit Handlungen, die uns nutzen.

LEICHTER LERNEN

Es ist sehr gut, in einer Spaß- und Konsumgesellschaft bewusst und freiwillig Durchhaltevermögen und Selbstdisziplin einzuüben. Durch gemeisterte Herausforderungen entsteht im neuronalen Belohnungssystem im Gehirn das Gefühl von Befriedigung und Erleichterung. Das Wohlgefühl einer Belohnung entsteht dann nicht durch den Verzehr von Schokolade oder durch Konsumrausch, sondern durch den erarbeiteten Erfolg. Dadurch erfahren wir das für uns Menschen so wichtige Gefühl von Selbstwirksamkeit – und auch dies aktiviert das Belohnungssystem. Obendrein produziert das Gehirn dabei neuronale Verknüpfungen und Gedächtnisleistung. Stellen Sie sich also bewusst den Herausforderungen beim Lernen. Genießen Sie die Glücksmomente durch neue Erkenntnisse, Selbstüberwindung und Disziplin. Wir wünschen Ihnen viel Freude beim Lernen, mit Ihren Herausforderungen, mit der Belohnung durch Selbstwirksamkeit!

KAPITEL

16 Nieren und harnableitende Organe

Zwei Dinge trüben sich beim Kranken:
a) der Urin und b) die Gedanken.

Eugen Roth

LEICHTER LERNEN

Dieses Thema ist so, wie gesunder Urin sein sollte: klar, das Unnötige herausgefiltert, das Wichtige behalten und schmerzfrei im Abgang. Und los geht's!

16.1 Lernen durch Beschriften

16.2

In den folgenden Abbildungen (➢ Abb. 16.1, ➢ Abb. 16.2, ➢ Abb. 16.3, ➢ Abb. 16.4) ist Ihre Handschrift gefragt. Um sich die anatomischen Strukturen zu erarbeiten, ist das eigenhändige Beschriften von Abbildungen hilfreich. Damit Sie dies mehrmals machen und Ihren Lernerfolg immer wieder überprüfen können, empfiehlt es sich, hierzu einen Bleistift zu verwenden.

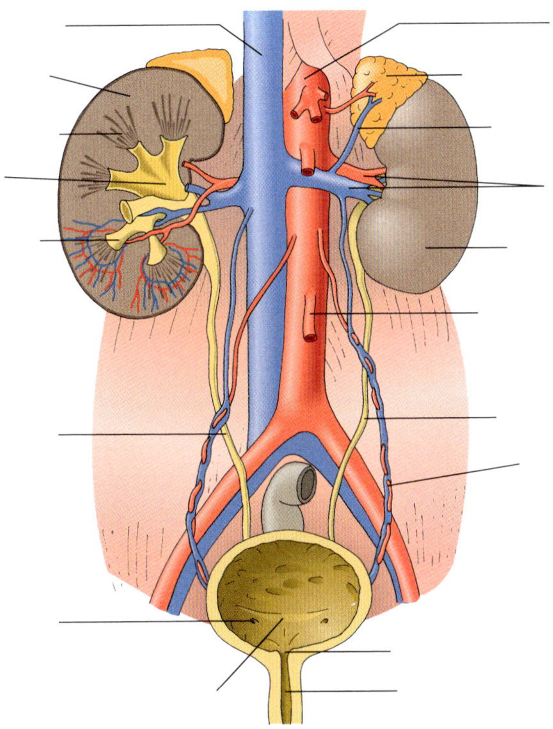

Abb. 16.1 Das Harnsystem besteht aus linker und rechter Niere, den beiden Harnleitern (Ureteren), der Harnblase und der Harnröhre (Urethra). [L190] (➢ NHP Abb. 16.1)

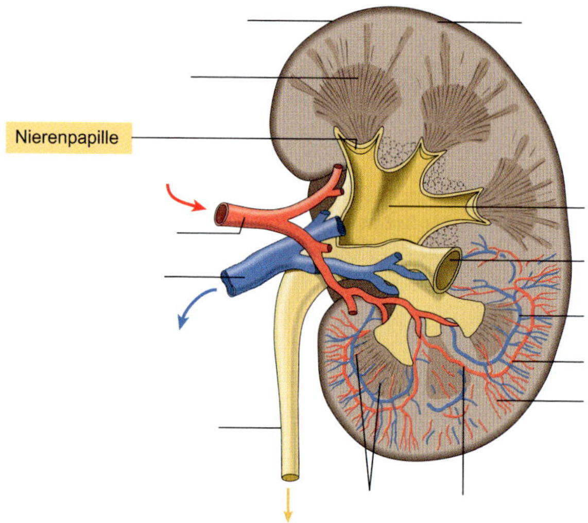

Abb. 16.2 Längsschnitt durch die Niere mit zu- und abführenden Gefäßen. Im Bereich der oberen Nierenkelche sind in dieser Abbildung Markpyramiden und Nierenpapillen zu sehen. Im unteren Abschnitt ist die Blutversorgung des Nierengewebes dargestellt. [L190] (➢ NHP Abb. 16.2)

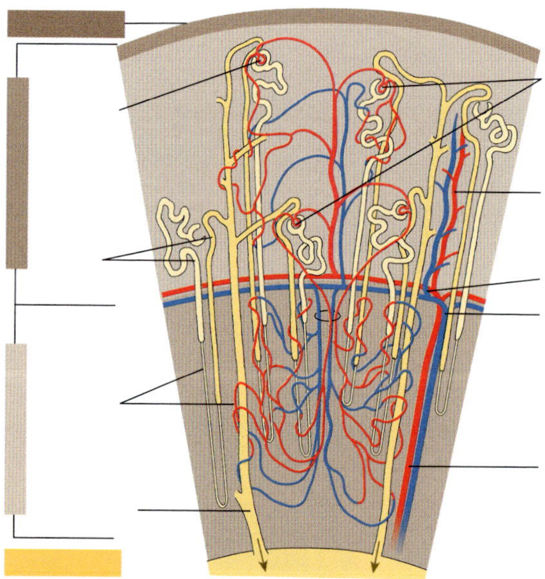

Abb. 16.3 Feinbau der Niere. Aus der Nierenarterie entspringende Zwischenlappenarterien verzweigen sich im Grenzbereich zwischen Nierenmark und Nierenkapsel in Bogenarterien, deren Seitenäste als Zwischenläppchenarterien Richtung Nierenkapsel weiterziehen. Sie münden als Vas afferens in den Kapillarschlingen der Nierenkörperchen. [L190] (➢ NHP Abb. 16.2)

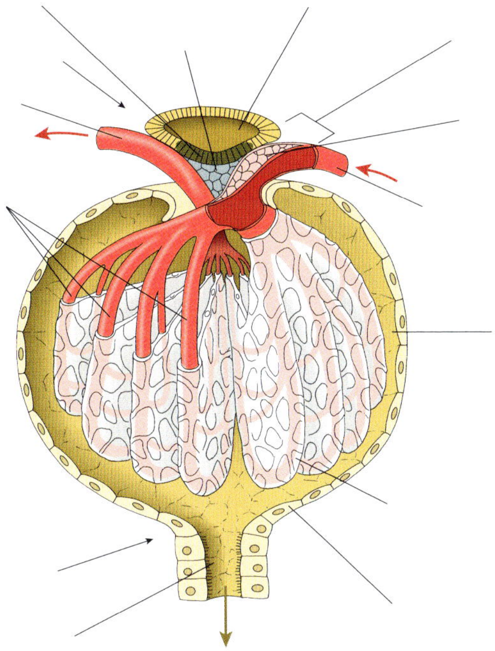

Abb. 16.4 Feinbau eines Nierenkörperchens. Der juxtaglomeruläre Apparat ist die Kontaktzone zwischen zuführender Arteriole und dicht anliegendem distalem Tubulusabschnitt. [L190] (➢ NHP Abb. 16.6)

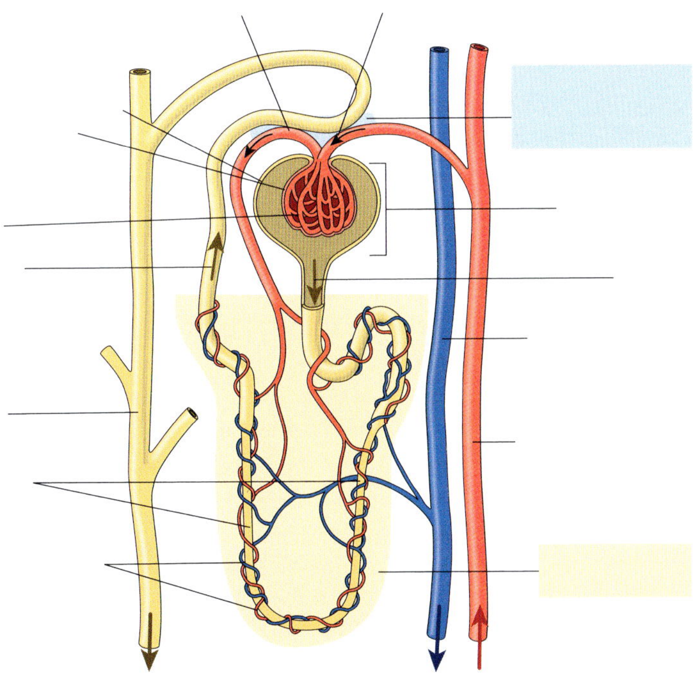

Abb. 16.5 Nierenkörperchen und Tubulusapparat sowie zu- und ableitende Nierengefäße in schematischer Darstellung. Die geraden Teile von proximalem und distalem Tubulus sowie das dünnere Überleitungsstück ragen in das Nierenmark hinein. Sie werden zusammenfassend als Henle-Schleife gezeichnet und von einem Kapillarnetz umschlungen. [L190] (➢ NHP Abb. 16.5)

16.2 16.2 Anatomie und Physiologie

- Die Nieren haben mehrere, sehr unterschiedliche Aufgaben. Welche sind dies?
- Haben Sie bei der vorhergehenden Frage auch an ein Vitamin und an die Blutbildung gedacht? Im Kapitel ➤ NHP 15.2.5 (Stichwort Vitamin D) und im Kapitel ➤ NHP 20.2.4 (Stichwort Erythropoetin) sind weitere Funktionen der Niere erklärt. Wiederholen Sie diese bzw. machen Sie sich mit diesen bekannt!

16.2.1 Aufbau der Nieren

- Wo liegen die Nieren? Wie sind sie aufgebaut?
- Beschreiben Sie die Nachbarstrukturen der rechten und linken Niere! Warum ist es diagnostisch wichtig, diese zu kennen?
- Was verstehen Sie unter dem Nierenhilum?
- Bei welchen anderen Organen gibt es ein Hilum?
- Unterscheiden Sie Aufbau und Funktion von Nierenbecken, Nierenmark und Nierenrinde.
- Wo entspringen die Nierenarterien?
- Erklären Sie die Bedeutung des Vas afferens, der Glomerulusschlingen und des Vas efferens.
- Worum handelt es sich beim Primärharn?
- Welche Konsequenz hat die Aussage „Die Nierenarterien sind Endarterien" bei der Entstehung von Erkrankungen?
- Was ist ein Nephron?
- Nierenkörperchen – Glomerulum (Glomerulus) und Bowman-Kapsel – in welchem Verhältnis zueinander stehen diese drei Strukturen?
- Erklären Sie nun, was die Begriffe proximaler Tubulus – Henle-Schleife – distaler Tubulus miteinander zu tun haben.
- Kein Jux, keine Spaßmaschine: Was versteht man unter dem juxtaglomerulären Apparat?

16.2.2 Ausscheidungsfunktion der Nieren

- Erarbeiten Sie für sich, was es mit dem kolloidosmotischen Druck und mit dem hydrostatischen Druck auf sich hat! Dieses Verständnis wird Ihnen oft helfen, um (patho-)physiologische Abläufe zu verstehen.
- Welche Auswirkung hat die Durchblutungssituation der Nieren auf den Blutdruck des Gesamtorganismus – und umgekehrt?
- Welche Substanzen werden von der Niere herausgefiltert und zur Ausscheidung freigegeben, welche werden rückresorbiert?
- Fertigen Sie eine Schemazeichnung an, auf der „rein" und „raus" dargestellt sind, und beschriften Sie an den einzelnen Stellen die jeweiligen Substanzen.

16.2.3 Niere als endokrines Organ

- Beschreiben Sie den Renin-Angiotensin-Aldosteron-Mechanismus, der eine herausragende Rolle bei der Regulation des Salz- und Wasserhaushalts und des Blutdrucks spielt.
- Welche Funktion hat Erythropoetin?

Ableitende Harnwege

16.2.4

- Welche Organstrukturen bilden die ableitenden Harnwege?
- Welche krankhaften Folgen können Fehlbildungen der Harnleiter-Ventile haben?
- Welche Nachbarorgane und -strukturen hat die Harnblase bei Frauen und welche bei Männern?

Harnblasenentleerung

16.2.5

- Blasenfüllung und Blasenentleerung – beschreiben Sie den Miktionsvorgang, zum Beispiel heute jedes Mal, wenn Sie diese „Übung" selbst praktisch durchführen, am besten laut – auf dem „stillen Örtchen" hört das niemand …
- Und nun andersherum gedacht: Welche Organe bzw. Organsysteme müssen zusammenspielen, damit die Miktion kontrolliert vonstattengehen kann?

Harnbestandteile

16.2.6

- Woraus besteht Urin?
- Warum ist gesunder Urin gelb? Und warum ist er mal hell und mal dunkler?

Wasserhaushalt

16.2.7

- Worum handelt es sich beim Intravasalraum?
- Erklären Sie den Begriff Interstitium!
- Tun Sie sich den Gefallen, und erarbeiten Sie sich die Begriffe Diffusion, Osmose und Filtration. Auch diese erleichtern das Verständnis für (patho-)physiologische Abläufe.
- Was versteht man unter dem kolloidosmotischen Druck?
- Was versteht man unter Osmolarität?
- Was ist Adiuretin, und welche Aufgaben hat es?

Elektrolythaushalt

16.2.8, 16.4.11

➢ NHP Tab. 16.1, ➢ NHP Tab. 16.3

- Welche Elektrolyte sind für den Körper von hoher Wichtigkeit?
- Welchen Zusammenhang sehen Sie zwischen dem Wasser- und dem Natriumhaushalt des Körpers?
- Warum ist nicht jede Dehydratation eine Exsikkose?
- Welche Arzneimittel haben besonders großen Einfluss auf den Kaliumhaushalt? Zu welchem Teufelskreis kann dies führen?
- Was wissen Sie von der Regulation des Blutkalziumspiegels in Verbindung mit den Nieren, den Nebenschilddrüsen, der Schilddrüse und dem Hormon-Vitamin D?

Säure-Basen-Haushalt

16.2.9, 16.4.11

➢ NHP Tab. 16.4

- Was unterscheidet Säuren von Laugen?
- Welche Körperflüssigkeiten sind sehr bzw. schwach basisch bzw. sauer?
- Erklären Sie, wie der Körper den Blut-pH-Wert aufrechterhält.
- Wodurch werden Verschiebungen des Blut-pH-Wertes ausgelöst und wodurch ausgeglichen?
- Wo liegt der physiologische Blut-pH-Wert?
- Erklären Sie zuerst sich selbst, dann einer anderen Person, um was es sich bei einer metabolischen Alkalose bzw. Azidose handelt.
- Und nun beschreiben Sie, was eine respiratorische Alkalose bzw. Azidose ist.

16.3 Untersuchung und Diagnostik

16.3.1 Anamnese

- Welche Anamnesefragen führen zu wichtigen Leitsymptomen urologischer Erkrankungen?
- Warum ist die Frage nach dem Harnstrahl insbesondere bei Männern von Bedeutung?

16.3.2 Körperliche Untersuchung

- Welche Untersuchungen erscheinen Ihnen sinnvoll bei Verdacht auf Erkrankungen des Urogenitaltraktes?
- Beschreiben Sie, wie Sie bei der Palpation und Perkussion und Perkussion der Nieren vorgehen.

16.3.3 Uringewinnung und Urinuntersuchungen

- Wie wird Mittelstrahlurin gewonnen?
- Warum ist Mittelstrahlurin empfehlenswert für die meisten Urinuntersuchungen?
- Beschreiben Sie die unterschiedlichen Färbungen des Urins und deren Ursachen.
- Welche Überlegungen stellen Sie an bei rotem Urin und bei braunem Urin?
- Erklären Sie laut Ihrer „inneren Überprüfungskommission", welche Aussagen Sie durch einen Urin-Streifen-Schnelltest gewinnen können und welche Rückschlüsse Sie daraus ziehen. Zählen Sie alle vollständig auf!
- Wie führen Sie einen solchen Streifen-Schnelltest praktisch durch?
- Wie wird die Urindichte gemessen? Welche Aussagen gewinnen Sie durch diese Untersuchung?
- Erklären Sie ganz grob, worum es sich beim Urinsediment handelt.

16.3.5 Diagnostik

- Wann wird eine Urinkultur angelegt und was sagt sie aus?
- Was sind harnpflichtige Substanzen und welche werden zur Bestimmung der Nierenfunktion im Blut untersucht?
- Clearance, GFR und MDRD-Formel: Was bedeuten diese Begriffe?
- Welche diagnostische Aussage hat die glomeruläre Filtrationsrate? Wie entsteht dieser Wert?

16.4 Leitsymptome und Differenzialdiagnose

Oligurie und Anurie

16.4.1

- Ein Patient berichtet, er habe schon „längere Zeit“ kein Wasser mehr gelassen. Welche Fragen stellen Sie?
- Welche Ursachen kommen bei einer Anurie/Oligurie in Frage? Unterscheiden Sie hierbei renale und prärenale Ursachen!

Polyurie

16.4.2

- Ab wann spricht man von einer Polyurie?
- Welche möglichen Ursachen kennen Sie?

Dysurie, Algurie, Strangurie, Pollakisurie, Nykturie

16.4.3

- Ganz klar: Es ist wichtig für Praxis und Prüfung, dass Sie genau wissen, welche Erkrankungen hinter diesen Symptomen stehen können. Aber es ist nicht ausreichend, nur die Fakten „herunterbeten“ zu können! Die Pathophysiologie, das „Warum ist das so?“ ist wichtig, damit Sie die Zusammenhänge in alle Richtungen verstehen und Ihren Patienten nicht nur nicht schaden, sondern Hilfe und Heilung zuteilwerden lassen können!
- Erklären Sie, wie verschiedene Ursachen und Krankheiten unterschiedlicher Organe zu schmerzhaftem Wasserlassen führen können. Welche Veränderungen setzen die Schmerzreize?
- Was versteht man unter einer Algurie bzw. Strangurie?
- Wie unterscheiden sich der nächtliche Harndrang und der Harnfluss eines Patienten mit Prostataadenom von dem eines Patienten mit Herzschwäche? Welche Fragen sind hier differenzialdiagnostisch hilfreich? Erklären Sie die unterschiedlichen Ursachen der jeweiligen Form der Nykturie!

Blut im Urin (Hämaturie)

16.4.4

- Blut im Urin – das ist nicht gut, das ist nicht normal – also gut lernen!
- Unterscheiden Sie die Mikro- und Makrohämaturie!
- Zählen Sie ausführlich die Ursachen einer Makrohämaturie auf. Denken Sie zuerst an die gefährlichsten und häufigsten Ursachen.
- Woran denken Sie beim Symptom „schmerzlose Hämaturie“?
- Unterteilen Sie in prärenale, intrarenale und postrenale Ursachen des Symptoms „Blut im Urin“. Als Anregung der Merksatz: Krankes Blut in gesunden Nieren, gesundes Blut in kranken Nieren.
- Welche außerhalb des Harntraktes gelegene Ursachen können bei Frauen zur Hämaturie führen?

LEICHTER LERNEN

Ja – wir wissen es: Sie kommen sich anfangs ziemlich komisch vor. Und was ist, wenn jemand Sie hört? Auch wenn diese oder andere Gefühle Ihnen bekannt vorkommen: Sprechen Sie laut! Beantworten Sie so oft wie irgend möglich die Fragen laut! Erklären Sie Laien, Lernpartnern, einer imaginären Überprüfungskommission, was Sie gelernt haben – und notfalls der Katze oder dem Teddybären!

Das Gehirn speichert ungleich schneller Wiedergegebenes als Gelesenes! Sie werden das Gelernte wesentlich besser behalten. Und es ist die beste Methode, um zu üben, was leider viel zu oft in der mündlichen Überprüfung sehr gut vorbereitete HPA scheitern lässt: Üben Sie so früh wie möglich, das auszudrücken und zu präsentieren, was Sie wissen!

16

16.4.5 Leukozyturie und Bakteriurie

- Was ist der Unterschied zwischen einer Leukozyturie und einer Bakteriurie?
- Welche diagnostische Relevanz und Bedeutung hat eine sog. „sterile Leukozyturie"? Welche Konsequenz ziehen Sie daraus?
- Was wissen Sie über die Bakteriurie? Was ist gesund? Was spricht für eine Erkrankung? Wie stellen Sie als Heilpraktikerin eine Bakteriurie fest?

16.4.6 Proteinurie (Eiweiß im Urin)

- Welche Arten von „Eiweiß im Urin" kennen Sie?
- Erklären Sie, auf welche Weise es zur prärenalen, intrarenalen und postrenalen Proteinurie kommen kann. (Hier kann wieder der Merkspruch helfen: Krankes Eiweiß in gesunden Nieren, gesundes Eiweiß in kranken Nieren.)
- Sie stellen eine Mikroalbuminurie fest. Was können die Ursachen sein?

16.4.7 Schmerzen im Nierenlager

- Unterscheiden Sie, welche Schmerzarten bei welcher Erkrankung der Nieren typischerweise festzustellen sind.
- Wann kommt es zu Kolikschmerzen?
- Wie können Sie (meist) durch das Verhalten des Patienten einen Entzündungsschmerz von einem Kolikschmerz unterscheiden?

16.4.8 Harninkontinenz

- Was ist eine Stressinkontinenz?
- Bei welchen Ursachen kommt es zur neurogenen Inkontinenz?
- Worum handelt es sich bei einer Überlaufinkontinenz?

16.4.9 Miktionsstörungen

- Erklären Sie (sich selbst oder jemand anderem) laut, auf welche Weise es zum mechanischen bzw. zum neurogenen Harnverhalt kommt.
- Welche Erkrankungen verursachen Miktionsstörungen?
- Was bedeutet der Begriff Restharn?

LEICHTER LERNEN

Das Thema Ödeme kommt immer wieder vor – bei Erkrankungen des Herzens, der Leber, der Nieren ... Die Entstehung von Ödemen sollten Sie deshalb gut lernen – auch deshalb, weil dann andere Zusammenhänge viel besser und leichter zu verstehen sind. Wiederholen Sie deshalb die Grundlagen zum Thema Ödeme (➤ NHP 8.7.1).

Ödeme

16.4.10

- Wann und warum (Pathophysiologie) treten Ödeme generalisiert auf?
- Warum (Pathophysiologie) und wann treten Ödeme lokal auf?
- Erklären Sie, welchen Einfluss jeweils der orthostatische und/oder der kolloidosmotische Druck auf die Entstehung von Ödemen haben.
- Welche Ödeme (Krankheitsbeispiele) treten generalisiert auf? Warum?
- Welche Ödeme (Krankheitsbeispiele) treten lokal begrenzt auf? Wieso? (Die Frage klingt banal – beantworten Sie sie trotzdem!)
- Erklären Sie – in eigenen Worten und laut! – einem Laien (oder notfalls der „internen Überprüfungskommission") die Entstehung von Ödemen und die verschiedenen Arten!

Elektrolytstörungen

16.4.11

- Ausführungen zu diesen Themenbereichen sind in *Naturheilpraxis Heute* nachzulesen in ➢ 16.2.8 und ➢ 16.2.9. Elektrolytstörungen können lebensbedrohlich sein. Die Tabelle ➢ NHP 16.3 führt die typischen Symptome auf. Markieren und merken Sie sich insbesondere die Symptome, welche auf eine beginnende Notfallsituation hinweisen.
- Was wissen Sie über die Hypokaliämie und was über die Hyperkaliämie? Erklären Sie die Symptome im Vergleich und im Zusammenhang mit der physiologischen Bedeutung des Kaliums.
- Worauf ist bei chronischer Nierenerkrankung in Hinsicht auf das Kalium zu achten?
- Beschreiben Sie die Symptome der Hypokalzämie und der Hyperkalzämie im Vergleich und im Zusammenhang mit der physiologischen Bedeutung dieses Elektrolyts.

Störungen des Säure-Basen-Haushalts

16.4.12

- Zur Wiederholung: Wann liegt eine Azidose vor, wann eine Alkalose? Erklären Sie mit lauter Stimme und ohne ins Buch zu schauen.
- Welches typische Symptom lässt auf eine metabolische Azidose schließen?
- Erklären Sie, wie die Behandlung der respiratorischen Alkalose aussieht, und auf welche Weise diese wirkt.

16.5 Infektionen der Harnwege und Nieren

Harnwegsinfektionen

16.5.1

- Unterscheiden Sie den oberen vom unteren, den komplizierten vom unkomplizierten Harnwegsinfekt!
- Woran denken Sie bei einer schmerzlosen, asymptomatischen Bakteriurie?

GUT ZU WISSEN

Die Rezidivprophylaxe zur Vermeidung eines Harnwegsinfekts (HWI) umfasst folgende Maßnahmen:

- Täglich (mindestens) 1,5 l Flüssigkeit trinken.
- Harndrang nicht aufschieben, sondern zeitnah Toilette aufsuchen und Blase vollständig entleeren.
- Genitalbereich von vorne nach hinten säubern, um eine Einschleppung von Darmbakterien zu verhindern. Keine hautreizenden Seifen, Intimsprays oder Scheidenspülungen verwenden, welche die normale Bakterienflora stören können.

- Bei Neigung zu Infektionen im zeitlichen Zusammenhang zum Geschlechtsverkehr, vor und nach dem Geschlechtsverkehr Intimbereich waschen.
- Geeignete, also atmungsaktive und flüssigkeitsaufsaugende Kleidung bzw. Unterwäsche tragen und z. B. Baumwollunterwäsche bevorzugen.

16.5.2 Zystitis und Urethritis

- Welche Faktoren begünstigen die Entstehung einer Zystitis und Urethritis? Und warum?
- Mit welchen Symptomen würde eine Patientin mit Blasenentzündung in Ihre Praxis kommen? Achtung! Denken Sie nicht nur die Antwort! Sprechen Sie sie laut aus. In einer „Prüfungssimulation“: Sprechen Sie in ganzen Sätzen, in eigenen Worten, und tragen Sie die Inhalte überzeugend vor!
- Was ist charakteristisch für eine interstitielle Zystitis?
- Welche Untersuchungen würden Sie bei Verdacht auf Zystitis durchführen? Warum? Welche Ergebnisse vermuten Sie?
- Was sind Blasentenesmen?
- Bei welchem Organ können auch Tenesmen vorkommen?

16.5.3 Pyelonephritis

- Wie unterscheiden Sie differenzialdiagnostisch die Pyelonephritis von der Zystitis?
- Was raten Sie einem Patienten zur Rezidivprophylaxe von Harnwegsinfekten?
- Wie behandelt die Schulmedizin eine Pyelonephritis?
- Schildern Sie die Symptome und Befunde bei einer chronischen Pyelonephritis!
- Wie verläuft eine chronische Pyelonephritis?

16.6 Glomeruläre Nierenerkrankungen

16.6.1 Glomerulopathie

- Welche Ursachen führen zu Glomerulopathien?
- Wegener-Granulomatose und Goodpasture-Syndrom – was haben diese beiden gemeinen Erkrankungen gemein?

16.6.2 Glomerulonephritis

- Welche Ursachen führen zur akuten Glomerulonephritis?
- Beschreiben Sie die Pathophysiologie der Glomerulonephritis!
- Bei welchen Symptomen stellen Sie die Verdachtsdiagnose Glomerulonephritis?
- Welche gefährlichen Komplikationen können entstehen?
- Was wissen Sie über die chronische Glomerulonephritis?

16.6.3 Nephrotisches Syndrom

- Welche Befunde bzw. Symptome führen zur Diagnose „nephrotisches Syndrom“? Welche vier Symptome definieren das nephrotische Syndrom?
- Wie unterscheidet sich die Erkrankung bei Kindern von der bei Erwachsenen?

16.7 Erkrankungen der Nierengefäße

Nierenarterienstenose

16.7.1

- Welchen Einfluss hat die Durchblutungssituation der Niere auf die Durchblutung des gesamten Organismus?
- Was ist eine renovaskuläre Hypertonie – und wie entsteht diese?
- Welche Symptome sprechen (auch) für eine Nierenarterienstenose?

Niereninfarkt

16.7.2

- Wie entstehen arterielle Embolien?
- Schildern Sie die Symptome bei einem Niereninfarkt sowie Ihre Maßnahmen!

16.8 Niereninsuffizienz

16.8

- Was versteht man unter einem akuten Nierenversagen?
- Wodurch ist eine chronische Nierenerkrankung gekennzeichnet?

Akutes Nierenversagen

16.8.1

- Das Nierenversagen ist ein lebensbedrohlicher Notfall. Welche Ursachen kommen in Betracht?
- Bei welchen Symptomen denken Sie an ein akutes Nierenversagen?
- Mit welchen Symptomen könnte ein Patient mit akutem Nierenversagen (noch) in Ihrer Praxis vorstellig werden? Welche Maßnahmen führen Sie in einem solchen Fall durch?

Chronische Nierenerkrankung

16.8.2

- Nennen Sie die Hauptursachen der chronischen Nierenerkrankung!
- Es gibt eine ganze Reihe von Symptomen bei der chronischen Nierenerkrankung. Erarbeiten und erklären Sie sich deren Pathophysiologie.
- Welche schulmedizinischen Untersuchungen werden durchgeführt, und welche Befunde führen zur Diagnose?
- Wie sollte sich ein Patient mit chronischer Nierenerkrankung ernähren?

LEICHTER LERNEN

Es ist lebenswichtig, dass die Nieren störungsfrei arbeiten! Deswegen sollten Sie die Erkrankungen gut lernen. Und übrigens – Vorsicht! Kalauer! – heißt es ja auch so: funktio-nieren!

GUT ZU WISSEN

An einer chronischen Nierenerkrankung leiden deutlich mehr Menschen in Deutschland, als bisher vermutet – gut 10 % der Frauen und knapp 12 % der Männer sind betroffen. Rund 100.000 Menschen benötigen regelmäßig eine Dialysebehandlung. Betroffene und Gesunde sollten auf ihre Nieren achtgeben und vorbeugende oder schützende Maßnahmen einhalten. Die nachfolgenden Tipps helfen, die Nieren nachhaltig vor Nierenerkrankungen zu schützen.

- Genügend Sport treiben und sich ausreichend bewegen.
- Gesunde Ernährung bevorzugen und darauf achten, dass sich das Gewicht im Normalbereich bewegt.
- Rauchen beenden.
- Bei der Einnahme von Schmerzmitteln die Anweisungen des Arztes, Heilpraktikers oder Apothekers befolgen.
- Täglich mindestens 1,5 Liter trinken.
- Nierenfunktion jährlich überprüfen lassen, wenn folgende Faktoren gegeben sind: über 60 Jahre alt, Diabetes mellitus, Hypertonie, Gewicht außerhalb des Normalbereiches oder ein Familienmitglied ersten Grades ist an einem Nierenversagen erkrankt.
- Blutdruck überprüfen (lassen).
- Blutzucker kontrollieren (lassen).

16.9

16.9 Nierensteinleiden

- Wie kann es zur Bildung von Nierensteinen kommen?
- Welche Faktoren begünstigen die Entstehung von Nierensteinen?
- Beschreiben Sie (laut und in eigenen Worten!) die Symptome und Ihre Maßnahmen bei einer Nierenkolik!
- Was raten Sie einem Patienten zur Vorbeugung von Nierensteinen bzw. zur Rezidivprophylaxe?
- Welche Komplikationen können durch Nierensteine entstehen?

16.10

16.10 Nierenbeteiligung bei anderen Grunderkrankungen

- Auf welche Weise werden die Nieren beim Diabetes mellitus geschädigt?
- Welche Symptome zeigen die arteriosklerotische Veränderung der Nierengefäße?
- Worum handelt es sich bei einer Analgetikaniere?

16.11 Fehlbildungen und Tumoren der Nieren, Harnleiter und Harnblase

16.11.1

Fehlbildungen von Nieren und Harnleiter

- Welche Fehlbildungen der Harnorgane sind Ihnen bekannt?
- Welche Auswirkungen und entsprechenden Symptome können diese Fehlbildungen haben?
- Welche Personen erkranken typischerweise an der Wanderniere?

16.11.2

Harnblasentumoren

- Skizzieren Sie die Risikofaktoren eines Harnblasenkarzinoms.
- Wie schätzen Sie die Gefährlichkeit von Blasenpapillomen ein?
- Schmerzlose Hämaturie ist ein Warnsignal – wofür? (Wiederholen Sie den Abschnitt ➤ NHP 16.4.4)

- Was wissen Sie über das Blasenkarzinom? Berichten Sie von den (frühen!) Symptomen, der Prognose und der typischen Metastasierung!

Gutartige Nierentumoren

16.11.3

- Was ist der Unterschied zwischen Nierenzysten und Zystennieren (➢ NHP 16.11.1)?
- Wie schätzen Sie die gesundheitliche Relevanz von gutartigen Nierentumoren ein?

Nierenzellkarzinom

16.11.4

- Bei welchen Beschwerden oder Auffälligkeiten veranlassen Sie Ihren Patienten, dringend zwecks Überweisung zum Hausarzt bzw. zwecks weiterer Abklärung zum Urologen/Nephrologen zu gehen, weil Sie den Verdacht auf ein Nierenkarzinom haben?
- Wohin erfolgt typischerweise die Metastasierung des Nierenkarzinoms?
- Wie schätzen Sie die Prognose ein?

LEICHTER LERNEN

So weit sind Sie schon! Nun können Sie eine Pause machen – und, um im Thema zu blieben, Wasser rein- oder Wasser rauslassen. Auf jeden Fall: Feuen Sie sich an Ihren neuen Lernerfolgen!

16

KAPITEL

17 Geschlechtsorgane

Das Leben ist eine Krankheit, die durch Geschlechtsverkehr übertragen wird und immer tödlich endet.

Unbekannt

GUT ZU WISSEN

Wir leben in einer Zeit, in der es kaum noch Tabus gibt im Bereich der Sexualität. Dies hat Vorteile. Dies hat Nachteile. Wenn Sie in Ihrer späteren Praxis Ihre Patienten wirklich „ganzheitlich" betrachten und behandeln wollen, sollten Sie diesen Urtrieb des Menschen, die elementare Kraft der Sexualität nicht ignorieren, sondern Folgendes bedenken: Selbst bei Gynäkologen und Urologen/Andrologen wird die Patientin bzw. der Patient fast nie gefragt, ob sie oder er ein befriedigendes, unbelastetes Sexualleben führt oder ob dieser wichtige Bereich des Lebens durch „zu wenig Sex", „zu viel Sex", „die falsche Partnerschaft", „enttäuschte Erwartungen", „Leistungsdruck", traumatische Erfahrungen, das Thema Schwangerschaft oder durch Schmerzen und Krankheiten zu Kummer und Frustration führt. Die geistig-emotionale Komponente, seelische Aspekte – dies alles wird meist völlig ignoriert, ebenso die alte Weisheit: „Der erogenste Körperteil des Menschen sitzt zwischen den Ohren."

Viele chronisch kranke Patienten können aufgrund ihrer Erkrankung nicht oder nur erschwert ihre Sexualität leben. Sehr viele oft verordnete Medikamente (z. B. Antihypertonika, Psychopharmaka) führen rasch zu Impotenz und Lust-Verlust. Schmerzen, Angio- und Neuropathien, Mobilitätsprobleme und Scham hemmen oder töten die Libido und die Erregungs- bzw. Orgasmusfähigkeit. Besonders oft treten sexuelle Probleme auf bei Migräne, Trigeminusneuralgie, rheumatischen Erkrankungen, Diabetes mellitus, Morbus Parkinson, Multipler Sklerose, Lähmungen, (Prostata-) Operationen, Narben und (Brust-) Amputation, künstlichem Darmausgang und zahlreichen psychischen Erkrankungen.

Bedacht werden sollte auch, dass viele Frauen (und immer mehr Männer) unter enormem Druck stehen, weil sie nicht dem gängigen Schönheitsideal entsprechen, was eine frei ausgelebte Sexualität sehr hemmen kann. Bereits 10 % der dreißigjährigen Männer und bis zu 30 % der Fünfzigjährigen bezeichnen sich selbst als impotent bzw. klagen über „erektile Dysfunktion". Viele nehmen Viagra oder im Internet bestellte Potenzmittel ein, um „ihren Mann zu stehen". Das ist zu hinterfragen. Diese Einschätzung des Mannes oder des Paares hat oft mit überzogenen Vorstellungen der sexuellen „Leistungsfähigkeit" zu tun. Auch wird die zeitliche Dauer der „intravaginalen Phase" von Partnern vielfach völlig unterschiedlich erwünscht. Alleine dadurch kann es zu Missverständnissen und Frustration kommen.

Die falsche Einschätzung der eigenen Attraktivität und sexuellen „Leistungsfähigkeit" wird durch leicht zugängliche und oft suchtähnlich konsumierte Internetpornographie und reißerische Berichterstattungen in den Medien geschürt. Praktiken, Häufigkeit, Intensität – alles ist nicht nur erlaubt, sondern wird propagiert als Norm und Selbstverständlichkeit. In der Öffentlichkeit wird immer schamloser „alles" berichtet und gezeigt, Intimes wird hemmungslos publik gemacht von Stars und C-Promis – und so entstehen Maßstäbe, die mit der Realität „normaler" Menschen wenig zu tun haben.

Immer mehr Menschen sind dauergestresst, immer überfordert, ständig unter Zeitdruck und chronisch müde – all das ist der Feind der Erotik und eines entspannten und spannenden, erfüllten Sexuallebens. Viele Ältere schildern ihr Sexualleben als beglückender als junge Leute das tun, die noch im Nestbau, bei der Kindererziehung, im Karriereaufbau und oft „einfach zu k. o. für Sex" sind, aber suggeriert bekommen, mensch müsse allzeit bereit, allzeit willig, obendrein perfekt gestylt und multiorgasmusfähig sein.

Die wenigsten Menschen sprechen offen und wirklich ehrlich über ihre ganz persönliche Sexualität – und oft am allerwenigsten mit dem Sexualpartner bzw. der Sexualpartnerin.

So viel Leid und Kummer gibt es bei einem Thema, das eigentlich zu den freudvollsten eines Menschenlebens gehören könnte. Vielleicht möchten Sie Ihren Patientinnen und Patienten Ihre Bereitschaft taktvoll und sensibel signalisieren, auch bei diesem Thema eine Vertrauensperson, ggf. auch eine Therapeutin bzw. ein Therapeut zu sein.

So, liebe HPA – nun geht es zum Thema. Greifen Sie zum Lehrbuch, lernen und denken Sie, denn: „Denken ist Sex für die Intelligenz!"

17.2

17.1 Lernen durch Beschriften

In den folgenden Abbildungen (➤ Abb. 17.1, ➤ Abb. 17.2, ➤ Abb. 17.3) ist Ihre Handschrift gefragt. Um sich die anatomischen Strukturen zu erarbeiten, ist das eigenhändige Beschriften von Abbildungen hilfreich. Damit Sie dies mehrmals machen und Ihren Lernerfolg immer wieder überprüfen können, empfiehlt es sich, hierzu einen Bleistift zu verwenden.

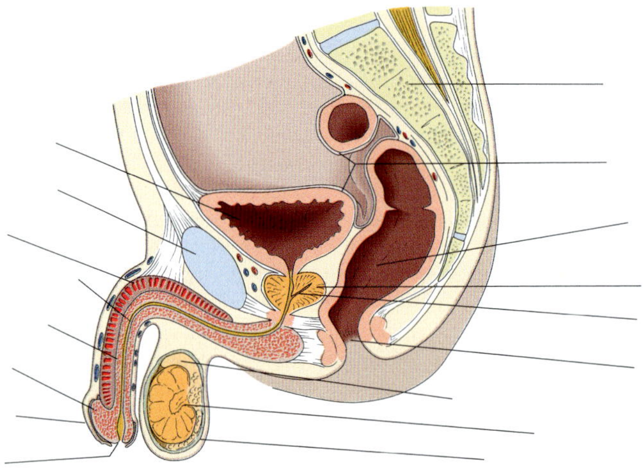

Abb. 17.1 Männliche Harn- und Geschlechtsorgane im Sagittalschnitt. [L190] (➤ NHP Abb. 17.1)

17

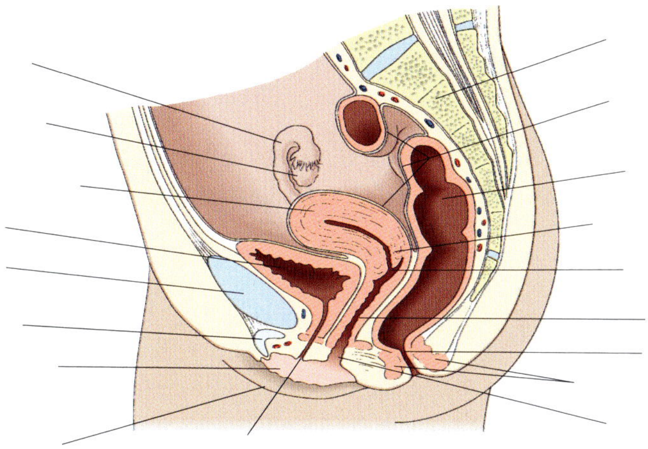

Abb. 17.2 Die weiblichen Geschlechtsorgane im Sagittalschnitt. [L190] (➢ NHP Abb. 17.5)

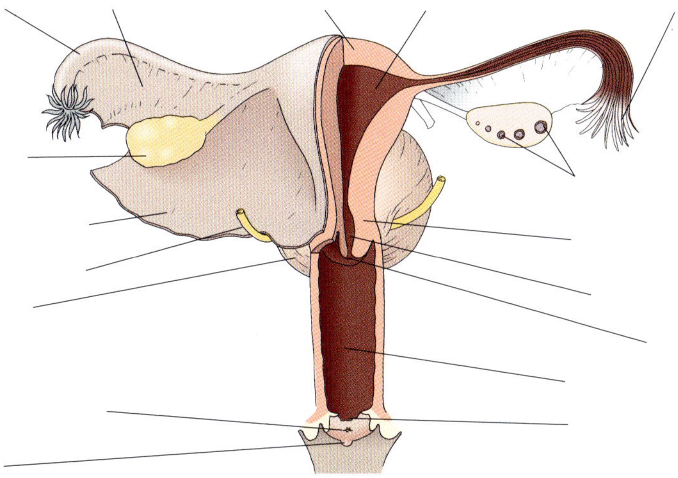

Abb. 17.3 Die weiblichen Geschlechtsorgane in der Ansicht von hinten (teilweise aufgeschnitten). [L190] (➢ NHP Abb. 17.7)

17.2 17.2 Anatomie und Physiologie der Geschlechtsorgane des Mannes

- Auch wenn es banal klingt: Welche Aufgaben haben denn die Geschlechtsorgane?
- Lieber Leser, Sie sind ein Mann! Zählen Sie mal rasch und ohne (im Buch!) nachzuschauen all Ihre Geschlechtsorgane auf!

17.2.1 Inneres und äußeres Genitale

- Welche Organe und Strukturen bilden die inneren Genitalien des Mannes?
- Und welche bilden die äußeren Geschlechtsorgane?
- Welche Aufgaben haben der Corpus cavernosum penis und der Corpus spongiosum penis?

17.2.2 Hodensack und Hoden

- Warum ist es wichtig, dass die Hoden des kleinen Jungen „absteigen"? Von wo nach wo führt dieser Abstieg?
- Welche Aufgaben haben die Leydig-Zwischenzellen der Hoden?

17.2.3 Männliche Sexualhormone

- Welche Hormone steuern die Produktion von Testosteron?
- Welche Aufgaben hat das Testosteron bei Männern?

17.2.4 Spermatogenese und Sperma

- Erinnern Sie sich noch an den Unterschied von Mitose und Meiose? (➤ NHP 7.10.4, ➤ NHP 7.10.5)
- Welche Drüsen wirken zusammen bei der Produktion der Spermien (Spermatogenese)?

17.2.5 Sperma

- Woraus bildet sich das Sperma?
- Warum ist Sperma schwach alkalisch?

17.2.6 Ableitende Samenwege

- Beschreiben Sie kurz in Ihren eigenen Worten die Funktion von Hoden und Nebenhoden!
- Wozu dient der Nebenhodengang?

17.2.7 Geschlechtsdrüsen

- Welche Aufgaben haben die Samenbläschen und die Cowper-Drüsen?
- Wie groß ist die Prostata und wo liegt sie?

17.3 Anatomie und Physiologie der Geschlechtsorgane der Frau

📖 17.3

- Liebe Leserin, Sie sind eine Frau! Zählen Sie mal rasch und ohne (im Buch!) nachzuschauen all Ihre Geschlechtsorgane auf!

Inneres und äußeres Genitale

📖 17.3.1

- Welche Geschlechtsorgane zählen zu den inneren Geschlechtsorganen der Frau?
- Zählen Sie die äußeren Geschlechtsorgane der Frau auf.
- Welche Aufgaben haben die Bartholin-Drüsen und die Klitoris?

Eierstöcke und Eileiter

📖 17.3.2

- Welche Hormone werden von den Eierstöcken gebildet?
- Beschreiben Sie in eigenen Worten die Eizellbildung.
- Was ist ein Gelbkörper?
- Ist das alles nicht ein unglaubliches Wunder?

Gebärmutter

📖 17.3.3

- Wie ist die Gebärmutter aufgebaut? Welche Aufgabe hat sie?
- Was versteht man unter dem Begriff „Endometrium“?
- Welche Organe und Strukturen befinden sich in der Nachbarschaft der Gebärmutter?
- Fertigen Sie eine Zeichnung an oder – noch besser – bauen Sie diese Organe mit Knete oder Brotteig nach. (So merken Sie sich das leichter …)

Weibliche Sexualhormone

📖 17.3.4

- Welche Hormone beeinflussen das weibliche Genitalsystem?
- Welche Aufgaben haben GnRH, FSH und LH?
- Welche vielfältigen Funktionen hat das Östrogen?
- Beschreiben Sie die Wirkweise von Progesteron, Prolaktin und Oxytocin.

Menstruationszyklus

📖 17.3.5

- Was wissen Sie vom Menstruationszyklus? Es ist erstaunlich, wie wenig die meisten Frauen darüber wissen – trotz Sexualkunde in der Schule und allmonatlicher Erfahrung.
- Stellen Sie sich vor, ein junges Mädchen würde Sie fragen. Wie würden Sie es ihm erklären?
- Und wie würden Sie diese Frage einer Amtsärztin beantworten?

Weibliche Brust

📖 17.3.6

- Wie ist die weibliche Brust aufgebaut?
- Wie unterscheiden sich die Brust von Mann und Frau?

17.4 Sexualität

17.4.1 Entwicklung der Geschlechtsorgane

- Was sind tertiäre Geschlechtsmerkmale?
- Welche Vorgänge und Ereignisse sind in der Pubertät Meilensteine der geschlechtlichen Entwicklung von Jungen und Mädchen?

17.4.2 Geschlechtsverkehr

LEICHTER LERNEN

Die Abläufe des Geschlechtsverkehrs sind zwar für die Arterhaltung und unsere jeweilige persönliche Entstehung lebenswichtig, jedoch nicht überprüfungsrelevant.
In diesem Kapitel fehlen die üblichen Aufforderungen, praktische Übungen in der Lerngruppe durchzuführen. Sie sind erwachsen. Sie wissen selbst, was Sie tun und lassen sollten.

17.4.3 Empfängnisverhütung

GUT ZU WISSEN

Fragen zu diesem Thema werden in der Überprüfung nur sehr selten gestellt. Wenn es überprüft wird, geht es eher um die jeweiligen gesundheitlichen Risiken der Methode. In der Praxis könnte jedoch tatsächlich eine Frau oder ein Paar nach einer „natürlichen" Verhütungsmethode fragen oder sich nach der „naturheilkundlichen Meinung" bezüglich z. B. der „Pille" erkundigen. Bedenken Sie Ihren Rat bzw. Ihre diesbezüglichen Formulierungen wohl – auch im Bewusstsein einer eventuellen Haftpflicht im Falle einer nicht geplanten Schwangerschaft ...

- Bei welchen Erkrankungen sollte der Patientin von der Einnahme der „Pille" abgeraten bzw. zu alternativen Verhütungsmethoden geraten werden?
- Welche Verhütungsarten fallen Ihnen – außer Verzicht – ein?

17.5 Untersuchung und Diagnostik

17.5.1 Anamnese

- Die Anamnese sollte immer respektvoll erfolgen. Seien Sie ganz besonders taktvoll während der Anamnese zu Symptomen und Erkrankungen der Genitalorgane.
- Welche Anamnesefragen sondieren bei einem männlichen Patienten den Genitalbereich?
- Welche Fragen können bei (Verdacht auf) Erkrankungen der weiblichen Genitalorgane hilfreich sein?

17.5.2 Körperliche Untersuchung

GUT ZU WISSEN

Wenn Sie (was in der Heilpraktikerpraxis sehr unüblich ist) aus triftigem Grund die Genitalorgane – egal, ob bei Mann oder Frau – untersuchen wollen oder müssen, sollten Sie ganz besonderen Wert auf eine vorherige Aufklärung über die beabsichtigte Untersuchung und ihren Zweck legen und sich das Einverständnis (vielleicht sogar schriftlich) geben lassen. Es sollte außerdem möglichst eine dritte Person (ggf. im Nebenraum) anwesend sein. Vermitteln Sie Ihrer Patientin bzw. Ihrem Patienten eine geschützte Atmosphäre,

und schützen Sie sich selbst durch ein gleichermaßen taktvolles wie sachliches und professionelles Verhalten. „Flotte" Sprüche lockern die Situation keinesfalls auf, sondern sind unangemessen und absolut tabu.
Ein Tipp: Lesen Sie das Kapitel ➢ NHP 1.6.16 (Abstinenzgebot). Diese Regeln sollten nicht nur in der Psychotherapie gelten.

- Sie werden kaum aus diagnostischen Gründen die Prostata palpieren. Aber es kann nicht schaden, wenn Sie wissen, wie diese Untersuchung durchzuführen wäre.
- Die Inspektion von Penis und Hoden könnte tatsächlich einmal erforderlich sein. Bei welchen Verdachtsfällen oder Erkrankungen ist die zeitnahe Inspektion sinnvoll bzw. erforderlich?
- Welche Erkrankungen fallen – ggf. dem Patienten selbst – bei einer Palpation des Skrotums auf?
- Sehr unwahrscheinlich ist es, dass Sie aus diagnostischen Zwecken eine Inspektion der Vulva durchführen müssen. Welche Symptome würden hierbei auffallen?
- Welche pathologischen Befunde und Verdachtsmomente können bei der Palpation des Unterbauches der Frau auftreten?
- Worauf achten Sie bei der Untersuchung der weiblichen Brust?
- Schildern Sie in eigenen Worten laut und kompetent einer imaginären Patientin, wie sie die Selbstuntersuchung ihrer Brust durchführen sollte. Was soll sie wann und auf welche Weise tun?
- Nun beschreiben Sie – wiederum mit lauter Stimme und kompetent der imaginären Überprüfungskommission, wie Sie die Brustuntersuchung bei einer Patientin vornehmen und auf welche Zeichen Sie achten würden!

Diagnostik

17.5.4

- Welche Untersuchungen werden beim Urologen oder Andrologen bei Erkrankungen der männlichen Geschlechtsorgane durchgeführt?
- Welche Methoden bietet die medizinische Diagnostik zur Untersuchung der weiblichen Geschlechtsorgane?

17.6 Leitsymptome und Differenzialdiagnose

Störungen der Sexualität

17.6.1

GUT ZU WISSEN

Störungen der Sexualität wirken sich auf die emotional-seelisch-geistigen Aspekte einer Partnerschaft aus. Zahlreiche Krankheiten und Arzneimittel beeinträchtigen die Liebes- und Lustempfindungen und die Fruchtbarkeit. In Polynesien lautet die Umschreibung für Geschlechtsverkehr „nahe bei Gott sein" – was auf tiefgehende, gar spirituelle Aspekte des Geschlechtsakts hinweist. Störungen der Sexualität können weitreichende Folgen für die einzelne Person und für das Paar haben. Die Naturheilkunde bietet verschiedenste therapeutische Möglichkeiten.

- Welche sexuellen Störungen werden unterschieden?
- Welche Formen von Ejakulationsstörungen gibt es?
- Was ist Priapismus, und welche Gefahr besteht hierbei?

17

17.6.2 Erektionsstörungen

- Welche körperlichen Ursachen können Erektionsstörungen verursachen?
- Welches Medikament wird von Ärzten am häufigsten bei Erektionsstörungen verordnet?
- Für welche Krankheit(-sgruppe) können Erektionsstörungen ein Frühwarnzeichen sein?

17.6.3 Zyklusstörungen (Menstruationsstörungen)

- Definieren Sie die Begriffe Amenorrhö, Dysmenorrhö, Oligomenorrhö!
- Welche Blutungsauffälligkeiten können auftreten? Erklären Sie!
- Welche Ursachen führen zur primären, welche zur sekundären Amenorrhö?
- Was versteht man unter einem prämenstruellen Syndrom (PMS)?
- Welche Symptome hat das PMS?

GUT ZU WISSEN

Die Symptome des PMS sind vielfältig und werden von den betroffenen Frauen auch sehr unterschiedlich stark empfunden. Deshalb variieren die Angaben zur Häufigkeit des PMS. Schätzungsweise 20–40 % aller Frauen sind davon betroffen, jüngere Frauen seltener als über 30-Jährige. Für die Diagnose entscheidend ist das zyklusabhängige Wiederkehren in der zweiten Hälfte des Menstruationszyklus. Nach der Menstruation sind die Betroffenen bis mindestens zum Eisprung symptomfrei. Behandlungsbedarf besteht nach schulmedizinischer Definition, wenn mindestens 9 von 12 Zyklen starke Beschwerden verursachen. Letztlich entscheidet natürlich subjektiv das Befinden der Patientin über die Notwendigkeit einer Behandlung.

17.6.4 Fluor

- Was ist Fluor? Wie kann er sich äußern?
- Welche Ursachen hat Fluor?
- Bei welcher Beschreibung von Ausfluss „klingeln bei Ihnen alle Alarmglocken"?

17.6.5 Unterbauchschmerzen der Frau

- Welche Anamnesefragen stellen Sie (in Prüfung und Praxis) bei akuten bzw. chronischen Unterbauchschmerzen der Frau?
- Welche gynäkologischen Ursachen können bei einer Frau zu Unterbauchschmerzen führen?
- Welche Erkrankungen außerhalb des gynäkologischen Raums können Unterbauchschmerzen bei einer Patientin hervorrufen?

17.6.6 Beschwerden im Bereich der weiblichen Brust

- Welche Beschwerden der weiblichen Brust sind Alarmzeichen? Wie würden Sie eine Patientin danach fragen? Begeben Sie sich in ein „Rollenspiel", bei dem Sie laut (!) Ihre imaginäre Patientin fragen.
- Schildern Sie mit eigenen Worten und ganzen Sätzen einer imaginären Überprüfungskommission, welche Symptome der weiblichen Brust und deren Umgebung welche Ursachen haben können! (Sie sollen gefährliche Erkrankungen früh erkennen können. Achten Sie also darauf.)

Schmerzen beim Geschlechtsverkehr

17.6.7

- Welche Ursachen können Schmerzen beim Geschlechtsverkehr haben?
- Welche Rolle können hierbei psychische Auslöser spielen?
- Wie und mit welcher Wortwahl würden Sie eine Patientin nach eventuellen psychischen Ursachen fragen?

Ungewollte Kinderlosigkeit

17.6.8

- Wie unterscheiden sich Sterilität und Infertilität?
- Welche vielfältigen Ursachen können die Sterilität des Mannes verursachen?
- Worin kann die Unfruchtbarkeit einer Frau begründet sein?
- Was wissen Sie von der schulmedizinischen Sterilitätsdiagnostik und -therapie?

17.7 Erkrankungen der Prostata

Prostatitis-Syndrom

17.7.1

- Welche Ursachen führen zur akuten bzw. chronischen Prostatitis?
- Welche Komplikation ist bei einer Prostatitis gefürchtet?

Benignes Prostatasyndrom

17.7.2

- Welche Symptome würde ein Patient schildern, der unter einem BPS leidet?
- Was ist ein „Unteres Harntraktsyndrom“?
- Welche schulmedizinische Therapie wird durchgeführt – und mit welchen Folgen würden ggf. an der Prostata operierte Männer Ihre Praxis aufsuchen?

Prostatakarzinom

17.7.3

- Das Prostatakarzinom ist eine sehr häufige Erkrankung und hat deshalb hohe Relevanz! Oft wird es in der Überprüfung in Zusammenhang mit Symptomen wie „Ischias“ oder „Rückenschmerz“ in Verbindung gebracht. Seien Sie wachsam – in der Prüfung und in der Praxis!
- Schildern Sie in eigenen Worten einer imaginären Überprüfungskommission die Symptome und die typische Metastasierung des Prostatakarzinoms. Üben Sie mit lauter Stimme – nicht nur in Gedanken!

17.8 Erkrankungen der Hoden und Nebenhoden

Lageanomalien des Hodens

17.8.1

- Welche Lageanomalien der Hoden gibt es?
- Welchen Krankheitswert haben diese Lageanomalien?

17.8.2 Hoden- und Nebenhodenentzündung

- Was versteht man unter dem Sammelbegriff akuter Hoden?
- Schildern Sie die Symptome und die Ursachen von Orchitis und Epididymitis!
- Was ist ein positives Prehn-Zeichen? Welche Aussage hat es?
- Welche Folgen und Komplikationen drohen bei Orchitis und Epididymitis?
- Was ist Ihre Maßnahme bei Verdacht auf eine Orchitis bzw. eine Epididymitis?

17.8.3 Hodentorsion

- In welcher Altersgruppe entwickelt sich am häufigsten eine Hodentorsion?
- Was ist ein „negatives Prehn-Zeichen"?
- Welche Symptome kennzeichnen die Hodentorsion?
- Was tun Sie bei Verdacht auf Hodentorsion – und warum? Schildern Sie Ihr Vorgehen laut und kompetent! (Und fertigen Sie sich eine Lernkarte dazu an!)

17.8.4 Varikozele und Hydrozele

- Worum handelt es sich bei einer Varikozele?
- Was ist eine Hydrozele?
- Was sollten Sie als Heilpraktiker/in über diese beiden Erkrankungen wissen?

17.8.5 Bösartige Hodentumoren

- Welche Symptome lassen an einen (bösartigen) Hodentumor denken?
- Wohin erfolgt meist die Metastasierung?
- Was raten Sie männlichen Patienten bezüglich der Selbstuntersuchung der Hoden?

17.9 Erkrankungen des Penis

17.9.1 Phimose und Paraphimose

- Worum handelt es sich bei diesen beiden Erkrankungen?
- Welche Folgen können diese haben?
- Wie wird behandelt?
- Welche Krankheit tritt gehäuft auf bzw. welche Gefahren bestehen bei der Phimose und Paraphimose?

17.9.2 Balanitis

- Auf welche Weise entsteht meist eine Balanitis?
- Welche Symptome bestehen bei einer Balanitis?

Peniskarzinom

17.9.3

- Welche Risikofaktoren sind bekannt bezüglich des Peniskarzinoms?
- Welches Warnzeichen kennzeichnet das Frühstadium des Peniskarzinoms?
- Wie schätzen Sie die Prognose und Gefährlichkeit des Peniskarzinoms ein?

17.10 Erkrankungen der männlichen Brust

Gynäkomastie

17.10.1

- Was ist eine Pseudogynäkomastie, und wann tritt sie auf?
- Welche Ursachen führen zur echten Gynäkomastie – und warum? Erklären Sie die Pathophysiologie!

Mammakarzinom des Mannes

17.10.2

- Was wissen Sie vom Mammakarzinom des Mannes?
- Warum ist diese Krebserkrankung so besonders heimtückisch?

LEICHTER LERNEN

Dieses Kapitel ist vergleichsweise dünn, das Thema einigermaßen überschaubar. Sie sind nun schon etwa zur Hälfte mit dem Stoff durch. Das Lernen ist nicht Selbstzweck, sondern soll Ihnen Nutzen bringen. Wie immer wünschen wir Ihnen außerdem mit Ihrem neuen Wissen viel Freude und Erfüllung – bei diesem Thema gleich dreifach, nämlich in Theorie, Praxis … und Praxis!

17.11 Erkrankungen der Ovarien und Tuben

Adnexitis

17.11.1

- Klären Sie für sich die Begriffe Salpingitis und Adnexitis.
- Wofür steht die Abkürzung PID? Welches Krankheitsbild ist gemeint?
- Welche Symptome würde Ihnen eine Patientin mit Salpingitis/Adnexitis beschreiben?
- Welche Komplikationen treten häufig bei einer Adnexitis auf?

Veränderungen und Tumoren des Ovars

17.11.2

- Funktionelle Eierstockzysten kommen sehr häufig vor. Schildern Sie mögliche Symptome und v. a. die möglichen Komplikationen.
- In welchem Alter tritt typischerweise ein Ovarialkarzinom auf?
- Benennen Sie die Risikofaktoren für die Entwicklung eines Ovarialkarzinoms?
- Beschreiben Sie in eigenen Worten und laut die typischen Symptome des Ovarialkarzinoms.
- Wie erfolgt die Metastasierung?

17.12 Erkrankungen der Gebärmutter

17.12.1 Uteruspolyp

- Polypen sind mit bloßem Auge sichtbare, meist gestielte Ausstülpungen der Mukosa (Schleimhaut). Meist sind sie gutartig, können aber auch bösartig sein oder werden. Welche Lokalisationen von Polypen kennen Sie?

GUT ZU WISSEN

Erinnern Sie sich an die Definition eines Polypen, die im Kapitel zur allgemeinen Pathologie (➤ NHP 8.9.3) gegeben wird.

- Welche Symptome können auftreten?
- Wie bzw. wann wird ein Uteruspolyp diagnostiziert?

17.12.2 Uterusmyom

- Bei sehr vielen Frauen treten Myome auf. Manche bemerken sie nicht, andere leiden ganz enorm darunter. Diese Patientinnen suchen oft Heilpraktikerpraxen auf, um die Operation möglichst zu vermeiden.
- Beschreiben Sie die möglichen Symptome!
- Myome führen oft zur chronischen Blutungsanämie im Sinne einer Eisenmangelanämie. Lesen oder wiederholen Sie an dieser Stelle diese Erkrankung und deren Symptome! (➤ NHP 20.4.1)
- Wie erfolgt die schulmedizinische Behandlung eines Uterusmyoms?

17.12.3 Zervixkarzinom und Präkanzerose (zervikale intraepitheliale Neoplasie)

- Welche Arten von Uteruskarzinomen gibt es?
- Was wissen Sie über das Zervixkarzinom? Erklären Sie das Krankheitsbild in eigenen Worten und mit lauter Stimme.
- Welche Maßnahme wird zur Vorbeugung des Zervixkarzinoms empfohlen?
- Welche Rolle wird den humanen Papillomaviren im Zusammenhang mit dem Zervixkarzinom zugerechnet?
- Was bedeutet „Carcinoma in situ“?
- Beschreiben Sie die Symptome des Zervixkarzinoms!

17.12.4 Endometriumkarzinom

- Welche Symptome würde eine Patientin aufgrund eines Endometrium- bzw. Korpuskarzinoms schildern?
- Wie erfolgt bei Uteruskarzinomen die Metastasierung, und wie beurteilen Sie die Prognose dieser Erkrankung?

Gebärmuttersenkung und Gebärmuttervorfall

17.12.5

- Welche Frauen sind besonders häufig von einer Gebärmuttersenkung oder einem Gebärmuttervorfall betroffen bzw. welche Faktoren begünstigen die Krankheitsentstehung?
- Was ist der Unterschied dieser beiden Erkrankungen?
- Welche Symptome treten auf?
- Was empfehlen Sie Patientinnen mit diesen Erkrankungen?

Endometriose

17.12.6

- Wieviel Prozent der Frauen leiden an einer Endometriose? (Das sind viele! Und die kommen durchaus deswegen in die HP-Praxis!).
- Beschreiben Sie, was bei einer Endometriose geschieht und welche Symptome dadurch entstehen!
- Welches Warnzeichen weist auf eine Endometriose hin?

17.13 Erkrankungen von Vulva und Vagina

Bartholinitis

17.13.1

- Was wissen Sie über die Bartholinitis?
- Wie wird diese üblicherweise vom Gynäkologen behandelt?

Vulvitis und Kolpitis

17.13.2

- Worum handelt es sich bei diesen beiden Erkrankungen? Worin bestehen Unterschiede?
- Was sind die Ursachen?
- Was müssen Sie im Hinblick auf das Infektionsschutzgesetz (IfSG) beachten?
- Woran müssen Sie denken, wenn eine ältere Patientin an einer dieser beiden Erkrankungen leidet?
- Wie werden die Vulvitis und Kolpitis behandelt?

Karzinome der Vulva und der Vagina

17.13.3

- Welche Symptombeschreibungen lenken Ihren Verdacht auf diese Erkrankungen?
- Wie beurteilen Sie die Prognose?

17.14 Erkrankungen der weiblichen Brust

17.14.1 Milchstau und Mastitis

- Wie entsteht die Mastitis? Schildern Sie die Ursachen.
- Beschreiben Sie die typische Patientin.
- Welche Symptome treten bei einer Mastitis auf?

17.14.2 Gutartige Brusttumoren

- Es gibt eine ganze Reihe gutartiger Brusttumoren. Welche?
- Es gilt die Regel: Bis zum Beweis des Gegenteils steht jeder getastete Tumor unter Krebsverdacht!

17.14.3 Mammakarzinom der Frau

- Dieses Thema ist ausgesprochen überprüfungsrelevant!
- Wie schätzen Sie die Erkrankungsrate und das typische Erkrankungsalter ein?
- Welche Risikofaktoren begünstigen die Entstehung des Mammakarzinoms?
- Beschreiben Sie sehr ausführlich und überzeugend die möglichen Warnzeichen und Symptome eines Mammakarzinoms, also die Auffälligkeiten bei Inspektion und Palpation der Brust! Sprechen Sie laut, sicher und in ganzen Sätzen!
- Wie erfolgt die medizinische Diagnostik?
- Wie wird onkologisch behandelt? Welche operativen Verfahren werden unterschieden? Welche weiteren Maßnahmen bestimmen die Therapie?
- Wie erfolgt die Metastasierung? Welche Prognose gibt es üblicherweise?

17.15 Klimakterisches Syndrom

- Dieses Thema ist ein echter „Favorit“ und eines der wichtigsten Beschwerdebilder in der HP-Praxis. Es ist recht wahrscheinlich, dass viele Ihrer Patientinnen aufgrund klimakterischer Beschwerden in Ihre Praxis kommen.
- Definieren Sie die Begriffe Klimakterium, Menopause, Postmenopause und klimakterisches Syndrom.
- Schildern Sie die typischen Beschwerden der Wechseljahre.
- Worin liegen die Symptome begründet? Welche Ursachen gibt es für die Beschwerden?
- Fangfrage: Wann endet die Menopause?

LEICHTER LERNEN

Dieses Thema, welches viele Lernende als vergleichsweise schwierig empfinden, ist fertig durchgearbeitet. Sie haben sich eine Erholungspause verdient – genießen Sie also Ihren Erfolg und entspannen Sie sich.

KAPITEL

18 Haut und Hautanhangsgebilde

Der Mensch ist die Medizin des Menschen.

Afrikanisches Sprichwort

LEICHTER LERNEN

Hoffentlich haut das Thema Haut Sie nicht um! Und, um beim Kalauern zu bleiben: Mit viel Freude beim Lernen, haut das hin!

18.1 Lernen durch Beschriften

18.2

In den folgenden Abbildungen (➤ Abb. 18.1, ➤ Tab. 18.1) ist Ihre Handschrift gefragt. Um sich die Inhalte zu erarbeiten, ist das eigenhändige Beschriften von Abbildungen hilfreich. Damit Sie dies mehrmals machen und Ihren Lernerfolg immer wieder überprüfen können, empfiehlt es sich, hierzu einen Bleistift zu verwenden.

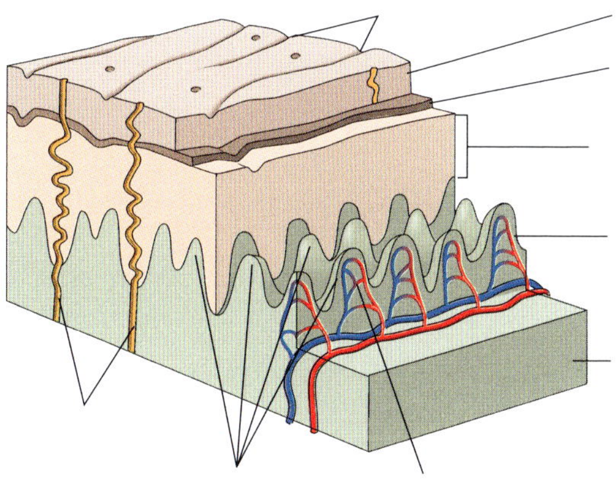

Abb. 18.1 Übersicht über den Aufbau der unbehaarten Haut (Leistenhaut). Man erkennt Epidermis und Korium. Die Subkutis ist nicht abgebildet. Die Hautoberfläche ist durch feine Rillen (Hautlinien) in Hautleisten aufgeteilt, an deren Kämmen die Ausführungsgänge der Schweißdrüsen enden. [L190] (➤ NHP Abb. 18.1)

Tab. 18.1 Die wichtigsten Effloreszenzen im Überblick. Reduzieren Sie die Beschreibung auf wenige Stichworte, welche die morphologischen Eigenschaften (z. B. Aussehen, Form) charakterisieren. Benutzen Sie Bleistift, um die Übung wiederholen zu können. [L190] (➢ NHP Tab. 18.1)

Effloreszenz	Morphologische Eigenschaft
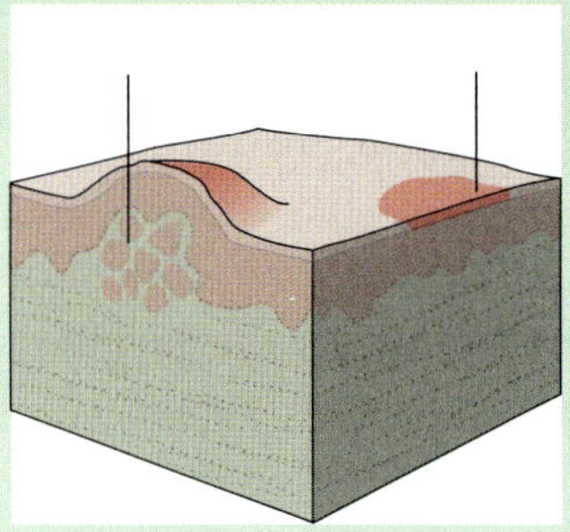	
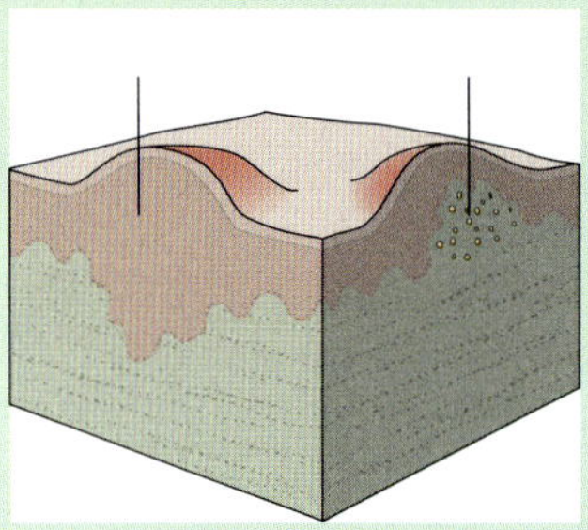	
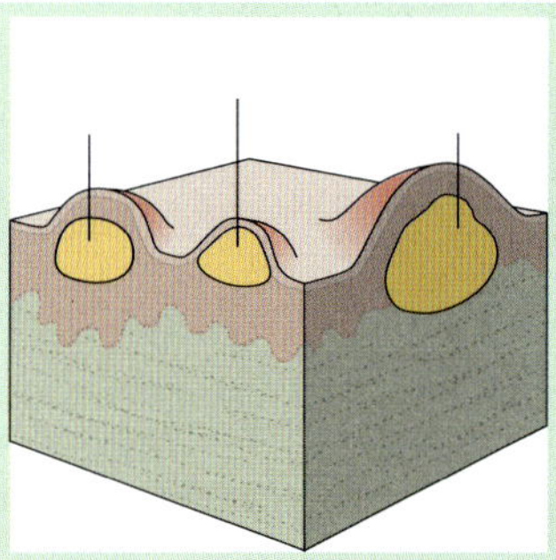	

Tab. 18.1. Die wichtigsten Effloreszenzen im Überblick. Reduzieren Sie die Beschreibung auf wenige Stichworte, welche die morphologischen Eigenschaften (z. B. Aussehen, Form) charakterisieren. Benutzen Sie Bleistift, um die Übung wiederholen zu können. [L190] (➢ NHP Tab. 18.1) *(Forts.)*

Effloreszenz	Morphologische Eigenschaft
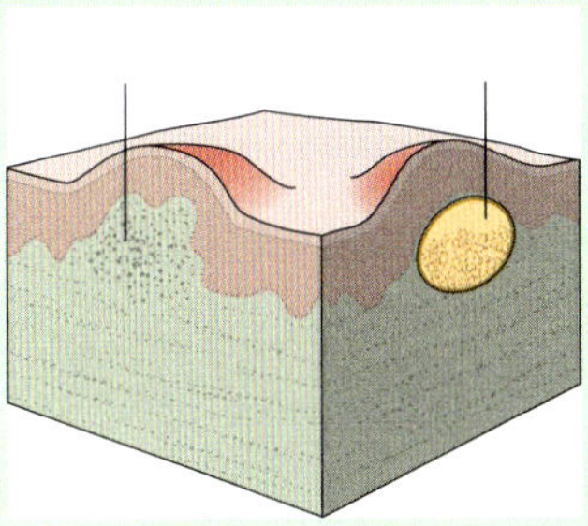	
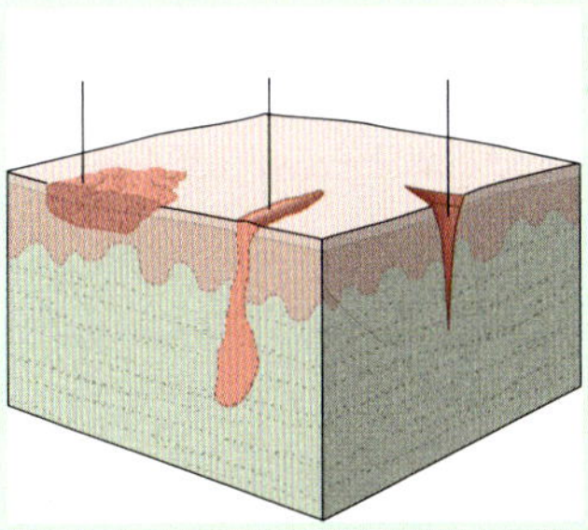	
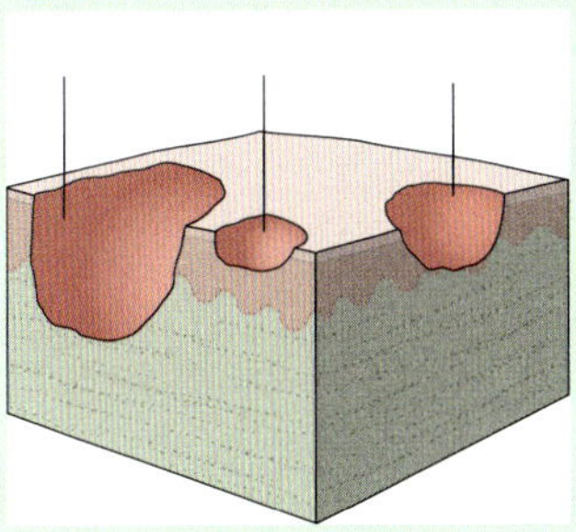	

18.2 Anatomie und Physiologie

18.2.1 Aufgaben und Aufbau der Haut

- Schildern Sie die vielfältigen Aufgaben der Haut!
- Unterteilen Sie die Haut, beschreiben Sie zunächst die grobe Struktur, und gehen Sie dann mehr ins Detail.

18.2.2 Oberhaut

- Welche Schichten hat die Oberhaut?
- Hornhaut – nur an den Füßen? Auf der Seele? Oder wo finden wir überall am Körper verhornte Haut? Welches paarig angelegte Organ besitzt eine Hornhaut (Sklera), die jedoch eine andere Anatomie hat?
- Welche Faktoren bestimmen den Grad der Sommerbräune und den Hautton verschiedener Ethnien?
- In welcher Hautschicht befinden sich die Melanozyten?

18.2.3 Leder- und Unterhaut

- Welche Namensverwandtschaft besteht zwischen kostbarem Porzellan und unserem Tastsinn? (Fiese Frage – Entschuldigung!)
- Welche Eigenschaften weisen kollagene Fasern auf, welche Qualität bringen elastische Fasern in ein Gewebe? (➤ NHP 7.11.2)
- In der Unterhaut liegen Fettgewebe und verschiedene Funktionseinheiten, die unserer Sinneswahrnehmung dienen. Welche sind das?

GUT ZU WISSEN

Jede Minute verlieren wir durch Abschilfern etwa 30.000–40.000 tote Hautzellen, das sind täglich etwa ein bis zwei Gramm. Ein wenig unnützes Zusatzwissen: Der Wohnungsstaub in Ihrer Wohnung, den Sie vom Wandregal oder Bilderrahmen putzen, besteht zu etwa 80 % aus Hautschuppen von Ihnen und Ihrer Familie. Und noch etwas Erstaunliches: Die Haut enthält immerhin ein Viertel des im Körper gespeicherten Wassers, und das ist eine ganze Menge Flüssigkeit, denn der Mensch besteht zu etwa 70 % aus Wasser.

18.2.4 Hautanhangsgebilde

- Zugegeben – es ist sehr unwahrscheinlich, dass Sie in der Überprüfung nach Haaren und Nägeln gefragt werden. Können Sie diesen Organen beim Lernen dennoch etwas Aufmerksamkeit schenken?
- Es gibt eine Erkrankung, die ihren Ursprung im Haarbalg hat und an der so mancher Patient leidet. Welche ist das? (➤ NHP Abb. 18.7e und ➤ NHP 25.11.1)
- Wieso kann niemand graue Haare bekommen?
- Auch wenn wir heutzutage regelmäßig Deos, Seifen und Parfums benutzen – sie ist ungebrochen, die Macht des menschlichen Duftes. Säuglinge erkennen Mutter und Vater am Duft, Liebende laben sich am Duft des anderen, wir können Menschen gut riechen – oder sie stinken einem.
- Welche drei Drüsenarten sorgen dafür, dass wir uns dufte finden oder stinkig miteinander sind?
- Von welchen Einflüssen hängt die Produktion dieser drei Drüsenarten ab?
- Welche Aufgaben haben die Finger- und Zehennägel?

LEICHTER LERNEN

Es ist hilfreich, wenn Sie in Ihrer Ausbildung regelmäßig mit Multiple-Choice-Fragen üben. Diese gibt es in Büchern, über Lernplattformen und PC-Programmen als Original-Amtsarztfragen aus dem Netz von verschiedenen Anbietern oder auch auf Seiten von Gesundheitsämtern.

Dabei werden Ihnen immer wieder Fragestellungen begegnen, die Ihnen völlig unbekannt scheinen oder es auch sind. Das kann sehr verunsichernd sein. Wahrscheinlich werden Sie dies regelmäßig bei den Multiple-Choice-Fragen erleben, sogar wenn Sie kurz vor der Überprüfung stehen. Das Gebiet der Medizin ist so groß – da gibt es nahezu unendlich viele Fragen.

Gewöhnen Sie sich möglichst rasch an diese Erfahrung. So sind Sie in der echten Überprüfung gelassen und vertrauensvoll: Sie haben viel gelernt, können auch logisch ableiten, eindeutig Falsches sofort ausschließen, vieles durch Nachdenken erarbeiten und im Notfall noch raten. Bleiben Sie „cool"!

Noch ein Tipp, wenn Sie digital „kreuzen": Klicken Sie die Antworten Ihrer Multiple-Choice-Fragen nicht immer nur im Handy bzw. auf dem Rechner an, sondern drucken Sie sich regelmäßig Fragebögen aus und üben Sie hierbei praktisch und haptisch

- das hilfreiche Markieren spezieller Fragestellungen oder hinweisgebender Schlüsselbegriffe,
- das Kennzeichnen schwieriger Fragen, die in einem zweiten Durchgang noch einmal bearbeitet bzw. deren Antworten kontrolliert werden müssen sowie
- das konzentrierte und fehlerfreie Übertragen der Antworten auf den Lösungsbogen in der vorgegebenen Zeit! Dieses zu üben ist absolut wichtig.

18.3 Untersuchung und Diagnostik

Anamnese

18.3.1

- Welche Anamnesefragen sind bei Patienten mit Hauterkrankungen besonders aufschlussreich und somit wichtig?
- Warum fragen Sie bei Hauterkrankungen konkret nach, was in letzter Zeit – vor Auftreten der Symptome – gegessen wurde oder auch nach der Einnahme von Arzneimitteln? Welche weiteren Fragen sind diesbezüglich relevant? Geben Sie Beispiele aus Ihrem persönlichen Erfahrungsschatz.
- Welche Begleiterkrankungen interessieren besonders bei Hautveränderungen?

Körperliche Untersuchung

18.3.2

- Schulen Sie, nicht nur in nächster Zeit, Ihren Blick für folgende Merkmale: Hauttönungen, Hautverfärbungen, Male. Feine und feinste Unterschiede sowie deutliche Zeichen wahrzunehmen und einzuordnen, ist Übungssache. Nicht nur bei der Untersuchung von Hauterkrankungen, sondern bereits im Gespräch mit Ihren Patienten werden Sie dadurch Nuancen erkennen können, die Ihnen bislang verborgen blieben. Blässe ist etwas anderes als Helligkeit. Rosige Vitalität strahlt und hat eine andere Färbung als hochdruckrötliche „Hypertonie-Wangen". Doch bitte – seien Sie beim Hinschauen in der Straßenbahn taktvoll und diskret.
- Was versteht man unter einem positiven bzw. negativen Dermografismus?

Diagnostik

18.3.4

- Was ist eine Biopsie, und wann ist diese bei Hauterkrankungen notwendig?
- Bei welchen Hauterkrankungen können Laboruntersuchungen des Blutes hinweisgebend sein?

18.4 Leitsymptome und Differenzialdiagnose

18.4.1 Effloreszenzenlehre

- Jetzt „blüht" Ihnen etwas! Die verschiedenen Hautblüten (Effloreszenzen) sind zwar nicht so häufig direkt prüfungsrelevant. Im Ergebnis aber fällt Ihnen alles nun Folgende sehr viel leichter, wenn Sie verstehen, mit welchem Begriff welche Hautveränderung beschrieben wird. Deshalb ist dieses Thema doch sehr wichtig und hat somit ein rotes Icon.
- Beschäftigen Sie sich ausgiebig mit der Nomenklatur der Effloreszenzen. Diese Definitionen, ggf. mit einer Skizze versehen, wären auch wieder ein Thema für Ihre Karteikarten. Unterscheiden Sie primäre und sekundäre Effloreszenzen, und geben Sie Beispiele!
- Betrachten Sie die Bilder. Empfehlenswert ist es zusätzlich, Begriffe wie z. B. „Papel", „Rhagade", „Xanthom" oder „Quaddel" über die Funktion der Bildsuche auf www.startpage.com oder auch bei Google zu recherchieren. Studieren und vergleichen Sie die Vielzahl der Abbildungen. Gerade beim Thema „Haut" können Ihnen die zahlreichen Fotos zu einer Erkrankung helfen, die wichtigsten Merkmale zu erkennen. Verlieren Sie sich aber nicht in den unendlichen Weiten des World Wide Web, sondern kehren Sie zeitnah wieder zurück ans heimische Lehrbuch. Lassen Sie sich durchs Internet zwar inspirieren, aber nicht verwirren oder ablenken.
- Nun erklären Sie jemandem die Unterschiede all dieser vielen Hautveränderungen: Enanthem, Exanthem …

18.4.2 Exanthem, Enanthem, Erythem, Ekzem

- Exanthem und Enanthem zu unterscheiden ist einfach – tun Sie es.
- Was ist die pathophysiologische Ursache eines Erythems?
- Welche Symptome kann ein Ekzem im chronischen Stadium entwickeln?

18.4.3 Juckreiz

- Juckreiz ist ein sehr belastendes Symptom. Patienten können einen großen Leidensdruck haben – und suchen verzweifelt Hilfe in Ihrer Praxis. Welche Hauterkrankungen und welche inneren Erkrankungen mit Juckreiz einhergehen, sollten Sie sich sehr gut merken. Wenn Sie schon längere Zeit dabei sind, versuchen Sie auch, die pathophysiologischen Zusammenhänge zu erklären: Wodurch entsteht in diesem Fall der Juckreiz?
- Welche Maßnahmen bietet die konventionelle Medizin zur Linderung von Juckreiz an?

18.4.4 Veränderung der Haardichte und Haarstruktur

- Was versteht man unter Hirsutismus?
- Welche Ursachen hat Hirsutismus?
- Wenn Sie sich schon mit den Erkrankungen der Leber, insbesondere mit der Leberzirrhose, beschäftigt haben: Was ist das „männliche Gegenstück" zum Hirsutismus? (➤ NHP 14.5.6)
- Welche beiden innerlich anzuwendenden Substanzen sind besonders empfehlenswert, um die Haarstruktur positiv zu beeinflussen?

Nagelveränderungen

18.4.5

- Ein gesunder Nagel ist rosig – welche pathologischen Farbveränderungen sind möglich, und welche Aussagekraft haben diese?
- Das „Schwarze unter dem Nagel" kann Schmutz nach der Gartenarbeit sein … doch welcher Verdacht muss unbedingt abgeklärt werden, wenn das Schwarze sich nicht halbkreisförmig unter dem überstehenden Nagelrand befindet, sondern direkt unter der Nagelpatte?
- Bei welcher Erkrankung treten Trommelschlägelfinger bzw. Uhrglasnägel auf? (➤ NHP 10.4.5)

Trockene Haut

18.4.6

- Wann ist trockene Haut mehr als ein kosmetisches Problem?
- Welche Substanz bindet Wasser in der Haut und wird deshalb zur Behandlung trockener Haut eingesetzt?

18.5 Hautverletzungen

Wundheilungsstörungen

18.5.1

- Eine Wundheilungsstörung ist in vielen Fällen keine Krankheit, sondern ein Symptom. Wie erklären Sie diese Aussage? Nennen Sie Beispiele.
- Welche Gefahr birgt eine infizierte Wunde?

Dekubitus

18.5.2

- Das Thema Dekubitus spielt keineswegs nur in der Krankenpflege eine Rolle. Beschreiben Sie die Faktoren, die zur Entstehung beitragen und das Risiko steigern.
- Unterscheiden und beschreiben Sie die Stadien des Dekubitus.
- Wie sieht die ärztliche Therapie aus, und was bewirken diese Maßnahmen?
- Worauf würden Sie beim Hausbesuch eines seit längerer Zeit bettlägerigen Patienten im Hinblick auf die Dekubitusprophylaxe achten? Und was würden Sie beispielsweise den pflegenden Angehörigen empfehlen?

GUT ZU WISSEN

Fachleute schätzen, dass bis zu 30 % der zu Hause betreuten Patienten und 50 % der alten Menschen in Pflegeheimen und geriatrischen Kliniken zumindest zeitweise an einem Dekubitus leiden. Die meisten dieser schmerzhaften Druckgeschwüre entstehen am Kreuzbein und an den aufliegenden Fersen.

Bei der Körperpflege sollten die Pflegenden kontrollieren, ob die Haut weiße Flecken oder Rötungen aufweist. Bei einer Rötung sollte mit einem Finger auf die Rötung gedrückt werden. Bei gesunder Haut verfärbt sich die Stelle erst weiß, anschließend wieder rot. Besteht ein Dekubitus, bleibt die Stelle durchgängig rot. Diese Stellen bedürfen ab sofort besonderer Druckentlastung, Pflege und Kontrolle. www.dekubitus.de

Panaritium

18.5.3

- Über welche Symptome klagt der Patient bei einem Panaritium? Was sehen Sie?
- Kleine Ursache – große Auswirkung. Welche Komplikationen können bei einem Panaritium auftreten?
- Wann verweisen Sie den Patienten zum Arzt – und warum?

18.5.4 Hämatom

- Die weitaus meisten blauen Flecken sind harmlos. Treten diese jedoch gehäuft und ohne nachvollziehbare Ursache auf, können sie auf gefährliche Bluterkrankungen (Leukämien ➤ NHP 20.6.1) oder sehr brüchige Gefäße hinweisen. In schweren Fällen müssen große Hämatome chirurgisch eröffnet und ausgeräumt werden. Bei einem Oberschenkelhalsbruch (➤ NHP 9.5.4) kann der Blutaustritt ins Gewebe so massiv sein, dass es zum hypovolämischen Schock kommen kann.
- Hämatome sind manchmal als Nebenwirkung unserer Therapieverfahren, z. B. beim Schröpfen, erwünscht, teilweise auch nicht zu vermeiden. Darüber müssen Sie Ihre Patienten im Vorfeld aufklären. Bei welchen diagnostischen und therapeutischen Handlungen kann es in einer Heilpraktikerpraxis zu blauen Flecken kommen?

18.6 Neurodermitis

18.6

- In sehr vielen Heilpraktikerpraxen ist die Neurodermitis eine der Erkrankungen, die am häufigsten vorkommen. Zahlreiche Eltern finden erstmals den Weg zum Heilpraktiker, weil ihr Säugling oder Kleinkind unter Milchschorf oder Neurodermitis leidet. Deshalb sollten Sie sich mit diesem Thema intensiv beschäftigen. Auch in der Überprüfung kommen regelmäßig Fragen zu diesem Thema vor.
- Beschreiben Sie die typische Neurodermitis im Säuglingsalter und im Kindesalter.
- Welche Symptome treten typischerweise bei Jugendlichen und Erwachsenen auf?
- Welche Körperregionen sind bei Neurodermitis typischerweise in welchem Lebensalter befallen?
- Welche Komplikationen können bei Neurodermitis auftreten?
- Ist es wirklich Neurodermitis? Es könnte sich doch auch um trockene Haut oder Parasitenbefall handeln ... Welche Fragen, Hinweise, Aussagen, Untersuchungen und Tests helfen Ihnen bei der Diagnose einer Neurodermitis?
- Ihre zukünftigen Neurodermitis-Patienten waren höchstwahrscheinlich schon beim Hautarzt. Welche Therapien sind ihnen dort wahrscheinlich angeordnet worden?
- Unabhängig von Ihren persönlichen Therapiestrategien bei Neurodermitis: Was raten Sie grundsätzlich bei dieser Erkrankung Ihren Patienten?

GUT ZU WISSEN

Infektionen der neurodermitischen Haut durch Bakterien, Viren oder Pilze sind kein Zeichen mangelnder Hygiene. Im Gegenteil: Übertriebenes Baden, Duschen und Waschen trocknet die Haut zusätzlich aus und beeinträchtigt deren ohnehin bereits eingeschränkte Widerstandsfähigkeit durch die gestörte Hautbarriere. Die Bindung von Wasser ist reduziert, wodurch die Haut anfälliger wird für Infektionen und durchlässiger für Allergene und Schadstoffe.

18.7 Psoriasis

18.7

- Auch Patienten mit Schuppenflechte finden oft den Weg in Heilpraktikerpraxen, da die Naturheilkunde hier in vielen Fällen gute Methoden und Behandlungserfolge zu bieten hat. Doch vor der Therapie steht die Diagnose. Deshalb:
- Welche Psoriasis-Typen werden unterschieden?
- Eine ganze Reihe typischer Symptome kennzeichnen die klassische Psoriasis. Welche sind das?

- Beschreiben Sie die typischen Lokalisationen!
- Gibt es einen Index, der die Schwere der Erkrankung abbildet?
- Welche Therapien werden schulmedizinisch eingesetzt?

18.8 Allergisch bedingte Hauterkrankungen und Urtikaria

Allergisches Kontaktekzem

18.8.1

- Eine Aufgabe für Ihre Fantasie: Stellen Sie sich drei verschiedene Patienten in unterschiedlichem Alter vor, mit verschiedenen Vorgeschichten und variierenden Arten eines allergischen Kontaktekzems. Welche Ursachen fallen Ihnen ein? Worauf könnten diese Personen allergisch reagieren? Mithilfe welcher Informationen würden Sie die richtige Diagnose stellen können?
- Falls Sie sich von unschönen Bildern nicht erschrecken lassen, könnten Sie über die Bildrecherche bei www.startpage.com viele eindrucksvolle Beispiele finden.
- Was sind fototoxische Substanzen? (Keine Angst! Das hat nichts mit Bildrecherche zu tun!)
- Und nun beschreiben Sie noch, was therapeutisch zu tun ist.
- Wann ist die Weiterleitung an den Dermatologen oder Hausarzt angezeigt?

Urtikaria und Angioödem

18.8.2

- Was hat die Urtikaria mit einer unserer nützlichsten Heilpflanzen zu tun? Ein Tipp: Lassen Sie sich vom Namen leiten.
- Durch welche Faktoren kann eine Urtikaria entstehen?
- Beschreiben Sie die Symptome der Urtikaria.
- Auf welche Gefahrensituation kann die Urtikaria als erstes Symptom hinweisen?
- Schildern Sie die möglichen Komplikationen bzw. Begleitsymptome einer Urtikaria.
- Dies ist eine sehr gute Gelegenheit zum Querlesen: Lesen oder wiederholen Sie das Thema anaphylaktischer Schock (➢ NHP 22.6.2).

Arzneimittelexanthem

18.8.3

- Es gibt wohl kaum keine Substanz, auf die nicht irgendjemand allergisch reagiert. Und es gibt jede Menge Substanzen, auf die viele Menschen allergisch reagieren. Besonders Arzneimittel führen oft zu Allergien, und die möglichen Reaktionen sind außerordentlich vielfältig. Welche prägnanten Beispiele fallen Ihnen ein?
- Erklären Sie die Begriffe Fotosensibilisierung und Exanthem.

18.9.1

18.9 Gutartige Fehlbildungen und Tumoren der Haut

18.9.2

Nävuszellnävus

- Was ist ein Nävuszellnävus? Beschreiben Sie das Aussehen? Oder finden Sie einen (oder mehrere) bei sich selbst?

18.9.3 Blutgefäßnävus

- Wie nennt der Volksmund ein Blutgefäßnävus? Es gibt verschiedene Begriffe ...
- Wann erfolgt die Therapie eines großen Naevus flammeus und auf welche Weise?

Hämangiom

18.9.4

- Sehr viele Menschen haben (sehr viele) Hämangiome. Worum handelt es sich dabei? Vielleicht können Sie welche bei sich entdecken? Nein? Nicht traurig sein! Das kann mit dem Alter noch kommen.
- Was ist ein sog. Feuermal? Wann tritt es auf, und wie ist die Prognose?
- Welche (großen) Unterschiede gibt es zwischen dem kavernösen Hämangiom und dem senilen Hämangiom?

18.9.5 Fibrom

- Was ist ein Fibrom?
- An welchen Körperstellen treten Fibrome besonders häufig auf?

Veränderungen des Bindegewebes

- Die Wundheilung ist ein sehr komplexer Vorgang, bei dem sich das Gewebe oft teilen und erneuern muss. Mitunter geschieht dies etwas überschießend. Wie bezeichnet man eine solche Narbe?
- Wie sieht eine ärztliche Therapie einer „Wuchernarbe" aus – und wie schätzen Sie die Heilungschancen ein?

18.10 Präkanzerosen der Haut

18.10.1 Lentigo maligna

- Da semimaligne Tumoren oder Präkanzerosen irgendwann maligne oder kanzerös werden können, haben sie für Prüfung und Praxis Relevanz. Also sollten Sie ein Auge darauf haben!
- Schauen Sie sich über www.startpage.com oder Google verschiedene Bilder zum Stichwort „Lentigo maligna" an, um Ihren Blick zu schulen.
- An welchen Körperstellen treten diese Flecken besonders oft auf?

18.10.2 Leukoplakie

- Auch die Leukoplakie ist relativ leicht zu erkennen, wenn man mehrere dieser Hautveränderungen gesehen, miteinander verglichen und sein Bewusstsein dafür geschärft hat, dass es solche Hautveränderungen gibt. Nutzen Sie die Bildrecherche über das Internet!
- An welchen Stellen finden sich besonders häufig Leukoplakien?

Aktinische Keratose

18.10.3

- Wie häufig kommt die aktinische Keratose in Deutschland vor?
- Welche Gefahren gehen von der aktinischen Keratose aus – und wie kann man ihr vorbeugen?

LEICHTER LERNEN
Nun haben Sie jede Menge Fakten gelernt und Bilder betrachtet. Zeit für etwas Ruhe oder etwas Bewegung oder etwas Kreativität. Tun Sie sich etwas Gutes – und freuen Sie sich an dem, was Sie vollbracht haben!

18.11 Bösartige Hauttumoren

18.11

- Es ist Ihnen sicherlich klar, dass die bösartigen Hauttumoren hohe Prüfungs- und (aufgrund der Sorgfaltspflicht und des Berufsethos) Praxisrelevanz haben – also gut lernen!
- Insbesondere diese Erkrankungen sind wieder sehr gut für eine Bildrecherche über das Internet geeignet. Aber auch wenn Sie eine Vielzahl von Fotos gesehen haben – verweisen Sie Patienten mit verdächtigen Hautmalen immer mit Dringlichkeit an den Hautarzt bzw. wegen der ggf. notwendigen Überweisung zuerst zum Hausarzt. Und dokumentieren Sie dies in der Patientenakte.

Basalzellkarzinom (Basaliom)

18.11.1

- Was sind die Symptome des Basalzellkarzinoms? Beschreiben Sie detailliert das Aussehen und die typischen Lokalisationen.
- Wie verläuft die Behandlung?
- Wie ist die Prognose?
- Definieren Sie die Begriffe ulzerierend und semimaligne.

Plattenepithelzellkarzinom (Spinaliom)

18.11.2

- Auf welche Weise entstehen Plattenepithelzellkarzinome? Welche Faktoren begünstigen ihre Entstehung? Wo sind sie typischerweise lokalisiert?
- Beschreiben Sie detailliert das Aussehen eines Plattenepithelzellkarzinoms.
- Erklären Sie die schulmedizinische Therapie und die Prognose.

Malignes Melanom

18.11.3

- Das ist nun absolut prüfungsrelevant! Beschreiben Sie sehr ausführlich und auswendig die ABCDE-Regel!
- Welche weiteren Hinweise deuten auf ein malignes Melanom hin?
- Auf welchen Wegen metastasiert das maligne Melanom?
- Beschreiben Sie Therapie und Prognose!

18

LEICHTER LERNEN
Das waren harte Themen und unangenehme Fotos. Erholen Sie sich! Vielleicht betreiben Sie etwas Hautpflege von innen: Trinken Sie reichlich Wasser, sorgen Sie für eine gute Durchblutung durch einen flotten Spaziergang oder ein heißes Bad und essen Sie etwas Leckeres mit hautpflegenden Nährstoffen, also eine Mahlzeit mit Gemüse, Obst und Nüssen. Darüber hinaus: Entspannen Sie. Schlafen Sie. Lachen Sie! Diese Art von Hautpflege hilft effektiver als jede Anti-Aging-Creme!

18.12 Weitere Hauterkrankungen

18.12.1 Acne vulgaris

- Sie nähern sich dem Endspurt – es kommen nicht mehr viele Krankheiten hinzu. Auch die folgenden Hauterkrankungen sind bei einer Internetbildrecherche sehr „ergiebig"…
- Wie entsteht die Acne vulgaris?
- Welche Symptome hat die Acne vulgaris?
- Welche Therapie verordnet der Hautarzt?

18.12.2 Intertrigo

- „Der sich den Wolf tanzt …" Vielleicht kennen Sie diesen Kalauer mit Bezug zu einem bekannten Spielfilm. Beschreiben Sie, auf welche Weise sich tatsächlich jemand „einen Wolf tanzen kann".
- Was sind typische „Intertrigo-Stellen"?
- Was ist eine Windeldermatitis?
- Welche Therapien wendet die Schulmedizin an?

18.12.3 Rosazea

- Beschreiben Sie das Aussehen der Rosazea.
- Was ist ein Rhinophym?

18.12.4 Seborrhoisches Ekzem

- Welche Symptome kennzeichnen das seborrhoische Ekzem?
- Patienten mit dieser Erkrankung finden regelmäßig den Weg in die Heilpraktikerpraxis, insbesondere zu Kollegen, die klassische Homöopathie anwenden. Was könnten differenzialdiagnostische Überlegungen sein?

18.12.5 Dyshidrotische Dermatitis

- Beschreiben Sie die Symptome und mögliche Ursachen der dyshidrotischen Dermatits.
- Welche Behandlung wird schulmedizinisch verordnet?

Ichthyosis

18.12.6

- Fassen Sie in einem prägnanten Satz zusammen, was Sie aus dem entsprechenden Buchtext für besonders lernrelevant halten!

Epidermolysis bullosa

18.12.7

- Wenn Sie die Wortteile Epidermo – lysis – bullosa jeweils einzeln übersetzen, erhalten Sie die Beschreibung dieses Krankheitsbildes. Diese Erkrankung macht die Haut der betroffenen Kinder so empfindlich wie Schmettelingsflügel – weshalb die betroffenen Kinder auch Schmetterlingskinder genannt werden. In der Überprüfung und Praxis hat diese Erkrankung kaum je Relevanz – umso mehr bei den betroffenen Kindern und ihren Familien.

Erythema nodosum

18.12.8

- Das Erythema nodosum tritt v. a. in Zusammenhang mit welchen Erkrankungen auf?
- Beschreiben Sie das Aussehen dieser Hautveränderung.
- Welche Symptome begleiten häufig das Erythema nodosum?
- In Ihrer Praxis haben Sie bei einem Patienten den Verdacht auf Erythema nodosum. Welche möglichen Ursachen müssen Sie anamnestisch erfragen, weil diese aufgrund der Gesetzeslage Konsequenzen für Ihre weitere Vorgehensweise haben? (Hilfestellung siehe ➢ NHP 2.6.5 und ➢ NHP 2.6.8)

Lyell-Syndrom

18.12.9

- Dieses Syndrom kommt selten vor – und hat doch Prüfungsrelevanz. Warum?
- Berichten Sie einer imaginären Überprüfungskommission, was Sie über das Lyell-Syndrom wissen.
- Welchen Hinweis gibt Ihnen in diesem Zusammenhang die Buchstabenfolge SSS?

Pemphigus vulgaris

18.12.10

- Diese Erkrankung kommt nur höchst selten in der Praxis und in der Überprüfung vor. Verschaffen Sie sich trotzdem ein Bild über diese Krankheit.

Neurofibromatose

18.12.11

- Welche Symptome kennzeichnen die Neurofibromatose?
- Was sind Café-au-Lait-Flecken?

KAPITEL

19 Hormonsystem

Wenn jemand Gesundheit sucht, frag zuerst, ob er bereit ist, künftig die Ursachen der Krankheit zu meiden; erst dann darfst du heilen.

Sokrates

LEICHTER LERNEN

Das Eingangszitat zu diesem Kapitel klingt sehr hart, soll aber nicht zur Unbarmherzigkeit animieren. Insbesondere beim Thema hormonelle Erkrankungen spielen jedoch „selbst verursachte" Dysbalancen eine große Rolle. Die „Überadrenalisierung" durch zu viel Stress, „Überinsulinisierung" durch falsche Ernährung und Stress, ein Durcheinander der Geschlechtshormone durch Pille und Östrogenpflaster ... das fein aufeinander abgestimmte Hormonsystem kann leicht durch unsere heutige Lebensweise aus dem Gleichgewicht geraten.

19.1 Lernen durch Beschriften

19.2

In der folgenden Abbildung (➤ Abb. 19.1, ➤ Abb. 19.2, ➤ Abb. 19.3) ist Ihre Handschrift gefragt. Um sich die anatomischen Strukturen zu erarbeiten, ist das eigenhändige Beschriften von Abbildungen hilfreich. Damit Sie dies mehrmals machen und Ihren Lernerfolg immer wieder überprüfen können, empfiehlt es sich, hierzu einen Bleistift zu verwenden.

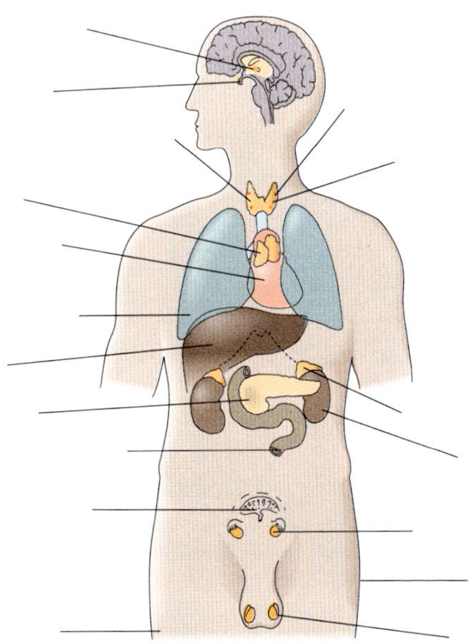

Abb. 19.1 Hormondrüsen des Menschen. [L190] (➤ NHP Abb. 19.1)

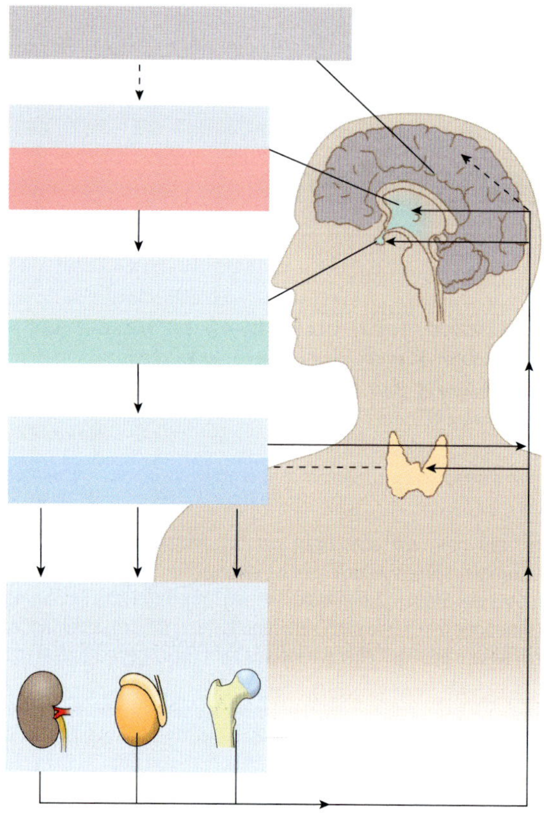

Abb. 19.2 Hierarchie der Hormonregulation. [L190] (➢ NHP Abb. 19.3)

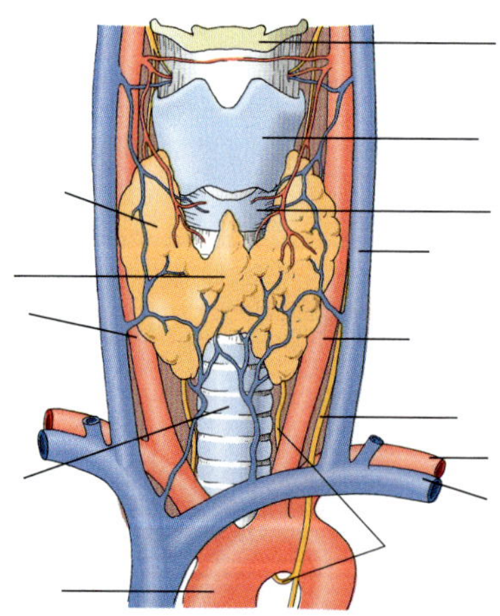

Abb. 19.3 Anatomie der Schilddrüse. [L190] (➢ NHP Abb. 19.6)

19.2 Anatomie und Physiologie

Funktion und Arbeitsweise der Hormone

19.2.1

- Welche grundlegenden Aufgaben haben die Hormone im Körper?
- Über welche Wege erreichen Hormone ihre Zielzellen?
- Erinnern Sie sich an die Grundlagen der Histologie und Anatomie? Was unterscheidet endokrine Drüsen von exokrinen Drüsen? Benennen Sie zwei maßgebliche Unterschiede, und geben Sie Beispiele (➢ NHP 7.11.1).
- Im Körper gibt es verschiedene Arten von Botenstoffen. Welche Gruppen kennen Sie?
- Wie unterscheidet sich die Signalübermittlung des Nervensystems von der des Hormonsystems?
- Nennen Sie Beispiele für Gewebshormone.
- Warum kann z. B. Insulin nicht parenteral, z. B. als Tablette, eingenommen werden, sondern muss injiziert werden?
- Es ist ein Wunderwerk, wie Hormone auf Molekularebene wirken. Lesen Sie über Transportproteine und Hormonrezeptoren, staunen Sie über das geniale System der Second Messenger. Erfahrungsgemäß ist dieses Wissen jedoch so gut wie nie überprüfungsrelevant.
- Hormone werden tagtäglich, unablässig produziert – mal in geringerer, mal in höherer Konzentration. Wo werden sie abgebaut, und über welche Organe werden die Abbauprodukte ausgeschieden?
- Wie unterscheiden sich Releasing-Hormone von Inhibiting-Hormonen?
- Welche Hormondrüse ist „der oberste Chef"?

Hypothalamus und Hypophyse

19.2.2

- Welche Aufgaben hat der Hypothalamus? Welche Hormone produziert er – und was regeln diese?
- Welche Hormone werden in der Hypophyse gebildet?
- Welche Aufgabe hat das Oxytocin?
- Welche Namen sind für das Hormon ADH noch gebräuchlich?
- Beschreiben Sie laut und in eigenen Worten die Aufgaben und die Wirkweise des ADH. Eventuell hilft Ihnen dabei der – zugegeben etwas altbackene – Begriff „Wasserrückhaltehormon"!
- Tun Sie das nun auch zu den Aufgaben und der Wirkweise des ACTH!
- Unterscheiden Sie die Funktionen des Hypophysenvorderlappens von denen des -hinterlappens.
- Welche Funktionen hat das somatotrope Hormon? Wie wird es noch genannt?

Epiphyse

19.2.3

- Klein und ein wenig unscheinbar, auch noch nicht umfassend erforscht, liegt die Epiphyse oberhalb des Mittelhirns. Da (noch?) keine Erkrankungen aufgrund einer Epiphysenüber- oder -unterfunktion bekannt sind, wird sie oft „vernachlässigt".
- Welche Funktionen der Epiphyse sind derzeit bekannt?

19.2.4 Schilddrüse und Schilddrüsenhormone

- Wo sitzt die Schilddrüse, und wie ist sie gebaut?
- Beschreiben Sie, welche Hormone die Schilddrüse produziert, außerdem den Schilddrüsen-Regelkreis!
- Welche Aufgaben haben die Schilddrüsenhormone im Körper? Geben Sie Beispiele.
- Haben Sie an Kalzitonin gedacht? Fein! Sie haben es übersehen oder vergessen? Dann erklären Sie nun dessen Produktionsort und Funktion.

19.2.5 Nebenschilddrüsen

- Wo sitzen die Nebenschilddrüsen? Nein! Eben nicht …! Sondern wo …? (Oft werden sie gedanklich links und rechts neben der Schilddrüse platziert.)
- Welche Funktionen hat das Hormon der Nebenschilddrüse?

19.2.6 Nebennieren und Nebennierenrinde

- Wo sitzen die Nebennieren? Nein! Eben nicht …! Sondern wo …? (Oft werden sie gedanklich links und rechts neben der Niere platziert.)
- Unterscheiden Sie anatomisch und funktionell die Nebennierenrinde vom Nebennierenmark!
- Welche Hormone produziert die Nebennierenrinde?
- Welche Wirkung haben Glukokortikoide im Körper? Es ist – nicht nur für die Überprüfung! – wichtig und hilfreich, diese gut zu lernen.
- Die Glukokortikoide beeinflussen eine Vielzahl verschiedener Körperfunktionen. Durchdenken Sie, welche Konsequenzen jeweils eine Über- oder Unterproduktion auf den Körper haben wird. Solche „pathophysiologischen Gedankenspielereien“ sind sehr nützlich für das Denken in Zusammenhängen.
- Was haben Glukokortikoide mit Mineralokortikoiden gemeinsam – und was unterscheidet sie voneinander?
- Erklären Sie – am besten einem interessierten Laien oder einer inneren Überprüfungskommission – in eigenen Worten die Regulierung des Blutdrucks über Aldosteron-Angiotensin und Renin. Nehmen Sie ggf. zur Erinnerung oder zum Kennenlernen hierfür den Text von ➤ NHP 16.2.3 zur Hilfe.
- Erklären Sie, welche Bedeutung der Renin-Angiotensin-Aldosteron-Mechanismus bei der Entstehung von Bluthochdruck hat.
- Es ist sehr hilfreich, wenn Sie sich immer mal wieder die Pathophysiologie vergegenwärtigen. Diese ist (auch in der mündlichen Überprüfung!) wichtiger als das auswendige „Herunterleiern“ von diversen Symptomen.
- Was wissen Sie über die Produktion von Sexualhormonen in der Nebennierenrinde? Wie unterscheidet sich diese bei Männern und Frauen bzw. was ist bei beiden Geschlechtern gleich?
- Was sind die Wirkungen von Anabolika und von Katabolika? (Egal, ob es sich hierbei um körpereigene Hormone oder pharmazeutisch hergestellte Arzneien handelt …)

GUT ZU WISSEN

„Die weise Benutzung des vegetativen Systems wird einmal den Hauptteil ärztlicher Kunst ausmachen" (von Hering, Prof. für Physiologie, 1925). Dieser Satz bewahrheitet sich hundert Jahre später. Vegetative Fehlsteuerungen, die ihre Ursache häufig im hormonellen System haben und deren Folgen einen Großteil der in Heilpraktikerpraxen behandelten Krankheiten ausmachen, können durch heilpraktische Therapiemethoden wirkungsvoll therapiert werden. Vorausgesetzt man weiß um die verschiedenen Wechselwirkungen.

19

Tatsächlich ist es gerade heutzutage – in unserer Zeit der Reizüberflutung, des Mangels an Bewegung und einer dem geordneten Lebensrhythmus entgegenwirkenden Schnelllebigkeit, des Perfektionismus und Vergleichsdrucks, der Hektik und Dauerbelastung vieler Menschen in Beruf und Familie – ganz entscheidend wichtig, die fatalen Auswirkungen einer überbordenden Stresssituation zu kennen und zu erkennen. „Stress" an sich ist gut und wichtig. Die Stresssituation dient der Arterhaltung und Evolution des Einzelnen und der Menschheit. Der Mensch braucht Herausforderungen, und ein zu geruhsames Leben mit Stillstand, Langeweile und Unbeweglichkeit wäre fatal für Körper, Geist und Seele. Jedoch wird gerade auch durch wissenschaftliche Erkenntnisse immer deutlicher, wie eng Dauerstress und zahlreiche körperliche und seelische Erkrankungen miteinander verknüpft sind.

Nebennierenmark

19.2.7

GUT ZU WISSEN

In der Praxis gilt es, bei einer Vielzahl von chronischen und auch akuten Erkrankungen den Teufelskreis der „Überadrenalisierung" zu durchbrechen und Entspannung als Grundlage zur Regeneration wieder zu ermöglichen. Denn – knapp gesagt – Heilung, also die Aktivierung der Selbstregulation zur Gesundung, kann nur in parasympathischen Entspannungsphasen geschehen.

- Was sind Katecholamine?
- Was wissen Sie von der Hormonproduktion im Nebennierenmark?
- Wie läuft die Stressreaktion ab? Welche Hormondrüsen und Hormone sind beteiligt?
- Was wird als Stressreaktion bezeichnet?
- Wiederholen Sie (oder lesen Sie kurz zum ersten Mal) die Wirkweise von Sympathikus und Parasympathikus (➤ NHP 23.2.12). Das fördert Ihr Verständnis für weitere Zusammenhänge.
- Welche körperlichen Reaktionen kennzeichnen die Adrenalinausschüttung in einer akuten Stressreaktion?
- Welche Adrenalinzeichen kennen Sie als Warnsignale in einer Schocksituation? (Lesen Sie hierzu nochmals bzw. erstmals Kapitel ➤ NHP 11.5.3)
- In der Überprüfung wird Ihnen der Mechanismus einer Stressreaktion erfahrungsgemäß am ehesten beim Thema „Schock" begegnen. Denn die sog. Adrenalinzeichen sind Warnzeichen und Alarmkriterien ersten Ranges! Mit diesen Symptomen kommt der Patient (noch) in Ihre Praxis! Diese Symptome müssen Sie wahrnehmen – und das gelingt nur dann, wenn man um sie und ihre Bedeutung weiß. Überprüfen Sie im realen Leben, ob Adrenalinzeichen vorliegen bzw. erfragen Sie diese konkret in der Mündlichen. Das konsequente Prüfen dieser Symptome gibt oft den entscheidenden Hinweis zur richtigen Einschätzung einer Notfallsituation.
- Welche langfristigen Wirkungen hat die Ausschüttung von Glukokortikoiden?

LEICHTER LERNEN

Ein paar Worte zum Lern- und Prüfungsstress: Wenn Sie sich über zu lange Zeit vor der Überprüfung im Dauerstress-Modus befinden, werden Sie nicht nur wesentlich schlechter lernen und sich nur wenig merken können. Mit jedem Tag der „Überadrenalisierung" steigt auch die Gefahr, dass Sie dann tatsächlich am Prüfungstag den gefürchteten Blackout erleiden! Glukokortikoide lösen bei langfristiger Stressbelastung das Adrenalin ab – und lassen uns unter anderem „verblöden"...

Zwei, drei Tage vor jeder Prüfung bestehen absolutes Lernverbot und Erholungspflicht. Am besten jedoch lernen Sie immer möglichst stressfrei und voller Neugierde und Freude. Druck, Angst und Hektik sind „Gift für's Gehirn", während Begeisterung „Dünger für's Gehirn" ist!

Das hat sich bewährt: Machen Sie unmittelbar vor der Überprüfung einen etwa 30-minütigen Spaziergang (z. B. ein paar Mal rund ums Gesundheitsamt – bitte nicht verlaufen!) mit schnellen, kraftvollen Schritten und atmen dabei tief ein und doppelt so lange aus. Zählen Sie bei jedem Schritt Ihre Atemzüge, beispielsweise: „Ein – zwei – drei – vier! Aus – zwei – drei – vier – fünf – sechs – sieben – acht! Ein – zwei – drei – vier." Das bringt Ihr Adrenalin in ein rechtes Maß.

19

19.2.8 Weitere endokrin aktive Organe

- Zählen Sie zur Wiederholung noch einmal alle Hormondrüsen des Körpers auf – am besten geordnet „von oben nach unten".
- Welche Aufgabe hat das Renin? Und nun erklären Sie noch einmal die Regulationsmechanismen, die als Renin-Angiotensin-Aldosteron-System bezeichnet werden.
- Im Verdauungstrakt gibt es verschiedene verdauungsaktive Hormone. Welche sind das?
- Besonders wichtig – in Prüfung und Praxis – sind die Hormone der Bauchspeicheldrüse. Deren Wirkung haben Sie bereits in den Kapiteln des Lehrbuchs *Naturheilpraxis Heute* (➤ NHP 14.2.3, ➤ NHP 15.2.2) kennengelernt. Für den Moment lernen und wiederholen Sie hier, welche drei Hormone die Bauchspeicheldrüse produziert.
- Was wissen Sie über den Zusammenhang zwischen Körperfett und Hormonen?
- Was versteht man unter Umwelthormonen?

LEICHTER LERNEN

Beachten Sie, dass die Hormone der Geschlechtsorgane und der Bauchspeicheldrüse in den jeweiligen Kapiteln beschrieben werden und nicht in diesem. Eines nach dem anderen werden Sie diese kennenlernen. Und irgendwann die Zusammenhänge verstehen!

19.3 Untersuchung und Diagnostik

19.3.1 Anamnese

- Sie haben eine Menge über die unterschiedlichsten Funktionen von Hormondrüsen erfahren. Nehmen Sie sich pro Hormondrüse ein (halbes) Blatt Papier und schreiben Sie auf, welche Wirkung eines Hormons bei einer Über- oder Unterproduktion zu welchen Symptomen führen könnte. Aus diesen Symptomen erarbeiten Sie sich selbstständig Anamnesefragen, die Ihren Verdacht auf Erkrankungen des Hormonsystems lenken. Zur Kontrolle schauen Sie dann ins Lehrbuch.
- Welche Anamnesefragen sind in Bezug auf hormonelle Erkrankungen relevant?
- Welche psychischen Veränderungen treten oft bei Menschen mit hormonellen Erkrankungen auf?

19.3.2 Körperliche Untersuchung

- Bei welcher Erkrankung des Hormonsystems kommt es zur stammbetonten Fettsucht mit Hautstriae?

LEICHTER LERNEN

In Ihrer Ausbildung wird die Palpation der Schilddrüse gezeigt und geübt. Üben Sie diese Untersuchung – so wie alle Untersuchungstechniken auch – ergänzend zu Ihrer theoretischen Lernarbeit daheim, möglichst an mehreren Menschen Ihres Umfeldes, ansonsten in Ihrer Lerngruppe. Sie haben noch keine Lerngruppe? Dann gründen Sie eine!

- Beschreiben Sie mit lauter Stimme und souverän, wie Sie die Palpation der Schilddrüse durchführen – zuerst im stillen Kämmerlein, und wenn Sie sich sicher fühlen, vor einer imaginären Überprüfungskommission oder/und einem „echten" Menschen.

19

Diagnostik

19.3.4

- Welche Laboruntersuchungen geben Auskunft über die Situation im Schilddrüsenregelkreis, indem sie direkt die relevanten Hormone testen?
- Welche Antikörpertests geben Auskunft über Erkrankungen der Schilddrüse?
- Was kann bei einer Sonografie der Schilddrüse festgestellt werden?
- Wozu dient die Schilddrüsenszintigrafie?
- Unterscheiden Sie die Bedeutung von warmen, heißen und kalten Knoten der Schilddrüse.

GUT ZU WISSEN

Es gibt unterschiedliche Methoden zur Feststellung der Hormonwerte – viele dieser Untersuchungen finden heutzutage nicht mehr über eine Blutanalyse statt, sondern die Werte werden besser in Speichelproben bestimmt.

19.4 Leitsymptome und Differenzialdiagnose

Vergrößerte Schilddrüse (Struma)

19.4.1

- Was ist eine Struma?
- Welche Mangelsituation und welche Erkrankungen führen zu einer Struma?
- Welche Begleitsymptome sprechen für eine bösartige Struma?
- Was ist ein Horner-Syndrom?

Endokrine Orbitopathie, Exophthalamus

19.4.2

- Was versteht man unter einer endokrinen Orbitopathie?
- Welche Augenbefunde sind hierbei typisch?
- Beschreiben Sie das Stellwag-Zeichen.

Muskelkrämpfe und Pfötchenstellung

19.4.3

- Was versteht man unter einer Tetanie?
- Unterscheiden Sie pathophysiologisch und differenzialdiagnostisch die Pfötchenstellung bei einer Tetanie und bei einem Hyperventilationssyndrom (➢ NHP 12.4.6).
- Beschreiben Sie den Trousseau-Test und den Chvostek-Test.
- Was ist eine hypokalzämische Krise?
- Was ist bei der Injektion von Kalzium unbedingt zu beachten?
- Warum ist die Gabe von Kalzium bei Verdacht auf eine anaphylaktische Reaktion kontraindiziert?

19.5 Erkrankungen der Hypophyse

19.5.1 Überfunktion des Hypophysenvorderlappens

- Erinnern Sie sich an die allgemeine Pathologie? Was sind Adenome?
- Die Hypophysenvorderlappenüberfunktion ist eine seltene Erkrankung. Dennoch die Frage: Was ist ein Prolaktinom?
- Welche Symptome verursacht die Akromegalie? Und warum? (Pathophysiologie)

19.5.2 Unterfunktion des Hypophysenvorderlappens

- Worum handelt es sich bei einem Diabetes insipidus? Welches Leitsymptom besteht?
- Schildern Sie die Symptome eines hypophysären Komas!

19.6 Erkrankungen der Schilddrüse

GUT ZU WISSEN

Die Schilddrüsenerkrankungen haben eine hohe Praxisrelevanz – und die Hyper- und Hypothyreose sind oft Thema in der Überprüfung! Das „Schmetterlingsorgan" ist sehr stressempfindlich und gerät leicht aus dem Gleichgewicht. Aus naturheilkundlicher Sicht hat eine Schilddrüsen-Dysbalance viele Auswirkungen auf den Körper, oft lange bevor Laborwertveränderungen feststellbar sind.

19.6.1 Euthyreote Struma

- Unterscheiden Sie die Struma diffusa und Struma nodosa.
- Erinnern Sie sich an die Bedeutung des Wortes Stridor? (Sonst schauen Sie nach unter ➤ NHP 12.4.8) Warum kann es bei einer Struma zum inspiratorischen Stridor kommen?
- Was wissen Sie über die Versorgung mit Jod in Deutschland, über dessen Substitution und Kontraindikation?

19.6.2 Hyperthyreose

- Welche Ursachen und Formen der Hyperthyreose gibt es?
- Welche Symptome sind typisch für eine Hyperthyreose?
- Was versteht man unter der Merseburger Trias?
- Was ist ein Morbus Basedow?
- Lernen Sie die Symptome der Schilddrüsenentzündung gut auswendig. Welche sind es? Zählen Sie sie laut auf.
- Was versteht man unter der Merseburger Trias, und wann tritt diese auf?
- Das ist nun eher praxisrelevant: Wie äußert sich die Hyperthyreose bei älteren Menschen? Und warum wird sie oft fehldiagnostiziert bzw. übersehen und führt zur falschen Medikation?
- Wie sieht das prätibiale Myxödem bei Hyperthyreose aus?
- Mit welchen Symptomen würde ein Patient Sie konsultieren oder zu sich rufen, der sich in einer (beginnenden) thyreotoxischen Krise befindet?

- Schreiben Sie die Symptome und Notfallmaßnahmen der thyreotoxischen Krise auf eine Lernkarte. Und gebrauchen Sie diese. Sie wissen schon wie und wofür ...
- Wie wird die Hyperthyreose diagnostiziert?
- Wie wird die Hyperthyreose schulmedizinisch therapiert? Diese Frage hat Praxisrelevanz, weil viele Patienten Schilddrüsenmedikamente einnehmen.

Hypothyreose

19.6.3

- Welche Symptome verursacht eine typische Hypothyreose?
- Welche Symptome treten bei älteren Patienten auf und führen oft zur Fehldiagnose bzw. -behandlung?
- Welche lebensbedrohliche Komplikation kann sich aufgrund einer Hypothyreose entwickeln? Notieren Sie hierzu die Fakten, insbesondere die Symptome und die Notfallmaßnahmen, auf einer Lernkarte – für demnächst und später.
- Unterscheiden Sie zuerst in einer frei formulierten schriftlichen Gegenüberstellung – am besten auch auf einer Lernkarte zum regelmäßigen Gebrauch – und dann im zweiten Schritt frei und laut sprechend die Symptome von Hyperthyreose und Hypothyreose. Gerade die Gegensätzlichkeit der Symptomatiken erleichtert das Verstehen und das Lernen.
- Wie wird die Hypothyreose diagnostiziert und wie wird sie schulmedizinisch behandelt?

Hashimoto-Thyreoiditis und andere Schilddrüsenentzündungen

19.6.4

GUT ZU WISSEN

Diese Erkrankung ist aus naturheilkundlicher Sicht eine ganz typische Folge von Stress, sehr weit verbreitet, aber oft unerkannt und deshalb unbehandelt.

- Welche Symptome und Laborbefunde führen zur Diagnose der Hashimoto-Thyreoiditis?

Schilddrüsenkarzinom

19.6.5

- Zwar kommen Schilddrüsenkarzinome relativ selten vor. Nichtsdestotrotz bzw. gerade deswegen sollten Sie die (Früh-) Symptome gut lernen!
- Wieso sind oft Schluckbeschwerden oder Heiserkeit die ersten Symptome?
- Wohin erfolgt die Metastasierung beim Schilddrüsenkarzinom?

19.7 Erkrankungen der Nebenschilddrüsen

Überfunktion der Nebenschilddrüsen

19.7.1

- Diese Erkrankung wird meist zufällig diagnostiziert. Erklären Sie sich selbst die pathophysiologischen Zusammenhänge.
- Auf welche Weise kann es bei dieser Erkrankung zu einer Notfallsituation kommen? Notieren Sie sich die Symptome auf einer Lernkarte!

19.7.2 Unterfunktion der Nebenschilddrüsen

- Welche Ursachen, Folgen und Symptome gibt es bei dieser Erkrankung?
- Zur Wiederholung: Wie werden der Trousseau-Test und der Chvostek-Test durchgeführt? Welche Zeichen/Reaktionen sind ggf. zu beobachten? (➤ NHP 19.4.3)

19.8 Erkrankungen der Nebennieren

19.8.1 Überfunktion der Nebennierenrinde

- Unterscheiden Sie das Cushing-Syndrom vom Morbus Cushing.
- Bei welchen Erkrankungen werden schulmedizinisch Glukokortikoide eingesetzt?
- Erklären Sie laut und mit sicherem Auftreten die Neben- bzw. Langzeitwirkungen von Glukokortikoiden.
- Welche Symptome treten bei Patienten mit dem Cushing-Syndrom auf? (Nach Beantwortung der vorherigen Frage ist diese Antwort sehr leicht …)
- Ein Hyperaldosteronismus ist selten. Welche Ursachen führen zu dieser Erkrankung?
- Welche gesundheitliche Problematik entwickelt sich aufgrund des Hyperaldosteronismus?

19.8.2 Unterfunktion der Nebennierenrinde

- Es gibt die primäre und die sekundäre Unterfunktion der NNR. Welche Entstehungsursachen und -wege gibt es? Versuchen Sie, diese pathophysiologisch zu erklären – am besten in eigenen Worten. Wenn es Ihnen nutzt, fertigen Sie dazu Skizzen an.
- Warum bleibt bei der sekundären NNR-Insuffizienz die Sekretion der Mineralokortikoide meist erhalten?
- Wie immer, wenn es eine Notfallsituation geben kann, ist es wieder an der Zeit, eine Lernkarte zu erstellen – dieses Mal für die Addison-Krise bzw. den adrenergen Schock. Stellen Sie auf dieser Lernkarte die Ursachen, die Symptome und die Maßnahme zusammen.
- Schreiben ist längst nicht so nützlich wie Sprechen. Erklären Sie nun souverän und überzeugend Ihrer imaginären Überprüfungskommission, was Sie über den adrenergen Schock wissen. Was würden Sie als Amtsärztin oder Beisitzer gerne von Ihrem Prüfling darüber erfahren? Welche Fragen würden Sie stellen?

19.8.3 Phäochromozytom

- Was ist ein Phäochromozytom?
- Welche ungewöhnlichen Symptome weisen typischerweise auf ein Phäochromozytom hin?

19.9 Apudome

19.9

- Was ist ein Apudom?
- Was versteht man unter dem APUD-System?
- Insulinom – Gastrinom – worum handelt es sich hierbei?

- Was ist ein Karzinoid?
- Was ist ein Flush? Was bezeichnet man als Flush-Syndrom?

LEICHTER LERNEN

Das war's für dieses Thema. Hoffentlich haben Sie sich faszinieren lassen vom wundersamen Wechselspiel unserer Körperchemie, so fein aufeinander abgestimmt, so komplex in seinen Wirkungen. Wir wünschen nun gute Erholung – und viel Lust auf's nächste Thema …

KAPITEL

20 Blut

Blut ist ein ganz besonderer Saft.

Johann Wolfgang von Goethe

20.1 Lernen durch Beschriften

20.2

In den folgenden Abbildungen (➤ Abb. 20.1, ➤ Abb. 20.2, ➤ Abb. 20.3) ist Ihre Handschrift gefragt. Um sich die Inhalte zu erarbeiten, ist das eigenhändige Beschriften von Abbildungen hilfreich. Damit Sie dies mehrmals machen und Ihren Lernerfolg immer wieder überprüfen können, empfiehlt es sich, hierzu einen Bleistift zu verwenden.

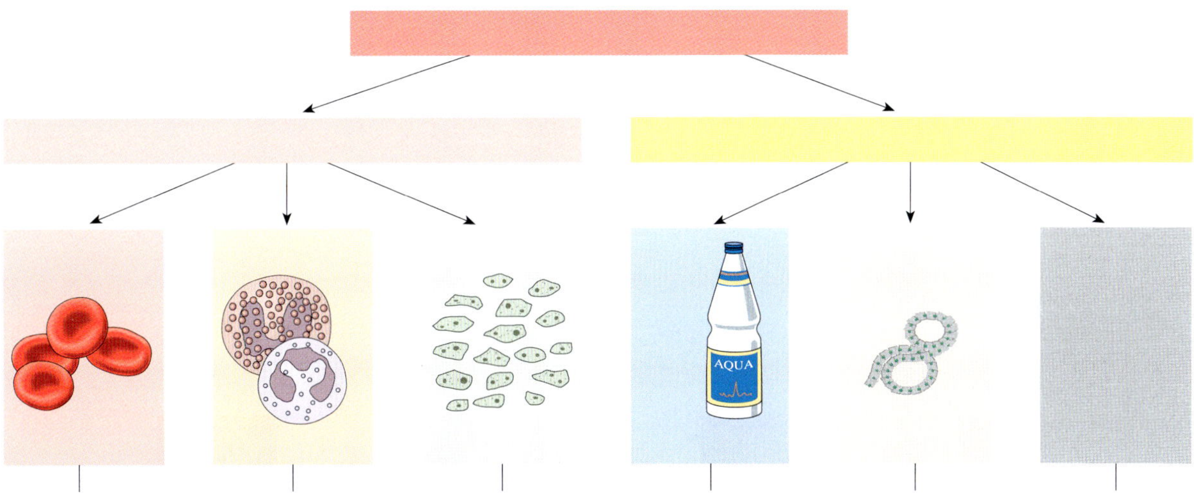

Abb. 20.1 Übersicht über die Bestandteile des Blutes. [L190] (➤ NHP Abb. 20.1)

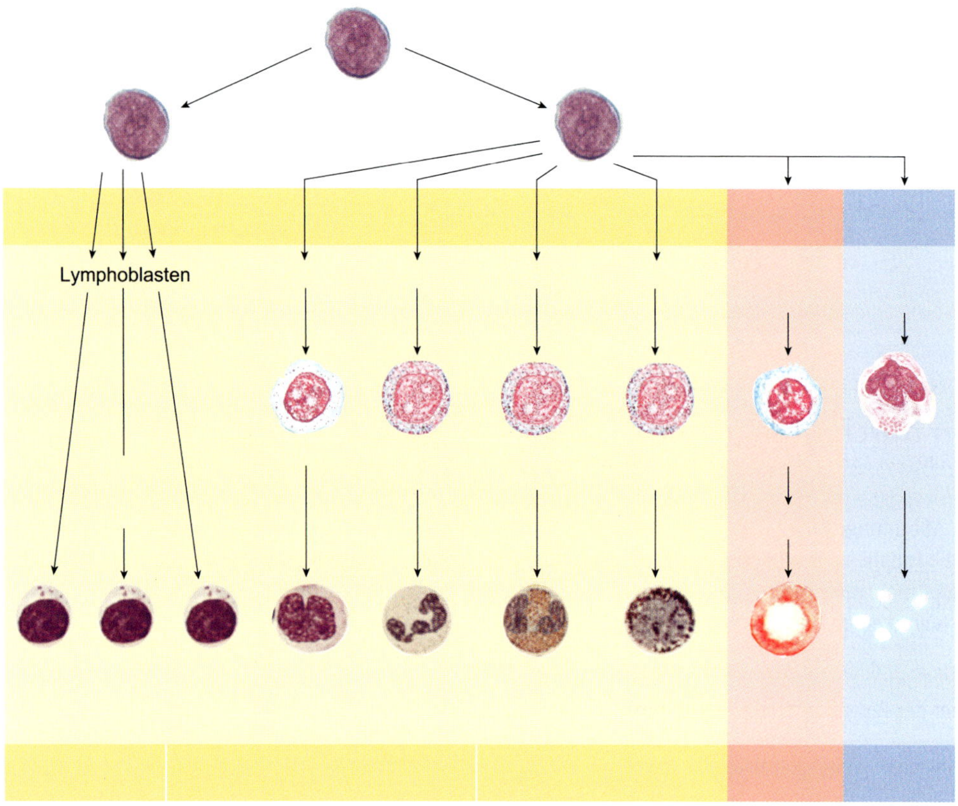

Abb. 20.2 Entwicklung der Erythrozyten, Leukozyten (Granulozyten, Monozyten und Lymphozyten) sowie der Thrombozyten aus den sog. pluripotenten („viel könnenden") Stammzellen des Knochenmarks. [X243] (➤ NHP Abb. 20.4)

20

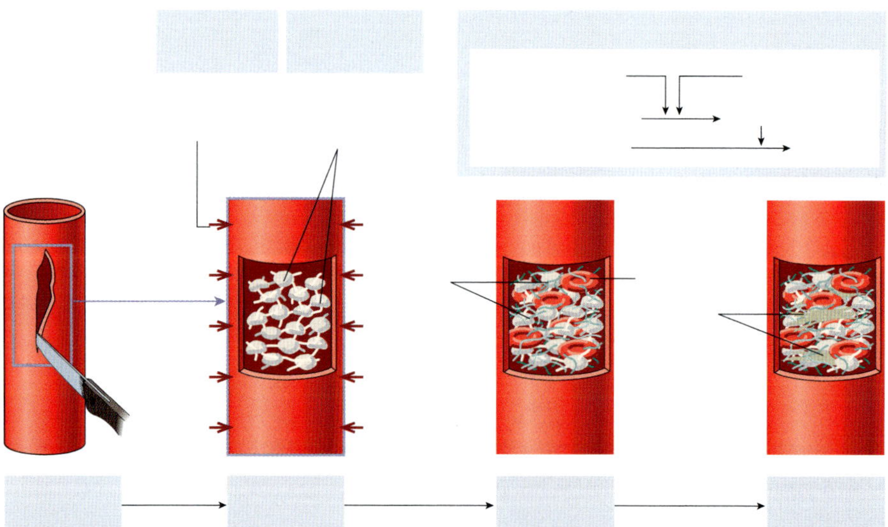

Abb. 20.3 Übersicht über die Vorgänge bei der Blutstillung und -gerinnung (Erläuterung im Text). [L190] (➤ NHP Abb. 20.12)

20.2 Anatomie und Physiologie

Zusammensetzung und Aufgaben des Blutes

20.2.1

- Erinnern Sie sich an die Histologie? Blut ist „flüssiges Gewebe". Zu welcher Gewebeart zählt es? (➢ NHP 7.11.2)
- Beschreiben Sie die Zusammensetzung des Blutes und seine Bestandteile.
- Welche Aufgaben hat das Blut?

Blutplasma

20.2.2

- In welche zwei Fraktionen wird das Blut beim Zentrifugieren getrennt?
- Woraus besteht Plasma?
- Was ist der Unterschied zwischen Plasma und Serum?
- Filtrationsdruck (Pressen) und Reabsorptionsdruck (Sog) im Gewebe – durchdenken Sie diese Vorgänge, und fertigen Sie dazu eine Skizze an.
- Albumin ist ein wesentlicher Faktor für den kolloidosmotischen Druck. Wenn Sie mit diesem Begriff noch nichts oder nichts mehr anfangen können, schauen Sie nach unter ➢ NHP 16.2.7. Also: Was versteht man unter kolloidosmotischem Druck?
- Plasmaproteine und Serumproteine unterscheiden sich – worin?
- Was bedeutet der Begriff interstitieller Raum?

Blutbildung

20.2.3

- Beschreiben Sie die Hämatopoese.
- Welche Aufgaben hat das Knochenmark bei der Blutbildung?
- Nennen Sie die lymphatischen Organe.
- Was wissen Sie über Stammzellen?

Erythrozyten

20.2.4

- Wie lauten die Normwerte der Erythrozyten für Frauen und für Männer?
- Was verstehen Sie unter Erythropoese?
- Erklären Sie die Bildung eines Erythrozyten.
- Was wissen Sie von der Form der Erythrozyten?
- Wie lange leben Erythrozyten?
- Was hat es mit dem Erytropoetin auf sich?
- Beschreiben Sie den Erythrozytenabbau.
- Was geschieht beim Erythrozytenabbau mit dem Eisen und dem Häm?
- Was sind die Folgen eines Missverhältnisses zwischen Erythropoese und Erythrozytenabbau?
- Welche Aufgabe hat das Hämoglobin?
- Nennen Sie die Hämoglobin-Normwerte!

20.2.5 Leukozyten

- Nennen Sie die physiologische Gesamt-Leukozytenzahl im Blut!
- Wo im Körper befinden sich Leukozyten – und in welcher Verteilung?
- Was versteht man unter Diapedese?
- Erklären Sie die Leukopoese!
- Beschreiben Sie die verschiedenen Fraktionen der Leukozyten und ihre Aufgaben!
- Welche zwei Gruppen von Lymphozyten gibt es?
- Blutlabor: Welche Normwerte gelten für die verschiedenen Leukozyten-Fraktionen?
- Was unterscheidet Monozyten von Makrophagen?
- Da führt kein Weg dran vorbei: Die Normwerte der Leukozyten müssen Sie (zur Überprüfung) auswendig können. Also fertigen Sie am besten gleich eine Lernkarte hierfür an!
- Welche Art der Leukozyten sind im Blut zahlenmäßig am stärksten vertreten?

20.2.6 Blutgruppen

- Nennen Sie die beiden wichtigsten Blutgruppen-Systeme und erklären Sie, was es damit auf sich hat.
- Was geschieht, wenn man Erythrozyten der Blutgruppe A mit Anti-A-haltigem Plasma mischt? Und warum?
- Was ist eine Transfusionsreaktion? Was bedeutet sie für den Patienten?
- Welche Bedeutung hat das Rhesus-System in der Beratung von Frauen, die schwanger werden möchten?
- Welche drei Unterschiede zwischen dem AB0- und Rhesussystem sind relevant?

20.2.7 Thrombozyten

- Nennen Sie den Normwertbereich von Thrombozyten bei Erwachsenen.
- Welche Aufgabe haben die Thrombozyten?

20.2.8 Blutstillung (Hämostase)

- Was ist der Unterschied zwischen Blutstillung und Blutgerinnung?
- Welche drei Reaktionen sorgen für die Blutstillung?

20.2.9 Gerinnungsfaktoren

- Welche drei Reaktionsabläufe müssen bei der Blutgerinnung ineinandergreifen? Und auf welche Weise?
- Was hat Blutgerinnung mit Weihnachten zu tun? (Tipp: Schauen Sie doch mal nach beim Faktor IX …)
- Erklären Sie die Gerinnungskaskade.
- Was kann die Gerinnungskaskade hemmen?
- Wie läuft die Wundheilung ab?

20.3 Untersuchung und Diagnostik

Anamnese

20.3.1

- Welche Anamnesefragen haben besondere Bedeutung bei Verdacht auf eine Bluterkrankung?
- Warum kann eine Anamnese-Frage nach der Farbe des Stuhls oder des Urins hinweisgebend sein für eine Eisenmangelanämie?
- Welchen Einfluss können die Ernährung, übermäßiger Alkoholkonsum oder bestimmte Medikamente auf das Blut haben?

Körperliche Untersuchung

20.3.2

- Welche äußerlich sichtbaren Auffälligkeiten können auf Erkrankungen des Blutes hinweisen?
- Welche Aussagekraft hat der Rumpel-Leede-Test, und wie wird er durchgeführt?

Labordiagnostik

20.3.3

- Welche zwei Arten von „Blutbildern" gibt es? Erklären Sie den Unterschied!
- Wann wird die Retikulozytenzahl im Blut diagnostisch relevant?
- Die Erythrozytenindizes sind sehr prüfungsrelevant – lernen Sie diese gut.
- Erklären Sie die Bedeutung des Hämoglobin- und des Hämatokritwerts.
- Welche Aussagekraft haben die Begriffe MCV, MCHC, MCH?
- Welche Blutzellveränderungen kennen Sie?
- Nennen Sie die Normwerte der BSG für Männer und Frauen!
- Beschreiben Sie die praktische Durchführung einer Blutsenkung.
- Wozu dient die Eiweißelektrophorese?
- Prägen Sie sich die prozentualen Anteile der Eiweißfraktionen im Serum ein!
- Was sind die Hauptaufgaben der Plasmaproteine?
- Was unterscheidet Serum und Plasma? Erstellen Sie eine „Rechenformel": (Was ist richtig? Plasma = Serum + Fibrinogen oder Fibrinogen = Plasma - Serum? Oder was? Oder wie?)
- Ein Tipp zum leichteren Merken der Größenordnung der Blut-Eiweiß-Fraktionen:
  - Albumine = 60 %
  - alpha-1-Globuline = 4 %
  - alpha-2-Globuline = 8 %
  - beta-Globuline = 12 %
  - Gamma-Globuline = 16 %

  Natürlich handelt es sich hier nur um ungefähre Zahlen. Im Buch stehen die Normbereiche als Anhaltspunkt. Wenn Sie kein gutes Zahlengedächtnis haben, ist es besser, wenn Sie sich ungefähre Zahlen (z. B. mit Hilfe des Einmaleins mit vier) gut merken können, anstatt dass Sie sich exakte Werte, die sowieso in jedem Buch anders beschrieben sind, überhaupt nicht merken können!
- Auch die Normwerte der Anämiediagnostik sind relevant – aber für die meisten schwer zu merken. Den Eisen- und den Hämoglobinwert sollten Sie unbedingt kennen, ebenso die Bedeutung der Erythrozytenindizes und möglichst ungefähr die Größenordnung und die Maßeinheit, also z. B.
  - MCV ca. 90fl
  - MCH ca. 30 pg
  - MCHC ca. 34 g/dl

- Die Normwerte der für die Blutbildung relevanten Vitamine sind erfahrungsgemäß nicht prüfungsrelevant, und Ferritin hat große Normwert-Schwankungen; deshalb wird hiernach nur selten gefragt.
- Welche Aussagekraft haben der Quick-Wert und die INR?
- Lernen Sie die Normwerte von Quick und INR.
- Fertigen Sie eine Lernkarte für die Normwerte der allgemeinen Gerinnungsdiagnostik an - und lernen Sie die Werte!
- Welche verschiedenen Laboruntersuchungen stehen bei Verdacht auf eine Blutgerinnungsstörung zur Verfügung?

20.3.5 Diagnostik

- Was versteht man unter einer Knochenmarkpunktion? Wann wird diese durchgeführt?

20.4 Leitsymptome und Differenzialdiagnose

20.4.1 Anämie

- Welche pathophysiologischen Ursachen von Anämien kennen Sie?
- Eine sehr wichtige Aussage lautet: „Eine Anämie ist keine Krankheit, sondern fast immer nur ein Symptom, dessen Ursache ergründet werden muss!“ Welche Konsequenz hat dies für Ihre Praxis?
- Beschreiben Sie die Symptome einer Anämie!
- Erklären Sie nun, auf welche Weise die einzelnen Symptome der Anämie entstehen (Pathophysiologie). Denken Sie in Zusammenhängen!
- Die Eisenmangelanämie ist die weitaus häufigste Anämieform. Wenn Sie diese bei einer Patientin oder einem Patienten feststellen, ist die Verordnung eines Eisenpräparates keineswegs der einzige Schritt. Vielmehr müssen Sie sich auf eine „anamnestisch-diagnostische Forschungsreise“ begeben. Warum? (➤ NHP 20.5.1)
- Bei den differenzialdiagnostischen Überlegungen zur Anämie spielt der Hämoglobingehalt eine große Rolle. Warum?
- Welche drei „Färbungen“ gibt es bei den Anämien?
- Woran denken Sie bei einer hypochromen Anämie? Welche Ursachen kommen in Frage?
- Auf welche Weise kann die Größe der Erythrozyten bei der DD zur Anämie eine Rolle spielen?

20.4.2 Erythrozytose

- Welche Symptome deuten auf eine Erythrozytose hin?
- Erklären Sie, auf Grund welcher pathophysiologischen Ursachen diese Symptome entstehen können.
- Unterscheiden Sie die primäre Erythrozytose (Polyglobulie) von sekundären Erythrozytosen.

20.4.3 Leukozytose

- Was ist eine Leukozytose? Nennen Sie die Laborwerte!
- Welche Ursachen kann eine Neutrophilie haben?
- Welche Ursachen kann eine Lymphozytose haben?

- Welche Ursachen kann eine Eosinophilie haben?
- Welche Ursachen kann eine Monozytose haben?

Leukozytopenie

20.4.4

- Was versteht man unter einer Leukopenie? Welche Arten und Ursachen gibt es?
- Welche differenzialdiagnostischen Überlegungen stellen Sie bei einer Lymphozytopenie an?

Thrombozytose

20.4.5

- Welche Ursachen führen zu einer Thrombozytose?
- Erklären Sie die pathophysiologischen Vorgänge, die zu einer Thrombozytose führen.

Thrombozytopenie

20.4.6

- Schildern Sie Ursachen und Symptome der Thrombozytopenie!
- Welche Gefahr besteht bei einer starken Thrombozytopenie?

Blutungsneigung (hämorrhagische Diathese)

20.4.7

- Welche drei pathophysiologischen Ursachen der Blutungsneigung kennen Sie?
- Definieren Sie die folgenden Begriffe: Sugillationen, Ekchymosen, Purpura und Suffusionen. Beachten Sie dabei die unterschiedlichen Größen der Einblutungen.
- Welche Laboruntersuchungen veranlassen Sie bei (Verdacht auf) Blutungsneigung, und welche Ergebnisse würden dies bestätigen?
- Was raten Sie Patienten mit Blutungsneigung zur Vermeidung von Blutungen?

Veränderungen der BSG

20.4.8

- Es hilft gar nichts! Lernen Sie sehr gut die Ursachen der drei verschiedenen BSG-Auffälligkeiten – das wird sehr häufig gefragt!
- Versuchen Sie, insbesondere wenn Sie schon etwas länger in der Ausbildung sind, die pathophysiologischen Mechanismen zu erklären: Wie kommt es zur (sehr hohen) Beschleunigung oder Verlangsamung der BSG?
- Welche Erkrankungen können die jeweiligen BSG-Veränderungen hervorrufen?

20.5 Erkrankungen der Erythrozyten

Eisenmangelanämie

20.5.1

- Welche Ursachen der Eisenmangelanämie kennen Sie?
- Nennen Sie die Symptome und deren Ursache.
- Wie kann sich eine langandauernde Eisenmangelanämie bei Kindern bemerkbar machen?
- Welche Maßnahmen treffen oder veranlassen Sie bei Verdacht auf Eisenmangelanämie?

20

20.5.2 Megaloblastäre Anämien

- Was ist die häufigste Ursache? Erklären Sie die Pathophysiologie!
- Warum wird Schwangeren – bei bestehendem Kinderwunsch sogar möglichst vorher – die Einnahme von Folsäure empfohlen? Welche differenzialdiagnostischen Überlegungen sind wichtig?

GUT ZU WISSEN

Klären Sie Patientinnen im gebärfähigen Alter mit Kinderwusch darüber auf, dass sie täglich 0,4 mg Folsäure einnehmen sollten. Eine ausreichende Folsäureversorgung vor Schwangerschaftsbeginn und mindestens bis Ende des ersten Trimesters könnte ca. 60 % der potenziellen Fälle von Neuralrohrdefekten (z. B. Anenzephalie und Spina bifida ➤ NHP 23.11.1) verhindern.

- Welche Therapiemaßnahme ist bei perniziöser Anämie unverzichtbar? Was wird zudem empfohlen?
- Welche differenzialdiagnostischen Fragen würden Sie Ihrem Patienten stellen (müssen), um Ihren Verdacht „Perniziosa" abzuklären? Lassen Sie sich etwas einfallen.

20.5.3 Hämolytische Anämien

- Welches Symptom ist typisch bei hämolytischen Anämien und bei der Inspektion erkennbar?
- Welche Maßnahme ergreifen Sie bei Verdacht auf eine hämolytische Anämie?

20.5.4 Polycythaemia vera

- Das ist ein sehr kompliziertes Wort – was verstehen Sie unter diesem Begriff?
- Welche Symptome haben die Patienten?
- Was ist ein Blastenschub?
- Welche plötzlich eintretende und potenziell tödliche Komplikation droht Patienten mit Polycythaemia vera? Wie entsteht sie?
- Machen Sie eine schöne, lange, erholsame Pause – damit Sie danach richtig gut und mit Freude weiterarbeiten können!

20

20.6 Erkrankungen der Leukozyten

20.6.1 Leukämien

LEICHTER LERNEN

Manche Leukämien können extrem bösartig sein und sehr rasch zum Tode führen. Wie immer gilt: Lernen Sie die Frühwarnzeichen bösartiger Erkrankungen, also hier der Leukämien, sehr gut! Überlegen Sie, mit welchen Symptomen ein Patient zu Ihnen in die Praxis kommen würde. Welche Fragen zum Thema Leukämien würden Sie einer Heilpraktikeranwärterin stellen, bei deren Überprüfung Sie Beisitzerin sind? Was würden Sie von ihr wissen wollen?

- Wie werden die verschiedenen Leukämieformen unterteilt?
- Vergleichen Sie aufmerksam die verschiedenen Leukämiearten – insbesondere hinsichtlich der Symptome und der typischen Patientengruppen. Berichten Sie darüber.
- Welche Leukämieart ist Ihrer Meinung nach die gefährlichste. Warum?

LEICHTER LERNEN

Lassen Sie sich nicht durch Nutzung unterschiedlicher Quellen verwirren – es gibt in Lehrbüchern bzw. im Internet verschiedene Beschreibungen von Erkrankungen und deren Symptomen. Die Patientenbeispiele in Ihrer mündlichen Überprüfung orientieren sich meist an den gängigen Lehrbüchern, so auch an *Naturheilpraxis Heute*. Bei den Patienten im wahren Leben gilt (leider) die alte Regel: „Alles ist möglich, nichts muss sein."

- Ein Kind mit Infektanfälligkeit und Temperaturerhöhung, ein alter Mann mit geschwollenen Lymphknoten, eine Frau mittlerer Jahre mit Müdigkeit und vielen blauen Flecken – welche Leukämiearten vermuten Sie?

Maligne Lymphome

20.6.2

- Dieses Thema wird an anderer Stelle ausführlich behandelt – aber merken Sie sich vorab schon einmal die Definition.
- Welche zwei Arten von malignen Lymphomen werden grundsätzlich unterschieden?

Agranulozytose

20.6.3

- Worum handelt es sich bei einer Agranulozytose?
- Konstruieren Sie einen Fall: Wie könnte Ihnen in Ihrer Praxis ein Agranulozytosefall begegnen? Malen Sie sich eine Situation, einen Patienten, die Symptome aus. Was fragen Sie? Was untersuchen Sie? Was veranlassen Sie?
- Wie verhalten Sie sich bei Verdacht auf eine Agranulozytose?

LEICHTER LERNEN

Nur mal so nebenbei: Wundern Sie sich nicht, ärgern Sie sich nicht, lassen Sie sich nicht „verrückt machen", wenn Sie – nicht nur beim Thema Blut – unterschiedliche Normwerte in unterschiedlichen Quellen finden. Entscheiden Sie sich für eine gut zu merkende, möglichst „glatte" Zahl.

20.7 Blutgerinnungsstörungen

Thrombozytopathie

20.7.1

- Was können Ursachen von Thrombozytopathien sein?
- Mit welcher einfachen Diagnosemethode können Sie einen Verdacht auf eine Thrombozytopathie erhärten? Beschreiben Sie den Ablauf dieser Untersuchung. Am besten führen Sie ihn mal probehalber bei einer netten Versuchsperson durch. Hoffentlich verläuft er nicht positiv ...

Verbrauchskoagulopathie

20.7.2

- Was wissen Sie über die Verbrauchskoagulopathie? Berichten Sie von Ursachen, Symptomen, Gefahren.
- Wie verhalten Sie sich bei Verdacht auf eine Verbrauchskoagulopathie?
- Wie wird eine Verbrauchskoagulopathie behandelt?

20.7.3 Hämophilie

LEICHTER LERNEN

In der HP-Praxis werden Sie kaum mit der Hämophilie konfrontiert werden. Sie kommt auch in den Überprüfungen sehr selten vor. Aber eine Frage ist sehr wichtig:

- Was dürfen Sie nie bei Hämophilie-Patienten tun? Korrekter formuliert: Welche Maßnahmen sind absolut kontraindiziert?

20.8 Therapeutische Gerinnungshemmung

GUT ZU WISSEN

Sehr viele, v. a. ältere HP-Patienten nehmen gerinnungshemmende Medikamente ein. Deshalb sind die Indikationen und Kontraindikationen absolut prüfungs- und praxisrelevant!

- Wie heißt die Arzneimittelgruppe, die eingenommen wird, um die Blutgerinnung zu hemmen? Beschreiben Sie in groben Zügen die Wirkweise von mindestens vier Gruppen dieser Arzneimittel.
- Was raten Sie Patienten, die therapeutische Gerinnungshemmer einnehmen? Worauf müssen und sollen diese achten? Und was ist (nicht nur) in Ihrer Praxis absolut kontraindiziert?

KAPITEL

21 Lymphatisches System

„Die Lymphe, das ist das Allerfeinste, Intimste und Zarteste in dem ganzem Körperbetrieb. Man spricht immer vom Blut und seinen Mysterien und nennt es einen besonderen Saft. Aber die Lymphe, die ist erst der Saft des Saftes, die Essenz, Blutmilch, eine ganz deliziöse Tropfbarkeit".

Thomas Mann

21.1 Lernen durch Beschriften

21.2

In der folgenden Abbildung (➤ Abb. 21.1) ist Ihre Handschrift gefragt. Um sich die anatomischen Strukturen zu erarbeiten, ist das eigenhändige Beschriften von Abbildungen hilfreich. Damit Sie dies mehrmals machen und Ihren Lernerfolg immer wieder überprüfen können, empfiehlt es sich, hierzu einen Bleistift zu verwenden.

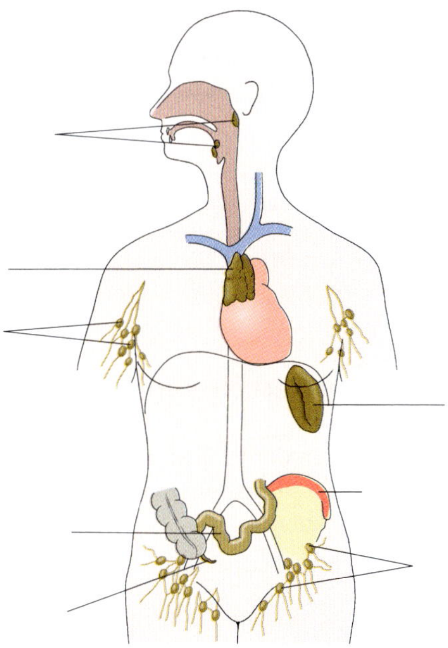

Abb. 21.1 Wichtige Lymphbahnen und Lymphknotenstationen. Die Lymphkapillaren übernehmen ca. 10 % der ins Interstitium abgefilterten Flüssigkeit und leiten sie über die großen Lymphgefäße zurück ins venöse System. Der Ductus thoracicus übernimmt den größten Anteil des Lymphabtransports. Die Lymphe der rechten oberen Körperseite sammelt sich hingegen von der restlichen Lymphe getrennt im rechten Hauptlymphgang. [L190] (➤ NHP Abb. 21.1)

21.2 Anatomie und Physiologie

21.2.1 Lymphatisches System

- Welche Aufgaben hat das lymphatische System?
- Nennen Sie die lymphatischen Organe.

21.2.2 Lymphe

- Beschreiben Sie das Aussehen und die Zusammensetzung der Lymphe.
- Was versteht man unter lymphpflichtigen Lasten?
- Welche Aufgaben ergeben sich hieraus? (Physiologie der Lymphe). Der Leitspruch von Dr. Emil Vodder, dem Begründer der Lymphdrainage verdeutlicht einen Aspekt: „Lymphe muss geflossen werden, die Funktion erhält die Form und nicht umgekehrt".

21.2.3 Lymphgefäße

- Truncus – Trunci – Cisterna – Ductus: Was haben diese Begriffe mit der Lymphe zu tun?
- Beschreiben Sie die Anatomie der Lymphgefäße.
- Wie erfolgt der Transport der Lymphflüssigkeit?

21.2.4 Lymphknoten und Lymphfollikel

- Welche Aufgaben haben Lymphknoten?
- Wie sind Lymphknoten gebaut?
- Erklären Sie die Begriffe Nodus, Trabekel, Lymphopoese, Vas afferens, Vas efferens.

LEICHTER LERNEN

Erlernen Sie die verschiedenen Lymphknoten-Regionen ganz praktisch, indem Sie vom Schreibtisch aufstehen und bei sich oder einer netten Versuchsperson die Lymphknoten-Regionen tastend erkunden. Im Normalfall fühlen Sie keine Lymphknoten. Noch besser: Malen Sie mit einem wasserlöslichen Stift die Lymphknoten-Regionen und den Verlauf der großen Lymphbahnen auf die Haut – das ist dann unvergesslich.

21.2.5 Lymphatischer Rachenring

- Es hört sich an wie der Titel eines Kinofilms: „Die Rache des Ringes". Aber was verstehen Sie unter dem lymphatischen Rachenring? Schildern Sie seine Bestandteile, den Aufbau und die Funktionen.
- Es klingt etwas unappetitlich … Was sind Tonsillarpfröpfe?

21.2.6 Mukosa-assoziiertes lymphatisches Gewebe

- Das MALT-System ist ein Wunderwerk unseres Immunsystems. Welche zwei Hauptaufgaben hat es?
- Geben Sie einige Beispiele für unterschiedlich lokalisierte Abschnitte des MALT-Systems.

Milz

21.2.7

GUT ZU WISSEN

Es gibt ein vergessenes Organ. Das ist die Milz. Selbst in über dreitausend Seiten starken medizinischen Lehrwerken (ja, es gibt Lehrbücher, die umfangreicher sind als *Naturheilpraxis Heute*) sind der Milz nur wenige Seiten gewidmet. Aus Mangel an Literatur werden auch wir die Milz fast ignorieren müssen. Sie tritt ja zudem selten in Erscheinung. Auffällig ist, dass es unter aberhunderten von Medikamenten kaum eines für eine kranke oder funktionseingeschränkte Milz gibt. Doch in der Naturheilkunde hat sie zunehmende Bedeutung. Und man kann geneigt sein zu glauben, dass – so wie die Bedeutung von z. B. Darmmikrobiota und Faszien erst in den letzten Jahren wissenschaftlich erforscht und gewürdigt wurde – irgendwann die Milz in den Blickpunkt unserer Aufmerksamkeit rücken wird.

- Beschreiben Sie die Lage, den Aufbau und die Blutver- und -entsorgung der Milz.
- Und nun erklären Sie einer imaginären Überprüfungskommission souverän, mit fester Stimme und freundlichem Gesicht die wunderbaren Aufgaben der Milz.
- Pulpa? Pulpa?! Wo im Körper gibt es noch eine Pulpa?
- Was hat „Kölnisch Wasser" mit der Milz zu tun? Naaaa? 4711? 4–7–11?

Thymus

21.2.8

- Wo befindet sich der Thymus?
- Wie entwickelt sich der Thymus, und welche Aufgaben hat er?
- Welche Thymusfaktoren gibt es?
- Zählen Sie nun noch einmal alle Bestandteile des lymphatischen Systems auf und beschreiben Sie die Aufgaben dieses Organsystems.
- Welches dieser Systemteile ist Ihnen besonders sympathisch? Erklären Sie seinen Aufbau (Anatomie).
- Und jetzt – bewegen Sie sich etwas! Hüpfen Sie, zappeln Sie herum! Damit Ihre Lymphe in Fluss kommt!

LEICHTER LERNEN

Hoffentlich haben Sie jetzt Lust auf weitere Lerneinheiten. Eher nicht? Dann seien Sie heldenhaft und überwinden Sie sich! Das gibt nicht nur ein gutes Gefühl, es fördert auch den Disziplinmuskel!

21.3 Untersuchung und Diagnostik

Anamnese

21.3.1

- Welche Anamnesefragen lenken den Verdacht auf Erkrankungen des lymphatischen Systems?

Körperliche Untersuchung

21.3.2

- Was untersuchen Sie bei Verdacht auf Erkrankungen des lymphatischen Systems?
- Welche Symptome lassen in Ihnen bei der körperlichen Untersuchung den Verdacht auf eine Erkrankung des lymphatischen Systems entstehen?
- Wenn Sie Lymphknotenregionen oder einzelne auffällige Lymphknoten palpieren – worauf achten Sie? Welche Befunde bzw. welche Tastqualität sprechen für welche Erkrankung?

- Die Virchow-Drüse – was ist das?
- Achtung! Eine tastbare Milz ist immer pathologisch! Warum?
- Was ist bei der Tastuntersuchung der Lymphknoten bei Kindern zu berücksichtigen? (Zusatzaufgabe: Denken Sie nicht nur die Antwort, sondern versuchen Sie laut und in ein bis zwei vollständigen Sätzen den Unterschied zu erklären!)

GUT ZU WISSEN

In der Heilpraktikerpraxis sprechen wir bei der Behandlung oft von einer lymphatischen Konstitution – insbesondere Kinder mit dieser Konstitution haben häufig geschwollene Lymphknoten. Das darf nicht dazu verleiten, pathologische Befunde zu verharmlosen. Hier sind Erfahrung und Aufmerksamkeit gefragt.

21.3.4 Diagnostik

- Welche Untersuchungen bezüglich des Lymphsystems stehen uns Heilpraktikern zur Verfügung?
- Wann ist eine Lymphknotenentfernung zur Diagnostik erforderlich?

21.4 21.4 Leitsymptome und Differenzialdiagnose

- Definieren Sie (zuerst schriftlich in Stichworten, dann laut sprechend mit ganzen Sätzen) die folgenden Begriffe: Lymphom – Lymphadenopathie – Lymphadenitis – Lymphangiom – Lymphangiopathie – Lymphangitis.

21.4.1 Lymphknotenschwellung

- Welche Anamnesefragen führen Sie weiter bei Lymphknotenschwellungen?
- Wann gelten Lymphknotenschwellungen als Hinweis auf eine bösartige Erkrankung und müssen ärztlich abgeklärt werden?

21.4.2 Splenomegalie

- Erklären Sie den Unterschied zwischen einer Splenomegalie und einem Hypersplenismus.
- Welche Ursachen führen dazu?

21.5 Gutartige Erkrankungen des lymphatischen Systems

21.5.1 Angina tonsillaris

- Was ist der Unterschied zwischen Angina tonsillaris und Angina pectoris?
- Mit welchen Symptomen kommt ein Patient in die Praxis, wenn Ihre spätere Diagnose Angina tonsillaris lautet?

- Wann besteht Behandlungsverbot?
- Welche Komplikationen können auftreten?
- Welche differenzialdiagnostischen Überlegungen stellen Sie an bei Angina tonsillaris?
- Übrigens und immer wieder: Bei jeder Erkrankung können, aber müssen nicht alle Symptome in Erscheinung treten! Kaum einer unserer Patienten verhält sich in seiner Erkrankung so, wie wir es nach Lektüre eines medizinischen Lehrbuchs von ihm erwarten!

Lymphödem

21.5.2

- Schildern Sie die Entstehung eines Lymphödems.
- Wie unterscheiden sich Lymphödeme von sog. Wassereinlagerungen bei geschwollenen Beinen z. B. an warmen Sommertagen?
- Was ist charakteristisch für das primäre Lymphödem?
- Was bedeutet das Stemmer-Zeichen?
- Welche diagnostischen und therapeutischen Maßnahmen sind bei Lymphödemen kontraindiziert?

LEICHTER LERNEN

Wenn Sie schon eine Weile dabei sind: Beschäftigen Sie sich ausgiebig mit den verschiedenen (pathophysiologischen) Entstehungsmechanismen von Ödemen. Es gibt kardiale und nephrotische, entzündliche und lipoide Ödeme, Eiweißmangel- und Überwässerungsödeme. Dieses Gebiet sollten Sie sehr gründlich durchdenken und zu diesem Zweck im Lehrbuch „spazieren gehen".

- Welche Therapiemaßnahmen werden bei Lymphödemen durchgeführt, und wie wirken diese?
- Lymphödem, Lymphdrainage, Mammakarzinom, bösartige Erkrankungen – welche Gedanken müssen Sie sich machen, worauf achten Sie?

Lipödem

21.5.3

- Skizzieren Sie die Stadien der Entwicklung eines Lipödems?
- Was sind die typischen Symptome eines Lipödems?

21

Lymphangitis und Lymphadenitis

21.5.4

- Was ist der Unterschied zwischen Lymphangitis und Lymphadenitis?
- Welche Symptome kennzeichnen die Erkrankungen?
- Welche Gefahren drohen bei Lymphangitis und Lymphadenitis?
- Erinnern Sie sich bzw. schauen Sie nach, was ein Erysipel (➤ NHP 25.11.3) ist.
- Was ist der Unterschied zwischen einer Lymphangitis und einer Sepsis (beides von Laien oft als „Blutvergiftung" bezeichnet)?

21.6 Bösartige Erkrankungen des lymphatischen Systems

21.6.1 Morbus Hodgkin

LEICHTER LERNEN
Diese Erkrankung wird „Morbus Hotsch-kin" ausgesprochen.

- Das ist eine ernste Erkrankung – ein ernstes Thema. Es erkranken recht häufig Menschen daran – welche Altersgruppe ist besonders gefährdet?
- Welche Symptome wecken in Ihnen den Verdacht auf M. Hodgkin?
- Wir Heilpraktiker und HPA sind sehr „auf Infektionskrankheiten getrimmt" – deshalb bei Lymphknotensymptomen und Temperaturerhöhungen in Prüfung und Praxis nicht die Leukämien und bösartigen Lympherkrankungen übersehen!
- Welches (seltene!) Symptom ist sehr aussagekräftig für den M. Hodgkin?
- Wie verläuft die schulmedizinische Therapie?

21.6.2 Non-Hodgkin-Lymphome

- Vergleichen Sie die Non-Hodgkin-Lymphomen mit dem M. Hodgkin!
- Beschreiben Sie die Frühsymptome, mit denen Ihnen ein Patient in der Praxis begegnen kann.

GUT ZU WISSEN
Geben Sie Ihren Tabellen und Ausarbeitungen ein „Gesicht"! Wenn Ihnen später im Praxisalltag ein Patient mit Non-Hodgkin-Lymphom begegnen sollte, sitzt Ihnen keine Tabelle gegenüber, sondern ein Mensch mit einem Schicksal, dem Sie helfen wollen. Und vielleicht sind ja ausgerechnet Sie einmal der Mensch, der die Symptome als erster und rechtzeitig einordnen und die rettenden Diagnose- und Therapiemaßnahmen in Gang setzen kann. So „trocken" ein Stoff auch sein mag – er ist ein zwar kleiner, aber unverzichtbarer Meilenstein auf Ihrem Weg zum Heilpraktikerberuf. Wenn's mal richtig schwer wird, denken Sie an die Menschen, denen Sie irgendwann helfen wollen und denen Sie oft auch helfen, zumindest beistehen können! Und denken Sie dann auch an den Menschen, der Sie sein werden. Das meiste, was Ihnen im Moment Arbeit, Mühe und Kopfzerbrechen macht, werden Sie dann entweder aus dem Effeff beherrschen – oder Sie brauchen es nicht mehr, weil es keine Praxisrelevanz hat. Ein ermutigender Gedanke!

21.6.3 Plasmozytom, multiples Myelom

- Welche Patienten erkranken typischerweise am Plasmozytom?
- Welche Symptome treten auf?
- Differenzialdiagnose „Kreuzschmerzen" – wenn Sie schon etwas länger in der Ausbildung sind, fallen Ihnen jede Menge mögliche Ursachen für dieses Symptom ein. Welche? Und wie sehr Sie eine Prüfungskommission beeindrucken, wenn Sie dann noch lässig das Plasmozytom erwähnen!
  Wird von Ihnen eine Aufzählung möglicher Krankheitsursachen verlangt, hangeln Sie sich vom Wahrscheinlichsten über den Notfall hin zu den bösartigen Erkrankungen und Infektionskrankheiten bis zu den seltenen Erkrankungen und psychischen Ursachen.
  Beim Thema Kreuzschmerzen könnten Sie so vorgehen: Erst das Naheliegende (z. B. Ischialgie/Lumbalgie, Erkrankungen des Bewegungsapparates einschließlich des Notfalls Kaudasyndrom), dann Erkrankungen innerer Organe (z. B. Gebärmuttermyom, Nierenbeckenentzündung), spätestens jetzt oder noch zuvor Krebserkrankungen wie Darm-CA,

Prostata-CA, Knochenmetastasen und so weiter, nun Selteneres wie z. B. auch das Plasmozytom. Psychische Ursachen und Knochenschmerz bei (viralen) Infektionen vervollständigen Ihre Liste.

- Was ist eine Sturzsenkung? Wie hoch ist der BSG-Wert – und wie ist im Vergleich dazu der Normwert? (➤ NHP 20.3.3)

21.7 Milzruptur

21.7

- Welches sind die häufigsten Ursachen einer Milzruptur?
- Unterscheiden Sie die einzeitige und zweizeitige Milzruptur!
- Weil es so wichtig ist: Welche Schocksymptome weist der Patient auf?
- Schildern Sie Ihre Notfallmaßnahmen bei Milzruptur!

LEICHTER LERNEN

Das haben Sie schon mal geschafft. Und wenn Sie zum Schluss etwas „gepfuscht" und nicht alles komplett durchgearbeitet haben sollten, ist dies (im Moment) auch in Ordnung.
„Gutes kommt wieder" – die Themen dieses Kapitels begegnen Ihnen bei der Immunologie, der Infektiologie, beim Herz-Kreislauf-System, beim Blutlabor, der Rheumatologie, den Autoimmunerkrankungen und Allergien – es gibt genug Gelegenheiten, die entsprechenden Lehrbuchkapitel immer mal wieder zur Hand zu nehmen. Die Wiederholung der Inhalte aus verschiedenen Blickwinkeln verfestigt und vernetzt. Für diesen Moment freuen Sie sich an dem, was Sie geschafft haben!

21

KAPITEL

22 Abwehrsystem und Immunologie

Kräfte lassen sich nicht mitteilen, sondern nur wecken.

Ludwig Büchner

22.1 Lernen durch Beschriften

22.2

In der folgenden Abbildung (➢ Abb. 22.1) ist Ihre Handschrift gefragt. Um sich die anatomischen Strukturen zu erarbeiten, ist das eigenhändige Beschriften von Abbildungen hilfreich. Damit Sie dies mehrmals machen und Ihren Lernerfolg immer wieder überprüfen können, empfiehlt es sich, hierzu einen Bleistift zu verwenden.

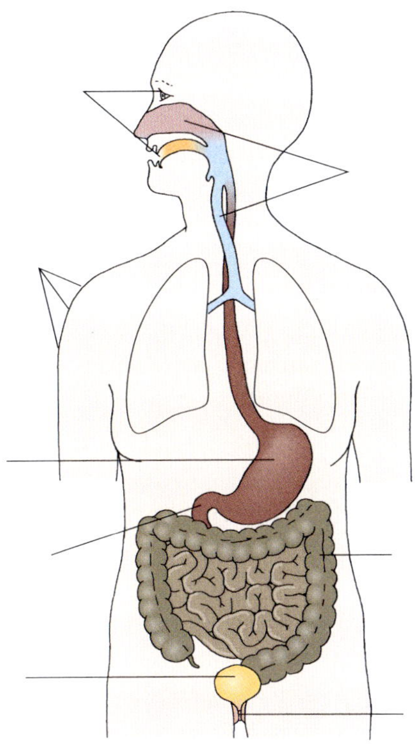

Abb. 22.1 Äußere Schutzbarrieren des menschlichen Organismus. Die meisten Infektionserreger können die Oberfläche nicht durchdringen, weil sie von verschiedenen biochemischen und physikalischen Schutzbarrieren zurückgehalten werden. Der Körper kann auch eine ganze Reihe von harmlosen Mikroorganismen tolerieren (Normalflora z. B. im Darm, im Mund-Rachen-Raum, in der Scheide und auf der Haut). Die Normalflora verhindert ebenfalls die Ansiedlung von gefährlichen Mikroorganismen. [L190] (➢ NHP Abb. 22.1)

LEICHTER LERNEN

Dieses Thema gehört einerseits zu „Blut" und „Lymphe" – andererseits z. B. auch zur Infektionslehre und zur Rheumatologie. Werden Sie nicht nervös, wenn Sie im ersten Durchgang dieses Kapitels noch nicht alle folgenden Themen verstehen und lernen können. Eins nach dem anderen: Wichtiges kommt immer wieder.

22.2

22.2 Bestandteile des Abwehrsystems

- Unterscheiden Sie die humorale und die zelluläre Abwehr.
- Nennen Sie äußere Barrieren, die uns vor Mikroorganismen schützen.

22.2.1

Organe des Immunsystems

- Wo werden alle Abwehrzellen gebildet?
- Beschreiben Sie die primären und die sekundären lymphatischen Organe.

22.2.2

Zellen des Immunsystems

- Worum handelt es sich bei pluripotenten Zellen?
- Killerzellen – das sind keine Kriminellen, sondern …?
- Welche Aufgaben haben B-Lymphozyten, und wofür sind T-Lymphozyten zuständig?
- Welche wichtigen Entzündungsvermittler gibt es?

22.2.3

Botenstoffe des Immunsystems

- Enzyme sind „Prozessbeschleuniger", Hormone sind „Botenstoffe". Welche davon spielen beim Abwehrsystem eine Rolle?
- Was ist Chemotaxis?
- Wie kommunizieren die verschiedenen Abwehrzellen miteinander?
- Interferone – Interleukine – Tumor-Nekrose-Faktor – erklären Sie deren Bedeutung und Funktion in Ihren Worten.

22.3

22.3 Unspezifisches und spezifisches Abwehrsystem

- Unterscheiden und beschreiben Sie die spezifische und die unspezifische Abwehr.
- Welche Zellen gehören zum unspezifischen Abwehrsystem?
- Welche Zellen gehören zum spezifischen Abwehrsystem?
- Was bewirken neutrophile Granulozyten bei der Abwehr?
- Was machen B-Zell-Gedächtniszellen? Erinnern Sie sich daran?
- Was sind die Hauptaufgaben der T-Zellen?
- Welche Zellen schütten Histamin aus und sind an allergischen Reaktionen beteiligt?

Unspezifisches Abwehrsystem

22.3.1

- Welche äußeren Schutzbarrieren gibt es – machen Sie detaillierte Angaben.
- Was sind Phagozyten? Welche Aufgabe erfüllen sie bei der Abwehr?
- Was bedeutet die Abkürzung MMS, und was verbirgt sich hinter diesem Begriff?
- Beschreiben Sie die Arbeitsweise und Arbeitsteilung im Komplementsystem! Geschafft? Kompliment!
- Welche Faktoren des Komplementsystems gefallen Ihnen am besten? Warum?
- Erklären Sie die segensreiche Wirkung von „natürlichen Killerzellen" in Ihrem Körper.

Spezifisches Abwehrsystem

22.3.2

- Unser spezifisches Abwehrsystem ist ein Wunderwerk: Beschreiben Sie einige Funktionen, die Sie besonders beeindrucken.
- Was versteht man unter dem Begriff „Zellgedächtnis"?
- Welche Leukozytenfraktion bildet das spezifische Abwehrsystem?
- Beschreiben Sie die drei großen Aufgabengebiete von T-Zellen.
- Was ist die Hauptaufgabe der B-Zellen?
- Wo befinden sich die B-Zellen – und warum sind sie wohl dort?
- Beschreiben Sie die Antigen-Antikörper-Reaktion!
- Welche Elemente bilden das spezifische humorale Abwehrsystem?
- Welche Elemente bilden das unspezifische humorale Abwehrsystem?
- Welche Elemente bilden das zelluläre spezifische Abwehrsystem?
- Welche Elemente bilden das zelluläre unspezifische Abwehrsystem?
- Was können Sie über das IgG erzählen?
- Beschreiben Sie die Aufgaben des IgM!
- Was macht das IgA?
- Welche Funktionen haben IgE und IgD?
- Auf welche Weise schafft es der Körper, seine eigenen Zellen und Moleküle von fremden zu unterscheiden? Nennen Sie Beispiele für Krankheiten, bei denen diese Fähigkeit besonders wichtig ist.
- Erkenne dich selbst! Auch innerhalb des Körpers ist dies eine der wichtigsten Aufgaben! Auf welche Weise wird eine aktivierte Abwehrreaktion wieder beendet?

LEICHTER LERNEN

Viele bezeichnen die Multiple-Choice-Fragen der Überprüfung als „Maltippel Scheuß-Fragen". Mal heißt böse, tippel steht für das planlose Ratespiel und als scheußlich wird das Ankreuzen oft empfunden. Wir raten Ihnen nicht zum Raten, sondern zum Üben. Es ist eine unangenehme Wahrheit: Übung macht den Meister, Hier sieben praxiserprobte Tipps:

- Üben Sie grundsätzlich auf Zeit, also anfangs 15 Fragen in 30 Minuten, später 30 Fragen in 60 Minuten. Steigern Sie sich vor der Überprüfung auf 60 Fragen in 120 Minuten. So lernen Sie, Ihre Konzentration dauerhaft zu halten und die Ihnen zur Verfügung stehende Zeit gut einzuteilen.
- Viele vermeidbare Fehler entstehen durch oberflächliches Lesen. Erziehen Sie sich beim Üben von Multiple-Choice-Fragen zur Ruhe – auch wenn es schwerfällt! Für viele ist es hilfreich, mit Textmarker entscheidende Wörter und Hinweise im Fragebogen zu markieren, um diese beim Überlegen nicht vor Aufregung zu vergessen. Deshalb der Rat, nicht immer nur digital anzukreuzen, sondern unbedingt auch regelmäßig auf Papierausdrucken. Das Ankreuzen auf Papier ermöglicht Notizen und Markierungen. Außerdem trainieren Sie dabei das Übertragen der Antworten auf die Lösungsseite. Diese Zeit muss mit einkalkuliert werden und fehlt bei den allermeisten digitalen Prüfungsfragen-Programmen.

- Beißen Sie sich nicht an schwierigen Fragen fest. Markieren Sie diese zügig für einen zweiten Durchgang, und wenden Sie sich den nächsten Fragen zu. Hierdurch schützen Sie Ihre wertvolle Zeit und verschaffen sich mit leichteren Fragen ein ermutigendes Erfolgserlebnis, was wiederum eine Verständnisblockade durchbrechen kann.
- Nie, nie, nie nichts ankreuzen! Wenn Sie absolut nicht wissen, was anzukreuzen ist, spielen Sie gewissermaßen Lotto und kreuzen Sie nach Gefühl an, aber versäumen Sie nicht die Chance eines Glückstreffers, indem Sie gar nichts ankreuzen bzw. übertragen. Außerdem gibt es Tricks, um die Trefferquote beim Raten zu erhöhen.
- Absolute Konzentration ist wichtig beim Übertragen Ihrer Antworten auf das Lösungsblatt. Üben Sie dies unbedingt daheim am Schreibtisch. Hier nochmals der wichtige Hinweis: Es ist ein großer Unterschied, immer nur am Rechner Antworten anzuklicken oder in der vorgegebenen Zeit auch noch die Antworten fehlerfrei auf das Lösungsblatt schreiben zu müssen. Planen Sie diese Zeit ein sowie auch noch ein paar Minuten zum Kontrollieren.
- Nicht verschlimmbessern! Sie sind rechtzeitig mit dem Test fertig geworden? Vermeiden Sie eine tückische Falle: Fangen Sie in der verbleibenden Zeit nicht an, Ihre Antworten infrage zu stellen und eilig „auf den letzten Drücker" noch zu verändern. Meist passieren bei diesen „Last-Minute-Aktionen" kleine Tragödien.
- Raten ist das letzte Mittel und sollte nur erfolgen, wenn nach logischem Überlegen und Ausschlussdiagnostik nur noch zwei Lösungen plausibel erscheinen. Falls Ihnen all diese Tricks nichts helfen, und Sie sich absolut ahnungslos fühlen, gibt es auch dafür Tipps. Diese erfahren Sie an anderer Stelle. Und Sie sollten jedoch nur der letzte Rettungsring vor dem verzweifelten Untergang sein. Die solide Vorbereitung auf die Überprüfung ersetzen sie selbstverständlich nicht! Noch ein Tipp zum Schluss: Wenn Sie geräuschempfindlich sind, kann es sinnvoll sein, zur schriftlichen Überprüfung Ohrstöpsel einzusetzen. In manchen Prüfungsämtern sitzen über 100 HPA in einem Raum. Manchen kann das zu unruhig sein.

22.4 Abwehrstrategien des Immunsystems bei Infektionskrankheiten

22.4.1 Abwehr von Bakterien

- Welche „Kampftruppen" des Abwehrsystems sind besonders gegen Bakterien tätig?
- Auf welche Weise geschieht diese Bakterienabwehr?

22.4.2 Abwehr von Viren

- Viren sind sehr besondere „Feinde". Wenn Sie sich noch nicht genauer mit der Infektionslehre beschäftigt haben, nehmen Sie diese Aussage erst einmal stressfrei hin. Auf welche Weise wehrt unser Körper Viren ab?

22.4.3 Abwehr von Parasiten

- Welche Abwehrstrategien hat der Körper entwickelt bei seinem Kampf gegen Parasiten?

LEICHTER LERNEN

Impfen – dieses Thema gehört physiologisch zum Blut-Lymphe-System und in der praktisch-medizinischen Anwendung zur Immunologie bzw. zu den Infektionskrankheiten. Befassen Sie sich mit diesem Thema dann, wenn Sie sich schon die Mikrobiologie/Infektionslehre erarbeitet haben: Ist das noch nicht der Fall, kommt dieses Thema in Ihre Wiedervorlage. Es ist unnötig schwierig, Impfungen gegen Krankheiten auswendig zu lernen, von denen man noch nichts gehört hat.

22.5 Impfungen

22.5

GUT ZU WISSEN

Das Thema „Impfungen" ist heiß umstritten – auch unter uns Heilpraktikern besteht keineswegs Einigkeit. Es gibt in der Bevölkerung wie auch in der Heilpraktiker- und Ärzteschaft eine große Meinungsbreite zwischen der Befürwortung von Zwangsimpfungen bis hin zur totalen Impfverweigerung. Die meisten Menschen haben eine differenzierte Betrachtungsweise und bewerten z. B. eine Tetanus-Schutzimpfung oder spezielle Impfungen vor Fernreisen anders als z. B. Mehrfachimpfungen bei Säuglingen oder eine alljährliche Grippeschutzimpfung bei gesunden, jungen Menschen.
Das Thema ist komplex, gerade auch weil die Faktenlage unübersichtlich und längst nicht jede Veröffentlichung hierzu seriös ist – weder von den Impfbefürwortern, noch von den Impfgegnern. Eine Aufgabe des Gesundheitsamtes ist es, die Impfbereitschaft zu fördern und für die von der STIKO empfohlenen Impfungen zu werben. Ganz sicher sollten Sie Ihre Überprüfung nicht als Plattform für eine Grundsatzdiskussion zum Thema Impfen nutzen!

- Warum führen Heilpraktiker in ihren Praxen keine Impfungen durch? (➢ NHP 2.6.7)

Aktivimmunisierung

22.5.1

- Welche Arten von Impfstoffen werden bei der Aktivimmunisierung verwendet?
- Welche Vorteile und welche Nachteile hat eine Aktivimmunisierung?

Passivimmunisierung

22.5.2

- Erklären Sie anhand verschiedener Beispiele, unter welchen Umständen eine Passivimmunisierung besonders indiziert ist.
- Nennen Sie die Vor- und Nachteile einer Passivimmunisierung.

Simultanimpfung

22.5.3

- Was ist eine Simultanimpfung?
- Nennen Sie Beispiele und Vorteile einer Simultanimpfung.

Kombinationsimpfstoffe

22.5.4

- Welche Kombinationsimpfstoffe werden eingesetzt?
- Was sind bivalente, trivalente, tetravalente, pentavalente, hexavalente Impfstoffe?
- Mit welcher Argumentation werden von Eltern, Kinderärzten und Pharmaherstellern oft Kombinationsimpfstoffe propagiert? Diese Antwort steht nicht im Lehrbuch – das kriegen Sie selbst heraus.

Impfpläne

22.5.5

- Was sind Impfpläne und Impfempfehlungen?
- Achtung! Impfpläne und Impfempfehlungen werden – je nach Situation – in kurzen Abständen geändert. Deshalb sollten Sie sich mit diesem Thema erst vor Ihrer Überprüfung beschäftigen.

Unter www.rki.de finden Sie aktuelle Pläne, und diese müssen Sie – bezüglich der für Säuglinge, Kinder und Jugendliche geltenden Empfehlungen – tatsächlich gut beherrschen.

- Nach den Auffrisch- und Nachimpfungen wird signifikant seltener fragt. Auch die Impfpläne für bestimmte Länder bzw. Regionen kommen in den Überprüfungen erfahrungsgemäß nicht vor.
- Welche Aufgaben haben die STIKO und das RKI?

22.5.6 Impfreaktion, Impfkomplikation und Impfschaden

- Was ist eine Impfreaktion?
- Was ist ein Impfschaden?
- Was sind Impfkomplikationen?

22.6 Allergien

22.6

- Was ist eine Allergie? Definieren Sie!
- Was ist eine Pseudoallergie?
- Was ist eine Kreuzallergie?
- Erklären Sie den Unterschied zwischen Allergenen und Antigenen.
- Welche Allergietypen werden unterschieden?

22.6.1 Allergische Reaktionstypen

- Vier verschiedene Typen von allergischen Reaktionen gibt es. Welche?
- Zu welchen Allergietypen gehören Kontaktallergien, Heuschnupfen, Transplantatabstoßung, Medikamentenallergien, allergisches Asthma bronchiale?
- Welche allergische Reaktion ist die gefährlichste und die überprüfungsrelevanteste – und warum?
- Eine Patientin berichtet, sie sei „gegen alles“ allergisch. Sie möchten eine Injektion, evtl. sogar eine ganze Serie von Injektionen vornehmen. Was tun Sie im Vorfeld zur Absicherung?

22.6.2 Anaphylaxie und anaphylaktischer Schock

- Der anaphylaktische Schock ist ein extrem wichtiges Thema in der Überprüfung, hoffentlich nicht in der Praxis. Definieren Sie die Begriffe Anaphylaxie und anaphylaktische Reaktion.
- Welche Medikamente und Substanzen können eine Allergie auslösen?
- Welche unterschiedlichen Reaktionen können auftreten?

22.6.3 Atopie

- Nun können Sie sich ein wenig erholen. Das Thema „Atopie“ ist eher praxisrelevant. Tatsächlich kommen besonders oft Menschen mit z. B. Neurodermitis, Heuschnupfen oder Asthma bronchiale zu Ihnen in Ihre spätere Praxis. Die Ursachen sind nach naturheilkundlichen Gesichtspunkten im Wesentlichen immer die gleichen. Es gibt verschiedenste Behandlungsmöglichkeiten – Sie werden die Ihre finden. Hier, in diesem Abschnitt, beschäftigen Sie sich mit den (medizinischen) Grundlagen.

- Warum hat die Häufigkeit atopischer Krankheitsbilder in den letzten Jahrzehnten deutlich zugenommen, und wie hoch ist der Prozentsatz an Atopikern in Deutschland?

Diagnostik

22.6.5

- Viele Patienten waren bereits in schulmedizinischer Behandlung, bevor sie einen Heilpraktiker aufsuchen. Beschreiben Sie die verschiedenen Methoden schulmedizinischer Diagnostik bei Allergien. Unterscheiden Sie zwischen Haut- und Bluttests.
- Wie ist die Aussagekraft des Bluttests zu bewerten? Was ist generell bei der Auswertung der Ergebnisse zu beachten?

Häufige allergische Erkrankungen

22.6.6

- Allergische Erkrankungen können sich an vielen Organen oder Organsystemen äußern und die unterschiedlichsten Beschwerden hervorrufen. Erzählen Sie einer imaginären Überprüfungskommission von mindestens fünf verschiedenen allergischen Erkrankungen mit den typischen Symptomen.
- Welche lebensbedrohliche Komplikation gehört zu den allergischen Erkrankungen?
- Welche Symptome treten üblicherweise bei einer Kontaktallergie auf?

Therapie

22.6.7

- Welche verschiedenen Ansätze gibt es in der konventionellen Medizin bei der Behandlung von Allergien? Vielleicht kennen Sie Patienten in Ihrem Umfeld? Erinnern Sie sich an Fälle? Gestalten Sie in der Erinnerung oder in der Fantasie Beispiele.
- Welche zwei großen Medikamentengruppen werden schulmedizinisch bei Allergien eingesetzt?

22.7 Immundefekte

22.7

- Durch welche Faktoren kann es zu Immundefekten kommen? Geben Sie praktische Beispiele.
- Patienten mit Immundefekten kommen eher selten in die HP-Praxis. Ausnahme könnten z. B. Patienten nach einer Chemotherapie sein. Auch im Zusammenhang mit der Aids-Erkrankung werden in der Überprüfung mitunter Fragen in dieser Richtung gestellt.
- Mit dem Thema „Abwehrschwäche" oder einem „angeschlagenen Immunsystem" werden wir in der Praxis häufig konfrontiert. Abwehrschwache, dauernd erkältete Kinder oder gestresste und infektanfällige Patienten begegnen uns regelmäßig. Die natürliche Abwehr zu stärken, ist eine der vornehmlichsten Tätigkeiten in der Praxis.
- Immunmodulation wird naturheilkundlich auch als ein Begriff im Zusammenhang mit sogenannten „Reiztherapien" verstanden. Durch einen therapeutischen Reiz soll das Immunsystem einen Impuls zur Selbstheilung bekommen. Überschießende Immunantworten hingegen sollen gedämpft werden. In der Schulmedizin werden diese Begriffe anders verstanden.

22.7.1 Primäre Immundefekte

- Wie werden primäre Immundefekte noch bezeichnet?
- Wodurch können primäre Immundefekte entstehen und welche Symptome rufen sie hervor?

22.7.2 Sekundäre Immundefekte

- Wie werden sekundäre Immundefekte noch bezeichnet?
- Wodurch können sekundäre Immundefekte entstehen und welche Symptome rufen sie hervor?

22.8 Autoimmunerkrankungen

22.8.1 Häufige Autoimmunerkrankungen

- Worum handelt es sich bei Autoimmunerkrankungen?
- Zählen Sie mindestens sieben verschiedene Autoimmunerkrankungen auf.
- Es gibt eine Vielzahl von Autoimmunerkrankungen. Diese werden Ihnen in den verschiedensten Unterrichtseinheiten bzw. Kapiteln des Lehrbuches begegnen. Greifen Sie sich einmal vier oder fünf dieser Erkrankungen heraus, die Sie ganz besonders interessieren und forschen Sie hier – ohne Druck, von Interesse geleitet – ein wenig nach. Vielleicht mögen Sie im Internet auf der Seite einer Selbsthilfegruppe von Betroffenen nachsehen oder Betroffene befragen. Seien Sie kreativ und bringen Sie ein bisschen praktischen Bezug in diese Tabellen-Aufzählung (➢ NHP Tab. 22.8).
- Welche Gemeinsamkeiten gibt es relativ oft bei Autoimmunkrankheiten?

22.8.2 Myasthenia gravis

- Schildern Sie die Symptome der Myasthenia gravis, indem Sie sich eine betroffene Patientin vorstellen, die in Ihre Praxis kommt. Worüber würde sie klagen? Welche Anamnesefragen würden bei ihr zu einer klaren Verdachtsdiagnose führen?
- Welche therapeutischen Maßnahmen sind bei Myasthenia gravis angezeigt?

KAPITEL

23 Nervensystem

Nur wer den Menschen liebt, wird ihn verstehen,
wer ihn verachtet – ihn nicht einmal sehen.

Christian Morgenstern

LEICHTER LERNEN

Dieses Thema wird Ihnen höchstwahrscheinlich – verzeihen Sie den Kalauer – mitunter auf die Nerven gehen. Es ist sehr komplex – Ihr Gehirn hat immerhin etwa 86 Milliarden Nervenzellen. Da gibt es viel zu lernen, aber auch nahezu unendliches Potenzial für Wissenswachstum. Viel Freude mit diesem Thema.

23.1 Lernen durch Beschriften

23.2

In den folgenden Abbildungen (➤ Abb. 23.1, ➤ Abb. 23.2, ➤ Abb. 23.3, ➤ Abb. 23.4, ➤ Abb. 23.5) ist Ihre Handschrift gefragt. Um sich die anatomischen Strukturen und Inhalte zu erarbeiten, ist das eigenhändige Beschriften von Abbildungen hilfreich. Damit Sie dies mehrmals machen und Ihren Lernerfolg immer wieder überprüfen können, empfiehlt es sich, hierzu einen Bleistift zu verwenden.

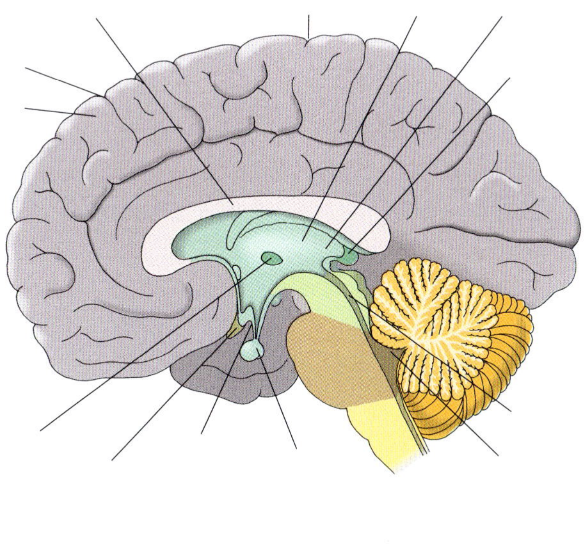

Abb. 23.1 Sagittalschnitt durch das Gehirn. [L190] (➤ NHP Abb. 23.2)

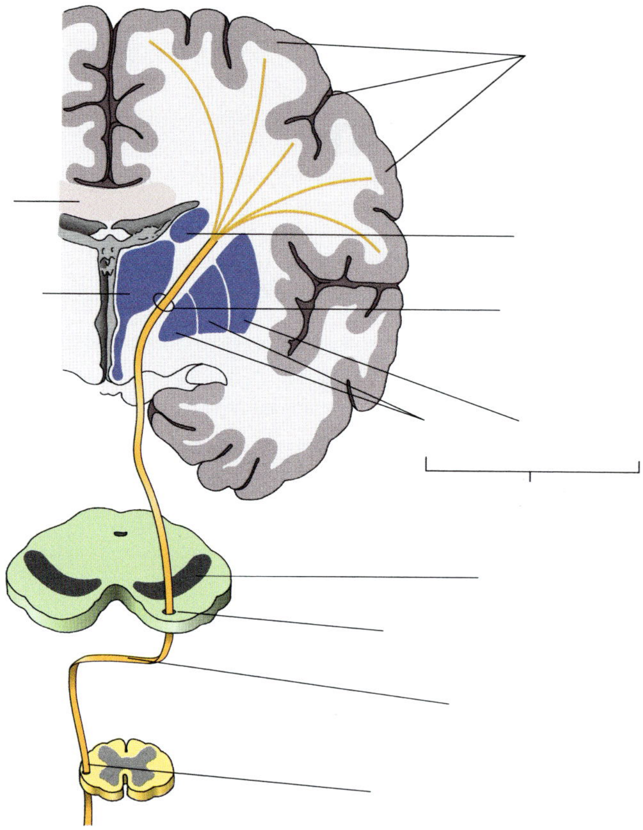

Abb. 23.2 Verlauf der Pyramidenbahn. Die Pyramidenbahn vermittelt Erregungen der Willkürmotorik sowohl an die Motoneurone des Rückenmarks als auch an die motorischen Kerne der Hirnnerven. Ausgehend vom primären motorischen Rindenfeld durchläuft die Pyramidenbahn die innere Kapsel und zieht weiter durch den Hirnstamm in den Hirnschenkel. Ca.80 % der Fasern kreuzen im verlängerten Mark zur Gegenseite. Die 20 % nicht kreuzenden Fasern sind hier nicht dargestellt. Ein großer Teil der Pyramidenbahnfasern versorgt Arme und Hände und endet daher in Höhe des Halsmarks. Nach kaudal wird der Querschnitt der Pyramidenbahn immer kleiner. [L190] (➢ NHP Abb. 23.5)

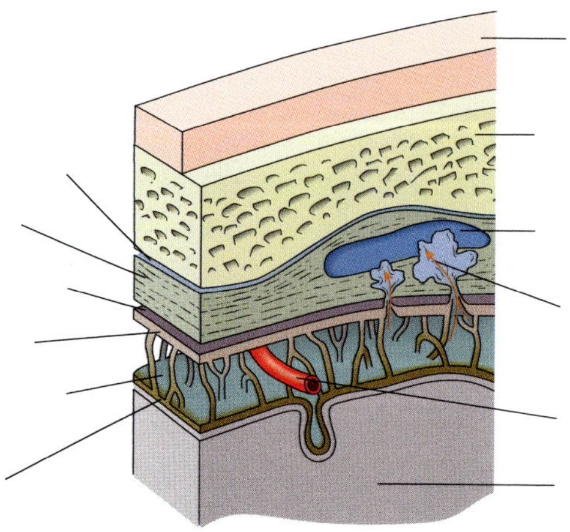

Abb. 23.3 Schnitt durch Schädelknochen und Hirnhautregion. Die roten Pfeile beschreiben den Abfluss des Liquors aus dem Subarachnoidalraum über die Arachnoidalzotten in das venöse Blut. [L190] (➢ NHP Abb. 23.14)

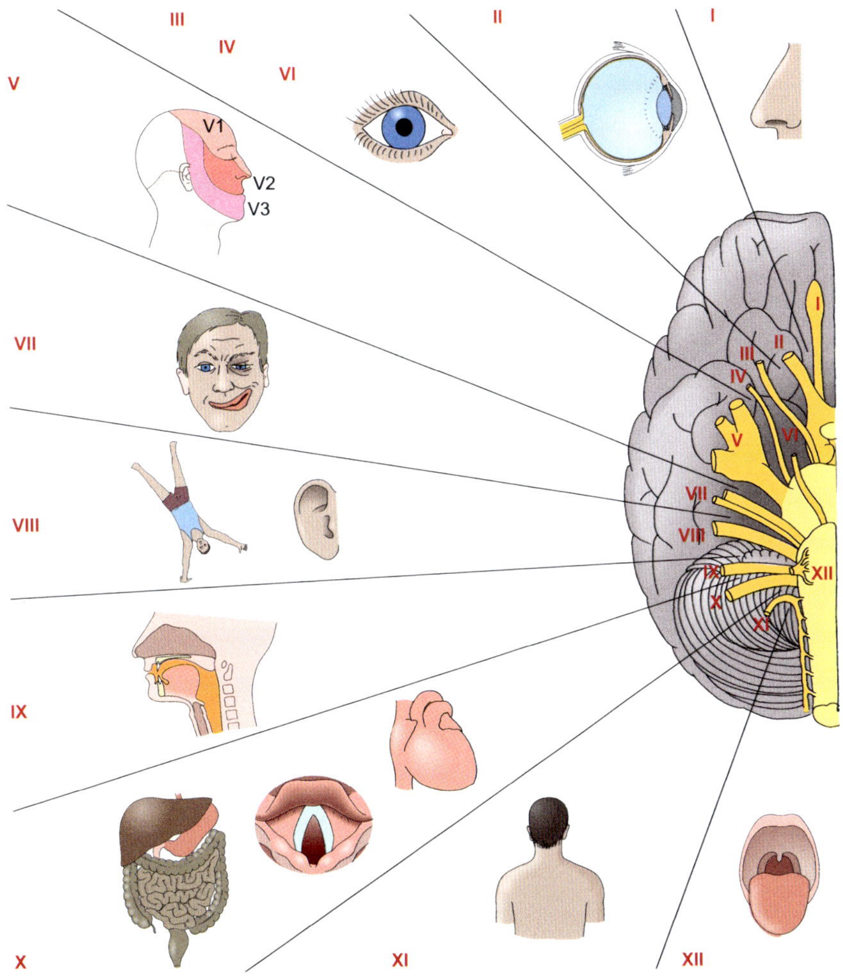

Abb. 23.4 Übersicht über die 12 Hirnnerven und ihre Funktionen. Die Hirnnerven versorgen hauptsächlich die Kopf- und Halsregion. Nur der N. vagus verlässt diese Region und zieht hinunter in den Bauchraum zu zahlreichen inneren Organen. [L190] (> NHP Abb. 23.20)

Organ	Sympathikus	Parasympathikus
Tränendrüse 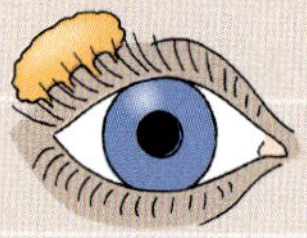		
Pupille		
Herzmuskel 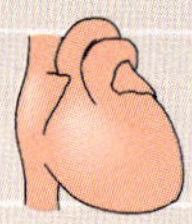		
Hirngefäße 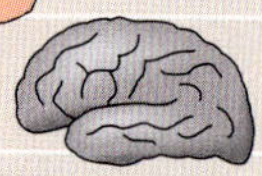		
Muskelgefäße 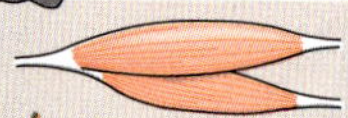		
Haut-, Schleimhaut- und Eingeweidegefäße 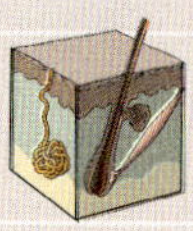		
Bronchien 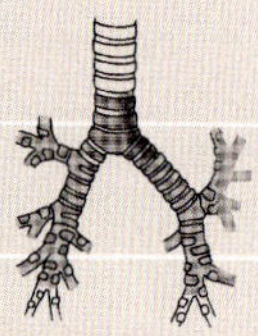		
Speicheldrüsen 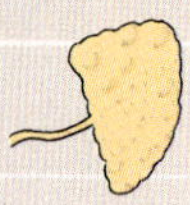		
Magen-Darm-Trakt 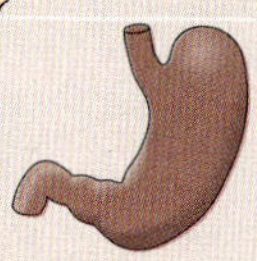		
Verdauungsdrüsen 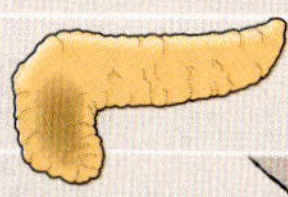		
Sexualorgane beim Mann 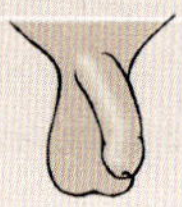		

Abb. 23.5 Wichtige Funktionen von Sympathikus und Parasympathikus. [L190] (> NHP Abb. 23.24).

23.2 Anatomie und Physiologie

📖 23.2

- Was sind Rezeptoren? (> NHP 7.11.8)
- Was sind afferente Nerven?
- Was sind efferente Nerven?

Einteilung des Nervensystems

📖 23.2.1

- Unterscheiden Sie die Funktionen des zentralen und des vegetativen Nervensystems.
- Wie unterscheiden sich willkürliches und vegetatives Nervensystem?
- Klären Sie die Begriffe somatomotorisches und vegetatives Nervensystem.

Großhirn

📖 23.2.2

- Wie heißt die größte Großhirnfurche, und wo verläuft sie?
- Woraus besteht die graue Substanz des ZNS?
- Erklären Sie die Begriffe Assoziationsbahnen und Projektionsbahnen.
- Was sind Rindenfelder?
- Welche Bedeutung haben die Rindenfelder?
- Unterscheiden Sie sensorische und motorische Rindenfelder.
- Wo liegen die Pyramidenbahnen und extrapyramidalen Bahnen, wo kreuzen sich welche Bahnen, und welche Konsequenzen hat das?
- Was sind Basalganglien?
- Welche größeren Basalganglien werden unterschieden?
- Welche Bedeutung hat das limbische System?
- Welche Strukturen bilden das limbische System?

LEICHTER LERNEN

Eine gute Nachricht zwischendurch: Die Hirnstrukturen werden erfahrungsgemäß selten bis nie detailliert abgefragt. Natürlich sollten Sie die wesentlichen Funktionen und anatomischen Strukturen des Gehirns und des Nervensystems kennen. Aber machen Sie sich nicht „verrückt" – Sie sind nicht in einer Ausbildung für Hirnchirurgie.

Kleinhirn

📖 23.2.3

- Ja! Auch Sie haben einen Kleinhirnwurm! Nicht erschrecken. Es ist so! Und es ist nichts Schlimmes! Worum handelt es sich beim Kleinhirnwurm?
- Was wissen Sie noch über das Kleinhirn?
- Welche Beziehung besteht zwischen Kleinhirn und Pyramidenbahnen?

Zwischenhirn

📖 23.2.4

- Woraus besteht das Zwischenhirn?
- Beschreiben Sie in eigenen Worten die Aufgaben des Thalamus.
- Welche Funktionen haben der Hypothalamus und die Hypophyse?

LEICHTER LERNEN

Wiederholen oder überfliegen Sie zur Erinnerung bzw. Orientierung die entsprechenden Passagen im Kapitel ➤ NHP 19.2.2 (Hormonsystem).

23.2.5 Hirnstamm und Formatio reticularis

LEICHTER LERNEN

Im Lehrbuch sind viele Kapitelteile rot und somit als überprüfungsrelevant gekennzeichnet, auch wenn deren Stellenwert in den Überprüfungen der verschiedenen Gesundheitsämter unterschiedlich hoch ist. Erkundigen Sie sich bei Ihrem Ausbildungsinstitut wie detailliert in Ihrem zuständigen Gesundheitsamt die Anatomie und Physiologie des Nervensystems überprüft wird. Für ein besseres Verständnis des Themengebiets sind diese Texte aber in jedem Fall wichtig.

- Welche Funktion hat die Substantia nigra?
- Welche Aufgabe hat die Brücke?
- Wozu dient das verlängerte Mark?
- Was ist die Hauptaufgabe der Formatio reticularis?
- Welche Hirnhäute gibt es?
- Beschreiben Sie kurz die Strukturen und Funktionen der Dura mater.
- Wo liegt der Epiduralraum, wo der Subduralraum? Wo befindet sich der Subarachnoidalraum?

23.2.6 Liquor und Liquorräume

- Woraus besteht Liquor, und welche Aufgaben hat er?
- Welche Liquorräume gibt es?
- Was sind Hirnventrikel? Wo befinden sie sich?
- Was versteht man unter der Blut-Liquor-Schranke?
- Geben Sie ein praktisches Beispiel für die klinische Bedeutung der Blut-Liquor-Schranke.

23.2.7 Rückenmark

- Welche Aufgaben hat das Rückenmark?
- Welche Bedeutung hat die Einteilung der Wirbelsäulensegmente? Erklären Sie, um was es sich handelt, und ordnen Sie diese Segmente den entsprechenden Körperregionen zu.
- Was sind Spinalnerven?
- Was hat ein Pferdeschweif mit dem Rückenmark zu tun?
- Graue und weiße Substanz befinden sich im Gehirn und im Rückenmark – aber wo und in welcher Anordnung?
- Welche unterschiedlichen Aufgaben haben Vorderhorn, Hinterhorn und Seitenhorn?
- Es gibt aufsteigende und absteigende Rückenmarksbahnen. Worin liegen die funktionalen Unterschiede?

23.2.8 Hirnnerven

- Lernen Sie die Namen und die jeweilige Funktion der Hirnnerven!
- Unterscheiden Sie die sensorischen, motorischen und gemischten Hirnnerven!

LEICHTER LERNEN

Benutzen Sie zum Lernen der Hirnnerven Eselsbrücken, z.B. für die 12 Hirnnerven: **Schnüffler, schau beweglich** auf die **rollenden Drillinge! Abduziere** Dein **Gesicht** und **höre gleich! Züngele und schmecke, schweife umher** und **begleite** uns zum **Hypoglossus.**

- N. I – Schnüffler – Riechen → N. olfactorius
- N. II – schau – Sehen → N. opticus
- N. III – beweglich – Augenbewegungen → N. oculomotorius
- N. IV – rollende – Trochlea = lat. Rolle – Augenmuskelnerv → N. trochlearis
- N. V – Drillinge – Drillingsnerv → N. trigeminus
- N. VI – abduziere (abspreize) – Abduktionsbewegung des Auges → N. abducens
- N. VII – im Gesicht – Gesichtsnerv → N. facialis
- N. VIII – höre gleich – Hör- und Gleichgewichtsnerv → N. vestibulocochlearis
- N. IX – züngele und schmecke – Zungen-Rachennerv → N. glossopharyngeus
- N. X – schweife umher – „umherschweifender" Vagusnerv → N. vagus
- N. XI – begleite uns – motorischer Begleitnerv → N. accessorius
- N. XII – Hypoglossus – Zungenbewegungen → N. hypoglossus

Für die Hirnnerven mit parasympathischen Anteilen: **Drei Siebtklässler hatten neu(n)lich Zeh(e)nweh.**

- Drei: N. III
- Siebtklässler: N. VII
- hatten neu(n)lich: N. IX
- Zeh(e)nweh: N. X

Für die somatoefferenten, rein motorischen Hirnnerven: **Abdul akzeptiert trockene Hühnereier.**

- N. abducens (N. VI)
- N. accessorius (N. XI)
- N. trochlearis (N. IV)
- N. hypoglossus (N. XII)

Noch mehr Eselsbrücken finden Sie über die Suchmaschine im Internet.

Spinalnerven und ihre Äste

23.2.9

- Wo befinden sich die Austrittsstellen der Spinalnerven?
- Welche unterschiedlichen Aufgaben haben die hinteren und vorderen Äste der Spinalnerven?

Spinalnervenplexus und wichtige periphere Nerven

23.2.10

- Nennen Sie (mindestens) fünf wichtige Nervenplexus! Wo sitzen diese?
- Und welche Nervenplexus haben Sie bei Beantwortung der vorherigen Frage … nun ja … ignoriert?

Rückenmarksegmente

23.2.11

GUT ZU WISSEN

Achtung! Die Rückenmarksegmente stimmen nicht mit dem entsprechenden Wirbeln überein, weil das Rückenmark kürzer ist als der Wirbelkanal und schon etwa auf der Höhe des ersten Lendenwirbels endet. Die Aufteilung in Segmente spiegelt die Organisation des Nervensystems wider, da jedes Segment über seinen Nerven ein bestimmtes Hautareal sensibel und einen bestimmten Muskel motorisch innerviert, wobei große Muskeln gleich von Nerven aus mehreren Segmenten innerviert werden.

- Was ist ein Dermatom?
- Was ist ein Myotom?
- Was ist ein Myom? (➢ NHP 17.12.2)
- Was ist ein Viszerotom?

GUT ZU WISSEN

Zwischendurch etwas sehr Praxisrelevantes: „Die weise Benutzung des vegetativen Systems wird einmal den Hauptteil ärztlicher Kunst ausmachen." (Prof. Heinrich Ewald Hering, 1925). Dieses Zitat kennen Sie bereits aus dem Hormonkapitel. Weil es so wichtig ist, führen wir es hier nochmals auf.

23.2.12 Vegetatives Nervensystem

GUT ZU WISSEN

Prof. Hering, dessen Zitat Sie oben gelesen haben, war Professor für Physiologie und seine so tiefsinnige Prophezeiung muss sich leider in vielen Bereichen der Medizin erst noch verankern bzw. wird deren Tragweite oft nicht erfasst. Sie als Naturheilkundiger sollten sich jedoch auf Ihrem weiteren Weg immer und immer wieder an diese so wichtige Grundlage des Heilens erinnern! **Der Körper regeneriert und heilt sich nur in der parasympathischen Phase.** Ein Mensch gesundet nur, wenn er ausreichend parasympathische Phasen erlebt. Und er wird krank, wenn er dauerhaft zu wenig parasympathische Phasen erfährt.
Gerade in der heutigen Zeit mit Dauerstress und der Übersteuerung der **HPA-Achse** ist dies so wichtig wie nie zuvor.
Übrigens: Die HPA-Achse hat natürlich nichts mit Heilpraktikeranwärterschaft zu tun! Über die Hypothalamus-Hypophysen-Nebennierenrinden-Achse (hypothalamic-pituitary-adrenal axis; HPA-Achse) besteht eine komplexe Wechselwirkung von Auswirkungen und Rückkopplungen des Hypothalamus, der Hirnanhangdrüse und der Nebennierenrinde. Dieses neuroendokrine System steuert und kontrolliert die psychischen und körperlichen Reaktionen auf Stress, z. B. auf Immunsystem, Verdauung, Kreislauf, Stoffwechsel, Energieumsatz, Stimmung, Gefühle, Sexualität sowie Anpassungsfähigkeit, Belastbarkeit, Regeneration und Heilung.
Der Hypothalamus bildet CRH (Corticoliberin). Das gelangt über das Pfortadersystem in den Hypophysenvorderlappen und stimuliert die Synthese von ACTH. Dieses erreicht über den Blutweg die Nebennierenrinde und stimuliert dort u. a. die Synthese von Cortisol. Eine dauerhaft erhöhte CRH- und Cortisolausschüttung führt zu psychosomatischen Erkrankungen wie depressiven Störungen, aber auch zu „nervösen Fehlsteuerungen" im Herz-Kreislauf-System (z. B. Hypertonie, Tachykardie) und im Verdauungstrakt (z. B. Verdauungsprobleme, Gastritis, Magen- und Duodenalgeschwüre, Reizdarmsyndrom) sowie zur Schwächung der körpereigenen Abwehr einschließlich einer eingeschränkten Funktion der Thymusdrüse.

- Erklären Sie laut und in eigenen Worten einem Freund oder jemandem aus Ihrer Lerngruppe, wie das vegetative Nervensystem funktioniert und welche Organe auf welche Weise (sympathisch oder parasympathisch) beeinflusst werden.
- Bitten Sie diesen Freund oder Kollegen aus Ihrer Lerngruppe, Ihnen zum Thema Nervensystem Fragen zu stellen – er darf fragen, was er möchte. Sie können gerne in Ihrem Buch zur Unterstützung nachschlagen. So werden Sie rasch merken, was Sie gut verstanden haben und was Sie wiederholen sollten.
- Und wenn dann „alles sitzt", simulieren Sie die Situation noch einmal mit einer imaginären Überprüfungskommission. Setzen Sie sich gerade hin. Wählen Sie hier Ihre Worte noch einmal besonders gut, und sprechen Sie souverän und klar. Zeigen Sie Kompetenz!
- Welche Neurotransmitter kennen Sie?
- In vielen Yoga- und Meditationskursen ist davon die Rede: Was ist das Sonnengeflecht?
- Wie wird der Körper parasympathisch versorgt?

23.2.13 Darmnervensystem

- Wie heißen die beiden wichtigen Darmplexus?
- Was wissen Sie vom sog. Darmhirn oder Bauchhirn (engl. second brain) im Zusammenhang mit dem Vegetativum?
- Welche Konsequenz kann man aus diesem Wissen ableiten für das eigene Leben und Verhalten sowie für die therapeutische Praxis?

GUT ZU WISSEN

Die naturheilkundliche Sicht auf den Darm geht seit langer Zeit von einer zentralen Bedeutung dieses Organs und der Mikrobiota aus. Die Forschung zur Wechselwirkung zwischen Darm und Gehirn hat in den letzten Jahren einen rasanten Aufschwung genommen und ist durch zahlreiche Veröffentlichungen einer breiteren Öffentlichkeit bekannt geworden. Nutzen Sie die alten und neuen Erkenntnisse, um Ihren Patienten zu helfen. Nutzen Sie dieses Wissen auch für sich selbst. Aktive Bauchentspannung hilft beim Lernen und bei Prüfungsangst. Bei wohliger Bauchwärme lernt es sich leichter, und Gelerntes ist leichter abrufbar. Der einfachste Weg: Mit Wärmflasche auf dem Bauch lernen. Tatsächlich kann es sogar hilfreich sein, sich (insbesondere, wenn Sie im Winter geprüft werden oder Sie bei Aufregung immer innerlich frieren) kurz vor der Prüfung ein Knick-Wärme-Element in der Unterwäsche anzubringen. Sorgen Sie für guten Halt, z.B. indem Sie mit einfachen Heftstichen ein Stück Stoff als Tasche auf der Innenseite eines Bodys oder Unterhemds festnähen und das Wärmeelement dort sicher platzieren. Das klingt etwas absurd, hat sich aber gut bewährt. Diesen Trick mit dem Wärmekissen in der Unterwäsche sollten Sie jedoch vorher üben.

Blutversorgung des ZNS und Rückenmarks

23.2.14

- Wie wird das Gehirn mit Blut versorgt?
- Welche wichtigen Hirnarterien kennen Sie?
- Was versteht man unter dem Circulus arteriosus Willisii?
- Was ist ein Sinus (im Zusammenhang mit den Hirngefäßen)?
- Betrachten Sie die Venen des Gehirns und ihre Sammelgefäße auf dem Bild im Buch (➤ NHP Abb. 23.30) und beschreiben Sie laut deren Verlauf! Gar nicht so einfach? Dann tun Sie es noch einmal!

Schlaf

23.2.15

- Schlafen … Was wissen Sie von den neurologischen und medizinischen Aspekten des Schlafes?
- Erklären Sie, was man unter REM-Schlaf bzw. Non-REM-Schlaf versteht?

LEICHTER LERNEN

Falls Sie nun müde sind, schlafen Sie: Schlafen verfestigt Gelerntes. Wissen im Kissen! Dieser Effekt wird gesteigert, wenn Sie das Gelernte am Morgen noch einmal überfliegen und aktiv (durch Wiedergabe nicht durch Lesen ...) erinnern. Besonders schädlich fürs Lernen ist die Kombination von negativem (also als belastend empfundenem) Stress mit Schlafmangel und ungenügenden Erholungszeiten. Wir wissen alle, dass Stress die Leistungsfähigkeit deutlich mindert. Der so gefürchtete Blackout steht überdurchschnittlich oft im Zusammenhang mit Stress: Kommt zur chronischen Überlastung noch akute Aufregung hinzu, ist plötzlich nichts mehr abrufbar vom sorgfältig Gelernten. Interessanterweise schädigen die Stresshormone im Gehirn dabei nicht das Abspeichern der Informationen, sondern deren Abrufbarkeit.

Reflexe

23.2.16

- Reflexe haben eine wichtige Schutzfunktion für den Körper. Ihre jeweilige Qualität gibt aber auch bedeutsame diagnostische Hinweise. Erklären Sie laut und in eigenen Worten die physiologische und diagnostische Bedeutung von Reflexen.
- Unterscheiden und beschreiben Sie Eigenreflexe und Fremdreflexe. Geben Sie Beispiele!
- Unterscheiden Sie monosynaptische und polysynaptische Reflexe.
- Zählen Sie diagnostisch wichtige Fremdreflexe auf, und geben Sie hierfür Beispiele.
- Was sind viszerale Reflexe?

23.2.17 Vegetative Reflexe

- Was unterscheidet vegetative Reflexe von anderen Reflexen?
- Nennen Sie Beispiele!
- Was unterscheidet den viszerokutanen Reflex vom kutiviszeralen Reflex?

GUT ZU WISSEN

In der Naturheilpraxis nutzen wir diese Art von Reflexen auch therapeutisch, indem wir z. B. Wickel oder Auflagen anwenden oder an bestimmten Stellen (Dermatomen) Schröpfköpfe aufsetzen und auf diese Weise innere Organe anregen bzw. unterstützen.

23.3 Untersuchung und Diagnostik

- Was kennzeichnet eine neurologische Untersuchung?
- Welche Funktionen werden überprüft?

23.3.1 Anamnese

- Erst denken – dann zur Kontrolle nachlesen: Welche in Zusammenhang mit dem Nervensystem stehenden Symptome kennen Sie? Schreiben Sie diese auf ein Blatt Papier.
- Welche Anamnesefragen würden Sie stellen, um über diese Symptome Näheres zu erfahren?

23.3.2 Körperliche Untersuchung

- Wieso geben Untersuchungen der Muskulatur Auskunft über neurologische Erkrankungen?
- Beschreiben Sie die Untersuchung von Eigenreflexen. Und – mindestens genauso wichtig! – üben Sie diese unbedingt praktisch, zuerst in Ihrer Lerngruppe, dann mit Familie und Freunden.
- Welche Pyramidenbahnzeichen gibt es?
- Wie führen Sie Sensibilitätsprüfungen durch? Lesen und erklären Sie nicht nur. Üben Sie dies unbedingt, zuerst vielleicht an sich selbst, dann aber auch an anderen Personen.
- Welche Kleinhirnzeichen gibt es? Welche Aussagen haben diese?
- Wie untersuchen Sie die Hirnnerven auf ihre Funktion? Beschreiben Sie Ihr Vorgehen bzw. die Tests.
- Führen Sie die Untersuchung der 12 Hirnnerven in Ihrer Arbeitsgruppe und dann mit einem netten „Übungsmenschen“ aus der Familie oder aus dem Freundeskreis durch.
- Beschreiben Sie diese Untersuchungen dann der imaginären Überprüfungskommission laut und in eigenen Worten.
- Wie wird der Gleichgewichtssinn geprüft?
- Und nun kommt ein besonders wichtiges Thema: Meningismuszeichen! Was bedeutet dieser Begriff? Wie heißen die einzelnen Meningismuszeichen? Wie wird ein Patient auf Meningismuszeichen untersucht? Welche Aussagekraft haben die Befunde?
- Was wird beim Mini-Mental-Status-TEST (MMST) geprüft? Bei welcher Verdachtsdiagnose wird er bevorzugt vorgenommen?

Diagnostik

23.3.4

- Mit verschiedenen apparativen Methoden stehen bei Verdacht auf neurologische Erkrankungen zahlreiche diagnostische Möglichkeiten zur Verfügung. Beschreiben Sie diese Methoden mit jeweils zwei, drei kurzen Sätzen in eigener Sprache.
- Stellen Sie sich vor, eine Patientin erzählt, sie habe eine Lumbalpunktion vor sich und müsse auch ein EEG vornehmen lassen, der Hausarzt habe außerdem von der Prüfung der Nervenleitgeschwindigkeit gesprochen. Sie ist etwas beunruhigt, um was es sich bei diesen Untersuchungen handelt. Erklären Sie das (laut!) Ihrer imaginären Patientin.

GUT ZU WISSEN
Übrigens werden aufgrund der Überprüfungsleitlinie in immer mehr Gesundheitsämtern – insbesondere bei der mündlichen Überprüfung – Grundkenntnisse der medizinischen Diagnostik erwartet. Und es gibt Amtsärzte, die zu Beginn der Überprüfung einen anonymisierten Arztbrief vorlegen und den Prüfling auffordern, diesen zu erklären.

23.4 Leitsymptome und Differenzialdiagnostik

Schwindel

23.4.1

GUT ZU WISSEN
Bei der Anamnese gilt der Grundsatz: „Das Symptom verstehen!" Besonders gut lässt sich dies nachvollziehen bei der „Schwindel-Anamnese". Zuerst einmal sollten Sie unterscheiden, welche Arten von Schwindel es gibt! Drehschwindel? Schwankschwindel? Nach Bewegung oder im Liegen? Unterscheiden Sie die Bedeutung verschiedener Schwindelarten! Mit oder ohne Übelkeit? Mit oder ohne Ohrgeräusche? Diese Unterscheidungsmerkmale führen Sie recht zügig zur (Verdachts-) Diagnose.

- Welche Ursachen von Schwindel kennen Sie?
- Wie unterscheiden sich die Schwindel-Symptome bei den verschiedenen Schwindel-Ursachen? Wonach fragen Sie? Welche Aussage hat was zu bedeuten?
- Kennen Sie den Unterschied zwischen systematischem (gerichtetem) und unsystematischem (ungerichtetem) Schwindel? Nicht schwindeln!

Kopfschmerz

23.4.2

GUT ZU WISSEN
Das ist nun wirklich ein hoch interessantes, äußerst ursachenreiches Symptom. Prüfungsrelevant. Praxisrelevant.

- Welche zwei Kopfschmerzarten werden unterschieden?
- Wichtig ist es, die Tabellen (➤ NHP 23.11 und folgende) nicht nur zu lesen, sondern mit den Unterscheidungsmerkmalen zu „arbeiten". Auf Arbeitsblättern könnten Sie auswendig Listen erstellen und sich dann anhand der Tabellen kontrollieren. Hier einige beispielhafte Aufgaben:
- Mitunter sind Kopfschmerzen das Symptom potenziell lebensbedrohlicher (akuter oder chronischer) Erkrankungen. An welche Erkrankungen müssen Sie hier denken? Und welcher Art sind jeweils die typischerweise auftretenden Kopfschmerzen?
- Was unterscheidet die Migräne vom Spannungskopfschmerz?

- Welche Ursachen für akute Kopfschmerzen kennen Sie?
- Welche Arten von chronischen Kopfschmerzen gibt es?
- Ein Tipp: Denken Sie an eine „innere Liste", mit der Sie z. B. zuerst alle Notfälle, dann Infektionskrankheiten, bösartige Erkrankungen, Herz-Kreislauf- und Stoffwechselerkrankungen sowie Medikamenten-Nebenwirkungen „abarbeiten". Oder Sie wandern innerlich von Kopf bis Fuß durch den Körper. Denken Sie dabei auch an Infektionskrankheiten, Blut/Lymphe, Toxine/Medikamente und Psychosomatik (dies als Letztes!). Dadurch üben Sie bei allen differenzialdiagnostischen Exkursen eine Leitlinie, eine Struktur ein, auf die Sie sich in der Überprüfung und in der Praxis verlassen können.
- Die beste Struktur darf jedoch nicht zum „Herunterleiern" verleiten. Es ist immer wichtig, nach dem „Warum" zu fragen. Denken Sie nicht zu kompliziert, antworten Sie durchaus simpel, aber fundiert.
- Warum verursacht eine HWS-Problematik Kopfschmerz?
- Wieso schmerzt der Sinusitis-Kopfschmerz beim Vorbeugen des Kopfes mehr?
- Welches Symptom gibt bei sich innerhalb weniger Stunden entwickelnden stärksten Kopfschmerz den entscheidenden Hinweis, ob es sich um eine Meningitis handelt oder um eine Hirnblutung? (Ihre Maßnahme – Klinikeinweisung – ändert sich jedoch nicht aufgrund dieser Unterscheidung! Ein Tipp: Dieses Symptom wird durch Anwendung eines Untersuchungsinstrumentes festgestellt, welches sich wohl in den allermeisten Haushalten befindet.
- Welche zusätzlichen Symptome weisen beim Leitsymptom Kopfschmerz differenzialdiagnostische Wege?
- Bei welchen Kopfschmerzursachen kommt Meningismus vor?

23.4.3 Veränderungen des Muskeltonus

GUT ZU WISSEN

Im Gegensatz zum „alltäglichen" Kopfschmerz treten Veränderungen des Muskeltonus vergleichsweise selten auf, sie weisen allerdings auf schwerwiegende Prozesse hin.

- Unterscheiden Sie die Spastik vom Rigor.
- Überlegen bzw. erforschen Sie, in welchem Gebiet des Nervensystems (Anatomie) jeweils die Ursache der Störung liegt bei Poliomyelitis – Querschnittssyndrom – Schlaganfall – Multipler Sklerose.

23.4.4 Lähmungen

- Unterscheiden Sie Parese und Paralyse.
- Ein Patient hat eine spastische Lähmung. Welche Befunde erwarten Sie bei Reflexprüfungen?
- Welchen Befund weist eine Reflexprüfung bei einer peripheren Lähmung auf?
- Erklären Sie den Unterschied zwischen zentralen und peripheren Lähmungen. Erarbeiten Sie je ein, zwei Beispiele.
- Wiederholen Sie: Was sind Pyramidenbahnzeichen?
- Wie viel Kraftgrade gibt es bei Lähmungen?

23.4.5 Gangstörungen

- Bei welchen neurologischen Erkrankungen kommt es typischerweise zu Gangstörungen?
- Welche orthopädischen Erkrankungen führen zu Gangstörungen?

Doppelbilder

23.4.6

- Warum sollten Sie einen Patienten, der über (neu aufgetretene) Doppelbilder klagt, sofort an den Neurologen oder Augenarzt verweisen?
- Beim Auftreten welcher Symptome würden Sie sogar den Notarzt verständigen?
- Welche neurologischen Untersuchungen sind sinnvoll bei Doppelbildern – und warum?

Pupillenstörungen

23.4.7

- Welche Arten von Pupillenstörungen werden unterschieden?
- Worum handelt es sich bei einer konsensuellen Pupillenreaktion? Wie wird die entsprechende Funktionsprüfung durchgeführt? (➢ NHP 3.5.5)
- Unterscheiden Sie Lichtreaktion und Konvergenzreaktion – in eigenen Worten und so, dass Sie es selbst verstehen.
- Sie stellen eine Anisokurie fest, die dem Patienten unbekannt ist. Woran denken, was fragen, was veranlassen Sie?

Nystagmus

23.4.8

- Was ist ein Nystagmus?
- Welche Symptome treten häufig zusammen mit einem Nystagmus auf?
- Bei welchen Erkrankungen kommt ein Nystagmus vor?

Tremor

23.4.9

- Wann ist ein Tremor physiologisch, und wann gilt er als pathologisch?
- Welches wichtige Beobachtungskriterium gibt es beim Tremor?
- Erklären Sie den Unterschied zwischen einem Ruhetremor und eine Aktionstremor.
- Beschreiben Sie – laut – die Merkmale des Intentions- und Haltetremors.
- Versuchen Sie, die verschiedenen Tremorarten selbst nachzuahmen – so prägen sie sich besser ein.
- Welche Tremorart ist typisch für welche Erkrankung?

Sensibilitätsstörungen

23.4.10

- Welche Sensibilitätsstörungen werden unterschieden?
- Mit welchen Untersuchungsmethoden führen Sie Tests auf Sensibilitätsstörungen durch?
- Bei welchen Erkrankungen treten typischerweise Sensibilitätsstörungen auf?
- Bei einer der am meisten verbreiteten Erkrankungen ist die regelmäßige Sensibilitätsprüfung, insbesondere der Füße, sehr wichtig. Denn im Krankheitsverlauf lässt als Erstes das Vibrationsempfinden nach. Frühzeitige Diagnostik ist wichtig. Schauen Sie mal nach unter ➢ NHP 15.6.6.

Fazialislähmung

23.4.11

- Eines Morgens schaut der Patient in den Badezimmerspiegel und „das Gesicht ist schief". Nun sitzt er in Ihrer Praxis. An welche Ursachen denken Sie? Was fragen und was untersuchen Sie?

- Welche Begleitsymptome können wichtige Hinweise auf die Ursache der Gesichtslähmung geben?
- Wann veranlassen Sie eine sofortige Klinikeinweisung? Wann muss der Patient schnellstmöglich zur neurologischen Untersuchung?

23.4.12 Ataxie

- Wann sind Bewegungen ataktisch? Was ist eine Ataxie?
- Bei welchen Erkrankungen kommt es zur Ataxie?

23.4.13 Aphasie und Werkzeugstörungen

- Der Begriff Werkzeugstörung ist verwirrend. Worum handelt es sich hierbei? Geben Sie Beispiele.
- Es ist sehr bitter für einen Menschen, sich nicht sprachlich ausdrücken zu können, wenn er es doch bislang immer konnte. Welche Arten von Aphasien es gibt, brauchen Sie nicht unbedingt wissen. Doch denken Sie sich hinein in Patienten mit verschiedenen Arten von Aphasie.
- Was unterscheidet die Aphasie – also die Sprachstörung – von der Sprechstörung?

23.4.14 Bewusstseinsstörungen

- Was ist der Unterschied zwischen einer qualitativen und einer quantitativen Bewusstseinsstörung?
- Was versteht man unter dem Koma-Score?
- Mit welchen vier Begriffen werden im Praxis- und Klinikalltag Bewusstseinsstörungen unterschieden?
- Beschreiben Sie diese vier Bewusstseinszustände!

23.4.15 Syndrom der reaktionslosen Wachheit

- Worum handelt es sich beim Syndrom der reaktionslosen Wachheit?
- Was sind die Ursachen und welche Symptome sind kennzeichnend?
- Recherchieren Sie, worum es sich bei der basalen Stimulation handelt und zu welchem Zweck sie eingesetzt wird.

23.4.16 Schlafstörungen

GUT ZU WISSEN

„Ich schlafe so schlecht!" So viele Patienten beklagen mangelnde Erholung im Schlaf. Aber was versteht die Patientin, der Patient genau darunter? Denken Sie an die Grundregel „Das Symptom verstehen!". Stundenlang wachliegen und grübeln ab 3 Uhr morgens? Oder gar nicht erst einschlafen können? Mehrmals pro Nacht wach werden wegen Harndrang, Schmerzen, Alpträumen oder Schweißausbrüchen? Es ist diagnostisch wichtig, verschiedene Arten von Schlafstörungen zu kennen und Patienten, die über Schlafstörungen klagen, sehr gezielt zu befragen. Oft ist mit einer präzisen Anamnese bereits die Diagnose gestellt.

- Welche Fragen sind hilfreich bei der Schlafanamnese?
- Viele Patienten nehmen Schlafmittel. Welche Arten kennen Sie?

LEICHTER LERNEN

So weit sind Sie schon gekommen: Wir beginnen mit den neurologischen Erkrankungen und sogleich mit einer der wichtigsten.

23.5 Durchblutungsstörungen und Blutungen des ZNS

Schlaganfall

23.5.1

- Warum ist der Schlaganfall so überaus relevant in Prüfung und Praxis?
- Erklären Sie die Pathophysiologie des Schlaganfalls mit eigenen Worten, selbstverständlich laut. Unterscheiden Sie dabei den weißen und den roten Insult.
- Wodurch kann ein Schlaganfall verursacht werden?
- Welche Personengruppen sind besonders gefährdet? Welche Risikofaktoren gibt es?
- Es gibt bei einem Schlaganfall eine Fülle von möglichen auffälligen oder auch nur flüchtigen, subtilen Symptomen – und Sie sollten unbedingt alle kennen. Seien Sie für diese Krankheitszeichen stets aufmerksam, und handeln Sie sofort, wenn Sie bei jemandem einen Verdacht auf Schlaganfall haben. „Time is brain!" Welche Tests und Untersuchungsmethoden sind hilfreich?

GUT ZU WISSEN

Zur ersten Einschätzung hat sich der FAST-Test bewährt. Ein Schlaganfall kann zwar nicht gänzlich ausgeschlossen werden, aber im Umkehrschluss ist jedoch die Wahrscheinlichkeit groß, dass ein Schlaganfall vorliegt, wenn der Patient Schwierigkeiten hat, die an sich einfachen Aufgaben zu meistern. Die Abkürzung FAST steht für Face (Gesicht/Fratze), Arms (Arme), Speech Sprache) und Time (Zeit/Telefon).

- Beschreiben Sie TIA und IS, und erläutern Sie die Unterschiede.
- Was sind Drop Attacks, und welche Arterie ist hierbei betroffen?
- Was bedeutet der Begriff Amaurosis fugax?
- Was versteht man unter dem Wallenberg-Syndrom?
- Was versteht man unter einem FAST-Test?
- Was ist eine Stroke Unit?
- Sie haben den dringenden Verdacht auf einen Schlaganfall. Schildern Sie mit lauter Sprache der „imaginären Überprüfungskommission" Ihre Notfallmaßnahmen. Seien Sie dabei souverän und verantwortungsbewusst. Fertigen Sie sich zum Auswendiglernen und regelmäßigem Wiederholen eine Lernkarte an.
- Welche Untersuchungen werden bei dem Patienten in der Klinik durchgeführt?
- Welche Therapiemaßnahmen kommen in der Klinik und Reha zur Anwendung?
- Ein Patient, der einen Schlaganfall erlitten hat, kommt in Ihre Praxis und möchte eine „naturheilkundliche Nachsorge". Die Naturheilkunde hat tatsächlich verschiedenste Möglichkeiten der Rezidivprophylaxe. Doch unabhängig von der Wahl der naturheilkundlichen Therapien – was raten Sie Ihrem Patienten? Was soll er tun, was soll er vermeiden? Welche Kontrollen wären sinnvoll?
- Welche Komplikationen kommen bei Schlaganfallpatienten regelmäßig vor?

Sinusthrombose und andere venöse Thrombosen des Gehirns

23.5.2

- Was ist eine Sinusthrombose?
- Welche Ursachen kann sie haben?

23.5.3 Subarachnoidalblutung

- Was ist die häufigste Ursache der Subarachnoidalblutung?
- Schildern Sie die Symptome einer Subarachnoidalblutung!
- Ein Patient schildert stärkste, plötzlich aufgetretene Kopfschmerzen. Welche zwei bis vier Fragen und Untersuchungen sind jetzt am aussagekräftigsten? An welche Erkrankungen denken Sie differenzialdiagnostisch?
- Sie haben den Verdacht auf eine Subarachnoidalblutung. Welche Erstmaßnahmen führen Sie durch? Schildern Sie Ihr Vorgehen laut und in der Ich-Form der unsichtbaren Prüfungskommission. fertigen Sie eine Lernkarte an.

23.5.4 Epiduralblutung

- Konstruieren Sie einen „klassischen“ oder „typischen“ Fall einer Epiduralblutung. Von welcher Vorgeschichte würde ein Patient beispielsweise erzählen?
- Welche Gemeinsamkeiten gibt es bei der Epiduralblutung und beim Schlaganfall?
- Welche Maßnahmen ergreifen oder veranlassen Sie bei Verdacht auf eine Epiduralblutung?

23.5.5 Akute Subduralblutung

- Welche Symptome sind typisch für eine akute Subduralblutung?
- Welche Gemeinsamkeiten und Unterschiede gibt es bei akuter Suduralblutung und Schlaganfall?

23.5.6 Chronische Subduralblutung

- Wie kommt es typischerweise zu einer chronischen Subduralblutung?
- Beachten Sie, insbesondere bei älteren Menschen, dass „seltsame“ Verhaltensänderungen oder „komisches“ Benehmen Ursachen wie z. B. ein Subduralhämatom oder einen Hirntumor haben kann. Und drängen Sie auf eine neurologische Untersuchung mit CCT!
- Als Zusammenfassung: Erklären Sie die Gemeinsamkeiten und Unterschiede der Symptome bei einem Schlaganfall und bei einer Hirnblutung.

23.6 23.6 Epileptische Anfälle und Epilepsie

- Wie ist ein epileptischer Anfall charakterisiert?
- Was bedeutet der Begriff Krampfschwelle?

23.6.1 Gelegenheitsanfälle

- Welche Ursachen für einen Gelegenheitskrampf kennen Sie?
- Was ist ein Fieberkrampf?

- Schildern Sie – selbstverständlich laut, sicher, kompetent – Ihre Maßnahmen bei einem Krampfanfall. Und fertigen Sie zum Üben eine Lernkarte an.

Epilepsie

23.6.2

- Für Ihre Praxis (und Prüfung) relevant sind v. a. diejenigen „Fälle", in denen jemand – vielleicht sogar beiläufig – von einem (ersten) epileptischen Anfall berichtet. „Meine Frau zuckt im Schlaf so seltsam, einmal hat sie sogar eingenässt." In einem solchen Fall müssen Sie die Dringlichkeit einer neurologischen Untersuchung, ggf. sogar einer sofortigen Klinikeinweisung, erkennen.
- Für Sie relevant sind insbesondere Fälle neu aufgetretener Epilepsie. Welche Ursachen kommen dafür in Frage?

LEICHTER LERNEN

Es ist erfahrungsgemäß nicht nötig, die verschiedensten Epilepsiearten sehr differenziert zu lernen. Konzentrieren Sie sich auf die folgenden Fragen.

- Welche sechs Ursachengruppen werden unterschieden? Zählen Sie einige Triggerfaktoren auf, die einen einzelnen epileptischen Anfall auslösen können.
- Was versteht man unter generalisierten Anfällen, welche Unterformen gibt es?
- Beschreiben Sie den Ablauf der tonisch-klonischen Anfälle. Wie werden diese noch bezeichnet?
- Was wissen Sie über fokale Anfälle?
- Was ist ein Status epilepticus? Worin liegt die Gefahr?
- Warum muss jeder Krampfanfall unbekannter Ursache ärztlich abgeklärt werden?
- Was raten Sie einem Patienten mit bekannter Epilepsie? Was sollte er beachten, unterlassen und befolgen?

23.7 Infektiöse und entzündliche Erkrankungen des ZNS

Meningitis und Enzephalitis

23.7.1

- Falls Sie bereits das Thema Infektionskrankheiten bearbeitet haben, wiederholen Sie kurz diesen Text im Lehrbuch (> NHP 25.16.1).
- Falls Sie dieses Thema noch nicht hatten, lesen Sie es vorab einmal durch – zum Kennenlernen.

Hirnabszess

23.7.2

- Wodurch kann ein Hirnabszess entstehen?
- Mit welchen Symptomen könnte ein hieran erkrankter Patient in Ihre Praxis kommen?
- „Fokale Ausfälle" – das sind neurologische Ausfälle durch kleinere, umschriebene Läsionen des zentralen Nervensystems (ZNS). Sie kommen auch bei Hirntumoren oder (kleineren) Hirninfarkten bzw. Schlaganfällen vor.

23.7.3 Multiple Sklerose

- Bei diesem Thema ist es besonders wichtig, die Anfangs-Symptome zu kennen, die sonst leicht übersehen oder ignoriert werden.
- Fassen Sie in einem Satz die Entstehung dieser Erkrankung zusammen (Pathophysiologie).
- Schildern Sie ausführlich die typischen Erstsymptome! Über welche Symptome würde ein Patient in Ihrer Praxis klagen, der noch nichts von seiner Erkrankung weiß? Wenn Sie dieses Symptomenbild innerlich „draufhaben", dann erklären Sie es mit eigenen Worten laut!
- Welche Symptome kennzeichnen die Erkrankung im weiteren Verlauf?
- Welche Verlaufsformen gibt es?
- Beschreiben Sie ein positives Lhermitte-Zeichen!
- Wie ist die Prognose bei Multipler Sklerose?

LEICHTER LERNEN
Zwischendurch könnten Sie sich jetzt mal etwas erholen, oder? Schlaf und Entspannung tun dem Nervensystem gut. Gönnen Sie sich etwas Ruhe, ein paar Minuten Stille, einfach mal gar nichts tun. Rein gar nichts. Nur atmen.

23.8 Tumoren des Nervensystems

LEICHTER LERNEN
Wie Sie sich denken können, ist dieses Thema äußerst wichtig – die Tumorerkrankungen haben immer hohe Überprüfungsrelevanz, und obendrein ist Ihr Wissen um die Frühsymptome und mögliche Verdachtsmomente entscheidend für die Früherkennung – zum Wohle Ihrer Patienten.

23.8.1 Hirntumoren

- Warum können Hirntumoren so überaus viele verschiedene Symptome haben?
- Es ist nicht nötig, dass Sie die unterschiedlichen „Bösartigkeitsgrade" auswendig lernen. Dies dient Ihrer Information, und im Bedarfsfall können Sie es nachlesen. Jedoch sollten Sie die Namen der besonders bösartigen Tumor-Varianten kennen.
- Merken Sie sich: Kopfschmerzen sind (leider) in den meisten Fällen nicht das erste Symptom! (Was nicht bedeutet, dass ein Patient mit Kopfschmerz nicht einen Tumor haben könnte!) Aber tatsächlich treten andere Symptome meist viel früher auf. Deshalb prägen Sie sich gut ein, welche Krankheitszeichen oft zuerst in Erscheinung treten. Welche Symptome sind dies?
- Was wissen Sieüber das Medulloblastom des Kindes?
- Welche Symptome hat ein Akustikusneurinom?
- Welche Erkrankungen kommen differenzialdiagnostisch beim Akustikusneurinom in Betracht?

23.8.2 Spinale Tumoren

- Welche unterschiedlichen Symptome weisen auf spinale Tumoren hin?
- Welche Spinaltumore sind gutartig, welche bösartig?

23.9 Schädel-Hirn-Trauma

23.9

- Worum handelt es sich bei einer Schädelprellung?
- Schauen Sie sich die Glasgow-Coma-Skala (➤ NHP Tab. 23.16, ➤ NHP Tab. 30.5) an – nicht zum Lernen, aber zum Überdenken und Informieren. Das Prinzip dieser Skala sollten Sie verstehen.
- Wie unterscheiden sich die Schweregrade des SHT?
- Unterscheiden und erklären Sie die Begriffe Commotio, Contusio und Compressio cerebri.
- Welche Symptome treten beim Schädel-Hirn-Trauma auf?
- Wie verhalten Sie sich bei einem SHT? Schildern Sie wie üblich laut, in ganzen Sätzen und in der Ich-Form („Ich untersuche/überprüfe/mache dies, ich veranlasse jenes und ich sorge dafür, dass…“) Ihre Maßnahmen. Fertigen Sie hierzu eine Lernkarte an!

23.10 Intrakranielle Druckerhöhung

23.10

- Was versteht man unter einer intrakraniellen Druckerhöhung?
- Welche Symptome gehören zu den Hirndruckzeichen? Wie wird ein Patient auf Hirndruckzeichen untersucht?
- Warum haben Säuglinge und Kleinkinder andere Hirndruckzeichen als Erwachsene?
- Welche Symptome können bei Säuglingen und Kleinkindern auf Hirndrucksteigerung hinweisen?

Chronische intrakranielle Druckerhöhung

23.10.1

- Schildern Sie die vielfältigen typischen Hirndruckzeichen!
- Was ist eine Stauungspapille? Bei welcher Untersuchung kann sie (üblicherweise vom Arzt) festgestellt werden?
- Was ist ein Druckpuls?
- Beschreiben Sie die Symptomatik bei unbehandelter intrakranieller Druckerhöhung bis hin zum Tode. Anders ausgedrückt: Was würde Ihr Patient durchleiden müssen, wenn Sie die ersten Hirndruckzeichen nicht erkennen und entsprechend handeln?

Hydrozephalus

23.10.2

- Welche ist die häufigste Ursache eines Hydrozephalus?
- Was versteht man unter dem Sonnenuntergangsphänomen?

Akute intrakranielle Druckerhöhung

23.10.3

- Welche Ursachen führen zur akuten Hirndruckerhöhung?
- Durch welche Krankheitsprozesse kann ein Hirnödem entstehen?
- Erklären und beschreiben Sie laut und mit eigenen Worten die Symptome der akuten intrakraniellen Druckerhöhung.
- Beschreiben Sie (mit lauter Stimme!) die verschiedenen Meningismuszeichen. (Diese Frage ist so wichtig, dass wir sie Ihnen hier zum zweiten Mal stellen.)

LEICHTER LERNEN

Warum fallen wir Ihnen mit der ständigen Aufforderung, laut zu sprechen, auf die Nerven? Weil das Gehirn durch Abruf, nicht durch Eingabe lernt. Dazu kommt, dass die Wenigsten von uns gewohnt sind, anderen Menschen Sachverhalte zu erklären, und zudem wirkt die Aufregung in der Überprüfungssituation noch einmal erschwerend.
Zugegeben – (auch) dieses Thema ist umfangreich und komplex. Vielleicht haben Sie gerade den Eindruck, dass Ihnen das „alles über den Kopf wächst". Vertrauen Sie auf Ihre Prüfungsvorbereitung. In dieser letzten Phase Ihrer Ausbildung werden Sie alles wiederholen und miteinander vernetzen: Dies bringt Ihnen Lernerfolge, auf die Sie momentan noch nicht zu hoffen wagen. Besonders gut prägt sich alles ein durch Rollenspiele in Ihrer Lerngruppe und Simulationen der Überprüfungssituation, in denen Sie wiederum lautes Präsentieren Ihres Wissens üben.

23.11 Fehlbildungen und Erkrankungen des Rückenmarks

23.11.1 Neuralrohrdefekte

- Was ist eine Spina bifida?
- Was versteht man unter einer Meningozele?

23.11.2 Rückenmarkentzündung

- Dieses Thema ist leichter nachzuvollziehen, wenn Sie sich schon mit den Infektionskrankheiten beschäftigt haben. Ist das noch nicht der Fall, brauchen Sie das Thema der Rückenmarkentzündung im Moment nicht weiter bearbeiten. Sie sollten es sich aber auf Wiedervorlage platzieren.
- Welche Infektionskrankheiten können zu Rückenmarkentzündungen führen?

23.11.3 Querschnittssyndrom

- Was wissen Sie über das Querschnittssyndrom? Erklären Sie (sich selbst) die Pathophysiologie und daraus ableitend die Symptome.
- Welche Ursachen – außer einem Unfall – können zum Querschnittsyndrom führen?

23.12 Erkrankungen des peripheren Nervensystems

23.12.1 Erkrankungen einzelner Nerven

- Was ist eine Neuralgie?
- Welche Erkrankungen kommen differenzialdiagnostisch in Frage bei einer Meralgia paraesthetica?

23.12.2 Nervenwurzelsyndrome

- Welche Symptome kennzeichnen Nervenwurzelsyndrome?
- Welches ist das häufigste und bekannteste Nervenwurzelsyndrom? (Sie finden es unter ➤ NHP 9.9.4 – wiederholen oder entdecken Sie es.)

Plexuslähmungen

📖 23.12.3

- Zur Wiederholung: Was ist ein Plexus? Wo im Körper sitzen Plexus? (➤ NHP 23.2.10)
- Wann kommt es zur Fallhand, wann zur Schwurhand, wann zur Krallenhand?

Polyneuropathie

📖 23.12.4

- In der Praxis sind Patienten mit Polyneuropathien echte „Sorgenkinder", da diese Erkrankung sehr schwer zu behandeln ist. In der Überprüfung sind v. a. die Ursachen gefragt.
- Welche Ursachen von Polyneuropathien gibt es?
- Mit welchen Anamnesefragen und körperlichen Untersuchungen klären Sie ab, ob bei einem Patienten eine Polyneuropathie vorliegt?

Guillain-Barré-Syndrom

📖 23.12.5

- Welche Ursachen führen wahrscheinlich zum Guillain-Barré-Syndrom?
- Über welche Symptome klagt der Patient?
- Warum kann diese Erkrankung so gefährlich sein?

Restless-Legs-Syndrom

📖 23.12.16

- Viele Menschen sind Restless-Legs-Syndrom betroffen, manche leiden Höllenqualen. Beschreiben Sie die typischen Symptome!
- Es gibt schulmedizinische Medikamente, die in vielen Fällen zumindest zeitweise Linderung bringt. Wie heißt der Wirkstoff, und bei welcher anderen neurologischen Erkrankung wird dieser eingesetzt?

23.13 Degenerative und systemische Erkrankungen des Nervensystems

📖 23.13

LEICHTER LERNEN

Hier finden Sie sieben hilfreiche Tipps zum Ankreuzen von Multiple-Choice-Fragen bei absoluter Unkenntnis und Verwirrung. Diese sollten jedoch nur der letzte Strohhalm bei einzelnen Fragen sein und keine Strategie, denn die solide Vorbereitung auf die Überprüfung sollen und können sie selbstverständlich nicht ersetzen.

- Man sollte unbedingt nach dem Ausschlussverfahren vorsondieren. Aber das machen Sie sowieso.
- Wiederholungen von Wörtern in Frage und Antwort sind oft ein Hinweis auf die richtige Lösung.
- Frage und Antwort müssen grammatikalisch zueinanderpassen. Antworten, die dies nicht tun, können ausgeschlossen werden.
- Unterscheiden sich untere Antwortmöglichkeiten thematisch von oberen, sind die unteren wahrscheinlich eher falsch.
- Gibt es bei den Antwortmöglichkeiten zwei Aussagen, die komplett gegenteilig sind, ist eine von beiden häufig die richtige Antwort.
- Falsche Antworten enthalten oftmals Generalisierungen wie „nie", „immer", „alle" und so weiter. Hier sollten die Alarmglocken klingeln!
- Richtige Antworten treffen selten absolute Aussagen, deshalb sind Wörter wie „häufig", „in der Regel", „meistens" oder „kann" üblicherweise Kennzeichen der richtigen Antwort.
- Besonders lange Antworten sind, statistisch gesehen, häufiger richtig als kurze.
- Die richtige Antwort wechselt häufiger die Position: War beispielsweise bei Frage 1 Antwort C richtig, bei Frage 3 die Antwort A und bei Frage 4 die Antwort D, dann ist bei Frage 2 die Wahrscheinlichkeit für die Antwort B oder E am höchsten.

23

- Bei kompletter Unkenntnis: Statistisch gesehen ist bei fünf Antwortmöglichkeiten die letzte Antwort (E) mit der höchsten Wahrscheinlichkeit die korrekte Antwort, und/oder die längste Antwort ist meistens die richtige.

23.13.1 Parkinson-Syndrom

- Was ist der Unterschied zwischen dem Morbus Parkinson und einem Parkinson-Syndrom?
- Wodurch wird Morbus Parkinson verursacht (Pathophysiologie)?
- Erklären Sie die vielfältigen Symptome! Zählen Sie diese nicht nur auf, sondern beschreiben Sie, welche Veränderungen dem Betroffenen und ggf. seinem Umfeld auffallen.
- Mit welchen Medikamenten wird das Parkinson-Syndrom behandelt?

23.13.2 Demenz

- Immer mehr Menschen erkranken an Demenz. Unterscheiden Sie verschiedene Demenzformen voneinander, z. B. die Alzheimer-Demenz, die vaskuläre Demenz, aber auch weitere Demenzerkrankungen. Führen Sie auch die unterschiedlichen Ursachen auf. Wenn Sie Tabellen mögen, erstellen Sie eine kleine Tabelle mit Stichworten zur jeweiligen Demenzform oder eine Mind-Map-Zeichnung Erklären Sie laut die Unterschiede.
- Welche geistigen, aber auch psychischen und körperlichen Symptome treten bei Demenz auf?
- Ein Patient ist beunruhigt, weil er immer öfter etwas vergisst. „Werde ich dement?" fragt er Sie besorgt. Welche Fragen stellen Sie ihm? Welche Vorerkrankungen sind interessant? Welche Untersuchungen können wertvolle Hinweise geben? Was raten Sie ihm?
- Welche Vorerkrankungen führen besonders häufig zur vaskulären Demenz?
- Welche Verhaltensregeln sind hilfreich für beide Seiten (Patient und Behandler/Pflegender) im Umgang mit Demenzkranken?

23.13.3 Amyotrophe Lateralsklerose

- Worum handelt es sich bei dieser Erkrankung?
- Was sind typischerweise die ersten Symptome der ALS?

23.13.4 Chorea Huntington

- Welche Ursache hat diese Erkrankung?
- Welche Symptome sind kennzeichnend?

23.14 23.14 Überblick über neurologische Syndrome

Zusammenfassung der neurologischen Syndrome

- Die Auflistung der verschiedenen neurologischen Syndrome (> NHP 23.14.1–23.14.9) sollten Sie inhaltlich durchdenken und vergleichen sowie die Symptome pathophysiologisch erklären.
- Das organische Psychosyndrom wird in > NHP 26.12 ausführlich behandelt, das meningeale Syndrom in > NHP 23.3.2, die Syndrome des peripheren Nervensystems in > NHP

23.12.1 bis ➤ NHP 23.12.4. Diese sollten Sie gut lernen. In dieser Zusammenfassung werden sie zur Vollständigkeit noch einmal kurz mit aufgeführt.

- Unserer Erfahrung nach werden die anderen Begriffe dieser Zusammenfassung nur höchst selten gefragt. Sie sind recht theoretisch und werden hier zur Vollständigkeit erwähnt. In der Praxis ist es wichtig, dass Sie die Symptome und Warnzeichen kennen und erkennen und bei entsprechendem Verdacht die richtigen Konsequenzen ziehen und Maßnahmen ergreifen.
- Die Erkrankungen aus der Tab. ➤ NHP 23.26 haben unterschiedliche Relevanz. Sie werden in der Praxis kaum einem Brown-Sequard-Syndrom begegnen, und Sie werden nicht die Diagnose eines Vorderhornsyndroms oder eines Syndroms der Hinterstränge stellen – das macht der Neurologe. Es ist jedoch sehr wichtig, dass Sie die Symptome wahrnehmen, und den Patienten zur Weiterbehandlung zum Hausarzt bzw. Neurologen bzw. in die Klinik verweisen, also z. B. das Kaudasyndrom als neurologischen Notfall erkennen und sofort richtig handeln. (➤ NHP 9.9.4).

23.15 Erkrankungen mit Kopf- und Gesichtsschmerz

📖 23.15

GUT ZU WISSEN

Die Themen Kopf- und Gesichtsschmerz und das Thema Schmerz generell sind sehr praxisrelevant. Die Ursachen können aus unserer heilpraktisch-naturheilkundlichen Sicht in den unterschiedlichsten Organsystemen liegen. Es gibt zahlreiche Naturheilverfahren, die zur Anwendung kommen können, z. B.:

- Strukturelle Therapien, wie z. B. manuelle Therapien und Osteopathie, die Strukturveränderung über Statik, Faszien, Muskulatur erzielen
- Ab- und ausleitende Therapieverfahren, zur Entgiftung und Entschlackung
- Mikrobiologische Therapie zur Darmsanierung
- Phytotherapie und Mikronährstofftherapie, die Wirkstoffe zuführen
- Energetische (z. B. Akupunktur), informationelle (z. B. Homöopathie) oder umstimmende Verfahren (Reiztherapien), außerdem Ordnungs- und Psychotherapie und vieles mehr.

Ein gut gefüllter „therapeutischer Werkzeugkoffer" hilft Ihnen, Ihre Patienten ganzheitlich, ursächlich und individuell zu behandeln. Es gehört zu den erfüllendsten Erlebnissen, wenn man Menschen, die seit Monaten, Jahren oder Jahrzehnten unter Schmerzen leiden, helfen kann.

Migräne

📖 23.15.1

- Schildern Sie ausführlich die typische Migränesymptomatik.
- Was versteht man im Zusammenhang mit der Migräne unter einer Aura?
- Worum handelt es sich beim Analgetika-Kopfschmerz?

Chronischer Spannungskopfschmerz

📖 23.15.2

- Wie beschreiben Patienten den chronischen Spannungskopfschmerz?
- Viele Patienten nehmen Kopfschmerzmittel. Welche Risiken bestehen?
- Beschreiben Sie einer imaginären Prüfungskommission die Symptome von Migräne und Spannungskopfschmerz! (➤ NHP Tab. 23.27)

23

Vertebragener Kopfschmerz

📖 23.15.3

- Wie kommt es zum vertebragenen Kopfschmerz?
- Welche Symptome treten typischerweise auf?

- Eine wichtige Aufgabe: Stellen Sie Migräne – Spannungskopfschmerz – und den vertebragenen Kopfschmerz vergleichend nebeneinander, in einer einfachen Tabelle. Dann erklären Sie laut die Unterschiede. Hier lauten wichtige Fragen: Wie unterscheiden sich die chronischen Kopfschmerzen voneinander? Welche Symptome treten auf? Welche typische Lokalisation besteht jeweils? Was lindert den Schmerz? Was verschlimmert?

23.15.4 Trigeminusneuralgie

- Zur Wiederholung erinnern Sie sich: Was wissen Sie über den Nervus trigeminus?
- Erklären Sie die typischen Auslöser und Symptome der Trigeminusneuralgie!

23.15.5 Cluster-Kopfschmerz

- Diese Erkrankung hat eine sehr typische Schmerzsymptomatik. Beschreiben Sie die Cluster-Kopfschmerzen!
- Der englische Begriff Suicide-Headache weist auf eine mögliche Gefahr hin. Wie gehen Sie mit dieser Problematik verantwortungsbewusst um?

LEICHTER LERNEN

Schmerzen, insbesondere chronische Schmerzen machen einen Menschen mürbe, verändern oft seine Persönlichkeit und können auch Partner und Familien ganz erheblich belasten. Der Leidensdruck ist enorm. Mögen Sie Wege finden, Ihren Schmerzpatienten Linderung und Heilung vermitteln zu können. Doch vorerst lernen Sie die Theorie des Schmerzes.

23.16 Schmerzen als neurologisches Phänomen

- Eine naiv klingende Frage: Was sind Schmerzen?
- Was versteht man unter dem Begriff Schmerzgedächtnis?

23.16.1 Nozizeption: Schmerzentstehung, -leitung und -verarbeitung

- Wie und wo entstehen Schmerzen?
- Was bedeutet für den Schmerzkranken die Aussage: Schmerzrezeptoren zeigen keine Adaptation?

23.16.2 Schmerzschwelle und Schmerztoleranz

- Was bedeutet der Begriff Schmerzschwelle?
- Was wissen Sie über die Schmerztoleranz? Wie beurteilen Sie Ihre persönliche Schmerztoleranz? Welche Schmerzen sind erträglich für Sie? Wovon hängt das ab? Welche Erfahrungen mit Schmerzen haben Sie gemacht als Betroffener oder in Ihrem Umfeld?

23.16.3 Verschiedene Schmerzformen

- Unterscheiden Sie den Oberflächenschmerz und den Tiefenschmerz.
- Auch die Unterscheidung von neuropathischem Schmerz und somatoformem Schmerz ist differenzialdiagnostisch und praktisch relevant.
- Was wird als individuelles Schmerzkonzept verstanden?

Akuter und chronischer Schmerz

23.16.4

- Eine auf den ersten Blick banale Frage: Wann wird aus einem akuten Schmerz ein chronischer? Wie lautet die fundierte und differenzierte Antwort?
- Was sind sogenannte maligne Schmerzen?
- Welchen Einfluss haben die psychische Verfassung, die Gestimmtheit, die Geisteskraft auf Schmerzen – und umgekehrt?
- Was wird als individuelles Schmerzkonzept verstanden?

Schmerzanamnese und -therapie

23.16.5

- Welche Fragestellungen dienen einer Schmerzanamnese?
- Welche Fakten zum Arzneimittelgebrauch und -missbrauch sind bei Patienten mit chronischen Schmerzen zu beachten?

LEICHTER LERNEN

Wenn Ihnen dieses Kapitel ab und an Kopf- oder Bauchschmerz bereitet hat, ist das verständlich, denn es war ein sehr großes, komplexes und anspruchsvolles Themengebiet zu bewältigen. Nun haben Sie es jedoch geschafft, und Sie sind ein großes Stück weiter. Das ist doch ein Grund zur Freude. Wir freuen uns mit Ihnen.

KAPITEL

24 Sinnesorgane

*Wir sehen die Dinge nicht so, wie sie sind.
Wir sehen sie so, wie wir sind.*

Talmud

24.1 Lernen durch Beschriften

24.2

In den folgenden Abbildungen (➤ Abb. 24.1, ➤ Abb. 24.2) ist Ihre Handschrift gefragt. Um sich die anatomischen Strukturen zu erarbeiten, ist das eigenhändige Beschriften von Abbildungen hilfreich. Damit Sie dies mehrmals machen und Ihren Lernerfolg immer wieder überprüfen können, empfiehlt es sich, hierzu einen Bleistift zu verwenden.

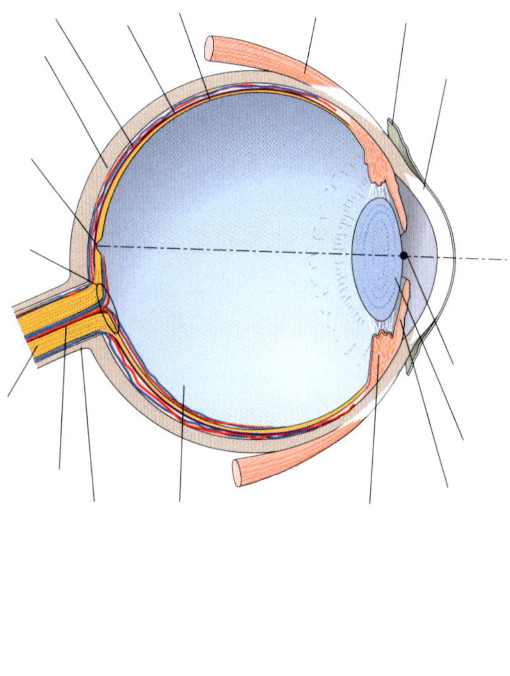

Abb. 24.1 Struktur des Augapfels mit Hornhaut und Sehnerv. [L190] (➤ NHP Abb. 24.1)

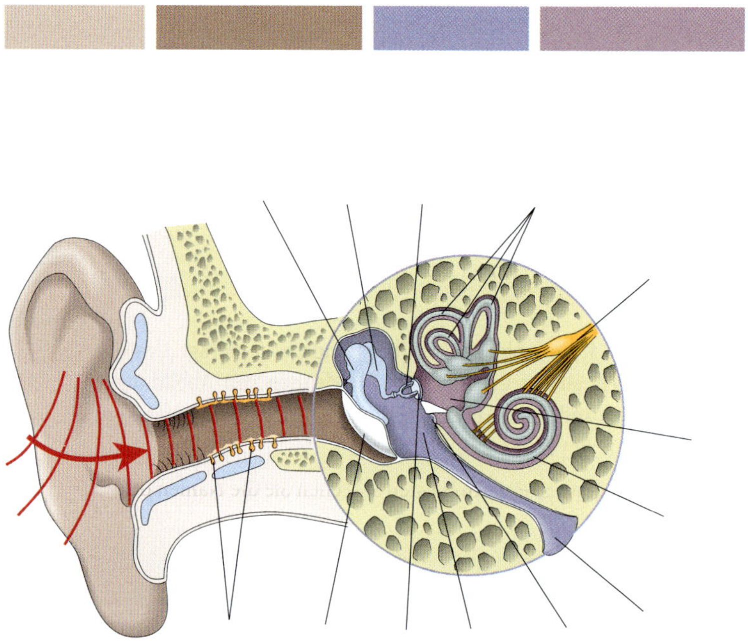

Abb. 24.2 Übersicht über äußeres Ohr, Mittelohr und Innenohr (beide vergrößert). Die Pfeile markieren den Weg der Schallwellen zu den Sinneszellen. [L190] (➤ NHP Abb. 24.8)

24.2 Anatomie und Physiologie

24.2

- Welche Sinnesorgane kennt die Anatomie? Zählen Sie sie auf und beschreiben Sie, welche Informationen sie aufnehmen.
- Erklären Sie, welche Rezeptoren uns zu Sinneseindrücken verhelfen!

Anatomie des Auges

24.2.1

- Wie ist der Augapfel aufgebaut?
- Wodurch gleicht der Augapfel einer Zwiebel?
- Worum handet es sich bei einem Ziliarkörper?
- Miosis – Mydriasis – Was versteht man darunter?
- Erklären Sie sich oder einer interessierten Person, was es mit dem Licht, den Stäbchen und den Zapfen auf sich hat.
- Macula lutea – das ist keine römische Göttin, sondern ...
- Wie wird die Netzhaut versorgt?
- Wofür ist ein konstanter Augeninnendruck wichtig? Und was drückt worauf?
- Sechs Augenmuskeln – machen Sie etwas Augengymnastik, schauen Sie nach links und rechts, oben und unten, rollen Sie die Augen, und bringen Sie Ihre Augenbewegungen in unmittelbaren Zusammenhang mit den Muskeln. Am besten sprechen Sie die Namen der Muskeln laut aus. Das mag sich etwas seltsam anfühlen und auch lustig aussehen. Aber es hilft Ihnen sicherlich beim Merken!
- Welche anatomischen Strukturen schützen das Auge?
- Was wissen Sie über die Augenbindehaut?
- So viele Tränen werden geweint aus Kummer, Schmerz, Sorge und Angst, aber auch vor Lachen, mit Freude, aus Liebe – wie funktioniert der Tränenapparat?

Sehfunktion

24.2.2

- Was versteht man unter der Brechkraft (mitunter auch Brechungskraft genannt) des Auges? Und was hat diese mit dem Begriff „Akkomodation“ zu tun?
- Beschreiben Sie den Sehvorgang.

LEICHTER LERNEN

Dieses Kapitel kann für Sie eine gute Gelegenheit sein, Ihre sinnliche Wahrnehmung zu schulen und insbesondere um, diese zu genießen. Im heutigen Alltag geht die bereichernde Wahrnehmung mit allen Sinnen, die nicht verstellt ist durch die permanente Reizüberflutung, so oft unter: Wir werden getrennt von unserer Wahrnehmung durch Hektik, Naturentfremdung, Geschmacks- und Geruchsverfälschung, Lärmbelastung, ... Wie schade!
Lernen und leben Sie mit allen Sinnen – kosten und schmecken Sie, tasten, betrachten und schauen Sie! Erweitern Sie Ihr Wahrnehmungs- und Sinnlichkeitspotenzial und spüren Sie die Bereicherung! Im Beruf als Heilpraktikerin oder Heilpraktiker ist eine geschulte, ganzheitliche Wahnehmung von großem Vorteil, um zu erkennen, was Ihren Patienten fehlt, was ihnen schadet, was ihnen nutzt.
Es gibt also sehr viele Gründe, Ihre Sinnlichkeit, Ihre Wahrnehmung, Ihre Empfänglichkeit (wieder) zu entdecken und zu fördern!

24.2.3 Geruchs- und Geschmackssinn

- Welche Aufgaben hat die Nase beim Riechen??
- Beschreiben Sie den für die Geschmackswahrnehmung relevanten anatomischen Aufbau der Zunge!

24.2.4 Anatomie des Ohrs

- Äußeres Ohr – Mittelohr – Innenohr – wie sind diese jeweils aufgebaut?
- Welche physiologischen Aufgaben erfüllen sie?
- Welche Aufgabe hat die Schnecke?
- Welche Funktion haben die Bogengänge?

24.2.5 Hör- und Gleichgewichtsfunktion

- Erklären Sie, wie wir hören.
- Betrachten und verarbeiten Sie die Abbildung > NHP 24.13 und erklären Sie anhand der Bilder die Physiologie unserer körperlichen Selbstwahrnehmung beim Lagewechsel vom Stehen zum Liegen und zurück.
- Wie funktioniert die Gleichgewichts-Wahrnehmung? Die Abbildung > NHP 24.14 kann Ihnen hierbei behilflich sein, auch wenn Sie kein Rad schlagen wie der abgebildete Mann.
- Wie heißt der Nerv, der für unseren Gleichgewichtssinn zuständig ist?

24.3 Untersuchung und Diagnostik

24.3.1 Anamnese

- Welche Symptome und Warnzeichen weisen direkt auf Erkrankungen der Sinnesorgane hin?
- Welche Allgemeinsymptome können Erkrankungen der Sinnesorgane begleiten?

24.3.2 Körperliche Untersuchung

- Beschreiben Sie, wie Sie eine Inspektion der Augen vornehmen.
- Zu welchem Zweck und auf welche Weise werden die Augen palpiert?
- Welche Aussagen können Sie anhand der Prüfung der Pupillenreaktion gewinnen?
- Wie verläuft die Untersuchung der Augenmuskelfunktionen?
- Und nun führen Sie an einer „Übungs-Person" diese Untersuchungen selbst praktisch durch. Denn selbst machen macht sicher!
- Wie überprüfen Sie bei einem Patienten das Gesichtsfeld? Führen Sie diese Untersuchung bei sich selbst durch. Beschreiben Sie laut, was Sie tun.
- Wie werden die Riechfunktion und die Geschmacksfunktion getestet?
- Beschreiben Sie, worauf Sie bei der Inspektion des äußeren Ohres achten!
- Warum bzw. wann kann eine Untersuchung der Halslymphknoten bei einer Erkrankung des Ohres sinnvoll und wichtig sein?
- Wie führen Sie eine Otoskopie durch?

- Wie führen Sie den Test nach Rinne durch? Welche Aussagen sind hieraus abzuleiten?
- Wie wird der Test nach Weber durchgeführt? Welcher Diagnosehinweis ist zu erwarten?
- Wie werden Gleichgewichtstests durchgeführt?
- Worum handelt es sich bei einem Nystagmus?

Diagnostik

24.3.4

- Was versteht man unter einer Funduskopie, Ophthalmoskopie und Netzhautspiegelung?
- Worum handelt es sich bei einer Augentonometrie?
- Was wissen Sie über das Scheuklappenphänomen?
- Was ist eine Rhinoskopie?
- Wann und wie wird Hörweitenprüfung vorgenommen?

24.4 Leitsymptome und Differenzialdiagnose (Augen)

Plötzliche Sehstörungen

24.4.1

- Dieses Symptom ist sehr wichtig und überprüfungsrelevant. Ein plötzlicher Sehverlust oder plötzlich auftretende Sehstörungen sind absolute Warnsignale und bedürfen raschester Abklärung! Deshalb die Frage an Sie: Wie können sich Sehstörungen konkret äußern?
- Welche differenzierenden Fragen stellen Sie, wenn ein Patient schildert, dass sich sein „Sehen verschlechtert" habe. Arbeiten Sie hierfür die Tabelle ➤ NHP 24.2 durch. Formulieren Sie Fragen, die zu möglichen Ursachen hinleiten.
- Eine wichtige Grundregel bei der Anamnese lautet „Das Symptom verstehen"! Das bedeutet, gezielt nachzufragen.
  Was genau bedeutet „Verschlechterung"?
  Über welchen Zeitraum entwickelten sich die Symptome?
  Einseitig oder beidseitig? Mit oder ohne Schmerz? Mit oder ohne Begleitsymptome?
  Fragen Sie nach Details, anstatt frühzeitig aufgrund von Vermutung die (falsche) Diagnose zu raten.
- Beschreiben Sie in der „Ich-Form" (Ich frage dies, ich achte auf jenes, ich prüfe das und das, ich trage Sorge dafür dass, ich veranlasse …). Ihre Maßnahme bei einer akuten Sehverschlechterung. Fertigen Sie zu dieser Situation eine „Notfall-Karteikarte" zum Wiederholungs-Lernen an. Üben Sie dabei das laute Sprechen!

Augenschmerzen

24.4.2

- Ein plötzlicher Augenschmerz ist sehr ungewöhnlich und nie harmlos! Beschäftigen Sie sich gründlich mit diesem Symptom.
- Welche Anamnesefragen helfen Ihnen, die Ursachen des Augenschmerzes zu diagnostizieren? Welche Symptome kennzeichnen den „Augenschmerz"? Fragen Sie nach, um „das Symptom zu verstehen".

Rötung des Auges

24.4.3

- Welche Ursachen führen zu einem geröteten Auge?
- Welche gefährlichen Ursachen können ein gerötetes Auge hervorrufen?

24.4.4 Lagophthalmus

- Worum handelt es sich bei einem Lagophthalmus?
- Das Wort „ophthalmos" bzw. der Wortteil „ophthal" (griech. für Auge) wird oft falsch geschrieben. Es gibt zweimal ein „h" – je eines nach dem „p" und nach dem „t". Der Merksatz lautet: „Für jedes Auge ein h".

24.4.5 Lidfehlstellungen

- Welche Ursachen gibt es für die Entwicklung eines Ektropiums bzw. Entropiums?
- Wodurch ist ein Ektropium charakterisiert?

24.5 24.5 Erkrankungen der Augen

- Welche Symptome kennzeichnen einen (möglichen) augenärztlichen Notfall?
- Ihr Patient muss aufgrund eines augenärztlichen Notfalls zum Augenarzt oder in eine Augenklinik. Ein Transport mit Rettungs- oder Notarztwagen ist nicht notwendig. Worauf achten Sie, damit er sicher und ohne Gefährdung anderer oder seiner selbst dort ankommt?

24.5.1 Gerstenkorn

- Worum handelt es sich bei einem Gerstenkorn als Augenerkrankung?
- Welche Bakterienart ist meist der „Übeltäter"?
- Welche Symptome werden bei einem Hordeolum hervorgerufen?
- Woran denken Sie, wenn ein Patient oft Gerstenkorn-Rezidive hat?

24.5.2 Hagelkorn

- Worum handelt es sich bei der Augenerkrankung „Hagelkorn"?
- Schildern Sie die Symptome des Chalazions.

LEICHTER LERNEN

Ein Tipp: Nutzen Sie für die hier genannten Erkrankungen die Bild-Suchfunktion einer Suchmaschine. Betrachten Sie diese verschiedenen (zum Teil sehr abschreckenden) Bilder. Erholen Sie sich danach mit Bildern, die Sie erfreuen!

24.5.3 Bindehautentzündung

- Die Bindehaut des Auges – das Bindegewebe im Körper. Was wissen Sie noch über das Bindegewebe des Körpers? Nehmen Sie die Wortgleichheit zum Anlass, Ihr Wissen zum Thema Bindegewebe zu wiederholen. (➢ NHP 7.11.2)
- Welche Symptome sprechen für eine Bindehautentzündung?
- Warum könnte die vorhergehende Frage überprüfungsrelevant sein? Bedenken Sie, welche Auslöser es gibt und welche Komplikationen.

- Überlegen Sie, warum es differenzialdiagnostisch wegweisend sein könnte, ob die Entzündung zeitgleich an beiden Augen begann oder nacheinander einsetzte.
- Welche schulmedizinischen Medikamente werden wann und warum eingesetzt?

Hornhautentzündung

24.5.4

- Dass es sich bei der Hornhautentzündung – gestatten Sie den Kalauer – nicht um eine Erkrankung der Füße handelt, ist klar. Mit welchen Symptomen würde ein Patient zu Ihnen kommen?
- Welche Maßnahme ergreifen Sie bei Verdacht auf eine Hornhautentzündung – und warum?

Katarakt

24.5.5

- Die Katarakt (der graue Star), eine Erkrankung, die schon seit Jahrtausenden bekannt und beschrieben ist. Heute gibt es sehr gute Therapiemöglichkeiten. In Entwicklungsländern jedoch erblinden noch sehr viele Menschen an dieser Erkrankung.
- Schildern Sie die Symptome der Katarakt. Bei welchen Symptomen sind Sie gewarnt und verweisen zum Augenarzt?
- Wie sieht die schulmedizinische Therapie aus?

Glaukom

24.5.6

- Diese Erkrankung ist weit verbreitet und kann zum Sehverlust führen. Deshalb ist es wichtig, Ursachen, Symptome und Therapiemaßnahmen gut zu kennen.
- Wie entsteht Grüner Star?
- Welche Glaukomarten werden unterschieden?
- Was ist ein Winkelblockglaukom?
- Wie unterscheiden sich die Symptome eines akuten und eines chronischen Glaukoms?
- Schildern Sie ausführlich und frei laut sprechend die Symptome und Warnzeichen eines Glaukomanfalls sowie die möglichen Komplikationen und Ihre Maßnahmen.
- Fertigen Sie hierzu eine Lernkarte an. Wenn Sie mit dieser wiederholend lernen, sprechen Sie in Ich-Form: „Bei Verdacht auf ein akutes Glaukom kläre ich den Patienten über meinen Verdacht und mögliche Folgen bei ausbleibender Behandlung auf, ich tue dies … und jenes … und ich dokumentiere den Vorfall in meiner Patientenkartei."
- Ab welchem Alter sollte regelmäßig der Augeninnendruck kontrolliert werden?
- Wie wird schulmedizinisch therapiert?

LEICHTER LERNEN

Nun wird es wieder Zeit, sich auch die entsprechenden Bilder über das Internet anzuschauen. Geben Sie in die Bildsuche die Krankheitsnamen „grauer Star", „grüner Star", „Hornhautentzündung" und „Bindehautentzündung" ein, und eine Flut verschiedenster Bilder wird sich Ihnen eröffnen. Atmen Sie also tief durch und betrachten Sie die Fotos, die natürlich besonders ausgeprägte Erkrankungsstadien und „schwere Fälle" zeigen.
Hinter diesen Fotos verbergen sich Schicksale und Leidensgeschichten realer Menschen, die ihre Abbildung uns zum Lernen zur Verfügung stellten. Deshalb achten Sie bitte diese Bilder. Und wenn Ihnen dieses Betrachten sehr nahe geht, bauen Sie sich danach wieder auf, indem Sie sich an Bildern schöner Pflanzen, Landschaften, Tiere oder Menschengesichter erfreuen.

24.5.7 Netzhautablösung

- Diese Erkrankung ist überprüfungsrelevant, weil …? Beschreiben Sie ausführlich die auftretenden Symptome.
- Wie kommt es zur Ablösung der Netzhaut?
- Welche Maßnahmen ergreifen Sie bei Verdacht auf eine Netzhautablösung? Beschreiben Sie Ihr Vorgehen mit klaren Worten und lauter Stimme: „Ich kläre den Patienten über meinen Verdacht und drohende Komplikationen bei ausbleibender Behandlung auf, tue dies … und jenes … und dokumentiere den Vorfall in meiner Patientenkartei."
- Apropos Kartei: Fertigen Sie hierzu eine Lernkartei an.
- Welche schulmedizinische Therapie ist schnellstmöglich durchzuführen?

24.5.8 Altersabhängige Makuladegeneration

- Was wissen Sie über die Makuladegeneration?
- Welche Arten mit welcher Entstehung werden unterschieden?
- Beschreiben Sie die Symptome, die Diagnostik und die Therapie.

24.5.9 Brechungsfehler

- Was versteht man unter Brechungsfehlern?
- Worum handelt es sich bei der Kurzsichtigkeit?
- Wer ist meist von der Weitsichtigkeit betroffen, und welche Symptome treten auf?
- Was versteht man unter Alterssichtigkeit? Welche Symptome sind typisch?
- Worum handelt es sich bei der Stabsichtigkeit?

24.5.10 Schielen

- Welche Arten von Schielen gibt es?
- Warum ist Schielen eine behandlungsbedürftige Erkrankung?
- Warum ist für Ihre Prüfung und Ihre Praxis das Lähmungsschielen meist relevanter als das Begleitschielen?
- Schildern Sie Ursachen und Symptome des Lähmungsschielens!

24.5.11 Übersicht über weitere Augenerkrankungen

- Welche Maßnahmen ergreifen Sie bei einer Hornhautverätzung? (➤ NHP 30.13.3)
- Worum handelt es sich bei einem Retinoblastom (➤ NHP 28.8.3)
- Welche Gefahr besteht bei einer Dakryozystitis?
- Was versteht man unter einem Fundus hypertonicus? Wie kann dieser entstehen, und welche Aussage hat dieser Befund?
- Welche Erkrankungen können mit einer Iritis und Iridozyklitis einhergehen?
- Worum handelt es sich bei einer Stauungspapille? Wer kann diese wann feststellen, und welche diagnostische Aussage ist damit verknüpft?
- Schildern Sie die Ursachen, die Symptome und die Komplikationen eines (Netzhaut-) Zentralarterienverschlusses.

- Und nun das Gleiche noch einmal für den (Netzhaut-) Zentralvenenverschluss: Welche Ursachen gibt es, und welche Symptome und Komplikationen treten auf?
- Welche Maßnahmen ergreifen Sie beim Zentralarterienverschluss, welche beim Zentralvenenverschluss?
- Fertigen Sie Lernkarten zu diesen Themen an.
- Warum sind alle Fragen zum Abschnitt ➢ NHP 24.5.11 rot gekennzeichnet?

LEICHTER LERNEN

Nun haben Sie sehr viel über das Sehen und über die Augen gelernt – und werden nun auch zukünftig manches „mit anderen Augen sehen". Bevor es nun weiter geht im Text, gönnen Sie sich eine „sinnenfreudige" Pause, in der Sie bewusst entspannen und Ihr Sehvermögen genießen. Betrachten Sie die Natur – und zwar nicht am Rechner, Smartphone oder Tablet. Gehen Sie hinaus und schauen Sie in die Welt! Viel Freude und gute Erholung!

24.6 Leitsymptome (Geruchs- und Geschmackssinn) und Erkrankungen der Nase

Geruchs- und Geschmacksstörungen

24.6.1

- Worum handelt es sich bei einer Anosmie, Hyposmie, Parosmie.
- Was ist eine Parageusie?
- Es wäre sehr ungewöhnlich, in der Überprüfung nach Geruchsstörungen gefragt zu werden. Dennoch merken Sie sich: Bei welchen potenziell gefährlichen bzw. schweren Erkrankungen können Geruchsstörungen als (frühe) Symptome auftreten?
- Eine Übung, um das pathophysiologische Denken zu fördern: Welche Elemente (Organe, Organteile, Organfunktionen) sind notwendig, um riechen zu können? Wodurch bzw. bei welchen Erkrankungen können diese gestört sein? Solche Pathophysiologie-Übungen schulen Sie sehr gut für Prüfung und Praxis! Stellen Sie sich öfter die Frage: „Warum ist das so?"

Nasenfurunkel

24.6.2

- Ein Nasenfurunkel? Das ist doch „keine große Sache"? Warum kann diese Erkrankung weit mehr als nur ein kosmetisches Problem werden und tatsächlich auch mal ein Überprüfungsthema sein?
- Was ist beim Nasenfurunkel unbedingt zu unterlassen – und warum? Erklären Sie die Pathophysiologie, und nehmen Sie insbesondere Bezug auf die Lymphbahnen.

Nasenbluten

24.6.3

- Ein Patient bekommt plötzlich heftiges Nasenbluten. Was tun Sie?
- Ein 9-jähriger Junge leidet an Nasenbluten. Üblicherweise ist in diesem Alter Nasenbluten harmlos. Bei welchen Begleitsymptomen müssten Sie nachfragen und ggf. eine weitere Diagnostik veranlassen? (➢ NHP 20.6.1)
- In der nächsten Denksportaufgabe ist der Patient 65 Jahre alt. An welche Erkrankungen müssen Sie nun denken?
- Das Symptom „Nasenbluten" an sich ist meist harmlos. Aber welche akuten Gefahren können bei heftigem und lang andauerndem Nasenbluten entstehen? Nennen Sie zwei Komplikationen.

24.6.4 Polypen

- Was ist – pathophysiologisch bzw. histologisch definiert – ein Polyp? (➤ NHP 8.10.3)
- Beschreiben Sie die Symptome und die schulmedizinische Therapie bei einem Polypen.
- Worum handelt es sich bei Adenoiden?

24.6.5 Septumdeviation

- Zu welchen Symptomen bzw. Erkrankungen kann eine Septumdeviation führen?

24.7 Leitsymptome und Differenzialdiagnose (Ohren)

24.7.1 Ohrenschmerzen

- Welche Anamnesefragen helfen beim Symptom „Ohrenschmerz" weiter? (Denken Sie an den Leitsatz: „Das Symptom verstehen!")
- Welche verschiedenen Begleitsymptome können bei Ohrenschmerzen auftreten – und wie entstehen diese? (Pathophysiologie)

24.7.2 Schwerhörigkeit

- Wie bitte? Was ist Schwerhörigkeit?
- Worum handelt es sich bei einer Schallleitungsschwerhörigkeit, und was ist eine Schallempfindungsschwerhörigkeit? Wie untersuchen Sie? Welche Schlüsse ziehen Sie aus diesen Untersuchungsergebnissen?
- Was haben die Herren Rinne und Weber mit Schwerhörigkeit zu tun?

24.7.3 Tinnitus

- Ohrgeräusche können einen Menschen außerordentlich schwer belasten. Deshalb hat das Thema hohe Praxisrelevanz – viele Patienten suchen wegen eines Tinnitus einen Heilpraktiker auf!
- Welche schweren bzw. gefährlichen Erkrankungen können mit Ohrgeräuschen einhergehen?
- Symptome und Pathophysiologie: Erklären Sie, warum welche Begleitsymptome auf welche Ursachen hinweisen. Dadurch können Sie Ihr Denken in Zusammenhängen und Ihre diagnostischen Fähigkeiten trainieren.
- Welche Ohrgeräusche können bei einem Tinnitus auftreten?

24.8 Erkrankungen der Ohren

24.8.1 Entzündung des äußeren Gehörgangs

- Wie äußert sich eine Entzündung des äußeren Gehörgangs?
- Nennen Sie mögliche Ursachen.

- Erklären Sie, wann bei welcher Ursache welche schulmedizinische Therapie eingesetzt wird.

Ohrenschmalzpfropf

24.8.2

- Sollte in Ihrer mündlichen Überprüfung nach einem Cerumen gefragt werden, schenken wir Ihnen eine Flasche Champagner! Schildern Sie trotzdem, worum es dabei geht.
- Überlegen Sie, auf welche Weise ein Cerumen für Sie praxisrelevant werden könnte.
- Warum könnte eine Cerumenentfernung zu einer akuten (harmlosen) Gleichgewichtsstörung führen?

Fremdkörper im Ohr

24.8.3

- Welche Gefahr besteht bei einem Fremdkörper im Ohr?
- Was tun Sie bei einem Fremdkörper im Ohr?

Tubenkatarrh

24.8.4

- Erklären Sie: Was versteht man eigentlich unter den „Tuben"? Und was ist ein Katarrh?
- Wo im menschlichen Körper gibt es noch Tuben? Tipp: Diese kommen nur bei etwa der Hälfte der Weltbevölkerung vor.
- Schildern Sie die Symptome eines Tubenkatarrhs!
- Welche (vier) Vorerkrankungen begünstigen einen Tubenkatarrh?
- Was für ein schwieriges Wort: Seromukotympanon. Können Sie es aussprechen oder gar übersetzen?
- Was für ein Befund kann beim chronischen Tubenkatarrh bei der Otoskopie vorliegen?

Mittelohrentzündung

24.8.5

- Diese Erkrankung ist prüfungsrelevant und praxisrelevant. Lernen Sie sie gründlich.
- Mit welchen Symptomen würde ein an Otitis media acuta erkranktes Kind in Ihre Praxis gebracht werden?
- Welche Komplikationen können auftreten?
- Schildern Sie die Befunde von drei klinischen Untersuchungen! An welche denken Sie?
- Worum handelt es sich bei einer Mastoiditis, und welche Gefahren bestehen?
- Bei welchen Warnsignalen bzw. Symptomen würden Sie bei Otitis media an den Arzt verweisen?
- Worin besteht die schulmedizinische Therapie bei Otitis media acuta bzw. chronica?
- Was versteht man unter Parazentese?
- Haben Sie bei der Frage nach den klinischen Untersuchungen außer an die Otoskopie auch an die Untersuchung der Schallleitung und an das Fiebermessen gedacht? Lob!
- Was ist ein Cholesteatom?

Otosklerose

24.8.6

- Was versteht man unter einer Otosklerose?
- Wann und bei wem kommt es typischerweise zu dieser Erkrankung?

24.8.7 Hörsturz

- Tinnitus – was war das noch mal? (> NHP 24.7.3)
- Was versteht man unter einem Hörsturz? Schildern Sie frei und laut sprechend die typischen Symptome!
- Beschreiben Sie mit dem sicheren Auftreten einer gut vorbereiteten HPA Ihre Maßnahmen einer imaginären Überprüfungskommission, natürlich in „Ich-Form“: „Beim Verdacht auf einen Hörsturz kläre ich den Patienten über die Dringlichkeit einer sofortigen Behandlung und über eventuelle Folgen auf. Ich erkläre mich bereit, ihm bei der Suche nach einem HNO- Arzt bzw. einer HNO-Klinik zu helfen. Der Patient sollte nicht mehr selbst aktiv am Straßenverkehr teilnehmen, sondern möglichst umgehend mit Taxi oder Begleitperson dorthin gebracht werden. Ich dokumentiere dieses Geschehen in seiner Patientenkarte.“
- Apropos Karte: Vermerken Sie diese Notfallmaßnahme in Ihrer Lernkartei!

24.8.8 Morbus Menière

- Tinnitus – Hörsturz – Morbus Menière – diese drei Erkrankungen sind differenzialdiagnostisch leicht zu verwechseln. Erarbeiten und benennen Sie Unterschiede und Gemeinsamkeiten. Was ist Symptom, was ist Ursache? Welche Fragen helfen differenzialdiagnostisch weiter? Welche Begleitsymptome sind interessant und hilfreich zu erfragen?
- Beschreiben Sie die typische Symptomentrias des Morbus Menière!
- Was ist die Ursache dieser Erkrankung?
- Wie wird schulmedizinisch therapiert?
- Sie haben den Verdacht auf einen Morbus Menière. Welche Maßnahmen ergreifen Sie? Beschreiben Sie diese vor Ihrer Prüfungskommission – gerne anhand des Musters vom „Hörsturz“. (Nicht nur denken! Laut reden!)

LEICHTER LERNEN

Sie ahnen sicherlich, was nun kommt: Nach diesem fleißigen Lernen haben Sie sich ein sinnenfrohes Lauschen und Zuhören „verdient“. Lauschen Sie der Stille oder genießen Sie Vogelgezwitscher oder Prasselregen, Windgesäusel, Sturmgebraus, Blätterrauschen, ein Symphoniekonzert oder Ihr Lieblingslied im Radio … viel Freude dabei.

KAPITEL

25 Infektionskrankheiten

Die Mikrobe ist nichts, das Milieu ist alles.

Vermutlich von Antoine Béchamp

LEICHTER LERNEN

Die spannende Welt des Mikrokosmos wartet auf Sie – und auch ein komplexes Thema. Damit das Lernen leichter fällt, beachten Sie folgende Tipps:

- Machen Sie sich nicht selbst nervös! Lernen Sie planvoll und ökonomisch!
- Alle aufgeführten Infektionskrankheiten sollten Sie einmal gründlich lesen und verstehen. Dann fertigen Sie sich hierzu Lernkarten an.
- Seltene bis sehr seltene Infektionskrankheiten lernen Sie mithilfe der Karten selten bis sehr selten.
- Häufig vorkommende und häufig gefragte Infektionskrankheiten lernen und wiederholen Sie häufig – bis die wichtigen Fakten zuverlässig abrufbar sind.
- Lassen Sie sich nicht durch widersprüchliche Angaben bzgl. der Inkubationszeiten verwirren. Niemand fällt durch, weil er statt 8–11 Tage aus Versehen 7–14 Tage sagt. Lernen Sie lieber in ungefähren Zeiträumen. Sie könnten sich eine Tabelle erstellen oder entsprechende Lernkarten mit 4 groben Unterteilungen der Zeitspannen (➤ Anhang 32.3.1). Ordnen Sie die Infektionskrankheiten zum Lernen in dieses Raster ein
  - 1. Ultrakurz: wenige Stunden bis wenige Tage
  - 2. Kurz: 1–2 Wochen
  - 3. Kurz bis mittellang: 1–4 Wochen
  - 4. Lang: länger als 1 Monat
- Lernen Sie strikt die Namen der Erreger und der dazugehörigen Erkrankungen, die auf entsprechenden Karteikarten aufgeführt sind, und zwar hin und her und vor und zurück. Das muss sitzen!
- Fertigen Sie eine weitere Tabelle oder Lernkarten mit den wichtigsten Stichworten zu jeder Infektionskrankheit an. Hier skizzieren Sie die grundlegenden Fakten und typischen Symptome der Erkrankungen mit den „Schlüsselbegriffen" und den „Kerninformationen" (➤ Anhang 32.3.5). Das hilft beim Auswendiglernen.

Wichtig! Wie wir durch die Corona-Pandemie gelernt haben, können sich das Wissen über und Regelungen zu Infektionskrankheiten rasch ändern. Im Zweifelsfall gelten zum Lernen und in der Überprüfung immer die Informationen auf der Website des Robert Koch-Institutes in Berlin: www.rki.de. Hier finden Sie die jeweils aktuellen Informationen.

25.1 Lernen durch Beschriften

📖 25.4, 25.18

In den folgenden Abbildungen (➤ Abb. 25.1, ➤ Abb. 25.2) ist Ihre Handschrift gefragt. Um sich die Inhalte zu erarbeiten, ist das eigenhändige Beschriften von Abbildungen hilfreich. Damit Sie dies mehrmals machen und Ihren Lernerfolg immer wieder überprüfen können, empfiehlt es sich, hierzu einen Bleistift zu verwenden.

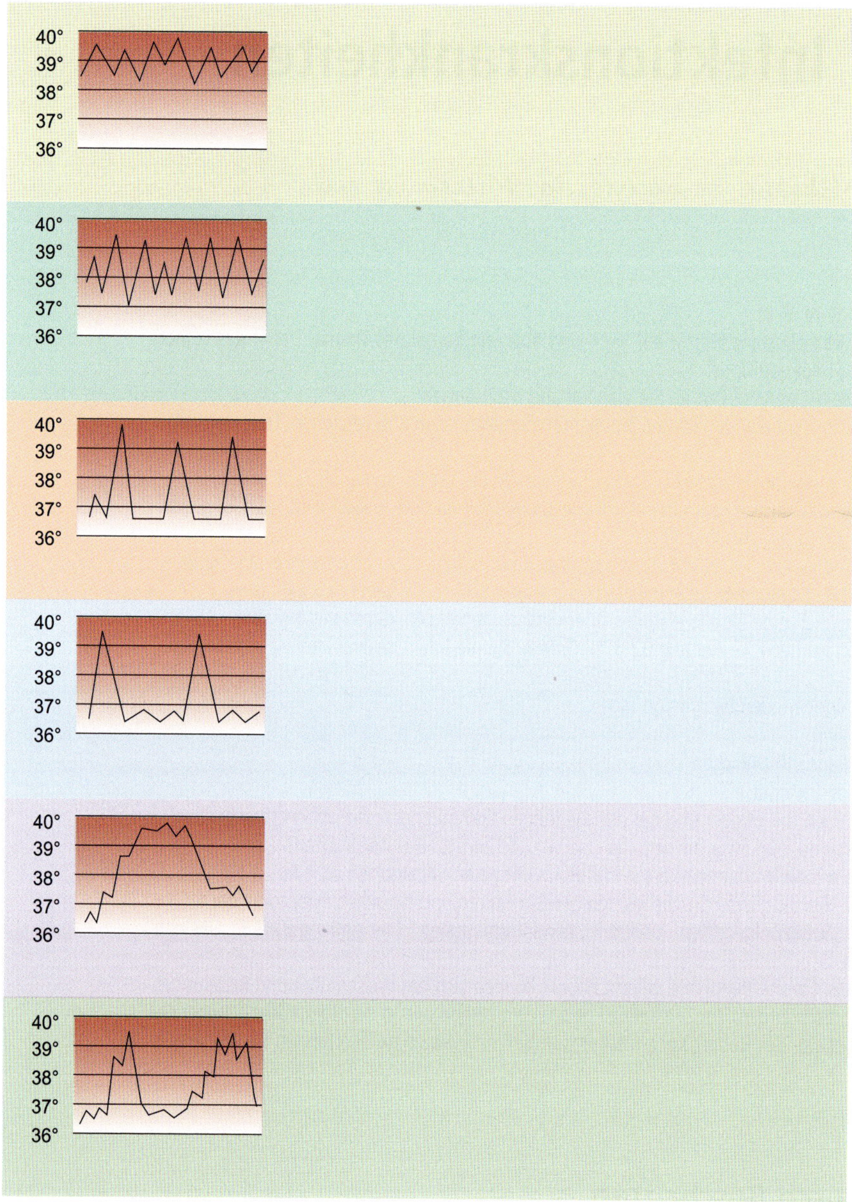

Abb. 25.1 Typische Fieberverlaufskurven. Diese sind aber heute durch den Einsatz von Antibiotika und fiebersenkenden Medikamenten nur noch selten zu beobachten. Dennoch ist es empfehlenswert, ca. 3-mal tgl. zur gleichen Uhrzeit die Körpertemperatur zu messen (z. B. 6:00 Uhr, 12:00 Uhr, 18:00 Uhr), um eine Fieberverlaufskontrolle führen zu können. [A300] (➤ NHP Abb. 25.4)

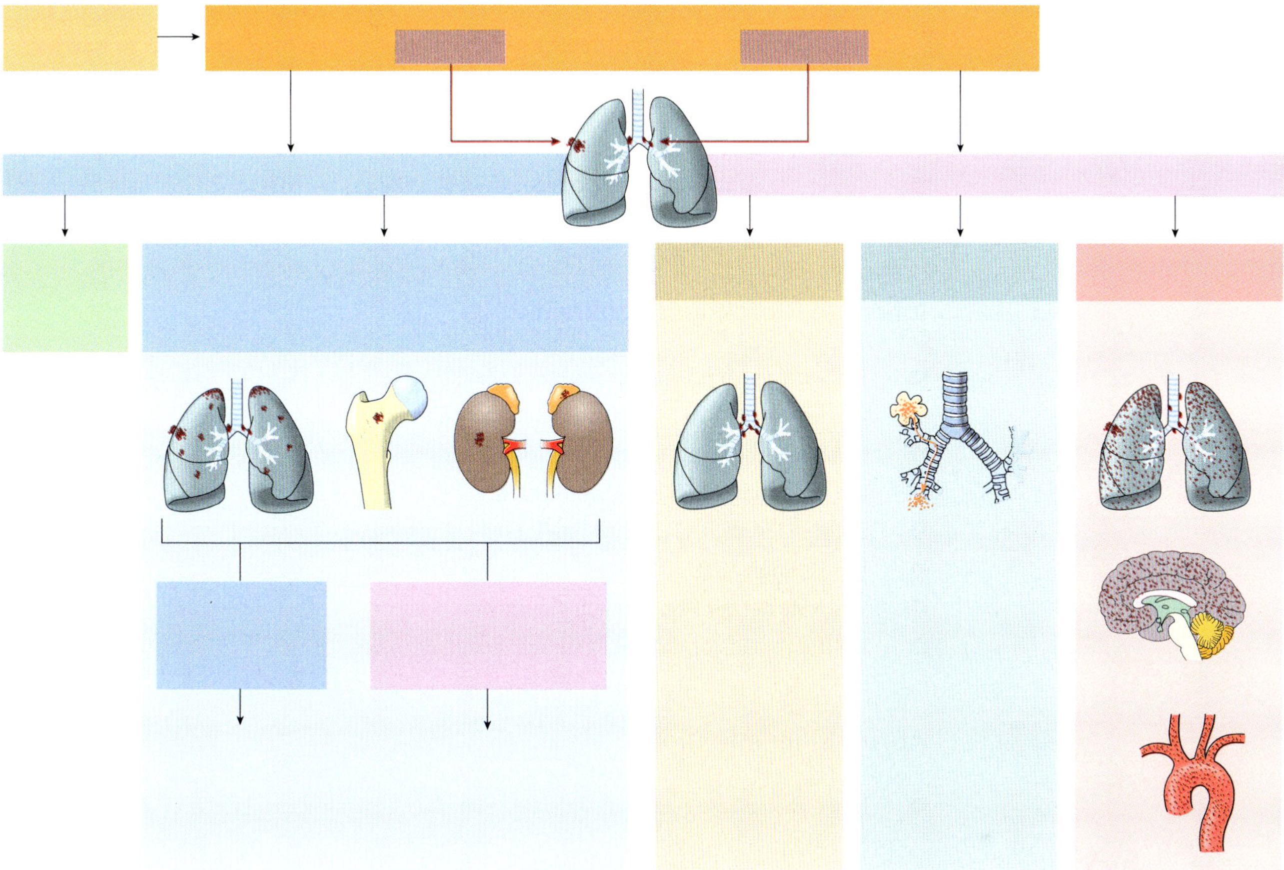

Abb. 25.2 Pathogenese der Tuberkulose. [L215] (➤ NHP Abb. 25.60)

25

25.2 Grundlagen der Infektiologie und Epidemiologie

25.2

- Wiederholen Sie das Kapitel ➤ NHP 2.6 – Infektionsschutzgesetz –, sofern dies schon Teil Ihres Unterrichts war. Ansonsten lesen Sie diesen Passus einmal gründlich durch, um sich einen Überblick über die Grundlagen (Behandlungsverbote, Meldepflichten) zu verschaffen, auf die in diesem Kapitel regelmäßig hingewiesen wird.
- Wiederholen Sie, falls Sie diesen Unterricht schon hatten, das Kapitel über Impfungen (➤ NHP 22.5). Andernfalls orientieren Sie sich grob in diesem Thema.
- Lernen Sie die relevanten infektiologischen Begriffe aus ➤ NHP 25.2.1. Sie haben es dann in diesem Kapitel leichter.

Infektion – Infektionskrankheit

25.2.1

- Wie wird eine Infektion zur Infektionskrankheit?
- Was bedeuten die Begriffe Pathogenität und Virulenz?
- Nennen Sie Beispiele für opportunistische Infektionen!
- Um was handelt es sich bei Symbionten?
- Erklären Sie die Begriffe Empfänglichkeit – Anfälligkeit – Resistenz.
- Was ist Immunität?
- Was bedeutet der Begriff Inkubationszeit?
- Welche Verlaufsformen von Infektionskrankheiten kennen Sie?

Ablauf einer Infektion

25.2.2

- Unterscheiden Sie eine lokale Infektion von einer generalisierten Infektion. Wie sind die Verläufe?
- Was unterscheidet eine Bakteriämie von einer Pyämie?
- Was versteht man unter einer nosokomialen Infektion? Welche Formen gibt es und durch welche Ursachen werden sie hervorgerufen?
- Unterscheiden Sie die Bedeutung der Begriffe Superinfektion – Reinfektion – Sekundärinfektion!

Epidemiologische Begriffe

25.2.3

- Es ist wichtig, dass Sie die folgenden Begriffe verstehen – sonst wird das Lernen unnötig schwer.
- Epidemie – Pandemie – Epidemie – geben Sie Beispiele!
- Was bedeutet der Begriff Kontagiosität?
- Worum handelt es sich bei der Letalität, der Mortalität und der Morbidität?
- Was heißt Inzidenz?

Infektionsquellen

25.2.4

- Was ist die größte Infektionsquelle für den Menschen? Und welche Ursachen hat das?
- Was versteht man unter einem Erregerreservoir?
- Unterscheiden Sie eine exogene von einer endogenen Infektion!
- Was sind Ausscheider?

Übertragungswege

25.2.5

- Erklären Sie einem Laien oder einem Lernkollegen, welche Übertragungswege es gibt – am besten anhand von Beispielen. Werden Sie konkret, beschreiben Sie die möglichen Szenarien möglichst lebensnah – so können Sie sich diese besser merken.
- Was ist eine Zooanthroponose? Fallen Ihnen auf Anhieb ein paar Beispiele ein?
- Unterscheiden Sie direkte und indirekte Übertragung. Sprechen Sie laut, und geben Sie auch hier jeweils Beispiele!

25.3 Diagnostik bei Infektionskrankheiten

Anamnese

25.3.1

- Viele Anamnesefragen sind wichtig bei Infektionskrankheiten –, aber welche sind besonders hilfreich?
- Begründen Sie, warum die Frage nach stattgefundenen Impfungen sinnvoll sein kann.

Körperliche Untersuchung

25.3.2

- Welche Hinweise bei einer Ganzkörperuntersuchung weisen besonders häufig auf eine Infektionserkrankung hin?
- Was sind Meningismuszeichen?

Nachweis von Krankheitserregern

25.3.3

- Welche gesetzliche Regelung gilt für die Nachweisführung bei Verdacht auf eine IfSG-Erkrankung in Ihrer Praxis?
- Welche Bedeutung haben mikroskopische Untersuchungen bei der Diagnostik von Infektionskrankheiten?
- Nennen Sie einige Beispiele mikroskopischer Diagnostik!
- Wir stellen nicht die Kalauer-Frage: Seit wann haben Bakterien Kultur, sondern wir fragen: Was sind Bakterienkulturen?
- Auf welche Weise werden Viren nachgewiesen?

Blutuntersuchungen bei Infektionen

25.3.4

- Welche diagnostische Aussage gewinnt man aus der BSG und dem CRP-Wert? Unterscheiden Sie die diagnostische Bedeutung der beiden Untersuchungen.
- Wie verändert sich das Blutbild bei welchen Infektionskrankheiten?
- Was sind serologische Blutuntersuchungen?

Tropen- und Reisekrankheiten

25.3.5

- Welche Hinweise sprechen für eine Tropen- oder Reisekrankheit?
- Welche Fragen sind für eine Reiseanamnese relevant?

25.4 Leitsymptome und Differenzialdiagnose

25.4.1 Fieber

- Fieber ist ein sehr wichtiges Symptom. Wie entsteht Fieber?
- Lernen Sie die Fieberbereiche und ihre Bezeichnungen auswendig – gerne mithilfe einer Lernkarte.
- Unterscheiden und erklären Sie die unterschiedlichen Fieberverläufe!
- Welcher Personengruppe darf Azetylsalizylsäure nicht verabreicht werden?

25.4.2 Eiter

- Worum handelt es sich bei Eiter?
- Unterscheiden Sie die Merkmale einer Follikulitis, eines Furunkels und eines Karbunkels!
- Definieren Sie die Begriffe Abszess – Empyem – Phlegmone!

25.4.3 Sepsis

GUT ZU WISSEN

Die Sepsis ist in Deutschland die dritthäufigste Todesursache, auf nichtkardiologischen Intensivstationen ist die Sepsis die häufigste Todesart. Jährlich erkranken ca. 230.000 Menschen daran, etwa 85.000 von ihnen sterben an den Folgen der Erkrankung, also 232 Menschen am Tag. Zum Vergleich: An Aids sterben täglich etwa zwei Menschen. Damit liegt die Letalität über der von Erkrankungen wie z. B. von Dickdarmkrebs oder Brustkrebs. Weitere Informationen unter www.deutschland-erkennt-sepsis.de.

Die Sepsis kann in drei Stadien verlaufen:

- **Einfache Sepsis:** Die Lokalinfektion, z. B. ein Zahnabszess, kann durch die Immunantwort nicht ausreichend eingegrenzt werden; meist reicht eine Antibiotikabehandlung unter ärztlicher Kontrolle aus.
- **Schwere Sepsis:** Pathogene und ihre Toxine sowie zirkulierende Immunmediatoren beeinträchtigen die Funktion einzelner Organe bis hin zum Organversagen; ab diesem Stadium besteht die Notwendigkeit einer intensivmedizinischen Behandlung.
- **Septischer Schock:** Der Zustand verschlechtert sich zusehends. Mehrere Organe versagen nacheinander oder gleichzeitig, die Patienten sind schwerst erkrankt und trotz Intensivmedizin in Lebensgefahr.

- Worum handelt es sich bei einer Sepsis?
- Schildern Sie typische und untypische Symptome!
- Welche Gefahren und Komplikationen gibt es?

25.5 Infektionen durch Bakterien

25.5.1 Bakterien: Aufbau, Form, Einteilung

- Vergleichen Sie den Aufbau eines Bakteriums (➤ NHP Abb. 25.5) mit dem einer Körperzelle (➤ NHP Abb. 7.7). Was fällt Ihnen auf?
- Welche Arten von Bakterien werden unterschieden?
- Wie werden Bakterien eingeteilt?
- Was ist der wesentliche Unterschied zwischen aeroben und anaeroben Bakterien?

- Was bedeuten die Begriffe grampositiv und gramnegativ?
- Welche Gemeinsamkeiten haben bakterielle Infektionen?

Erkrankungen durch Staphylokokken

25.5.2

- Wie sehen Staphylokokken aus?
- Welche Erkrankungen werden durch Styphylokokken verursacht?
- Welche Gefahr geht von Staphylokokken-Infektionen aus?

Erkrankungen durch Streptokokken

25.5.3

- Was wissen Sie über Streptokokken?
- Geben Sie Beispiele für Streptokokken-Erkrankungen!
- Erklären Sie die Bedeutung von Streptokokken-Zweiterkrankungen!

Erkrankungen durch Enterobakterien

25.5.4

- Welche Enterobakterien haben für uns eine besonders große Bedeutung?
- Welche Enterobakterien verursachen besonders gefährliche Erkrankungen?
- Was sind enteritische Yersiniosen?

Erkrankungen durch Haemophilus-Bakterien

25.5.5

- Welche Hämophilusarten haben für uns Bedeutung?
- Welche Erkrankungen sind typisch?
- Welche der Hämophilusarten ist besonders gefährlich für Kleinkinder?

Erkrankungen durch Pseudomonaden

25.5.6

- Erzählen Sie sich oder einem Zuhörer, was Sie an Pseudomonaden besonders interessant finden (da wird es sicherlich etwas geben!) und warum diese besonders in Krankenhäusern große Bedeutung haben.
- Welche Erkrankungen sind typisch für diesen Erreger?

Erkrankungen durch Mykoplasmen

25.5.7

- Was wissen Sie über Mykoplasmen?
- Nennen Sie zwei, drei typische Mykoplasmen-Infektionen!

Erkrankungen durch Chlamydien, Rickettsien und Coxiellen

25.5.8

- Die Namen klingen seltsam – worum handelt es sich bei diesen Erregerarten?
- Welche Infektionskrankheiten werden durch sie übertragen?

GUT ZU WISSEN

Chlamydien gehören einerseits zu den häufigsten sexuell übertragbaren Infektionen der Genitalorgane. Andererseits sind Chlamydien die Erreger der durch Vögel übertragenen Ornithose/Psittakose (Atemwegsinfektion). Manche HPA verbinden diese beiden Informationen zu einer (etwas vulgären) Eselsbrücke.

- Fassen Sie in einem Satz die Bedeutung von Coxiellen bzw. Coxiellen-Infektionen zusammen.

25.6

25.6 Infektionen durch Viren

- Was ist das Besondere am biologischen Aufbau von Viren?
- Welche Arten von Viren gibt es?
- Welche Gemeinsamkeiten haben virale Infektionen?

25.7

25.7 Infektionen durch Protozoen

- Was sind Protozoen? Geben Sie Beispiele!
- Welche Infektionskrankheiten sind typisch für diese Erregergattung?

25.8

25.8 Infektionen durch Pilze (Mykosen)

- Welche Pilzarten sind als Verursacher von Infektionskrankheiten für den Menschen von Bedeutung?
- Unterscheiden Sie lokale von systemischen Mykosen.
- Wer ist insbesondere betroffen von systemischen Mykosen? Nennen Sie Beispiele.

25.9.

25.9 Infektionen durch Würmer

- Welche Würmer sind pathogen für Menschen?
- Geben Sie Beispiele für typische, durch Würmer verursachte Krankheitssymptome.

25.10

25.10 Infektionen durch Gliederfüßer

- Was sind Gliederfüßer? Geben Sie Beispiele!
- Welche Infektionskrankheiten werden durch sie verursacht?

LEICHTER LERNEN

Weil die am Anfang stehenden Lerntipps so wichtig sind, werden hier einige wiederholt, bevor es mit den Infektionskrankheiten „richtig“ los geht.

- Machen Sie sich nicht selbst nervös! Lernen Sie planvoll und ökonomisch!
- Alle aufgeführten Infektionskrankheiten sollten Sie einmal gründlich durchlesen und in den Grundzügen verstehen.
- Häufig vorkommende und häufig gefragte Infektionskrankheiten lernen und wiederholen Sie häufig – bis Sie die wichtigen Fakten zuverlässig beherrschen.
- Lassen Sie sich nicht verwirren durch widersprüchliche Angaben in verschiedenen Quellen, z. B. zu den Inkubationszeiten. Im Zweifelsfall gelten immer die aktuellsten Angaben auf den Informationsseiten des Robert Koch – Instituts www.rki.de.
- Gestalten Sie zum Auswendiglernen der relevanten Fakten Tabellen oder Lernkarten.
- Lernen Sie die Namen der Erreger und der dazugehörigen Erkrankungen mit Karteikarten, und zwar hin und her und vor und zurück – wie die Vokabeln einer Fremdsprache. Das muss sitzen!
- Unendlich viele Fragen nach den Einzelheiten wären im Folgenden zu den Krankheiten zu stellen. Die reduzierte Anzahl von Fragen soll Ihnen helfen, Schwerpunkte beim Lernen zu setzen und Ihnen ein Gefühl für die relevanten Fakten geben.
- Lernen Sie vom Einfachen zum Komplexen – vom Prinzip der Erkrankung zu ihren Details … nicht nur, aber besonders bei den Infektionskrankheiten! Immer gilt: Häufiges häufig lernen, Seltenes selten lernen!

25.11 Infektionen der Haut und Schleimhäute

25.11

- Wir beginnen mit unserer äußeren Schicht. Nehmen Sie einen Zettel, und zählen Sie möglichst viele Infektionskrankheiten auf, die vorwiegend an der Haut auftreten. Aber verwechseln Sie hierbei nicht infektiöse Hauterkrankungen mit Symptomen von Infektionskrankheiten auf der Haut: Die Masern gelten beispielsweise nicht als Hauterkrankung!

Follikulitis, Furunkel und Karbunkel

25.11.1

- Praxisrelevant sind diese Erkrankungen v. a. bei Diabetikern oder konstitutionell bei Kindern und Jugendlichen, da sie aus Sicht der Naturheilkunde ein Zeichen ungünstiger Abwehrlage sind.
- Welcher Erreger ist verantwortlich?
- In welchen Körperregionen treten die Erkrankungen jeweils gehäuft auf?
- Wann sind die Weiterleitung an den Arzt und Antibiotikagabe angezeigt?

GUT ZU WISSEN

Sie sollten sich unbedingt die jeweilige Meldepflicht (und somit das Behandlungsverbot) nach den §§ 6, 7, 15, 24 und 34 des IfSG einprägen. Das müssen Sie können! Da dies so selbstverständlich ist, fragen wir Sie im Folgenden nicht explizit danach! Bewahren Sie dieses Wissen für Ihre Praxistätigkeit und aktualisieren Sie es regelmäßig.

Impetigo contagiosa

25.11.2

- Bei welchen Symptomen denken Sie an die ansteckende Borkenflechte?
- Worum handelt es sich bei dem Lyell-Syndrom?

Erysipel

25.11.3

- Welche Gemeinsamkeiten haben die Impetigo contagiosa und das Erysipel?
- Welche Komplikationen drohen bei einem Erysipel?

25.11.4 Gasbrand

- Welche Symptome bestehen beim Gasbrand?
- Welche Anamnesefragen sind bei Krankheitsverdacht relevant?

25.11.5 Milzbrand

- Diese Erkrankung ist im Grunde nur überprüfungsrelevant in Zeiten der Bedrohung durch biologische Kampfstoffe, z. B. wurde nach dem „11. September" regelmäßig danach gefragt.
- Welche drei Arten bzw. Lokalisationen von Milzbrand gibt es? Welche ist die gefährlichste?

25.11.6 Lepra

LEICHTER LERNEN

Es gab bisher kaum mal eine Überprüfungsfrage zu diesem Thema. Lernen Sie kurz die wichtigsten Fakten. Zur Info: Unter dieser Krankheit leiden auch heute noch (viel zu) viele Menschen, die Anzahl der Erkrankungen nimmt sogar wieder zu. Die Inkubationszeit kann extrem lang sein, es gibt verschiedene Formen, die Auslandsanamnese ist relevant, die Krankheit ist behandelbar, wenn keine Resistenz besteht. Beschäftigen Sie sich mit dieser Erkrankung – aber nicht zu intensiv.

- Fassen Sie Ihr Wissen in einem Kurzvortrag zusammen; wenige Sätze sind ausreichend.

25.11.7 Mpox (Affenpocken)

- Wer ist v.a. von den Affenpocken betroffen?
- Schildern Sie die Symptome und Verlaufsformen.

25.11.8 Herpes-simplex-Infektionen

- Wann dürfen Heilpraktiker eine Herpes-simplex-Infektion nicht behandeln – und warum?
- Welche Lokalisationen kommen vor?
- Welche Komplikationen sind gefürchtet?

25.11.9 Herpes Zoster

- Schildern Sie die typischen Symptome!
- Welche Symptome und Gefahren bestehen bei Befall der Hirnnerven?
- Wie beurteilen Sie die Infektiosität des Bläschensekrets?

GUT ZU WISSEN

Achtung! Oft werden aufgrund der Namensgleichheit die drei „Herpes-Krankheiten" (Herpes genitalis, Herpes labialis und Herpes zoster) verwechselt. Alle drei behandeln wir nicht – wegen Varizellennennung in § 6, wegen der sexuellen Übertragbarkeit und wegen des Zahnheilkundegesetzes bei Bläschen des inneren Mundes. Welche gehört zu welchem Behandlungsverbot?

25.11.10 Keratoconjunctivitis epidemica

- Schildern Sie die Symptome dieser speziellen Bindehautentzündung.
- Warum unterliegt diese Erkrankung Ihrer Meinung nach der Meldepflicht?

Dermatomykosen

25.11.11

GUT ZU WISSEN

Nicht prüfungs- aber praxisrelevant: Chronische bzw. rezidivierende Pilzerkrankungen sind naturheilkundlich immer (auch) systemisch zu behandeln. Hierbei spielt die Mikrobiota (früher: „Darmflora") eine entscheidende Rolle. Informieren Sie sich vor Ihrer Praxiseröffnung gründlich über dieses Thema und die Therapiemöglichkeiten. Durch dieses Wissen werden Sie vielen Ihrer Patienten helfen können, insbesondere bei chronischen Erkrankungen.

- Welche typischen Lokalisationen und Symptome von Mykosen werden Ihnen in Ihrer Praxis besonders häufig begegnen – sei es als Begleitbefund oder Grund der Konsultation?

Candidosen

25.11.12

- Definition: Was unterscheidet Dermatomykosen von Candidosen?
- Welche Candidosen dürfen wir als HP nicht behandeln – und warum?
- Welche Patientengruppen sind besonders häufig betroffen?
- In welchen Körperregionen können sich Candidosen manifestieren?
- Bei einer chronischen oder rezidivierenden Candidose des Mundes – an welche schwerwiegende Erkrankung sollten Sie auch denken?

Skabies

25.11.13

- Was wissen Sie über die rechtliche Situation bei Skabiesbefall bzw. Verdacht darauf?
- Schildern Sie die typischen Symptome der Krätze, aber auch die untypischen.

Pedikulose

25.11.14

- Welche drei Arten von Läusen befallen den Menschen?
- Welche Infektionserkrankungen werden durch welche Läuseart übertragen?

Verrucae

25.11.15

- Was wissen Sie über die bei Kindern und Jugendlichen häufig vorkommenden Warzen?
- Zwei Warzenarten zählen zu den sexuell übertragbaren Erkrankungen. Sie sind somit überprüfungsrelevant und unterliegen obendrein dem Behandlungsverbot. Welche Warzen sind dies? Nennen Sie die wesentlichen Fakten der beiden Erkrankungen.

25.12 Infektionen der Atemwege

25.12

LEICHTER LERNEN

Atmen Sie tief ein und stellen Sie – ohne nachzusehen! – eine Liste der Ihnen bereits bekannten Atemwegsinfektionen zusammen. Lassen Sie diese Liste eine Stunde oder einen Tag ruhen, um sie dann zu ergänzen. Versuchen Sie, möglichst mit einer gewissen Systematik vorzugehen, z. B. „von oben nach unten", also zunächst die Erkrankungen, die mit Symptomen an der Nase einhergehen, dann alle mit Bronchial- und danach mit Lungensymptomatik.

25.12.1 Pneumokokkenpneumonie

- Welche Faktoren begünstigen die Entstehung einer Pneumokokkenpneumonie?
- Schildern Sie den typischen Verlauf einer Pneumokokkenpneumonie
- Welche Personengruppen erkranken besonders häufig?
- Welche Formen der Pneumonie werden unterschieden?

25.12.2 Atypische Pneumonie

- Erklären Sie in eigenen Worten und laut, wie sich die typischen von den atypischen Pneumonien unterscheiden!
- Jetzt wird es vielleicht verwirrend: Welche Symptome sind typisch und welche sind atypisch bei typischen und bei atypischen Pneumonien?

25.12.3 Q-Fieber

- Ein Patient schildert grippeähnliche Symptome … Wer denkt da schon an Q-Fieber? Sie! Nämlich dann, wenn der Patient Ihnen in der Anamnese ... was berichtet hat? Welche Anamnesefragen geben weitere Hinweise?
- Welche Berufsgruppen sind gefährdet? (Die Frage nach dem Beruf gehört doch auch in Ihre Anamnese, nicht wahr?)

25.12.4 Ornithose

- Welche Gemeinsamkeiten, welche Unterschiede gibt es bei Q-Fieber und Ornithose/Psittakose?
- Welche Anamnesefragen helfen, die Ornithose zu erkennen, wenn der Patient über Grippe- oder Pneumoniesymptome klagt?

25.12.5 Legionellose

- Es gab mal eine HPA, die in der Überprüfung versehentlich von der Millionärskrankheit statt von der Legionärskrankheit sprach. Sie hat – nach einem fröhlichen Lachanfall sämtlicher Anwesender – dennoch (oder gerade deswegen?) bestanden!
- Geben Sie bei einer Suchmaschine ein: Legionellose-Ausbruch_in_Warstein_2013 und lesen bzw. „überfliegen" Sie den Text. So bekommt die Krankheit einen realen und konkreten Bezug, und Sie haben einen Eindruck davon, wie das IfSG umgesetzt wird. Bis zur Corona-Pandemie war dieser Ausbruch das eindrücklichste Musterbeispiel dafür, wie das Infektionsschutzgesetz „funktioniert".
- Und nun erklären Sie laut und in eigenen Worten, was man Ihrer Meinung nach als Heilpraktiker über die Legionellose wissen sollte.

25.12.6 Diphtherie

- Welche Regelungen gibt es im IfSG im Hinblick auf die Diphtherie in Ihrem Bundesland?
- Nennen Sie typische Symptome.
- Beschreiben Sie die DD zu „normalen" Halsschmerzen!
- Warum ist die Diphtherie so gefährlich? Welche Komplikationen gibt es?

Coronavirus-Infektionen (SARS-CoV-2, SARS und MERS-CoV)

25.12.7

- Erkundigen Sie sich vor Ihrer Überprüfung, welche Coronavirus-Varianten aktuell besonders verbreitet und ggf. als besorgniserregend eingestuft werden.
- Wie werden die Viren übertragen? Wie lang ist die Inkubationszeit?
- Schildern Sie die möglichen Verläufe der COVID-19-Infektion und die typischen Symptome – natürlich mit lauter Stimme.
- Zu welchen Komplikationen kann es kommen?
- Welche Langzeitfolgen drohen bei der COVID-19-Infektion?
- Wie erfolgt die Diagnostik?
- Wie wird die COVID-19-Infektion behandelt?
- Was wissen Sie über Prophylaxe und Immunität?
- Beschreiben Sie die Präventionsmaßnahmen nach der AHAL-Regel.
- Wie unterscheidet sich die Infektion mit dem COVID-19-Virus von denen mit dem SARS- bzw. dem MERS-CoV-Virus? Welche Gemeinsamkeiten gibt es bei den entsprechenden Erkrankungen?
- Schildern Sie Symptome und Komplikationen der SARS-Infektion.
- Schildern Sie Symptome und Komplikationen der MERS-CoV-Infektion.

RSV-Infektion

25.12.8

- Welche Personengruppe ist besonders gefährdet, an einer RSV-Infektion zu erkranken? Bei welchen Vorerkrankungen droht ein schwerer Verlauf?
- Schildern Sie die Symptome und insbesondere Warnzeichen einer bedrohlichen Entwicklung.
- Einen Schritt weiter gedacht: Bei welcher Symptomatik veranlassen Sie die Klinikeinweisung? Welche Komplikationen sind möglich?

25.13 Infektionen der Leber

GUT ZU WISSEN

Die Leber – unsere fantastische Stoffwechselfabrik – ist indirekt bei sehr vielen Infektionskrankheiten mit betroffen, was sich z. B. durch die Symptome einer Hepatomegalie und oder eines Ikterus manifestiert. Die häufigste Infektionskrankheit, an der die Leber direkt erkrankt, ist die Hepatitis in unterschiedlichsten Formen. Die verschiedenen Hepatitiden müssen Sie sehr gut kennen und erkennen – gehören diese doch seit jeher zu den „Lieblingsthemen" der Amtsärzte.

25.13

Infektiöse Hepatitiden

25.13.1

- Welche Viren können eine Hepatitis verursachen?
- Welche Hepatitiden sind derzeit in Deutschland von Bedeutung?

Gemeinsamkeiten der Hepatitiden A-G

25.13.2

- Erklären Sie einer imaginären Überprüfungskommission laut und mit eigenen Worten, welche Unterschiede und Gemeinsamkeiten es bei den Hepatitiden gibt!
- Was sind die Komplikationen von Hepatitiden?
- Was ist ein anikterischer Verlauf?
- Gegen welche Hepatitiden kann geimpft werden?

- Lernen Sie sehr gut die Inhalte der Tabelle ➢ NHP 25.14 – bis auf die Parameter der serologischen Routinediagnostik und die prozentualen Angaben zum Krankheitsverlauf. Hier reicht es aus, wenn Sie die ungefähren Größenordnungen kennen.

25.13.3 bis 25.13.6 Hepatitis A bis G – Zusammenfassung

- Welche Hepatitis ist die harmloseste – und warum?
- Welche Hepatitis-Formen sind in Zusammenhang mit Ihrer späteren Praxistätigkeit (Stichwort Hygiene, invasive Methoden) besonders relevant?
- Welche Hepatitis-Formen schätzen Sie als gefährlich ein – und warum?
- Schildern Sie die Übertragungswege der verschiedenen Hepatitis-Formen und die Prognosen.
- Welche Formen der Hepatitis zählen zu den sexuell übertragbaren Erkrankungen?
- Was wissen Sie über die Impfungen bei infektiösen Hepatitiden?

25.14 25.14 Infektionen des Verdauungstraktes

- Der Darm ist sehr lang, die Organe des Verdauungstraktes sind vielgestaltig. So besteht eine große Angriffsfläche für eine Vielzahl unterschiedlichster Erreger.
- Außerdem gibt es durch die Nahrungsaufnahme eine Fülle möglicher Infektionsquellen. Sie ahnen es: Stellen Sie als Vorübung und zur Schulung Ihres systematischen Denkens eine Liste mit den Ihnen bereits ohne Recherche bekannten Infektionskrankheiten des Verdauungstraktes zusammen.

25.14.1 Cholera

- Die wichtigsten Stichworte der Cholera sollten Sie natürlich kennen. Allerdings sind andere Darminfektionen weitaus relevanter als die Cholera.
- Also: Welche Leitsymptome kennzeichnen die Cholera?

25.14.2 Infektiöse Gastroenteritis/mikrobiell bedingte Lebensmittelvergiftung

- Erinnern Sie sich: Seltenes selten wiederholen, Häufiges häufig wiederholen! Da diese Gruppe von Infektionskrankheiten mit weitem Abstand in Deutschland am häufigsten gemeldet wird und es darüber hinaus eine hohe Dunkelziffer gibt, sollten Sie diesem Thema wiederholt Ihre Aufmerksamkeit schenken.
- Was wissen Sie über die verschiedenen Verbote und Pflichten, die für diese Infektionskrankheiten aufgrund des IfSG bestehen?
- Welche Erreger verursachen typischerweise die verschiedenen infektiösen Durchfallerkrankungen?
- Warum sind die Fragen nach „Gruppenerkrankung?“ und „Lebensmittelbranche?“ so wichtig?
- Nun laut und in eigenen Worten: Schildern Sie die charakteristischen Symptome und erklären Sie die Pathophysiologie dieser infektiösen Durchfallerkrankungen!
- Welche Komplikationen können auftreten?
- Welche Besonderheiten kennzeichnen die Salmonellen-Gastroenteritis?
- Welche Nahrungsmittel gelten als typisches Erregerreservoir für Salmonellen?

- Erklären Sie (laut!) einem imaginären Patienten, durch welche Maßnahmen er sich z. B. auf einer Reise vor Gastroenteritiden weitgehend schützen kann.
- Was ist das Besondere und besonders Gefährliche an der EHEC-Erkrankung?
- Was bedeutet die Abkürzung HUS? Welche Symptome treten auf, welche Komplikationen drohen?
- Welche Personengruppen sind besonders empfänglich für eine Infektion mit Clostridioides difficile bzw. gefährdet, dass es zu einem schweren Verlauf kommt?
- Welche Gemeinsamkeiten haben die verschiedenen Enteritiden?
- Lernen Sie insbesondere die wichtigsten Fakten über die Rotaviren und die Noroviren.
- In Ihre Praxis kommt eine Familie, alle schildern Symptome einer mittelschweren Durchfallerkrankung. Ein Kind übergibt sich im WC. Was tun Sie? Was veranlassen Sie wann? Erarbeiten Sie sich einen „Verhaltensplan". Schildern Sie Ihre Vorgehensweise laut und in der „Ich-Form".
- Lernen Sie dieses Thema gut! Es wäre zu schade, wegen des Themas Durchfall durchzufallen!
- Haben Sie einen Verhaltensplan aufgestellt zum Fall der Familie mit Gastroenteritis in Ihrer Praxis? Sehr gut! Nun fertigen Sie hierzu eine Lernkarte an. Und Sie sollten dieses Vorgehen als Muster verwenden für Prüfung und Realität und als Vorbild für andere Infektionskrankheiten, natürlich mit jeweils angepassten Maßnahmen.

GUT ZU WISSEN

Bei Verdacht auf meldepflichtige infektiöse Gastroenteritis (Gruppenerkrankung, Beruf im Lebensmittelbetrieb) ist wie folgt vorzugehen:

1. Es bestehen bei einem oder mehreren Patienten Hinweise auf eine infektiöse Gastroenteritis. Aufgrund der Sorgfaltspflicht frage ich nach weiteren Erkrankten im Umfeld (auch bei Einzelpersonen fragen, ob eine Gruppenerkrankung besteht!) sowie nach einem Beruf mit direktem Kontakt zu Lebensmitteln (Berufsverbot?). Wird eine dieser Angaben bestätigt, bestehen für mich Behandlungsverbot und Meldepflicht. Ich kläre umfassend über die Erkrankung und eventuelle Komplikationen sowie über das Behandlungsverbot für mich und die Meldepflicht auf.
2. Zur Einschätzung des Zustands prüfe ich, ob der Patient exsikkiert ist, kontrolliere Hautturgor, Schleimhäute, Blutdruck und Puls (Kreislauf stabil?). Insbesondere Kinder und alte Menschen sind exsikkosegefährdet, was eine ärztliche und ggf. stationäre Behandlung erforderlich machen kann. Ich veranlasse und empfehle reichliches Trinken. Je nach Situation, Befund und Allgemeinzustand muss ggf. ein Rettungs- oder Notarztwagen angefordert werden und die Erstversorgung (z. B. mit Volumensubstitution) bis zum Eintreffen des Notarztes erfolgen.
3. Wenn der Patient oder die Familie die Praxis verlassen hat bzw. sicher in ärztliche Obhut überführt ist (Hausarzt, ggf. Klinik), führe ich alle erforderlichen Hygienemaßnahmen durch: Händedesinfektion, Flächendesinfektion der potenziell kontaminierten Praxisräume (insbesondere WC), Reinigung, Wechsel der Praxiskleidung.
4. Gab es ggf. Kontakt zu anderen Patienten, werden diese aufgeklärt über die mögliche Kontamination. (Achtung! Wahrung der Schweigepflicht!)
5. Ich melde den Infektionsverdacht dem zuständigen Gesundheitsamt und trage dafür Sorge, dass diese Meldung spätestens innerhalb von 24 Stunden den dort Zuständigen erreicht.
6. Ich dokumentiere alle diese Vorgänge in den Karteikarten der Patienten.

Shigellenruhr

25.14.3

- Was kennzeichnet die Shigellose?
- Was unterscheidet sie von den oben bearbeiteten Gastroenteritiden?
- Was sind Tenesmen?
- Beschreiben Sie einer imaginären Überprüfungskommission mit lauter Stimme und kompetentem Auftreten Ihr Vorgehen in folgendem Fall: Ein 50-Jähriger klagt über akute, schleimig-blutende Durchfälle und Fieber. Er betreibt ein Bistro mit kleiner Küche. Wie verhalten Sie

sich? Wie gut, wenn Sie sich schon mit einer Lernkarte auf diese Frage vorbereitet haben! Spielen Sie das Ganze nun noch einmal durch – und beachten Sie den Beruf des Patienten!

25.14.4 Typhus abdominalis und Paratyphus

- Welche drei Stadien durchläuft die typische Typhuserkrankung?
- Welche differenzierenden Symptome führen bei einer Durchfallerkrankung zum Verdacht „Typhus"?
- Was unterscheidet den Typhus abdominalis vom Paratyphus? Welche Unterschiede bestehen zur Salmonellen-Gastroenteritis?
- Welche Anamnesefragen sind hilfreich?
- Was ist ein Ausscheider? Was ist zum Ausscheidertum im IfSG geregelt?

25.14.5 Amöbiasis

- Beschreiben Sie in eigenen Worten die Amöbenruhr!
- Was wissen Sie über die Erreger der Amöbenruhr?

25.14.6 Kryptosporidiose

- Was sind Kryptosporidien?
- Für welche Personen ist diese Erkrankung besonders gefährlich?

25.14.7 Giardiasis

- Auch bei dieser Erkrankung kann eine sorgfältige Anamnese zur richtigen Verdachtsdiagnose führen. Warum?
- Was sind Giardien?
- Fassen Sie Wissenswertes zu dieser Erkrankung in eigenen Worten zusammen.

25.14.8 Echinokokkose

- Eine Patientin sammelt gerne im Wald Beeren und Pilze und ist besorgt über die Möglichkeit einer Infektion mit dem Fuchsbandwurm. Was können Sie ihr über den Erreger, die Ausbreitung, mögliche Symptome und Gefahren sowie über vorbeugende Maßnahmen sagen?
- Welche Formen der Echinokokkose kommen vor?

25.14.9 Trichinellose

- Stellen Sie sich vor, Sie seien Amtsarzt. Was würden Sie von einem HPA zur Trichinellose wissen wollen?
- Und nun noch eine Herausforderung an Ihre Fantasie: In welchem Zusammenhang könnte Ihnen in Ihrer Praxis ein Fall von Trichinose begegnen? Über welche Symptome würde ein Patient klagen? Was könnte in der Anamnese zutage treten?

Schweine- und Rinderbandwurm

📖 25.14.10

- Weshalb erkranken auch heute noch und wieder öfter Patienten an Würmern?
- Was wissen Sie über beide Erreger?
- Welche Symptome treten auf, und welche Komplikationen kann es geben?

Spulwurminfektion

📖 25.14.11

- Berichten Sie einem Laien, z. B. Ihrer Familie oder Ihren Freunden, was Sie über Spulwurminfektionen wissen.
- Auf welche Weise können Spulwürmer in die Lungen geraten?

Madenwurminfektionen

📖 25.14.12

- Welche Patientengruppe ist besonders gefährdet?
- Welche Empfehlungen geben Sie zur (Rezidiv-)Prophylaxe?

25.15 Sexuell übertragbare Erkrankungen

📖 25.15

GUT ZU WISSEN

Es gibt eine Fülle von Infektionskrankheiten, die durch Sex übertragen werden. Längst nicht alle weisen Symptome an den Geschlechtsorganen auf, aber alle lassen sich durch „Safer Sex" weitestgehend vermeiden.

Übersicht

📖 25.15.1

- Wie lautet der englische Name der Krankheitsgruppe der sexuell übertragbaren Erkrankungen?
- Häufige Prüfungsfrage: Sie sollten in der Überprüfung von den 16 häufigsten STD alle Namen wiedererkennen bzw. ca. 12 davon zügig aufzählen können.
- Und nun nennen Sie noch die Krankheitserreger dieser STD.
- Gut lernen: ➢ NHP Tab. 25.17.

Syphilis

📖 25.15.2

- Welche drei Stadien der Syphilis werden unterschieden?
- Welche charakteristischen Symptome kennzeichnen diese drei Stadien?
- Begriffe, die immer wieder im Zusammenhang mit der Syphilis genannt werden, sind z. B. Primäraffekt, Plaques muqueuses, Condyloma lata, Gummata, Neurosyphilis, Tabes dorsalis. Erklären Sie in jeweils einem Satz deren Bedeutung.
- Was wissen Sie über die sog. patientennahen Schnelltests?
- Was wissen Sie von der angeborenen Syphilis? Welche Symptome weist ein erkranktes Neugeborenes auf?

25

25.15.3 Gonorrhö

- Die Gonorrhö ist in Deutschland immer noch eine häufige Geschlechtskrankheit – daraus erklärt sich ihre relative Überprüfungsrelevanz. Das ist so zu verstehen: Von allen STD sind die Chlamydien- und Candidainfekte die häufigsten, jedoch werden erfahrungsgemäß HIV/Aids und Gonorrhö am häufigsten gefragt. Die Gonorrhö wird aber im Vergleich zu den Themen Kinderkrankheiten und infektiöse Gastroenteritiden seltener geprüft. Alles klar?
- Welche Symptome kennzeichnen die Gonorrhö beim Mann, welche die bei der Frau?
- Achtung! Bei Symptombeschreibungen wie „gelbgrüner, schleimiger Ausfluss", „sterile Leukozyturie", „einseitige Gelenkentzündung (v. a. im Knie)" müssen bei Ihnen die Alarmglocken klingen!

25.15.4 Ulcus molle

- Worum handelt es sich bei Bubonen?
- Welche Anamnesefragen müssten bei entsprechenden Beschwerden unbedingt gestellt werden?
- Noch einmal zur Sicherheit: Wie lassen sich sexuell übertragbare Erkrankungen wirksam verhindern?

25.15.5 Lymphogranuloma venereum

- Nach unseren Erfahrungen ist nach dieser Infektionskrankheit noch nie direkt gefragt worden. Aufgrund von z. B. steigenden Zahlen von Sextouristen sollten Sie dennoch über die Symptome Bescheid wissen.
- Ein Symptom ist die Elephantiasis. Wiederholen Sie bei dieser Gelegenheit die verschiedenen Formen von Lymphödemen.

25.15.6 Chlamydieninfektion der Genitalorgane

- Mit welchen Symptomen treten Chlamydieninfektionen der Genitalorgane bei Frauen in Erscheinung?
- Welche Beschwerden äußern männliche Patienten bei einer Chlamydieninfektion der Genitalorgane?
- Welche Komplikationen drohen Frauen bzw. Männern, wenn die Chlamydieninfektion unerkannt bzw. unbehandelt bleibt?
- Was wissen Sie vom Chlamydien-Screening? Wem würden Sie eine solche Untersuchung empfehlen und warum?

LEICHTER LERNEN
Das alles war jetzt recht unappetitlich. Beim nächsten Thema gibt es zumindest nicht so grausige Bilder.

25.16 Infektionen des Nervensystems

- Nein, nicht nach dem Lesen der Überschrift in NHP nachschauen – nachdenken! Nehmen Sie einen Schmierzettel und entwickeln und beantworten Sie folgende Fragen: Welche Symptome kennzeichnen Erkrankungen des Nervensystems? Welche Infektionskrankheiten des Nervensystems kennen Sie? Und welche nicht-infektiösen Erkrankungen des Nervensystems sind Ihnen bekannt? Üben Sie auf diese Weise das Denken in Zusammenhängen!

Meningitis und Enzephalitis

25.16.1

- Was wissen Sie über die verschiedenen Erreger und Übertragungswege dieser Erkrankungen?
- Wie unterscheidet sich die Meningitis von der Enzephalitis?
- Welche Unterschiede gibt es zwischen bakterieller und viraler Meningitis?
- Unterscheiden Sie die Begriffe Meningismus und Meningitis, und erklären Sie beide mit jeweils zwei, drei Definitionen – laut und in eigenen Worten.
- Worum handelt es sich beim Waterhouse-Friderichsen-Syndrom Welche weiteren Komplikationen gibt es bei einer Meningitis/Enzephalitis??
- Ein Säugling wird in Ihre Praxis gebracht, die Eltern sind besorgt aufgrund der akut aufgetretenen Symptome und einer veränderten Verhaltensweise des Babys. Auf welche Symptome (> NHP 28.5) achten Sie? Welche Fragen stellen Sie den Eltern, um eine Meningitis nicht zu übersehen? Wie verhalten Sie sich bei Verdacht auf Meningitis?

Zeckenbedingte ZNS-Infektionen

25.16.2

- Welche beiden Erkrankungen werden durch Zecken übertragen?
- Warum sind diese Erkrankungen nicht bereits bei Verdacht meldepflichtig? (Tipp: Es hat mit der Übertragungsart zu tun.)
- Weil es so wichtig ist, zur Wiederholung die Frage: Was versteht man unter Meningismus? Welche Symptome treten auf?
- Wie kann man sich vor einer FSME-Erkrankung schützen, z. B. vor einer Wanderung durch ein Risiko-Gebiet (zwei Maßnahmen)?
- Informieren Sie sich auf den Internetseiten des RKI und in den Verordnungen Ihres Bundeslandes, ob für Sie ein Behandlungsverbot der Lyme-Borreliose besteht.
- Schildern Sie die Symptome der verschiedenen Borreliose-Stadien ausführlich.
- Diese Erkrankung hat einige sehr krankheitsspezifische Erscheinungen mit speziellen Namen. Lernen (und verstehen) Sie diese.

Tetanus

25.16.3

GUT ZU WISSEN

Noch heute sterben Menschen in Deutschland an Tetanus. Prüfungs- und praxisrelevant ist also, nach dem Impfschutz bzw. dem entsprechenden Eintrag im Impfbuch zu fragen, wenn eine Verletzung geschildert wird und/oder eine Wundversorgung durchgeführt werden soll. Der Patient muss aufgeklärt und bei fehlendem Impfschutz eindringlich aufgefordert werden, sich zeitnah zur Auffrischung des Impfschutzes in ärztliche Behandlung zu begeben. Diesen Vorgang dokumentieren Sie zu Ihrer Sicherheit.

- Beschreiben Sie das Typische an der Tetanuserkrankung: Erreger und Erregerreservoir, Infektion und Übertragung, Symptome, Komplikationen und Verlauf!
- Ein Patient hatte einen Unfall mit dem Mountainbike. Er berichtet: „Nichts Schlimmes – nur große Schürfwunden an den Armen und Beinen. Gibt es etwas Homöopathisches zur Heilungsbeschleunigung?" Unabhängig von Ihrer Verordnung hier Ihre Aufgabe: Schildern Sie laut und mit eigenen Worten in der „Ich-Form" der imaginären Überprüfungskommission, was Sie nun fragen, veranlassen, durchführen!

Tollwut

25.16.4

- Beschreiben Sie die außergewöhnliche Meldepflicht der Tollwuterkrankung nach IfSG!
- Warum ist die Meldepflicht so streng geregelt?

- Welche Symptome hat welches Tollwutstadium?
- Was wird zur Prophylaxe empfohlen?

25.16.5 Botulismus

- Mit welchen Symptomen würde ein an Botulismus Erkrankter in Ihre Praxis kommen?
- Durch welche Lebensmittel wird Botulismus übertragen?
- In der Presse wird ab und zu über den sehr selten auftretenden Säuglingsbotulismus berichtet. Was ist hieran besonders?
- Wie unterscheiden sich Meningitis, Tetanus und Botulismus voneinander?

25.16.6 Creutzfeldt-Jakob-Krankheit und vCJK

- Was sind Prionen?
- Auf welche Arten wird die Creutzfeldt-Jakob-Krankheit übertragen?
- Wie lang ist die Inkubationszeit?
- Welche Gruppen von Symptomen führen Patienten in die Praxis?

25.16.7 Poliomyelitis

- Wie schätzen Sie den Kontagionsindex und die Morbidität dieser Erkrankung ein?
- Welche Stadien gibt es bei der Poliomyelitis?
- Welche Formen gibt es bei dieser Erkrankung?
- Welche klassischen Symptome lenken den Verdacht sofort auf eine Poliomyelitis-Erkrankung?

LEICHTER LERNEN

Wieder ein Thema geschafft! In die meisten HP-Praxen kommen viele Kinder. Auch wenn heutzutage Kinder gegen die meisten typischen Kinderkrankheiten geimpft werden, so sind doch diese Erkrankungen regelmäßig Thema in den Überprüfungen. Wenn Sie persönlich gegen (einige) Impfungen sind, sollten Sie dies in der Überprüfung nicht thematisieren. Auf jeden Fall sollten Sie die Kinderkrankheiten sehr gut lernen!

25.16.8 Bornavirus-Infektion

- Um was für eine Krankheit handelt es sich bei der Bornavirus-Infektion?
- Welche Symptome sind charakteristisch für die Krankheit?

25.17 25.17 „Klassische Kinderkrankheiten"

- Auch hier zu Beginn an Sie die Aufforderung, eine Liste mit den Ihnen bekannten infektiösen Kinderkrankheiten zu erstellen, zunächst aus dem Gedächtnis und dann durch Nachlesen ergänzt.
- Und nun machen Sie eine Liste, auf der Sie die typischen Erkrankungen des Kindesalters aufzählen, die nicht (!) infektiös sind. Es gibt außerdem eine Reihe von Erkrankungen, die auch Erwachsene bekommen, die jedoch gehäuft im Kindesalter auftreten, sowie Erkrankungen, die wirklich nur (kleine) Kinder bekommen. Betrachten Sie Krankheitsgruppen aus unterschiedlichen Perspektiven. Solche Übungen schulen Ihr vernetztes Denken (➢ NHP Tab. 28.4).

Dreitagefieber

25.17.1

- Diese Erkrankung sollten Sie kennen und erkennen, um die Eltern von erkrankten Kindern beruhigen zu können und um nicht unnötige Falschmeldungen ans Gesundheitsamt zu schicken.
- Welche Symptome bestehen bei Dreitagefieber?
- Nennen Sie Infektionskrankheiten, die differenzialdiagnostisch in Betracht kommen.

Keuchhusten

25.17.2

- Was wissen Sie über den Nestschutz und die Ansteckung bei dieser Erkrankung?
- Welche Stadien des Keuchhustens gibt es? Welche Symptome treten in den verschiedenen Stadien auf?
- Welche Komplikationen drohen?
- Warum betreffen heutzutage die meisten gemeldeten Keuchhustenerkrankungen erwachsene Patienten?

Masern

25.17.3

- Über diese Erkrankung sollten Sie „alles" wissen: Erreger, Übertragung, die Stadien, Symptome und Komplikationen! Und v. a. sollten Sie auf die Frage „Was wissen Sie über die Masernerkrankung?" klar und kompetent antworten können. Üben Sie dies also – am besten mit Lernkarte und lauter Stimme.
- Wie verläuft eine Masernenzephalitis?
- Was wissen Sie über die Nachweispflicht der Impfung gegen Masern?
- Welche Impfungen werden empfohlen?

Mumps

25.17.4

- Welche Symptome sind typisch bei Mumps?
- Bei Mumps sind die Komplikationen „interessanter" als die Symptome. Warum ist das so? Nennen Sie die möglichen typischen Komplikationen.
- Welche Impfungen werden in welchem Lebensalter empfohlen?

Ringelröteln

25.17.5

- Hier hilft das Wissen um die Erkrankung, die Eltern zu beruhigen und Falschmeldungen zu vermeiden.
- Wie unterscheiden sich Ringelröteln von den echten Röteln?

Röteln

25.17.6

- Schildern Sie die Röteln-Stadien mit den spezifischen Symptomen!
- Welche Bedeutung hat diese Erkrankung für Schwangere?
- Welche Komplikationen können auftreten?
- Welche Impfungen werden in welchem Lebensalter empfohlen?

25.17.7 Rötelnembryopathie

- Was versteht man unter der Gregg-Trias?
- Eine schwangere Frau, die ihr zweites Kind erwartet, ist ganz aufgeregt, weil ihre ungeimpfte Tochter an Röteln erkrankt ist. Die Patientin ist im sechsten Monat. Erklären Sie Ihrer imaginären Patientin – laut und in eigenen Worten – was sie in dieser Situation wissen und beachten sollte.
- Und nun spielen Sie das Ganze noch einmal durch. Dieses Mal hat dieselbe Patientin gerade den Schwangerschaftstest durchgeführt. Sie ist in der siebten SSW.
- Denken Sie an Ihre Sorgfalts- und Aufklärungspflicht. Zeigen Sie Weitsicht und Verantwortung, indem Sie auch daran denken, die Patientin jeweils auf entsprechende Hygienemaßnahmen hinzuweisen, um eine Ausbreitung der Infektion innerhalb der Familie zu verhindern! Denken Sie auch an die Dokumentation!

25.17.8 Streptokokkenangina/Scharlach

- Erklären und differenzieren Sie die Begriffe „Angina (tonsillaris)“, „Streptokokkenangina“ und „Scharlach“!
- Dürfen Sie Halsschmerzen bzw. eine Angina grundsätzlich behandeln?
- Welche Symptome sprechen für eine Angina, die sich infolge einer Streptokokkeninfektion entwickelt hat?
- Sehr wichtig: Welche Komplikationen drohen und machen die Scharlachinfektion so gefährlich?
- Unterscheiden Sie die „echten“ Komplikationen von den sogenannten „Streptokokken-Zweiterkrankungen“!
- Zur Wiederholung und differenzialdiagnostischen Übung: Unterscheiden Sie die Symptome einer Diphtherie von denen einer Streptokokkenangina.

25.17.9 Windpocken

- Beschreiben Sie den typischen Windpocken-Ausschlag!
- Eine Schwangere in der achten SSW berichtet beiläufig von einem Kontakt mit einem an Windpocken erkrankten Kind. Woran denken Sie, was fragen Sie, was veranlassen Sie?
- Welche Impfungen werden in welchem Lebensalter empfohlen?
- Zum Abschluss dieses Themenbereichs fassen Sie zusammen, welche Kinderkrankheiten mit Hautausschlägen einhergehen (können) und beschreiben bzw. differenzieren Sie die verschiedenen Exantheme und Enantheme. Anders ausgedrückt: Wie unterscheiden sich die Flecken dieser Hauterkrankungen? Auch das ist eine gute „Laut-Sprech-Übung“!

LEICHTER LERNEN

Dieses Thema war kein Kinderspiel – aber es ist geschafft!

25.18

25.18 Organsystemübergreifende bakterielle Infektionen

- Was bedeutet eigentlich das Wort „organsystemübergreifend“?
- Erinnern Sie sich: Welche Arten von Bakterien gibt es? (➤ NHP 25.5)
- Wiederholen Sie: Was ist typisch für bakterielle Infektionen? (➤ NHP 25.5)

Brucellosen

25.18.1

- Worum handelt es sich bei dieser Erkrankung? Schildern Sie die ungewöhnlichen Übertragungswege. Welche Anamnesefragen in Bezug auf die Übertragungswege wären bei dieser Erkrankung hilfreich?
- Welche Symptome würden Patienten in Ihre Praxis führen?

Fleckfieber

25.18.2

- Diese Erkrankung tritt typischerweise in Krisen- und Kriegszeiten auf, und so hoffen wir, nie solchen Fällen in unseren Praxen zu begegnen. Lernen Sie die typischen Fakten von Ihrer Lernkarte, auch wenn so gut wie nie danach gefragt wird.
- Achtung! Bei der Frage, welche Erkrankungen von Läusen übertragen werden, muss diese Erkrankung unbedingt genannt werden!

Leptospirosen

25.18.3

- Wie wird die Leptospirose übertragen?
- Wer ist infektionsgefährdet?
- Welche Symptome sind typisch?

Listeriose

25.18.4

- Bei Listeriose-Patienten im Erwachsenenalter liegen oft nur leichte Symptome vor. Welche? Benennen Sie die Komplikationen und Risiken bei immunsupprimierten Erkrankten und Schwangeren.
- Was sollten Schwangere zur Vorbeugung beachten?

MRSA-Infektionen

25.18.5

- Worum handelt es sich bei den MRSA-Infektionen?
- Welche Erscheinungsformen haben diese Infektionen?
- Erarbeiten Sie sich diese Erkrankung im Hinblick auf die spätere Praxisrelevanz: Wie könnten Sie mit einem MRSA-infizierten Patienten in Kontakt kommen? Malen Sie sich entsprechende Symptomschilderungen und Situationen aus!
- Ein Patient mit Diabetes klagt über ein hartnäckiges Unterschenkelgeschwür. Woran müssen Sie denken? Warum dürfen Sie keinen Abstrich abnehmen und zur Laboruntersuchung einschicken bei Verdacht auf MRSA? (Hinweis: ➤ NHP 2.6.8) Ist ärztlich abgeklärt, dass es keine MRSA-Infektion ist, dürfen Sie (Kenntnisse und Fähigkeiten vorausgesetzt) die Wunde behandeln. Warum?

Pest

25.18.6

- Unterscheiden Sie die Haut-, Beulen- und Lungenpest voneinander.
- Gibt es heutzutage überhaupt noch Pest? Warum steht die Erkrankung im IfSG?

25.18.7 Puerperalinfektion – Puerperalsepsis

- Was wissen Sie über die Puerperalinfektion? Fassen Sie zusammen!
- Lassen Sie Ihre Fantasie spielen: Auf welche Weise könnten Sie mit einem Fall von Puerperalsepsis in Ihrer Praxis konfrontiert werden? Welche Symptome bestehen? Welche Fragen in der Anamnese sind zielführend? Welche Maßnahmen müssen Sie ergreifen?

25.18.8 Rückfallfieber

- Auch das Rückfallfieber müssen Sie unbedingt nennen, wenn die Frage nach den durch Läuse übertragenen Erkrankungen gestellt wird!
- Warum der Name „Rückfallfieber"? Welche Symptome bestehen?

25.18.9 Tuberkulose

- Diese Erkrankung war immer schon eine der wichtigsten „Lernkrankheiten". Es gibt viele sehr spezifische Symptome, z. B. Tuberkel – Primärkomplex – Frühkaverne – Miliartuberkulose. Schreiben Sie dieses Spezialvokabular auf und lernen Sie es stur auswendig.
- Welche Formen der Tuberkulose gibt es?
- Die Symptome beim Befall der verschiedenen Organe lassen sich recht gut aus den unterschiedlichen Organfunktionen ableiten. Also nicht nur auswendig lernen, sondern durchdenken und (laut!) mit eigenen Worten formulieren.
- Unterscheiden Sie die Entstehung und Symptome der offenen und geschlossenen TBC.
- Welche Allgemeinsymptome zeigen alle Formen der Tuberkulose?
- Welche Patientengruppen sind besonders gefährdet?
- Welche Anamnesefragen sind hilfreich?
- Welche Vorsorgemaßnahmen gibt es?
- Wie wird auf Tuberkulose getestet?

25.18.10 Tularämie

- Welche Formen der Tularämie werden unterschieden?
- Nennen Sie jeweils ein bis zwei Hauptsymptome!
- Welche Anamnesefragen sind hilfreich?

25.19 25.19 Organsystemübergreifende virale Infektionen

- Erinnern Sie sich: Welche Arten von Viren gibt es? (> NHP 25.6)
- Wiederholen Sie: Was ist typisch für Virusinfektionen? (> NHP 25.6)

25.19.1 Aids

- Schildern Sie ausführlich die Übertragungswege!
- Wie wird HIV nicht übertragen?
- Was wissen Sie über die Inkubationszeit?
- Welche Stadien der Aids-Erkrankung werden unterschieden?

- Welche Hauptrisikogruppen sind besonders gefährdet?
- Welche Symptome werden zu der akuten HIV-Infektion gezählt?
- Was ist der Unterschied zwischen HIV und Aids?
- Worum handelt es sich bei sog. Aids-definierenden Erkrankungen?
- Was versteht man unter dem Kaposi-Sarkom?
- Welche Maßnahmen werden prophylaktisch empfohlen?
- Was wissen Sie über sog. patientennahe Schnelltests?
- Wie wird diese Erkrankung behandelt?
- Wie schützen Sie sich in Ihrer Praxis vor einer HIV-Infektion?

Infektiöse Mononukleose

25.19.2

- Die infektiöse Mononukleose Erkrankung ist prüfungs-, aber auch praxisrelevant, da wir sie behandeln dürfen. Sie ist der Differenzialdiagnose von Kinderkrankheiten zuzuordnen. Oft erkranken auch (junge) Erwachsene. Der Weg zum Heilpraktiker wird häufig durch das Symptom „chronische Müdigkeit" bereitet. Sie sehen: Diese Erkrankung zu lernen, ist sinnvoll. Deshalb die Frage: Was wissen Sie über die infektiösen Mononukleose?
- Welche Komplikation ist gefürchtet?
- Wiederholen Sie den Unterschied zwischen einem Enanthem und einem Exanthem.
- Wie diagnostizieren Sie diese Erkrankung?

Influenza und spezifische Influenzatypen

25.19.3

- Unterscheiden Sie die Influenza vom grippalen Infekt!
- Welche Influenzaarten kennen Sie?
- Welche Personengruppen sind gefährdet, und was wird zu deren Schutz empfohlen?
- Welche Komplikationen drohen?

LEICHTER LERNEN

Die nächste Gruppe von Erkrankungen fassen Sie am besten thematisch und lerntechnisch zusammen: Klären Sie die Gemeinsamkeiten und Unterschiede der verschiedenen Arten von virusbedingtem hämorrhagischem Fieber.

Virale hämorrhagische Fieber

25.19.4

- Welche Meldepflichten bestehen bei Ebola-, Hanta-, Lassa, Marburg-, Dengue- und Chikungunya-Fieber sowie bei Gelbfieber und der Zikavirus-Infektion?
- Welche Besonderheit zum Infektionsschutz regelt hier das IfSG? (Ein Hinweis: Es geht um eine Maßnahme zum Schutz vor Infektionsausbreitung, welche bis zur Corona-Pandemie den wenigsten Menschen bekannt war.)
- Welche gemeinsamen Symptome treten auf?
- Welche Komplikationen drohen bei allen Fieberarten?
- Charakterisieren Sie jede Unterart in zwei, drei Stichworten.
- Welche Anamnesefrage ist hier besonders wichtig?
- Welche Übertragungswege des Gelbfiebers sind bekannt?
- Welche Stadien und Symptome gibt es beim Gelbfieber?

- Welche weiteren Infektionskrankheiten kommen differenzialdiagnostisch infrage?
- Was wissen Sie über die Zikavirus-Infektion? Für welche Personengruppe ist eine Infektion besonders gefährlich?

25.19.5 Zytomegalie

- Wenn Sie sexuell übertragbare Erkrankungen aufzählen sollen, ist die Zytomegalie ebenfalls zu erwähneen. Welche Schlagworte charakterisieren die Erkrankung?
- Unterscheiden Sie die erworbene von der angeborenen Zytomegalie.

LEICHTER LERNEN
Sie haben das Kapitel fast durch. Auf zum Infektionskrankheiten-Endspurt.

25.20 Organsystemübergreifende Pilz- und Protozoen-Infektionen

25.20

- Erinnern Sie sich: Welche Arten von Pilzen und Protozoen gibt es? (> NHP 25.7, > NHP 25.8)
- Wiederholen Sie: Was ist typisch für Pilz-Infektionen? (> NHP 25.7)
- Und was ist typisch für Protozoen-Infektionen? (> NHP 25.8)

25.20.1 Malaria

- Wie gelangt die Malaria nach Deutschland?
- Was wissen Sie über die Übertragung und Inkubationszeiten der Malaria?
- Unterscheiden Sie die Malariaarten. Welche ist die gefährlichste und warum?
- Welche Symptome würden einen Patienten in Ihre Praxis führen?
- Welche Anamnesefrage ist wichtig?
- Welche Komplikationen drohen?

25.20.2 Systemmykosen

- Was versteht man unter Systemmykosen?
- Welche organspezifischen Mykosen kennen Sie im Gegensatz hierzu?
- Bei welchen Symptomen und welcher Vorgeschichte denken Sie an eine Aspergillose?

25.20.3 Toxoplasmose

- Wie wird die Toxoplasmose übertragen?
- Was raten Sie einer Schwangeren, um eine Infektion mit Toxoplasmose zu verhindern? Erklären Sie ihr diese Maßnahmen laut und in Ihren eigenen Worten.
- Warum ist eine Toxoplasmose-Infektion in der Schwangerschaft so gefährlich?

HPA-itis und HP-ose

25.20.4

- Die HP-itis müssen Sie nicht lernen! Diese Erkrankung beherrschen Sie bereits!
- Wir wünschen Ihnen von Herzen einen baldigen und komplikationsfreien Übergang zur chronischen Form der HP-ose!

LEICHTER LERNEN

Sie haben es geschafft! Sie sind „durch"! Aufgabe zum Schluss: Nun kennen Sie nicht nur die Namen der Infektionskrankheiten und ihrer Erreger, sondern Sie wissen auch, welche Symptome, Komplikationen, Impfungen zu diesen Namen gehören. Deshalb wird es Ihnen nun wesentlich leichter fallen, die §§ 6 und 7 des IfSG auswendig zu lernen. Tun Sie das klugerweise lange, lange vor der Prüfung! Nicht erst kurz zuvor!

KAPITEL

26 Psychiatrie und Psychotherapie

Die Therapie der Seele ist die Seele der Therapie.

Hildegard von Bingen

LEICHTER LERNEN

Dieses Thema ist für viele eines des schwierigsten. Das Unfassbare, Vielschichtige, Subtile und Individuelle des Gemütes, der Gefühle, der Seele ist nicht zu (be-) greifen. Was ist überhaupt „die Seele"?
Die meisten Menschen sind der Meinung, eine zu haben. Doch zu beschreiben, was sie darunter verstehen, fällt ihnen oft sehr schwer. In der „alten" Naturheilkunde und der Homöopathie ist oft vom „Gemüt" die Rede. Dieser Begriff zur Beschreibung von Empfindungen und Gedanken wird heute kaum noch verwendet. Stattdessen sprechen wir – auch in *Naturheilpraxis Heute* – von der Psyche und von psychischen Erkrankungen. Die Grenzen zwischen Gesundheit und Krankheit sind fließend. Was ist im menschlichen Seelenleben „normal"? Und wie gehen wir damit um, wenn uns „unnormales" Verhalten begegnet – bei anderen oder bei uns selbst? Ungewöhnliche, ggf. krankhafte Verhaltensweisen können ängstigen, weil sie so sehr fremd sind – oder auch so sehr vertraut.
Wir wünschen Ihnen, dass Sie im guten Kontakt mit Ihrem Gemüt, Ihren Gefühlen, Ihrer Seele durch dieses Thema finden!

26.1 Lernen durch Beschriften

26.6

In der folgenden Abbildung (➤ Abb. 26.1) ist Ihre Handschrift gefragt. Um sich die Inhalte zu erarbeiten, ist das eigenhändige Beschriften von Abbildungen hilfreich. Damit Sie dies mehrmals machen und Ihren Lernerfolg immer wieder überprüfen können, empfiehlt es sich, hierzu einen Bleistift zu verwenden.

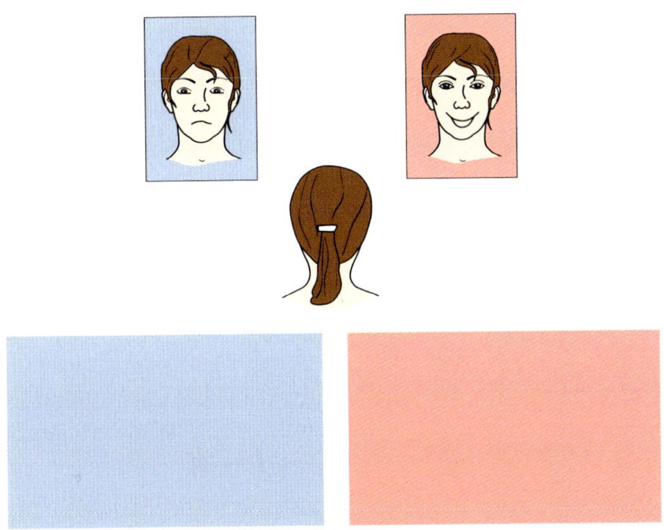

Abb. 26.1 Die zwei Pole der affektiven Psychose: Depression und Manie. [L143] (➤ NHP Abb. 26.7)

26.2

26.2 Definitionen psychiatrischer und psychologischer Grundbegriffe

- Definieren Sie die Unterschiede zwischen Psychiatrie, Psychologie und Psychotherapie.
- Was versteht man unter Psychosomatik?

26.2.1

Psychiatrischer Krankheitsbegriff

- Erklären Sie die Kennzeichen einer psychischen Erkrankung mit eigenen Worten.
- Was ist – in Bezug auf die Psyche – „normal"? Was steht im Lehrbuch – und was ist hierzu Ihre persönliche Erfahrung und Meinung?

26.2.2

Ursachen psychischer Erkrankungen

- Es gibt verschiedene Theorien über die Entstehung psychischer Erkrankungen. Welcher stimmen Sie persönlich am ehesten zu?
- Was versteht man unter Vulnerabilität?

26.2.3

Einteilung psychischer Erkrankungen

- Das triadische System gilt als veraltet. Dennoch ist sein Vokabular noch gebräuchlich, und es wird auch immer wieder in Prüfungsfragen verwendet. Deshalb sollten Sie auch diese „altmodische" Einteilung kennen.
- Erklären Sie – nach dem triadischen System – die Begriffe Neurose und Psychose.
- Welche zwei Einteilungen psychischer Erkrankungen (Klassifikationen) sind heutzutage weltweit anerkannt und üblich?

26.3

26.3 Der Weg zur psychiatrischen Diagnose

- Worum handelt es sich bei einer Exploration?
- Der psychopathologische Befund ist in manchen Gesundheitsämtern ein häufiges Thema bei der mündlichen Überprüfung. Was ist der Unterschied zu einer Anamnese?
- Führen Sie in Ihrer Lerngruppe miteinander jeweils im Rollenspiel eine psychopathologische Befunderhebung durch, indem Sie sich die entsprechenden Fragen stellen. Falls Ihnen dies zu privat ist, bitten Sie einen Ihrer Lebensmenschen darum, dies mit ihm oder ihr üben zu dürfen.

26.3.1

Erstgespräch und Anamnese

- Ein Patient kommt zu Ihnen, weil er seelische Probleme hat. Was interessiert Sie bei einem Erstgespräch besonders, worauf achten Sie, was erfragen Sie?
- Wann ist eine Fremdanamnese hilfreich?
- Welche juristische Besonderheit ist bei der Fremdanamnese zu beachten? (➤ NHP 1.6.11)
- Welche Informationen gewinnen Sie aus der Beobachtung Ihres Patienten und Fragestellungen zu körperlichen Symptomen?

Körperliche Untersuchung

26.3.2

- Wann kann eine körperliche Untersuchung dringend angezeigt sein, obwohl der Patient nur über seelische Probleme klagt?
- Welche körperlichen Erkrankungen können durch psychische Symptome auffallen?

Gesprächsführung

26.3.4

- Welches Gesprächsverhalten wünschen Sie von einer Therapeutin oder einem Freund, wenn Sie ein seelisches Problem haben? Was wäre für Sie ganz furchtbar zu ertragen?
- Welche Problemsituationen können Ihnen in einem Patientengespräch begegnen, wenn es um innere Konflikte oder seelische Probleme geht? Lassen Sie uns verschiedene Situationen oder Problematiken in Ihrer Fantasie durchspielen:
  - Eine Patientin ist in tiefer Trauer – ihr Mann ist plötzlich verstorben, die Ehe war sehr glücklich/war sehr unglücklich.
  - Ein Mittfünfziger hat seinen Arbeitsplatz verloren, das Haus ist noch nicht abbezahlt, drei Kinder wollen studieren.
  - Eine Zwanzigjährige ist in tiefen Konflikten: Ihr Freund hat sich auf sehr verletzende Weise von ihr getrennt, sie hat die Zusage für ein Stipendium an ihrer Wunschuniversität erhalten, das nur an sehr wenige Studenten vergeben wird, und zudem weiß sie seit gestern, dass sie schwanger ist.
  - Eine Frau Mitte Siebzig erfährt zufällig, dass ihr Mann sie seit vielen Jahren betrogen hat und immer noch betrügt; die Beziehung war stets schwierig; sie ist hin- und hergerissen, ob sie sich für die letzten Lebensjahre arrangieren oder trennen soll.
  - Ein 30 Jahre alter Mann, der von seiner konservativen Familie als Erben und Staffelträger des Familienbetriebs gesehen wird und der in drei Monaten heiraten möchte, gesteht sich ein, dass er sich weit mehr zu Männern als zu Frauen hingezogen fühlt.
  - Eine Patientin bzw. ein Patient zeigt eindeutig in Worten und Taten, dass sie bzw. er sich in Sie verliebt hat und sich eine persönliche Beziehung wünscht.
  - Mutter (Ende 60) und Tochter (Ende 30) kommen zur Konfliktberatung gemeinsam in die Praxis: Die Tochter will, dass die Mutter in ein Altersheim zieht, der Mutter ist dies viel zu früh, sie möchte noch mindestens 10 Jahre in ihrem Haus wohnen bleiben. Die Tochter stellt die Mutter als sehr hilfsbedürftig dar. Sie haben den Eindruck, dass die Tochter gerne mit ihrer Familie in das Haus der Mutter ziehen möchte, ohne die Mutter pflegen zu müssen.
  - Eine Patientin mit starken chronischen Schmerzen ist an Krebs erkrankt. Nun überlegt sie, ob sie sich wegen aktiver Sterbehilfe an einen entsprechenden Verein in der Schweiz wenden soll.
  - Eine Frau Ende 30 schildert Ihnen, dass sie große Probleme in Beziehungen habe, weil sie sich emotional distanziere und Streit provoziere, sobald sie sich ernsthafter für einen Partner interessiere. Eigentlich möchte sie heiraten und eine Familie gründen, sabotiert sich jedoch immer wieder selbst. Nun tickt die biologische Uhr; eine weitere Psychotherapie lehnt sie kategorisch ab; da zwei Versuche in der Vergangenheit erfolglos blieben.

  All dies sind sehr schwierige Fragestellungen. Wie würden Sie sich in einem Patientengespräch zu diesen Themen fühlen, wie reagieren Sie? Mit welchen Problemsituationen gehen Sie persönlich in Resonanz? Wie würden Sie den Patienten begegnen? Wie zeigen Sie Mitgefühl oder Interesse? Wie versuchen Sie zu helfen? Geben Sie tendenziell eher Ratschläge oder versuchen Sie, mittels Fragen die Patienten zur eigenen Erkenntnis zu begleiten? Wo ist für Sie die Schwelle zur Einmischung überschritten? Wo würden Sie eine Grenze ziehen und sich distanzieren? Gibt es Tabuthemen für Sie?
- Wie werden Sie in Ihrer zukünftigen Praxis die Gesprächsführung gestalten? Was ist Ihnen hier besonders wichtig?

LEICHTER LERNEN

Um psychische Erkrankungen und die Fachsprache zu verstehen, sollten Sie unbedingt die psychopathologischen Symptome gut lernen! Um in einem Bild zu sprechen: Wenn Sie nicht wissen, was Durchfall oder Übelkeit bedeuten, können Sie kaum die Erkrankungen des Verdauungstraktes erlernen. Wenn Ihnen die psychischen Symptome geläufig sind, werden Sie die Erkrankungen viel besser verstehen!

26.4 Psychopathologischer Befund

26.4.1 Bewusstseinsstörungen

- Definieren Sie verschiedene Grade von Bewusstseinsminderung in an- oder absteigender Reihenfolge!
- Was bedeutet Vigilanz?
- Schildern Sie, wie sich eine Bewusstseinseinengung zeigt.
- Welche Ursachen führen zu ekstatischem Verhalten?

26.4.2 Orientierungsstörungen

- Orientieren Sie sich über die verschiedenen Orientierungsstörungen.
- Welche Arten von Orientierungsstörungen kennen Sie? Schildern Sie Beispiele!

26.4.3 Störungen der Aufmerksamkeit, Konzentration und Auffassung

- Sind Sie im Moment aufmerksam und konzentriert? Gab es Situationen in Ihrem Leben, wo Sie größte Mühe hatten, sich zu konzentrieren? Stellen Sie sich nun diesen Zustand um ein Vielfaches verstärkt vor, um eine Ahnung zu bekommen, worunter Patienten mit einer Konzentrationsstörung leiden.
- Wie können Sie feststellen, ob ein Patient sich nur als unkonzentriert oder aufmerksamkeitsreduziert wahrnimmt – oder ob er es wirklich ist?

26.4.4 Gedächtnisstörungen

- Was ist der Unterschied zwischen Merkfähigkeit und Erinnerungsfähigkeit?
- Auf welche Weise können Sie in einem Patientengespräch diese Fähigkeiten testen?
- Worum handelt es sich bei einer Amnesie?
- Bei welchen Erkrankungen kommt es zum Konfabulieren? Was ist das?

26.4.5 Denkstörungen

- Unterscheiden Sie formale Denkstörungen von inhaltlichen Denkstörungen! Geben Sie Beispiele!
- Bei welchen Erkrankungen treten typischerweise Denkhemmung, Denkverlangsamung und Grübeln auf?
- Für welche Erkrankung ist das zerfahrene Denken typisch?
- Ideenflucht – worum handelt es sich hierbei, und wann tritt dies auf?

- Worum handelt es sich bei einer Perseveration?
- Um die verschiedenen formalen Denkstörungen zu erinnern, kann es hilfreich sein, derartige „Szenen“ in der Fantasie ablaufen zu lassen.
- Noch einmal: Form und Inhalt ... Verstehen Sie, warum und auf welche Weise diese Unterscheidung getroffen wird?
- Worum handelt es sich beim Wahn? Erklären Sie dies mit lauter Sprechstimme, und geben Sie zwei, drei typische Beispiele.
- Bei welchen Erkrankungen kommt es zum Wahn?
- Wie gehen Sie mit Patienten um, die unter einer Wahnvorstellung leiden? Was vermeiden Sie unbedingt im Umgang mit diesem Patienten?
- Wie ist die Krankheitseinsicht bei einem Patienten, der an Wahnsymptomen leidet, und wie bei einem Patienten, der Symptome einer Zwangsstörung zeigt?
- Definieren Sie das psychische Symptom Zwang!
- Erklären Sie einer imaginären Prüfungskommission die Merkmale zwanghaften Verhaltens, und geben Sie einige Beispiele!
- Was ist eine Phobie? Geben Sie auch hier Beispiele.

Wahrnehmungsstörungen

26.4.6

- Welche „Kanäle“ der sinnessinnlichen Wahrnehmung haben wir? Zählen Sie die fünf klassischen Sinne auf.
- Wie unterscheiden sich Halluzinationen von Illusionen?
- Jeder dieser Sinne kann durch eine Halluzination auffällig werden. Geben Sie Beispiele für die 5 Arten von Halluzinationen!
- Die bekannteste Halluzination ist wohl das Stimmenhören. Wann kommt diese Halluzination vor?

Ich-Störungen

26.4.7

- Erklären Sie die Bedeutung der Ich-Grenze.
- Worum handelt es sich bei Beeinflussungserlebnissen?
- Beschreiben Sie Entfremdungserlebnisse.

Störungen der Affektivität

26.4.8

- Was unterscheidet den Affekt von der Affektivität?
- Erklären Sie in Ihren eigenen Worten die folgenden Begriffe, ggf. gerne mit Beispielen:
  - Affektlabilität – Affektinkontinenz – Affektarmut und Affektstarre
  - Apathie – Gefühl der Gefühllosigkeit
  - Ambivalenz
  - Euphorie und Depressivität
  - Läppischer Affekt – Parathymie
- Welche affektiven Symptome sind typisch für eine Manie?
- Welche affektiven Symptome sind typisch für eine Depression?

26

26.4.9 Störungen des Antriebs und der Psychomotorik

- Welche Antriebsstörungen kennen Sie?
- Bei welcher psychischen Erkrankung ist der Erkrankte meist sehr antriebsarm?
- Beschreiben Sie psychomotorische Störungen anhand von Beispielen.

26.4.10 Kontaktstörungen

- Welche Verhaltensweisen eines Menschen zeigen, dass er unter Kontaktstörungen leidet?
- Welches ist die stärkste Erscheinung von Kontaktstörungen?

26.5 Erkrankungen des schizophrenen Formenkreises

26.5.1 Schizophrenie

- Was kennzeichnet diese schwere psychische Erkrankung?
- Welche psychopathologischen Symptome sind typisch für eine Erkrankung des schizophrenen Formenkreises? Geben Sie Beispiele!
- Unterscheiden Sie zwischen Positivsymptomen und Negativsymptomen bei Schizophrenie, und erklären Sie diese Ihrer imaginären Prüfungskommission!
- Was ist eine paranoide Schizophrenie?
- Was ist eine hebephrene Schizophrenie?
- Wie wird heutzutage eine Schizophrenie diagnostiziert?
- Welche Phasen durchläuft die Schizophrenie klassischerweise?
- Welche Frühwarnzeichen und Frühsymptome sind bezüglich der Schizophrenie zu beachten?
- Wie wird die Schizophrenie therapiert?
- Was sind Neuroleptika? Beschreiben Sie kurz deren Wirkweise und Nebenwirkungen in Ihren eigenen Worten.
- Was wissen Sie über die Suizidalität bei Patienten mit Schizophrenie?

26.5.2 Andere psychotische Störungen

- Worum handelt es sich bei einer Paranoia?
- Was ist eine schizoaffektive Störung?

26.6 Affektive Störungen

26.6

- Was sind affektive Störungen? Beschreiben Sie deren typische Merkmale und Symptome in eigenen Worten – aber mit lauter Stimme!
- Was bedeutet in diesem Zusammenhang unipolar und bipolar sowie monophasisch und polyphasisch?

LEICHTER LERNEN
Sie wissen es schon … das Thema Depressionen ist absolut überprüfungsrelevant und kommt auch in Ihrer Praxis vor!

Depression

26.6.1

- Wohl jeder Mensch erlebt dunkle, kummervolle, traurige Zeiten. Wie können Sie unterscheiden, ob es sich um eine solche Lebensphase handelt oder ob der Patient an einer Depression erkrankt ist? Selbstverständlich stellen Sie nicht die endgültige Diagnose, jedoch müssen Sie die Merkmale kennen – und benennen können!
- Was unterscheidet eine Depression von einer Dysthymia?
- Gestalten Sie in Ihrer Fantasie eine Fallbeschreibung zum Thema Wochenbettdepression.
- Nennen Sie Warnzeichen einer postpartalen Depression!
- Was verbinden Sie in diesem Zusammenhang mit der Abkürzung SAD?
- Beschreiben Sie ausführlich, mit lauter Stimme und mit Ihren eigenen Worten die zahlreichen Symptome einer Depression – und fertigen Sie hierzu eine Lernkarte an. Unterscheiden Sie Haupt- und Zusatzsymptome.
- Wie äußern sich bei einer Depression die Störungen von Antrieb und Psychomotorik? Nennen Sie Beispiele!
- Wie verändern sich Vitalität und Vegetativum bei einer Depression, und wie äußert sich dies?
- Wie kann sich eine larvierte Depression zeigen?
- Welche Arten von Denkstörungen begleiten oft eine Depression? Nennen Sie Beispiele!
- Skizzieren Sie den Verlauf und die Prognose einer Depression auch im Hinblick auf suizidale Symptome.
- Zur Wiederholung und Verfestigung: Schildern Sie die Hauptsymptome und Zusatzsymptome der Depression.
- Welche Fragen helfen bei der Abklärung einer Depression?
- Wie wird die Depression schulmedizinisch behandelt?
- Was wissen Sie über Antidepressiva? Schildern Sie kurz die Wirkweise und die häufigsten Nebenwirkungen!
- Was ist zu beachten, wenn ein Patient mit Depression seit wenigen Tagen ein Antidepressivum einnimmt? Welche gefährliche Situation kann entstehen und muss erkannt werden?
- Was wissen Sie über die Lithiumtherapie? Schildern Sie kurz die Wirkweise und die häufigsten Nebenwirkungen!
- Welche Verhaltensweisen sind beim Umgang mit depressiven Patienten zu empfehlen bzw. zu vermeiden?

GUT ZU WISSEN
In den allgemeinärztlichen oder internistischen Praxen werden Depressionen oft spät oder gar nicht erkannt: Anstatt über ihre Sorge und Ängste zu sprechen, berichten die Patienten überwiegend über körperliche Beschwerden.

Manie

26.6.2

- Schildern Sie Ihrer imaginären Überprüfungskommission die typischen Symptome einer Manie in eigenen Worten. Geben Sie Beispiele!

- Wie zeigen sich die typischen Wahnsymptome bei einem Patienten, der an einer Manie leidet?
- Was versteht man unter Ideenflucht?
- Welche Verhaltensweisen sind beim Umgang mit Patienten, die an einer monopolaren Störung leiden, zu empfehlen bzw. zu vermeiden?

26.6.3 Bipolare affektive Störung

- Worum handelt es sich bei einer bipolaren affektiven Störung?
- Schildern Sie, mit Beispielen versehen, eine typische Symptomatik dieser Erkrankung.

26.6.4 Anhaltende affektive Störungen

- Es werden bestimmte Persönlichkeitsmerkmale bei einer Dysthymie beschrieben. Welche sind das?
- Worum handelt es sich bei anhaltenden affektiven Störungen? Überlegen Sie sich eigene Beispiele.

LEICHTER LERNEN

Ein jeder von uns hat (mindestens) ein Neu-Röschen. Die meisten davon geben – positiv ausgedrückt – unserem Charakter Originalität und Tiefe. Einige jedoch können enorm belastend und zerstörerisch sein. Neurosen haben eine hohe Praxisrelevanz – und sind nur selten prüfungsrelevant.
Eine Neurose ist eine Neurose ist eine Neurose ... Anders verhält es sich mit den neurotischen Störungen, um die es nun im folgenden Kapitel geht.

26.7 Neurotische Störungen

- Was sind neurotische Störungen? Welche Formen gehören hierzu?
- Wie ist die Wahrnehmung der Realität bei einer neurotischen Störung im Vergleich zu der bei psychotischen und affektiven Störungen?

26.7.1 Psychoanalytische Neurosenlehre

- Worum geht es bei dem Begriff des Unbewussten?
- Worum handelt es sich beim „Es“, beim „Ich“ und beim „Über-Ich“?
- Es gibt viele psychische Abwehrmechanismen. Dieses Thema ist so gut wie nie prüfungsrelevant, spielt aber im privaten Alltag, im eigenen Erleben von Konflikten und Belastungen und natürlich in der Praxis eine sehr große Rolle.
- Es kann nur nutzen, wenn Sie sich diese Abwehrmechanismen einmal genauer anschauen. Kommt Ihnen das Eine oder jenes Andere bekannt vor? Erkennen Sie sich selbst oder Ihnen liebe Menschen im Verhalten wieder? Es kann oft hilfreich sein, solche Mechanismen – möglichst wertfrei – zu beobachten. Das Verständnis kann hierdurch wachsen, und somit wird oft auch der Umgang mit der Situation und anderen Menschen entspannt.

Lerntheoretisches Neurosenmodell

26.7.2

- Was versteht man unter positiver Verstärkung? Was könnte das zu tun haben mit dem sekundären Krankheitsgewinn?

LEICHTER LERNEN

Die Angst als psychisches Symptom ist nur selten überprüfungsrelevant. Aber in der Realität ist Angst ganz enorm prüfungsrelevant! Es ist bedauerlicherweise so, dass unserer Erfahrung nach mehr mündliche Überprüfungen aufgrund von Angst scheitern als an mangelndem Wissen. Deshalb ist es außerordentlich wichtig

- gut vorbereitet und mit fundiertem Wissen in die Überprüfung zu gehen – das gibt Sicherheit,
- die Überprüfungssituation und das freie Reden immer wieder zu üben – das gibt Routine und Selbstvertrauen,
- sich bei Prüfungsangst ggf. therapeutische Hilfe zu holen, z. B. mit Homöopathie, Bachblüten, Spagyrik, Hypnose, Kurzzeit- und Prüfungs-Coachings, Kinesiologie, Akupunktur ... Das kann Blockaden lösen und Selbstvertrauen und Gelassenheit stärken.

Angststörungen

26.7.3

- Unterscheiden Sie eine Phobie von einer Angststörung.
- Angst läuft auf (mindestens) vier Ebenen ab. Welche sind dies? Überprüfen Sie dies aufgrund Ihrer eigenen Erfahrungen.
- Angst und Abhängigkeit – wie beurteilen Sie hier die Zusammenhänge?
- Nennen Sie Beispiele für typische Phobien!
- Beschreiben Sie die typischen Symptome einer Panikattacke bei einer Panikstörung.
- Was ist eine generalisierte Angststörung?
- Was sind Anxiolytika? Was sollte man Ihrer Meinung nach als Heilpraktiker über Benzodiazepine wissen?
- Welche Nebenwirkungen kann die Einnahme von Benzodiazepinen haben? Welche besonderen Risiken bestehen dabei?
- Was kann geschehen, wenn die Einnahme von Benzodiazepinen abrupt beendet wird?

Zwangsstörungen

26.7.4

- Was versteht man unter Zwangsgedanken im Unterschied zu Zwangsstörungen?
- Geben Sie mindestens drei Beispiele für typische Zwangshandlungen.

Dissoziative Störungen (Konversionsstörungen)

26.7.5

- Worum handelt es sich bei einer dissoziativen Störung?
- Warum ist diese Störung praxisrelevant?
- Durch welche Symptome zeigt sich eine dissoziative Bewegungsstörung, und welche Symptome treten auf bei einer dissoziativen Störung des Sensoriums?
- Welche anderen Formen von dissoziativen Störungen gibt es?

LEICHTER LERNEN

Zur Erinnerung: Sie werden nicht schlauer durch mehr Papier oder mehr Informationen, sondern durch Durchdenken und Anwenden durch aktives Wiedergeben!

26.8

26.8 Belastungs- und Anpassungsstörungen

GUT ZU WISSEN

In den letzten Jahren hat die Anzahl der Patienten mit Angststörungen deutlich zugenommen. Auch die Prüfungselevanz dieses Themas ist gestiegen.

- Was versteht man unter einer Belastungsstörung?
- Schildern Sie Beispiele in eigenen Worten!

26.8.1

Akute Belastungsreaktion

- Wie geben Sie Hilfestellung bei einer akuten Belastung, z. B. nach einem Unfall oder wenn jemand eine überaus schlechte Nachricht bekommen hat?
- Schildern Sie typische Symptome eines „Nervenschocks".

26.8.2

Posttraumatische Belastungsstörung (PTBS)

- Wie kann es zu einer PTBS kommen?
- Von welchen Symptomen werden Patienten mit einer posttraumatischen Belastungsstörung gequält?

26.8.3

Anpassungsstörungen

- Worum handelt es sich bei einer Anpassungsstörung?
- Beschreiben Sie in eigenen Worten typischen Situationen und Verhaltensweisen bei Anpassungsstörungen.

GUT ZU WISSEN

Eine Anpassungsstörung wird umgangssprachlich oft als Nervenzusammenbruch bezeichnet. Häufig tritt sie etwa einen Monat nach dem auslösenden Ereignis ein. Unterschiedlichste (auch körperliche) Symptome sind möglich und zeigen an, dass der Mensch in dieser Krisensituation seine psychische Belastung nicht kompensieren kann und dass er nicht genügend Unterstützung erfährt, um die Situation zu bewältigen.

26.8.4

Therapie bei Belastungs- und Anpassungsstörungen

- Was wissen Sie über die aktuellen Therapieansätze bei akuten Anpassungsstörungen?
- Beschreiben Sie kurz die EMDR-Therapie.

26.9

26.9 Somatoforme und psychosomatische Störungen

- Dieses Thema ist zwar nicht sehr prüfungsrelevant, dafür hat es aber hohe Praxisrelevanz. Eine Vielzahl unserer Patienten – vom Kindes- bis zum Seniorenalter – leiden unter diesen Störungen. Deshalb sollten Sie diesen Kapitelteil nicht einfach überblättern…
- Medizintraditionen aus aller Welt beschreiben den Zusammenhang zwischen psychischen Problemen und körperlichen Erkrankungen und Beschwerden. Die Wissenschaft liefert zunehmend Erklärungen für diese Zusammenhänge. Beschäftigen Sie sich mit den Möglich-

keiten, die die von Ihnen gewählten Therapieverfahren bei dieser Art von Störungen zu bieten haben. Wenn sich in Ihrem „therapeutischen Werkzeugkasten“ noch keine Behandlungsmethode für diese so weit verbreitete Ursache von Symptomen und Krankheiten befindet, sollten Sie spätestens vor Ihrer Praxiseröffnung nach einem entsprechenden Verfahren suchen und es erlernen. Blenden Sie diesen so wichtigen therapeutischen Hebel nicht aus, sondern beherzigen Sie den Leitsatz zur erfolgreichen Behandlung „Ganzheitlich – ursächlich – individuell“.

Somatoforme Störungen

26.9.1

- Somatoforme Störungen können sich auf verschiedenste Weise äußern. Erklären Sie einer imaginären Prüfungskommission die vielfältigen Symptome von somatoformen Störungen – und wie diese Ihnen in der Praxis begegnen können.
- Was ist eine Somatisierungsstörung?

Psychosomatische Störungen

26.9.2

- Was verstehen Sie unter psychosomatischen Störungen?
- Welche Erkrankungen werden den psychosomatischen Störungen zugeordnet?

Nichtorganische Schlafstörungen

26.9.3

- Welche Fragen sind hilfreich bei einer Schlaf-Anamnese?
- Welche körperlichen Ursachen können Schlafstörungen zugrunde liegen?

Nichtorganische sexuelle Funktionsstörungen

26.9.4

- Dieses Thema ist nicht überprüfungsrelevant. Jedoch gibt es immer mehr Heilpraktiker, die von steigendem Rede- und Behandlungswunsch ihrer Patienten bezüglich dieses Themas berichten, und die mit verschiedenen Methoden bei organischen und nichtorganischen sexuellen Funktionsstörungen therapieren.
- Welche Fragen gehören – je nach Beschwerdebild – zu einer Sexualanamnese?

Diagnostik und Behandlung somatoformer und psychosomatischer Störungen

26.9.5

- Somatoform – psychosomatisch … definieren Sie diese Begriffe.
- Wie könnten Ihnen diese Störungen in Ihrer Praxis begegnen? Welche Verhaltensweisen des Behandlers sind hier hilfreich?

Burnout-Syndrom

26.9.6

- Überarbeitet zu sein, erschöpft zu sein – diese Zustände kennen die allermeisten Menschen. Aber was unterscheidet solche Phasen der Kraftlosigkeit und Überforderung vom Burnout-Syndrom?
- Welche Menschen sind besonders gefährdet, am Burnout-Syndrom zu erkranken?
- Schildern Sie die Symptome des Burnout-Syndroms.

- Als Neurasthenie bezeichnet man eine gesteigerte geistige Ermüdbarkeit bzw. Erschöpfung nach (relativ) geringer körperlicher Anstrengung. Früher kannte man noch den Spruch: „Haste nie und raste nie, dann haste nie Neurasthenie." Das gilt auch noch heute.
- Wann spricht man von einem chronischen Erschöpfungssyndrom?
- Welche Gefahr besteht bei Menschen mit einem Burnout-Syndrom?

26.10

26.10 Persönlichkeitsstörungen

- Es gibt verschiedene Persönlichkeitsstörungen. Wählen Sie eine aus, und beschreiben Sie diese mit eigenen Worten.
- Was versteht man unter einer Borderline-Persönlichkeit?
- Beschreiben Sie Merkmale einer narzisstischen Persönlichkeit.

26.11

26.11 Essstörungen

- Nach dem Body-Mass-Index (➢ NHP Abb. 15.6) wird immer mal wieder gefragt, z. B. beim Diabetes mellitus, aber auch bei den Essstörungen. Wie wird er berechnet? Welcher BMI ist „normal"?
- Was versteht man nach der ICD-10 unter einer Essstörung? Geben Sie eine Definition!

LEICHTER LERNEN

Und das ist jetzt wieder sehr überprüfungsrelevant! Nach der Anorexia nervosa wird sehr oft gefragt, und die Bulimia nervosa ist auch regelmäßig im Fragenkatalog. Also Augenmerk auf diese Krankheiten!

GUT ZU WISSEN

Von Essstörungen betroffen sind v. a. Mädchen und junge Frauen, jedoch auch Frauen in höherem Lebensalter sowie Jungen und Männer. Das Vorkommen von Essstörungen ist während der letzten Jahre deutlich gestiegen. Ursache hierfür ist insbesondere das Schönheitsideal, welches das Dünnsein in den Mittelpunkt eigener Bewertung und antizipierter Wertschätzung anderer stellt. Es gibt zahlreiche Initiativen und Selbsthilfegruppen, die Betroffenen eine zusätzliche Hilfe sein können, so z. B. www.cinderella-beratung.de, www.anad.de/, www.magersucht.de.

26.11.1

Anorexia nervosa

- Welcher Personenkreis erkrankt typischerweise an Anorexia nervosa?
- Wie hoch ist die Suizidalität bei dieser Erkrankung einzuschätzen?
- Es gibt verschiedene Erklärungsmodelle zur Krankheitsentstehung. Beschreiben Sie diese mit eigenen Worten.
- Schildern Sie Ihrer imaginären Überprüfungskommission die Symptomatik. Geben Sie zu erkennen, dass Sie diese Erkrankung verstanden haben und zuverlässig erkennen werden, wenn Sie Ihnen bei einer Patientin begegnet. Betonen Sie besonders, was Ihnen als Mitglied einer Überprüfungskommission wichtig wäre.
- Beschreiben Sie die Warnzeichen der Anorexia nervosa, und führen Sie weiter aus, worin die Gefährdung besteht.
- Zählen Sie möglichst vollständig die Liste der körperlichen Symptome auf!

- Wie stark leiden die betroffenen Patientinnen unter den Symptomen ihrer Erkrankung?
- Was bedeutet der Begriff Körperbildstörung?
- Weshalb ist diese Erkrankung so gefährlich? Was sind Spätfolgen und Komplikationen?
- Wie wird die Anorexia nervosa therapiert?
- Wie hoch schätzen Sie die Compliance (Bereitschaft zur Mitarbeit) der Betroffenen bei therapeutischen Maßnahmen ein?

Bulimia nervosa

26.11.2

- Durch welche Einflussfaktoren kommt es nach derzeit gängiger Einschätzung zur Bulimie-Erkrankung?
- Was wissen Sie über die Bulimia nervosa? Eine klare, gut zu beantwortende Frage in der mündlichen Überprüfung. Schildern Sie Ihrer imaginären Überprüfungskommission laut und vollständig die typische Symptomatik der Bulimia nervosa. Geben Sie Beispiele, und beschreiben Sie auch Folgeerkrankungen und Komplikationen!
- Erklären Sie, durch welche pathophysiologischen Prozesse die körperlichen Symptome entstehen.

26.12 Organisch bedingte psychische Störungen

26.12

- Was versteht man unter organisch bedingten psychischen Störungen? Erklären Sie dies in Ihren eigenen Worten.
- Geben Sie Beispiele für diese Störungen und ihre Ursachen.
- Was ist ein „organisches Psychosyndrom“?
- Unterscheiden Sie primäre und sekundäre organische psychische Störungen.

LEICHTER LERNEN

Die beiden folgenden Themen „Demenz“ und „Delir“ sind sehr relevant, besonders in der schriftlichen Überprüfung.

Demenz

26.12.1

- Welche Symptome treten bei einer Demenz auf? Beschreiben Sie ausführlich die verschiedenen Störungen und Veränderungen, und geben Sie Beispiele. Lesen Sie hierzu auch ➤ NHP 23.13.2.
- Falls Sie diese beiden Fragen gerade „innerlich“, also nur denkend beantwortet haben, tun Sie sich den Gefallen, das gleiche nun noch einmal zu tun, aber dieses Mal laut und vor der imaginären Überprüfungskommission.

Organisches amnestisches Syndrom

26.12.2

- Worum handelt es sich beim Korsakow-Syndrom?
- Welche Ursachen hat es?
- Wie äußert es sich?

26.12.3 Akutes organisches Psychosyndrom (Delir)

- Bei welchen Erkrankungen und Lebensumständen kann ein Delir auftreten?
- Schildern Sie die Symptome eines Delirs.
- Was veranlassen Sie, wenn sich ein Mensch in einem Delir befindet?
- Zu welchen gefährlichen Folgen kann es im Delir kommen?

26.12.4 Andere organische psychische Störungen

- Zahlreiche körperliche Erkrankungen können zu den unterschiedlichsten psychischen Störungen führen – nennen Sie Beispiele!
- Unterscheiden Sie die Pathophysiologie endokriner und metabolischer Enzephalopathien.
- Wenn Sie sich bereits mit den Themen Leber, Stoffwechsel, Nieren und Endokrinologie beschäftigt haben, schulen Sie Ihr vernetztes Denken und versuchen Sie die jeweiligen Zusammenhänge zu erklären. Warum kann eine Hypothyreose zu psychischen Störungen führen? Weshalb können z. B. ein Diabetes mellitus, ein Vitamin-B_{12}-Mangel und eine Leberzirrhose mit psychischen Symptomen einhergehen?

GUT ZU WISSEN
Missbrauch und Abhängigkeit gehören mit zu den häufigsten Gesundheitsgefahren. Deshalb besteht hohe Überprüfungs- und Praxisrelevanz!

26.13 Missbrauch und Abhängigkeit

- Missbrauch, Abhängigkeit, Sucht – was verstehen Sie unter diesen Begriffen?
- Unterscheiden Sie die psychische Abhängigkeit von der körperlichen Abhängigkeit.
- Welche Merkmale kennzeichnen die Substanzabhängigkeit und welche die Tätigkeitsabhängigkeit?
- Erklären Sie die Begriffe Suchtpotenzial und Toleranzentwicklung.
- Welche Ursachen und Faktoren werden für die Entstehung einer Abhängigkeitserkrankung mitverantwortlich gemacht?

GUT ZU WISSEN
Jeder Mensch kann im Prinzip abhängig werden. Jedoch sind nicht alle Menschen gleichermaßen gefährdet.

- Schildern Sie die drei Stadien der Abhängigkeit von psychotropen Substanzen!
- Beschreiben Sie die klassischen Symptome, die bei einer körperlichen Abhängigkeit vorliegen.
- Wie schätzen Sie die Lebenserwartung und die Suizidalität von Abhängigen ein?
- Welcher Kriterienkatalog besteht nach der ICD-10 zur Diagnosestellung von Abhängigkeitserkrankungen?
- Wie schätzen Sie Ihr eigenes Suchtpotenzial ein? Beobachten Sie bei sich Tendenzen abhängigen Verhaltens?

Alkoholabhängigkeit

26.13.1

- Wie schätzen Sie die Verbreitung und Häufigkeit der Alkoholabhängigkeit ein?
- Welche Ursachen der Krankheitsentstehung werden diskutiert?
- In welche vier Phasen oder Stadien wird die Alkoholkrankheit eingeteilt?
- Schildern Sie die jeweiligen Symptome dieser Phasen.
- Berichten Sie vom jeweils typischen Trinkverhalten der vier Arten von Trinkern.
- Welche Fragen sind während der Anamnese und des Gesprächs hilfreich für die Einschätzung des Gefährdungsgrades oder des Abhängigkeitsverhaltens?
- Schildern Sie in eigenen Worten vollständig und präzise die körperlichen Folgen der Alkoholabhängigkeit.
- Wie schätzen Sie die Gefährlichkeit eines alkoholischen Rauschs ein? Was ist ein pathologischer Rausch? Wie sehen in einem solchen Fall Ihre Maßnahmen aus?
- Und wieder das Delir: Berichten Sie der imaginären Prüfungskommission von den Symptomen des Delirium tremens!
- Sehr häufig wird auch nach der Alkoholhalluzinose, der Wernicke-Enzephalopathie und dem Korsakow-Syndrom gefragt. Stellen Sie sich vor, Sie seien ein Mitglied der Überprüfungskommission! Was würden Sie vom Kandidaten wissen wollen? Was sollte er beantworten und schildern können?

Drogen- und Medikamentenabhängigkeit

26.13.2

- Drogen – welche Substanzen fallen (im Sinne des Themas Psychiatrie, nicht im Zusammenhang mit phytotherapeutischen Arzneidrogen) unter diesen Begriff?
- Wie schätzen Sie das Suchtpotenzial von Medikamenten ein?
- Welche Medikamente führen zur körperlichen Abhängigkeit? In welchem Zeitraum kann dies geschehen?
- Welche verschreibungsfreien Medikamente können zur Abhängigkeit führen?

Tabakabhängigkeit

26.13.3

- Welche Faktoren müssen gegeben sein, damit die Diagnose Tabakabhängigkeit gestellt werden kann?
- Beschreiben Sie die Symptome des Nikotinentzugs.
- Zählen Sie möglichst vollständig die häufigen körperlichen Folgen des Rauchens auf!

Therapie bei Abhängigkeitserkrankungen

26.13.4

- Welche Verhaltensweisen sind im Umgang mit abhängigen Menschen förderlich, welche sind schädlich?
- Welche vier Phasen kennzeichnen die Therapie von Abhängigkeitserkrankungen?

26.14 Suizidalität

26.14

- Welche Fragen können zur Abklärung einer Suizidalität hilfreich sein?
- Wie verhalten Sie sich konkret bei Verdacht auf Suizidalität?

26

LEICHTER LERNEN

Im Rahmen der „Gefahrenabwehr“ ist es unbedingt notwendig zu erkennen, ob ein Patient suizidgefährdet ist. Dieses Thema hat deshalb sehr hohe Überprüfungsrelevanz!

- Was unterscheidet einen Parasuizid vom Suizid?
- Was versteht man unter einem Bilanzsuizid?
- Berichten Sie mit lauter Sprechstimme, was Sie über die Selbsttötung wissen. Berücksichtigen Sie in Ihrer Schilderung Häufigkeit, Auslöser, typische Methoden mit Geschlechterverteilung.
- Zählen Sie die lange Liste möglicher Motive für den Todeswunsch auf!
- Benennen Sie ausführlich mögliche Risikofaktoren für den Wunsch, tot zu sein oder sich selbst zu töten. Wer ist besonders suizidgefährdet?
- Beschreiben Sie sehr konkret die Warnzeichen auf einen drohenden Suizid.
- Erklären Sie Ihre Maßnahmen bei Verdacht auf einen drohenden Suizid. Lesen sie zur Vernetzung ergänzend ➤ NHP 2.4.1.
- Was sind Ihre Erstmaßnahmen bei einem Suizidversuch? Beschreiben Sie dieses Verhalten einer imaginären Überprüfungskommission. Wenn Sie dies am heimischen Schreibtisch nicht korrekt und sicher schaffen, wird es Ihnen kaum in der Aufregung der Überprüfung gelingen.

LEICHTER LERNEN

Ist bei Ihnen immer, immer, immer beim Lernen das Augenmerk auf die Überprüfung gelenkt? Halten Sie doch bitte einen Moment inne. Die Überprüfung ist nur ein Meilenstein. Ihr Ziel ist nicht, Heilpraktiker/in zu werden, sondern Heilpraktiker/in zu sein! Es geht um mehr als „nur“ den Prüfungserfolg.
Verlieren Sie nie Ihr wahres Ziel aus den Augen. Sie wollen Menschen helfen, Ihrer Berufung folgen, Erfüllung finden, Ihren Lebensunterhalt damit verdienen.
Werden Sie keine seelenlose Büffeimaschine! Genießen Sie bei aller Zielstrebigkeit die Freude am Lernen! Achten Sie das Privileg und das Glück, Interessantes lernen zu können.
Feiern Sie jede Erkenntnis mit einer Freude. Lernen Sie nicht nur mit dem Hirn, sondern lernen Sie v.a. mit Herz und Seele!

26.15

26.15 Akuthilfe bei psychischen Krisen

- Ein Mensch befindet sich in höchster seelischer Not. Es besteht ein emotionaler Ausnahmezustand. Diese Situation kann Ihnen im Privatleben und in der Praxis begegnen. Spielen Sie dies gedanklich durch. Üben Sie den Notfall innerlich und im Rollenspiel. Was tun Sie als Therapeutin? Wie klingt Ihre Stimme? Wie atmen Sie? Wie verhalten Sie sich?
- Beschreiben Sie der imaginären Prüfungskommission Ihre Maßnahmen und Ihr Verhalten!
- Eine Ergänzung aus der Gesetzeskunde: Was wissen Sie über die Unterbringung? Wie läuft sie juristisch ab? (➤ NHP 2.4.1)
- Erklären Sie mit lauter Sprechstimme Ihre Maßnahmen, wenn akute Fremd- oder Selbstgefährdung besteht. Diese notieren Sie sich auf einer Lernkarte.

26.16

26.16 Behandlungsmethoden

- Auf welchen drei Säulen basiert die Behandlung psychiatrisch erkrankter Menschen?
- Wie verhalten Sie sich bei einem Patienten, der sich in einem akuten psychotischen Zustand befindet? Schildern Sie (noch einmal) Ihr Verhalten laut und in eigenen Worten.

Psychopharmakotherapie

26.16.1

- Welche vier Medikamentengruppen werden schulmedizinisch zur Behandlung psychiatrischer Erkrankungen eingesetzt?
- Ein Patient ist bei Ihnen aufgrund seiner Pollenallergie in Behandlung. Er nimmt regelmäßig ein Psychopharmakon ein. Eines Tages berichtet er beiläufig, dass er dieses Medikament von einem Tag auf den anderen komplett abgesetzt hat. Worauf machen Sie ihn eindringlich aufmerksam? Wovor warnen Sie ihn?
- Simulieren Sie dieses Aufklärungsgespräch, indem Sie mit einem imaginären Patienten laut sprechen und ihn in unmissverständlicher Sprache informieren.
- Warum dokumentieren Sie dieses Gespräch besonders ausführlich in Ihrer Patientenakte?

Grundlagen der Psychotherapie

26.16.2

- Was versteht man in der Psychotherapie unter Übertragung und Gegenübertragung?
- Welche fünf Hauptformen von Psychotherapie sind heutzutage allgemein anerkannt?

Psychodynamische (tiefenpsychologische) Therapien

26.16.3

- Wer war der Begründer der Psychoanalyse?
- Wer hat sein Psychotherapiesystem mit Archetypen und dem kollektiven Unbewussten in Zusammenhang gebracht? Zusätzlich zu der Nennung des Namens sollten Sie die beiden Begrifflichkeiten erklären.
- Bei welcher Psychotherapie spielt der „Sinn des Lebens“ eine zentrale Rolle?

Kognitiv-behaviorale Therapien (Verhaltenstherapie)

26.16.4

- Was versteht man in der Behandlung von Phobien unter einer systematischen Desensibilisierung?
- Was sind kognitive Therapien?
- Bei welchen psychischen Störungen wird die Verhaltenstherapie eingesetzt?

Humanistische (erlebnisorientierte) Therapieverfahren

26.16.5

- Welche drei Voraussetzungen bilden die Grundlage der Gesprächspsychotherapie nach Rogers?
- Was versteht man unter Gestalttherapie, Psychodrama und Transaktionsanalyse?

Körperpsychotherapie

26.16.6

- Welche Annahme liegt der Körperpsychotherapie zugrunde?
- Welche Therapieverfahren gehören in diese Kategorie?

Systemische Psychotherapie

26.16.7

- Die systemische Psychotherapie hat in den letzten Jahren enorm an Bedeutung gewonnen. Was versteht man hierunter?

- Wann empfiehlt sich Einzel-, Paar-, Partner- oder Gruppentherapie?
- Welche psychotherapeutischen Verfahren werden besonders oft in der Familientherapie angewendet?

26.16.8 Soziotherapie

- Was versteht man unter soziotherapeutischen Maßnahmen?
- Wann wird die Soziotherapie eingesetzt?

26.16.9 Hypnose und Entspannungsverfahren

- Was wissen Sie über das Autogene Training?
- Wann ist die progressive Muskelrelaxation nach Jacobson besonders angezeigt?
- Bei welchen Indikationen ist Hypnose besonders indiziert?

LEICHTER LERNEN

Sie haben es geschafft! Vielleicht konnten Sie beim Erarbeiten dieses Themas neue Erkenntnisse gewinnen, die Ihnen zukünftig nutzen – in der Praxis und im Privaten. Und um mit einem Zitat zu schließen: „Die letzte Konsequenz der Psychologie ist die Liebe." (Erich Fromm, *Die Kunst des Liebens*)

KAPITEL

27 Schwangerschaft, Geburt und Stillzeit

Mit jedem Menschen, der geboren wird, erscheint die menschliche Natur immer wieder in einer etwas veränderten Gestalt.

Christian Garve

LEICHTER LERNEN

Jeder von uns hat mindestens eine Schwangerschaft erlebt und ist das Resultat einer solchen. Schwangerschaft und Geburt sind zwar natürlichste physiologische Abläufe – und doch gleichzeitig Teil eines wundervollen Mysteriums.

Leider ist längst nicht jede Schwangerschaft problemfrei. In unsere Praxen kommen immer öfter Paare mit unerfülltem Kinderwunsch und oft genug mit der Erfahrung von Fehl- oder Totgeburten. Wir können diesen Menschen auf verschiedenste Weise beistehen. In der Überprüfung – Sie können es sich selbst denken – werden v. a. die möglichen Notfälle und Komplikationen gefragt.

Zur Erinnerung: Wenn Sie wenig Zeit haben, beschäftigen Sie sich

- insbesondere mit den durch ein rotes Symbol gekennzeichneten Fragen und Aufgaben.
- Denken Sie daran: Das Gehirn lernt durch Abruf, nicht durch Eingabe. Also reden Sie laut und erklären Sie sich selbst oder Ihrer Lerngruppe die frisch gelernten Inhalte.
- Lernen Sie immer mit möglichst viel Freude und mit möglichst wenig Druck.

27.1 Lernen durch Beschriften

27.2

In den folgenden Abbildungen (➤ Abb. 27.1, ➤ Abb. 27.2) ist Ihre Handschrift gefragt. Um sich die Inhalte zu erarbeiten, ist das eigenhändige Beschriften von Abbildungen hilfreich. Damit Sie dies mehrmals machen und Ihren Lernerfolg immer wieder überprüfen können, empfiehlt es sich, hierzu einen Bleistift zu verwenden.

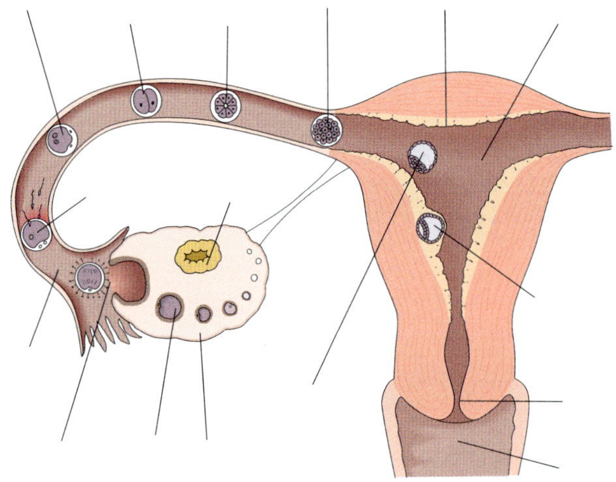

Abb. 27.1 Entwicklung des Keims von der Zygote über das über das Zwei-, Vier-Zell-Stadium und die Morula (maulbeerähnliche Zellkugel) bis zur Blastozyste, die sich in das Endometrium (Gebärmutterschleimhaut) einnistet. [L190] (➤ NHP Abb. 27.1)

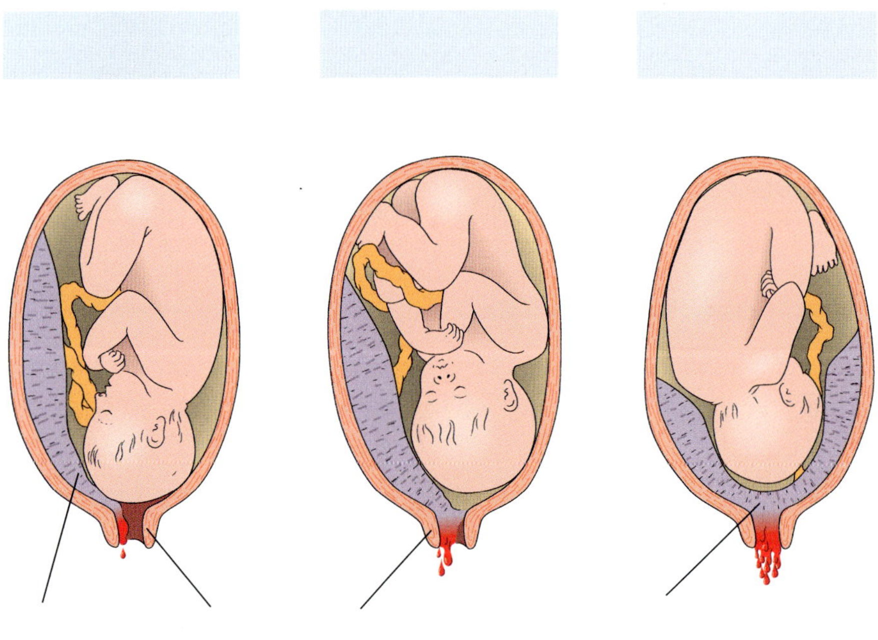

Abb. 27.2 Die drei Formen der Placenta praevia. Die Gefahr einer lebensbedrohlichen Blutung besteht bei allen drei Formen. [L138] (➤ NHP Abb. 27.10)

27.2 Die Schwangerschaft

Physiologischer Ablauf der Schwangerschaft

27.2.1

- Dauert die Schwangerschaft wirklich „neun Monate"? (Sie sollten mit mehr als einem Wort antworten …)
- Was bedeuten die Begriffe Zygote – Morula – Embryo – Fetus?
- Unterscheiden Sie sichere und unsichere Schwangerschaftszeichen.
- Ab etwa welcher SSW sind für Schwangere die Kindsbewegungen zu spüren?
- Welche Aufgaben hat die Plazenta?
- Wie hoch ist die durchschnittliche Gewichtszunahme der Schwangeren bis zur Geburt?
- Welche Probleme und Gefahren sind typisch für das erste Trimenon?
- Welche Schwangeren gelten als Risikoschwangere?
- Wie erfolgt die Blutversorgung des Fetus?

Diagnostik

27.2.2

- Der Mutterpass ist auch in der Heilpraktikerpraxis ein viel beachtetes Dokument. Welche Informationen können Sie aus ihm gewinnen?
- Was kann bei der Pränataldiagnostik festgestellt werden?
- Welche Aufschlüsse geben das Ersttrimesterscreening (ETS) und die Amniozentese?

Schwangerschaftsbedingte Erkrankungen

27.2.3

- Welche Gefahren gehen mit übermäßigem Schwangerschaftserbrechen einher?
- Durch welche Symptome erkennen Sie diese potenziell lebensbedrohliche Erkrankung?
- Die schwangerschaftsinduzierte Hypertonie bedeutet mehr als nur Bluthochdruck. Erklären Sie die Symptomatik!
- Durch welche einfachen körperlichen Untersuchungen können Sie rasch den Verdacht auf eine (früher so genannte) EPH-Gestose erhärten?
- Was bedeuten die Bezeichnungen Eklampsie und Präeklampsie?
- Schildern Sie (laut!) Ihre Maßnahmen bei (drohender) Eklampsie! Und fertigen Sie sich hierzu eine Lernkarte an.
- Was versteht man unter dem HELLP-Syndrom?
- Erklären Sie, wie es zu einem Vena-cava-Kompressionssyndrom kommt – und erläutern Sie die Gegenmaßnahme!

Vorgeburtliche Schädigungen und Entwicklungsstörungen

27.2.4

- Erklären Sie einer (imaginären) Patientin laut und in eigenen und einfachen Worten, was es mit der Blutgruppenunverträglichkeit und den Rhesus-Antikörpern auf sich hat.
- Welche Symptome bestehen beim Down-Syndrom/Trisomie 21?
- Welche Folgen hat Alkoholkonsum in der Schwangerschaft auf den Embryo und den Fetus? Wie heißt dieses Krankheitsbild?

27.2.5 Extrauteringravidität

- Was versteht man unter einer Extrauteringravidität?
- Was ist eine Tubarruptur?
- Wenn Ihnen ein akutes Abdomen bei einer gebärfähigen Frau geschildert wird, müssen Sie unbedingt auch differenzialdiagnostisch an die Extrauteringravidität denken und diese erwähnen! Welche Symptome liegen vor?

27.2.6 Abort

GUT ZU WISSEN

Man vermutet, dass 30–50 % aller Frühschwangerschaften unbemerkt enden, weil der Embryo nicht überlebensfähig gewesen wäre. Etwa 10–15 % aller festgestellten Schwangerschaften enden mit einer Fehlgeburt. Seit der Einführung von Selbsttests zur Erkennung von Frühschwangerschaften (Test am Tag der ausbleibenden Menstruation) wissen mehr Frauen um ihre Schwangerschaft und erleben somit bewusst und oft sehr leidvoll, was in früheren Zeiten den Frauen verborgen blieb. Eine Frau kann mehrfach eine Fehlgeburt gehabt haben und trotzdem – auch ohne Hightech-Medizin – eine glückliche Schwangerschaft erleben!

- Schildern Sie Symptome, die auf einen drohenden oder ablaufenden Abort hinweisen.
- Erklären Sie laut Ihre Maßnahmen bei Blutungen in der Schwangerschaft! Erstellen Sie auch hierzu eine Lernkarte.

27.2.7 Schwangerschaftsabbruch

- Wiederholen bzw. lesen Sie im Gesetzeskunde-Kapitel (➤ NHP 2.12.4) das für uns Heilpraktiker Relevante zum Thema Schwangerschaftsabbruch.
- Wie ist in Deutschland die Rechtslage: Wann darf eine Schwangere eine Schwangerschaft abbrechen lassen?

27.2.8 Veränderungen des Trophoblasten und der Plazenta

- Plazentainsuffizienz – Placenta praevia – vorzeitige Plazentalösung – welche Gemeinsamkeiten und Symptome haben diese drei Schwangerschaftsnotfälle?
- Wie sehen Ihre Maßnahmen aus bei Verdacht auf eine vorzeitige Plazentalösung?

27.3 27.3 Die Geburt und das Wochenbett

- Es ist äußerst selten, dass in einer Überprüfung gefordert wird, die begleitenden Maßnahmen bei einer Geburt beschreiben zu müssen. Jedoch sollten Sie sich kundig machen über die physiologischen Abläufe und diese benennen und erkennen können.

27.3.1 Physiologischer Geburtsverlauf

- In welche Phasen bzw. Perioden unterteilt man den normalen Geburtsverlauf, und was geschieht in diesen Phasen?
- Welche Symptome und Abläufe kennzeichnen den Beginn des Geburtsvorgangs aus physiologischer und aus juristischer Sicht?

- Welche Wehenarten gibt es, und mit welcher Wehenart beginnt die Geburt?
- Beschreiben Sie in eigenen Worten den physiologischen Geburtsvorgang anhand ➢ NHP Abb. 27.13.
- Welche Erstmaßnahmen ergreifen Sie bei Einsetzen der Eröffnungswehen?

Komplikationen und geburtshilfliche Operationen

27.3.2

- Wann spricht man von einer Frühgeburt?
- Welche Ursachen können zur Frühgeburt führen?
- Schildern Sie Ihre Erstmaßnahmen bei einer drohenden Frühgeburt!
- Welche Lageanomalien des Fetus gibt es?
- Was ist ein Nabelschnurvorfall?
- Welche Verletzungen können bei der Schwangeren auftreten?
- Der Kaiserschnitt ist die bekannteste geburtshilfliche Operation. Wann und wie wird eine Sectio vorgenommen?
- Was versteht man unter einer postpartalen Hämorrhagie (PPH)? Was wissen Sie über die Häufigkeit des Auftretens?

LEICHTER LERNEN

Wenn Sie von all diesen Komplikationen lesen, gerne (noch einmal) ein Kind bekommen möchten oder gar im Moment in Erwartung sind, lösen diese Themen hoffentlich keine großen Ängste in Ihnen aus!
Die meisten Geburten verlaufen ja glücklicherweise gut, und die geburtshilfliche Versorgung – einschließlich der Frühchenmedizin – ist ganz hervorragend. Aber es macht uns wieder einmal bewusst, welch ein Wunder und welch ein Geschenk ein Neugeborenes, ja das menschliche Leben überhaupt ist.

Wochenbett und Stillzeit

27.3.3

- Dürfen Sie als Heilpraktikerin oder Heilpraktiker das Wochenbett therapeutisch begleiten?
- Wie verläuft ein physiologisches Wochenbett?
- Welche Wochenbett-Erkrankungen kennen Sie?
- Welche Symptome werten Sie als Warnsignale für eine postpartale Psychose?

27.4 Schwangere und Stillende in der Praxis

Beratung der Schwangeren und Stillenden

27.4.1

- Diese Frage kommt recht häufig vor: Eine Schwangere kommt in Ihre Praxis. Welche Empfehlungen geben Sie Ihr für ihre Ernährung und ihre Lebensweise?
- Was raten Sie einer Stillenden? Was sollte sie vermeiden, was sollte sie beherzigen?

Diagnostik: Besonderheiten bei Schwangeren und Stillenden

27.4.2

- Worauf achten Sie bei der Untersuchung von Schwangeren? Welche Untersuchungen sollten Sie routinemäßig und natürlich erst recht bei Beschwerden durchführen?
- Welche medizinischen Untersuchungen werden durchgeführt? Wiederholen Sie hierfür ➢ NHP 27.2.2.

27.4.3 Medikamentöse Therapie: Besonderheiten bei Schwangeren und Stillenden

GUT ZU WISSEN

- Beachten Sie und machen Sie sich immer bewusst, dass aus juristischer Sicht einer Schwangeren und Stillenden immer nur Medikamente verordnet werden sollten, die ausdrücklich auch für diese zugelassen sind!
- Insofern kommen die meisten uns zur Verfügung stehenden Arzneimittel nicht infrage.
- Beachten Sie, dass es auch bei Naturheilverfahren wie z. B. der Akupunktur, Osteopathie, Reflexzonentherapie und vielen weiteren Verfahren relativ und absolut kontraindizierte Maßnahmen bei Schwangeren gibt!
- Das Haftungsrisiko muss Ihnen also immer bewusst sein!
- Handeln Sie verantwortungsvoll, im Zweifel übervorsichtig!
- Informieren Sie sich gründlichst. Vertrauen Sie nur geprüften, zuverlässigen Quellen, dazu gehören sicherlich nicht Anbieter aus dem Internet. Auch Aussagen von Pharmafirmen müssen kritisch überprüft werden. Im Zweifel lassen Sie sich eine „Unbedenklichkeitsaussage" schriftlich geben. Meist wird dies nicht erfolgen. Die Haftung bleibt dann im Ernstfall bei Ihnen.
- Klären Sie die Schwangere gründlich und offen auf!
- Dokumentieren Sie diese Aufklärung und jegliche Medikation und Therapiemaßnahme!
- Erholen Sie sich von der Wucht dieser Ausrufezeichen – merken Sie sich diese Warnungen gut, und beherzigen Sie sie!

- Antworten Sie laut auf die Überprüfungsfrage: Was berücksichtigen Sie bei der Verordnung von Arzneimitteln bei einer Schwangeren bzw. einer Stillenden?
- Wo können Sie sich informieren über Kontraindikationen und Anwendungsbeschränklungen von Arzneimitteln in Schwangerschaft und Stillzeit?

LEICHTER LERNEN

Nun haben Sie es geschafft! Wir gratulieren zum Wissensnachwuchs!

KAPITEL

28 Kinder

Trocknet die Tränen der Kinder ab!
Das lange Regnen in die Blüten ist so schädlich.

Jean Paul

GUT ZU WISSEN

Viele Heilpraktikerinnen und Heilpraktiker behandeln in ihren Praxen Kinder mit großer Freude und großem Erfolg. Die moderne Lebensweise ist oft so belastend für Kinder – doch viele naturheilkundliche Verfahren können hervorragend die Selbstheilung und Entwicklung des Kindes unterstützen. Beachten Sie jedoch, dass Kinder keine kleinen Erwachsenen sind und deshalb für ihre Behandlung andere Regeln gelten. Nehmen Sie an Fortbildungen zu diesem Thema teil, überprüfen Sie kritisch Aussagen von Pharmafirmen und Methodenanbietern. Insbesondere bei der Behandlung von Kindern ist die sorgfältige Beachtung von Arzneimittelzulassungen und Dosierungen bzw. die umfassende Aufklärung der Eltern vonnöten, um seriös zu arbeiten.
Wir wünschen sehr viel Freude und Erfolg bei der Behandlung Ihrer kleinen Patienten.

28.1 Lernen durch Beschriften

In der folgenden Abbildung (> Abb. 28.1) ist Ihre Handschrift gefragt. Um sich die Inhalte zu erarbeiten, ist das eigenhändige Beschriften von Abbildungen hilfreich. Damit Sie dies mehrmals machen und Ihren Lernerfolg immer wieder überprüfen können, empfiehlt es sich, hierzu einen Bleistift zu verwenden.

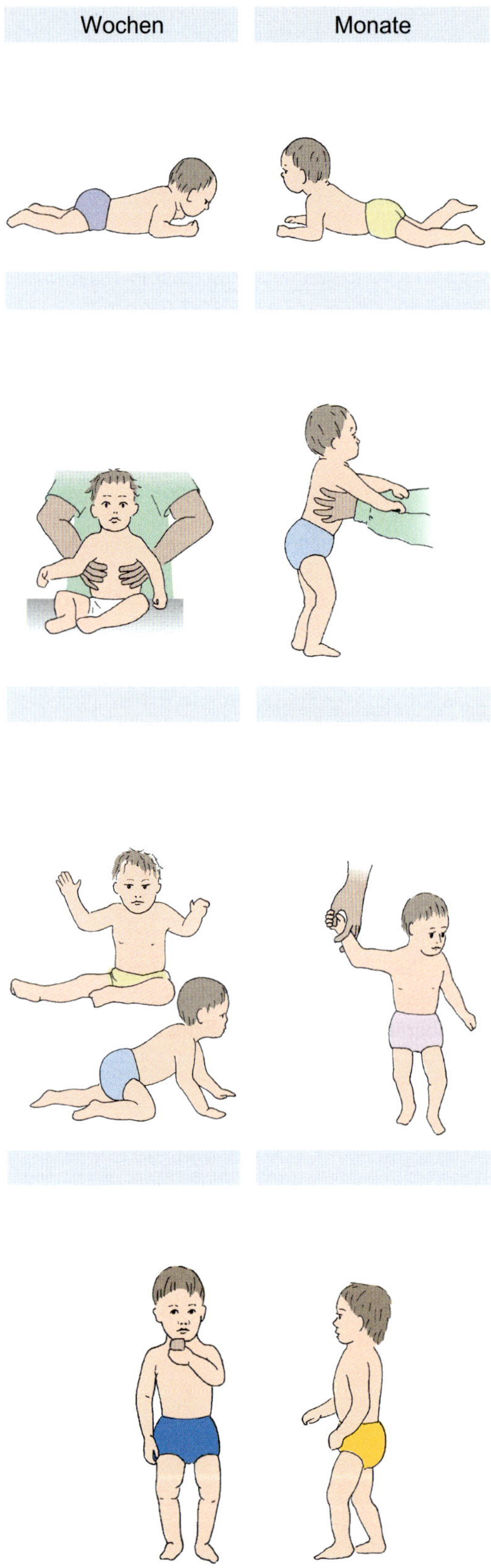

Abb. 28.1 Die motorische Entwicklung bis zum 18. Lebensmonat. Sie zeigt individuelle Unterschiede. So lernen etwa 15 % der motorisch normal entwickelten Kinder frei gehen, bevor sie auf allen Vieren krabbeln konnten. Zur groben Orientierung über den Entwicklungsstand eines Kindes sind die Beobachtung des spontanen Verhaltens und die Auskunft der Eltern über bestimmte Fähigkeiten des Kindes geeignet. Zur eingehenden Entwicklungsdiagnostik stehen spezielle Entwicklungstests zur Verfügung. [L190] (➢ NHP Abb. 28.4)

28.2 Wachstum und Entwicklung des gesunden Kindes

28.2

- Welche Einflüsse der technisierten Welt können Ihrer Meinung nach die kindliche Entwicklung negativ beeinträchtigen und zu Gesundheits- und/oder Verhaltensstörungen führen?
- Welche medizinischen, technischen und sozialen Einflüsse gibt es heutzutage, die für Kinder positiv sind?

LEICHTER LERNEN

Dieses Kapitel umfasst vielfältige Themengebiete und streift dadurch auch Bereiche, mit denen Sie sich evtl. noch gar nicht beschäftigt haben. Das ist gut, denn dadurch weitet sich der Blick. Ein Tipp: Besonders überprüfungsrelevant sind alle Fakten rund um die kindliche Entwicklung und natürlich eventuelle Notfälle.

Entwicklung von Länge, Gewicht und Körperproportionen

28.2.1

- Beschreiben Sie mit Ihren eigenen Worten die Gewichts- und Größenentwicklung und welche Möglichkeiten es gibt, um zu prüfen, ob diese der Norm entsprechen.
- Wie schwer und wie groß sind Kinder üblicherweise bei ihrer Geburt?
- Was sind Somatogramme?

Entwicklung der Organsysteme

28.2.2

- Was bedeutet „Mekonium“?
- Wie häufig haben gestillte Kinder üblicherweise Stuhlgang?
- Was wissen Sie über den Flüssigkeitsbedarf eines Säuglings?
- Was versteht man unter Nestschutz oder Leihimmunität?
- Welche physiologischen Pulswerte haben Neugeborene, Kleinkinder, Kinder und Jugendliche?
- Wie hoch ist der Blutdruck bei Neugeborenen und Kindern – insbesondere im Vergleich zu dem bei Erwachsenen?
- Berichten Sie über die Atemfrequenz von Säuglingen, Kleinkindern und Schulkindern/Jugendlichen! Ziehen Sie einen Vergleich zur Atemfrequenz bei Erwachsenen.
- Wie bewerten Sie wichtige Laborparameter wie BSG, Leukozyten und Hämoglobin bei Kindern im Vergleich zu Erwachsenen?
- Was wissen Sie über die Reflexe im Säuglingsalter?
- Beschreiben Sie den Saugreflex und den Handgreifreflex.
- Wie entwickelt sich das kindliche Gebiss?

Motorische, sprachliche und soziale Entwicklung

28.2.3

- Nennen Sie die verschiedenen altersentsprechenden Entwicklungsabschnitte.
- Ab wann kann ein Neugeborenes lächeln?
- In welchem Alter beginnt das Kind seine Umwelt zu betrachten?
- Was bedeutet „Fremdeln“?
- Welche Zeichen verweisen auf eine gestörte Entwicklung bis zum 3. Lebensmonat und im 3.–6. Monat?

- In welchem Alter beginnt das Kind normalerweise zu krabbeln, zu gehen und wann beginnt die Trotzphase?
- Was sind Zeichen einer gestörten Entwicklung im 6. bis 24. Lebensmonat?
- Was versteht man unter dem Begriff „Ich-Kind“?

28.3

28.3 Umgang mit kranken Kindern

- Anhand welcher Symptome und Beobachtungen kann unterschieden werden, ob ein Kind nur kränklich oder tatsächlich (schwer) krank ist?
- Welche Symptome gelten als Alarmzeichen, die eine Klinikeinweisung notwendig machen?
- Welches Verhalten hilft im Umgang mit kranken Kindern?
- Was bedeutet Regression im Zusammenhang mit der kindlichen Entwicklung?

28.4

28.4 Medikamentöse Therapie bei Kindern

- Welche Regeln gelten für die Dosierung von Medikamenten bei Kindern?
- Welches Kinderdosierungsschema ist oft hilfreich?
- Wie schätzen Sie die Verordnung alkoholhaltiger Arzneimittel bei Kindern ein?

28.5

28.5 Häufige Krankheitszeichen des Kindes

- Welchen biologischen Sinn haben Krankheitszeichen?
- Ganz allgemein gefragt: Wann und wie dringend sollten welche Krankheitszeichen behandelt werden?

28.5.1

Das Kind mit Bauchweh

- Ein Kind hat Bauchweh – worauf deuten in diesem Zusammenhang Fieber oder Durchfall mit oder ohne Erbrechen hin?
- Welche Warnzeichen müssen bei einem Kind mit Bauchschmerzen aktiv überprüft werden?

28.5.2

Das fiebernde Kind

- Wie beurteilen Sie den Flüssigkeitshaushalt bei einem fiebernden Kind? Was gilt es zu beachten?
- Was sind Fieberkrämpfe? (➢ NHP 23.6.1)
- Was fragen, untersuchen und beachten Sie bei einem fiebernden Kind?
- Was müssen Sie wissen und beachten im Hinblick auf eine Meningitiserkrankung beim Säugling?
- Welche Maßnahmen und Verhaltensweisen empfehlen Sie den Eltern eines fiebernden Kindes?

- Wie und an welchen zwei Körperstellen wird bei Säuglingen und Kleinkindern am besten Fieber gemessen? Beschreiben Sie das Gerät bzw. das Verfahren.
- Bei welchen Erkrankungen von Kindern tritt typischerweise Fieber auf?
- Was ist das Reye-Syndrom, und wie wird es vermieden?
- Wann darf bei Fieber kein Wadenwickel angelegt werden?

Durchfall bei Säuglingen und Kindern

28.5.3

- Wodurch wird bei Säuglingen und Kindern Durchfall hervorgerufen?
- Wann ist Durchfall als sehr ernst einzustufen, und wann muss das Kind zum Kinderarzt bzw. in die Klinik überwiesen werden?
- Welche differenzialdiagnostischen Überlegungen helfen Ihnen, wenn ein kleiner Patient mit Durchfall in Ihre Praxis gebracht wird?
- Was müssen Sie bezüglich der Gesetzeslage beachten?
- Welche Maßnahmen empfehlen Sie den Eltern zur Pflege ihres durchfallkranken Kindes?
- Wie erkennen Sie eine Exsikkose beim Säugling und Kind? Welche Warnzeichen gibt es?
- Welche Maßnahmen ergreifen Sie bei beginnender, welche bei bestehender Exsikkose?

Erbrechen bei Säuglingen, Kleinkindern und Schulkindern

28.5.4

- Welche Symptome bestehen bei echtem Erbrechen im Gegensatz zum sog. Speien?
- Welche Ursachen führen bei Kindern typischerweise zum Erbrechen?
- Welche schwerwiegenden Erkrankungen und Notfallsituationen können mit Erbrechen einhergehen?

Azetonämisches Erbrechen

28.5.5

- Woran erkennen Sie eine Dehydratation bei Säuglingen und Kleinkindern? Welche Symptome bestehen, was testen Sie?
- Welche Gefahr besteht bei einer Dehydratation?

28.6 Häufige Erkrankungen im Kindesalter und ihre Leitsymptome

28.6

LEICHTER LERNEN

Es ist sinnvoll, sich zu jeder dieser Erkrankungen in der Tabelle eine Lernkarte mit den Hauptsymptomen und möglichen Maßnahmen (Kinderarzt? Notarzt? Klinik? Meldung nach IfSG?) zu erstellen. Außerdem ist auch jeweils eine Zusammenfassung der hier aufgeführten Leitsymptome und ihrer Ursachen eine eigene Lernkarte wert.

Tabellarische Übersicht

28.6.1

- Welche Kinderkrankheiten gehen mit Hautausschlag einher?
- Welche Krankheiten im Kindesalter gehen mit Hautausschlag ohne Fieber einher?
- Ein Kind hustet – woran ist differenzialdiagnostisch zu denken?

- Kinder haben oft Bauchweh – teils aus sehr harmlosen, teils aus sehr schwerwiegenden Gründen. Welche Ursachen gibt es?
- Welche ernsthaften Gründe können vorliegen, wenn ein Kind unter Erbrechen und/oder Durchfall leidet?

28.6.2 Icterus neonatorum

- Wie kommt es zum Icterus neonatorum? (Pathophysiologie)
- Diese Erkrankung ist eher anamnestisch interessant, denn in Ihre Praxis wird kein Kind mit dieser Erkrankung gebracht werden. Sie sollten nur wissen, um was es geht, wenn Ihnen dies anamnestisch beschrieben wird.

28.6.3 Dreimonatskoliken

- Was ist das Hauptsymptom der Dreimonatskoliken – und oft auch ein Begriff dafür?
- Welche Ursachen gibt es?
- Welche Maßnahmen empfehlen Sie den Eltern bei Dreimonatskoliken?
- Welche Symptome liegen bei einer Invagination vor? Worum handelt es sich dabei?

28.6.4 Windeldermatitis

- Welche Faktoren begünstigen die Entwicklung einer Windeldermatitis?
- Welche Symptome hat die Windeldermatitis?

28.6.5 Krupp-Syndrom (Pseudokrupp)

- Erklären Sie einer imaginären Prüfungskommission in eigenen Worten und mit ganzen Sätzen Ihre differenzialdiagnostischen Überlegungen zur Unterscheidung von Pseudokrupp und Epiglottitis!
- Warum ist eine Racheninspektion bei Verdacht auf Epiglottitis streng untersagt?
- Was raten Sie Eltern, wenn ihr Kind unter Pseudokrupp leidet?

28.7 Häufige Störungen im Kindesalter

28.7.1 Schlafstörungen

- Die Ursachen von Schlafstörungen bei Kindern können vielfältig sein. Woran denken Sie? Welche Fragen stellen Sie den Eltern?
- Was hilft Kindern beim Einschlafen und ist deshalb zu empfehlen?

28.7.2 Enuresis

- Welche Arten von Enuresis gibt es?
- Welche Symptome weisen darauf hin, dass die Enuresis Anzeichen einer organischen Erkrankung ist?
- Welche Maßnahmen helfen Kindern beim „Trockenwerden“?

Verstopfung (Obstipation)

28.7.3

- Was versteht man unter einer Gewohnheitsverstopfung (habituelle Obstipation)?
- Worum handelt es sich bei einer Koprostase? Wie entstehen Kotballen?

Einkoten

28.7.4

- Was versteht man unter einer Enkopresis?
- Es ist bei Kleinkindern normal, dass ab und zu etwas Stuhlgang in die Hose geht … Ab wann spricht man von (pathologischem) Einkoten?
- Worum handelt es sich bei „paradoxem Durchfall"?

Aufmerksamkeitsdefizit-Syndrom (ADS) und Aufmerksamkeitsdefizit-Syndrom mit Hyperaktivität (ADHS)

28.7.5

- Was ist der Unterschied zwischen ADS und ADHS?
- Schildern Sie die typischen Symptome!
- Welche „normalen" kindlichen Verhaltensweisen können – wenn sie ggf. stärker ausgeprägt sind als beim „durchschnittlichen" Kind – zur falschen Diagnosestellung durch Eltern oder Betreuer und Lehrer führen?
- Welche organischen Ursachen können zu auffälligen Verhaltensweisen führen?

Lernschwierigkeiten und Legasthenie

28.7.6

- Beschreiben Sie die Symptome bei Legasthenie.
- Was ist Dyskalkulie?
- Was versteht man unter „Teilleistungsschwäche"?

Essunlust

28.7.7

- Wann ist ein Kind ein „schlechter Esser"?
- Ab wann ist zu vermuten, dass die Essunlust Ausdruck einer Erkrankung ist?
- Welche Maßnahmen empfehlen sich zur Appetitsteigerung bei Kindern?

Wachstums- und Gedeihstörungen

28.7.8

- Wiederholen Sie die Entwicklungsschritte des gesunden Kindes sowie Faustregeln zum Längenzuwachs und zur Gewichtsentwicklung des Kindes!
- Welche Symptome deuten auf Gedeihstörungen hin?
- Welche Ursachen können zu Wachstums- und Gedeihstörungen des Kindes führen?

28.8 Seltene Erkrankungen des Kindesalters

28.8.1 Angeborene Erkrankungen

- Worum handelt es sich bei einer Pylorusstenose?
- Beschreiben Sie deren typisches Symptom.
- Worum handelt es sich beim Morbus Hirschsprung?

28.8.2 Infantile Zerebralparese

- Nennen Sie die vielfältigen Ursachen, die eine infantile Zerebralparese hervorrufen können.
- Welche Verfahren gibt es, um bei betroffenen Kindern Entwicklungsfortschritte zu erzielen?

28.8.3 Bösartige Tumoren im Kindesalter

GUT ZU WISSEN

Es gibt auch bei Kindern eine Reihe bösartiger Erkrankungen, sogar bei kleinen Kindern. Es ist sehr wichtig, sich der Möglichkeit einer solchen Erkrankung bewusst zu sein, um aufmerksam reagieren zu können, wenn entsprechende Symptome auftreten!

- Welche allgemeinen Krankheitszeichen können auf eine bösartige Erkrankung eines Kindes hinweisen?
- Welche Leukämieart kommt typischerweise bei Kindern vor?
- Welche Symptome hat die Leukämie des Kindes? Mit welchen Beschwerden würde das Kind in Ihre Praxis gebracht werden?
- Welche Verhaltensweisen und Symptome würden Eltern schildern, wenn das Kind an einem Medulloblastom erkrankt ist?
- Zählen Sie weitere bösartige Erkrankungen im Kindesalter auf und beschreiben Sie die typischen Symptome und Warnzeichen!

28.8.4 Epiglottitis

- Welche Symptome kennzeichnen die Epiglottitis? Schildern Sie laut und in eigenen Worten die typischen Symptome!
- Wiederholen Sie: Warum ist bei Verdacht auf Epiglottitis eine Racheninspektion absolut kontraindiziert?
- Was wird heutzutage zur Vorbeugung der Epiglottitis empfohlen und durchgeführt?

28.8.5 Kawasaki-Syndrom

- Worum handelt es sich beim Kawasaki-Syndrom?
- Welche Symptome bestehen bei dieser Erkrankung?
- An welche (Kinder-)Krankheiten denken Sie differenzialdiagnostisch bei dieser Erkrankung?
- Welche Gefahr besteht beim Kawasaki-Syndrom?

28.9 Plötzlicher Kindstod (SIDS)

28.9

GUT ZU WISSEN

In der Praxis könnte Ihnen ggf. ein Elternpaar von einer solch traumatischen Erfahrung berichten und Sie um psychischen Beistand bitten. Oder es gibt Ängste, dass dem eigenen Kind ein solches Schicksal widerfährt. Überlegen Sie, wie Sie mit solch einer Situation umgehen könnten und wollten.

- Was wissen Sie über den plötzlichen Kindstod?
- Welche Maßnahmen können – in gewissem Umfang – dem plötzlichen Kindstod vorbeugen? Was würden Sie den Eltern raten?
- Was versteht man unter Heimmonitoring?
- Welches Ereignis wird abgekürzt als BRUE bezeichnet, und was verbirgt sich dahinter?

28.10 Gewalt gegen Kinder, Kindesmisshandlung

28.10

GUT ZU WISSEN

Leider ist auch das nächste Thema sehr traurig. Umso wichtiger ist es, die Warnsignale und Zeichen zu kennen!

- Welche Ursachen und Auslöser führen zu Gewalt gegen Kinder innerhalb der Familie?
- Welche Symptome lassen Sie als Behandler aufmerksam werden und Maßnahmen einleiten?
- Was wissen Sie über sexuelle Gewalt gegenüber Kindern?
- Wie gehen Sie mitfühlend, aber gleichzeitig fachlich und juristisch korrekt vor bei einem Verdacht auf Kindesmisshandlung oder sexuellen Missbrauch eines Kindes?

GUT ZU WISSEN

Gewalt kommt in vielen Familien vor. Die Tendenz zu Gewalt in Beziehungen ist steigend, und Gewalt kommt bei Vätern und Müttern vor – mittlerweile wird jeder vierte Fall von Gewalt in der Familie von Männern zur Anzeige gebracht.
Erwachsene können sich sehr oft nicht wehren gegen Gewalterfahrungen. Kinder können das erst recht nicht und brauchen besonderen Schutz. Doch worum geht es eigentlich bei diesem Thema? Findet Gewalt in der Familie immer nur bei „den anderen" statt?
In einer ruhigen Stunde könnten Sie sich vielleicht einmal dieser Thematik stellen. Haben Sie als Kind oder Erwachsener Gewalt erlebt oder beobachtet? Ist Ihnen als überforderter Mutter oder frustriertem Vater „die Hand ausgerutscht"? Welche Ursachen kann häusliche Gewalt haben? Wieviel Aggression zwischen Geschwistern oder innerhalb der Familie ist normal? Was ist eigentlich aggressives Verhalten? Wo fängt Gewalt an? Was kann man tun, wenn man zornig, wütend, verletzt und aggressiv ist innerhalb der Familie? Was kann Familien helfen, wenn es Konflikte und Gewaltpotenzial gibt?
Und nun atmen Sie tief durch.

LEICHTER LERNEN

Nun ist auch dieses vielfältige Thema geschafft. Wir wünschen Ihnen natürlich guten Lernerfolg, aber v. a. auch sehr viel Freude mit den kleinen Patienten in Ihrer Praxis und dass Sie sie bei ihrem Start ins Leben gut unterstützen und ihnen und den Familien bei Krankheit helfen können.

KAPITEL

29 Alte Menschen

Das Alter ist eine unheilbare Krankheit.

Lucius Annaeus Seneca

LEICHTER LERNEN

Die Statistik zeigt, dass ein hoher Anteil der Patienten in vielen Heilpraktikerpraxen alte Menschen sind. Die Umkehrung der Alterspyramide, die Überalterung unserer Gesellschaft ist in der Kombination mit dem bereits bestehenden Hausärztemangel und Pflegenotstand eine deutliche Aufforderung an uns, uns diesem Thema mit besonderer Aufmerksamkeit zu widmen. Hierbei viel Lernfreude und Erfolg!

29.1 Lernen durch Beschriften

In der folgenden Abbildung (➤ Abb. 29.1) ist Ihre Handschrift gefragt. Um sich die Inhalte zu erarbeiten, ist das eigenhändige Beschriften von Abbildungen hilfreich. Damit Sie dies mehrmals machen und Ihren Lernerfolg immer wieder überprüfen können, empfiehlt es sich, hierzu einen Bleistift zu verwenden.

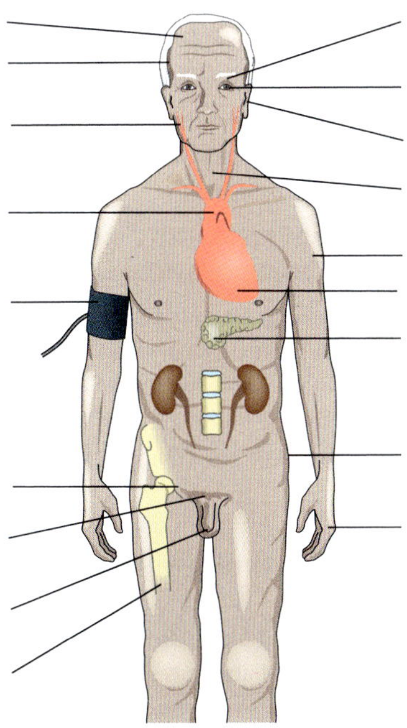

Abb. 29.1 Häufige medizinische Probleme im Alter. [L157] (➤ NHP Abb. 29.11)

29.2 Physiologische Veränderungen im Alter

29.2

- Bevor Sie sich dem Lernstoff widmen: Inwieweit beschäftigt Sie persönlich das Thema „Alter"? Haben Sie Erfahrung im Umgang mit alten Menschen? Gehen Sie gelassen mit dem Älterwerden um? Oder haben Sie Angst vor Hilfsbedürftigkeit, Krankheit, Einsamkeit und vor dem Tod? Mögen Sie die meisten alten Menschen, oder gehen diese Ihnen eher grundsätzlich auf die Nerven? Warum ist das so? Nein – diese Fragen sind nicht überprüfungsrelevant.
- Schenken Sie sich die Zeit, darüber nachzudenken. Viele Ihrer Patienten werden ältere und alte Menschen sein. Es ist für beide Seiten gut, wenn Sie sich vorher mit dieser Thematik auseinandergesetzt und Ihre diesbezüglichen Empfindungen und Einstellungen geklärt haben.

Theorie des Alterns

29.2.1

- Wie erklären Wissenschaftler das Altern – was sind die Ursachen?
- Was ist Ihre Meinung? Warum altern wir?

29

Biografisches, biologisches und soziales Altern

29.2.2

- Unterscheiden Sie das biografische Altern vom biologischen Altern. Erinnern Sie sich beispielhaft an Menschen, die Sie kennen.
- Welche Wechselwirkung können Ihrer Einschätzung nach das soziale und das biologische Altern haben?

Alterungsvorgänge der Organsysteme

29.2.3

- Beschreiben Sie die alterstypischen Veränderungen der verschiedenen Organsysteme. Denken Sie insbesondere an das Herz-Kreislauf-System, die Atmungsorgane, das Verdauungssystem und das Skelettsystem.
- Welche dieser Veränderungen sind besonders gefährlich, weil Komplikationen die Lebenserwartung verkürzen? Welche Veränderungen sind besonders lästig, weil sie die Lebensqualität einschränken?
- Vielleicht merken Sie sich diese Veränderungen leichter, indem Sie sie mit Beobachtungen in Ihrem Umfeld oder vielleicht auch schon mit eigenen Erfahrungen verknüpfen.
- Eine ungewöhnliche Aufgabe – vielleicht fühlen Sie sich davon angesprochen: Schauen Sie sich Bilder Ihrer Großeltern an. Leben diese noch? Wenn Sie mögen und wenn es möglich ist: Rufen Sie sie an, seien Sie ein liebes Enkelkind. Fragen Sie, wie es für sie ist, alt zu sein. Fühlen Sie in Ihr späteres Alter hinein. Was würden Sie genauso erleben oder anders machen wollen? (Die Übung funktioniert auch mit der netten alten Dame nebenan.)

Zentralnervöse und psychische Veränderungen im Alter

29.2.4

- „Oben licht und unten dicht – mehr wünsche Dir fürs Alter nicht!" Der Spruch klingt respektlos, fasst aber das Empfinden vieler alter Menschen und ihre Ängste gut zusammen. Wenn Sie sich beim Lernen nicht nur mit Fakten beschäftigen möchten, könnten Sie sich einen Moment mit diesem Satz beschäftigen und sich hinein fühlen.
- Wie verändert sich oftmals die Persönlichkeit und die Emotionalität im Alter? Was kann das für die Behandlung alter Menschen bedeuten?

Alterungsprozesse und moderne Medizin

29.2.5

- Oftmals haben wir ein verklärtes Bild von der Vergangenheit. In früheren Jahrhunderten war es keineswegs immer so, dass alte Menschen geachtet oder bis zum Schluss liebevoll in der Familie versorgt wurden. In Hungerjahren und Kriegszeiten waren die Alten häufig diejenigen, die zugunsten der nachwachsenden Generationen am wenigsten oder nichts zu essen bekamen, verstoßen oder zurückgelassen wurden. Erst mit der Reichsversicherungsordnung (ab 1912) und der Rentenversicherung wurde ein Mindestmaß an finanzieller Versorgung für nicht mehr arbeitsfähige alte Menschen möglich.
- Unser Sozialsystem hat viele Vorteile, die früher oder in anderen Weltregionen keineswegs üblich waren oder sind. Oder sehen Sie dies anders? Welche Erfahrungen und Beobachtungen haben Sie diesbezüglich gemacht?
- Heutzutage kennt die Medizin viele Wege, das Leben zu verlängern und Lebensqualität zu erhalten. Auch die Möglichkeiten der (ambulanten) Pflege haben sich stetig weiterentwickelt. Allerdings bedeutet eine Lebensverlängerung nicht immer, dass diese „gewonnene Zeit" mit einer zufriedenstellenden Lebensqualität verbunden ist. Wie sehen Sie das? Welche Erfahrungen und Beobachtungen haben Sie in diesem Zusammenhang gemacht?
- Wir stellen eine persönliche, leicht philosophische und absolut theoretische Frage. Wenn Sie die Wahl hätten – was würden Sie vorziehen: Pflegebedürftig und mit mittelgradigen Dauerschmerzen mit 85 Jahren sterben oder topfit und sorgenfrei mit 65 Jahren sterben?

29.3 Umgang mit alten Patienten

Krankheit aus Sicht des alten Menschen

29.3.1

- Wie gehen nach Ihrer Erfahrung alte Menschen mit (chronischen) Erkrankungen um?
- Wie können Sie ältere und alte Menschen in Ihrer Praxis unterstützen, stärken, motivieren?

Kommunikation mit dem Patienten und seinen Angehörigen

29.3.2

- Worauf achten Sie bei der Begegnung mit Patienten, die an Sehstörungen bzw. an Hörstörungen leiden?
- Welche Regeln beachten Sie im Umgang und bei der Kommunikation mit verwirrten Menschen – egal welchen Alters?
- Viele alte Menschen haben Suchtprobleme – machen Sie sich dies bewusst und denken Sie an diese Tatsache, wenn Sie alte Patienten behandeln. Abhängiges Verhalten wird bei ihnen oft ignoriert oder bagatellisiert. „Gönnen wir ihr das doch. Ein Entzug lohnt nicht mehr". Wie stehen Sie dazu?

Problem der Multimorbidität

29.3.3

- Die meisten älteren Patienten haben mehr als eine Erkrankung. Symptome verschiedener Erkrankungen treten oft zeitgleich auf, und unterschiedliche Krankheiten können sich gegenseitig (negativ) beeinflussen. In Ihrer Praxis begegnen Sie diesem Problem, das als Multimorbidität bezeichnet wird, tagtäglich.
- Welche Faktoren müssen bei multimorbiden Patienten bei der Diagnostik und Therapie berücksichtigt werden?
- Welche Risiken entstehen durch Multimorbidität?

GUT ZU WISSEN

Eine naturheilkundliche Behandlung, welche die Selbstregulation und die natürliche Heilkraft anregt, hat oft positive Auswirkungen auf verschiedene Symptome und Organsysteme. Eine schlechte Durchblutung, ein verrotteter Darm, verklebte Faszien, eine schlechte Statik, eine Nebennierenerschöpfung oder ein überaktiver Sympathikus, eine strapazierte Leber, ein trauriges Gemüt, ein schlechter Schlaf – hier jeweils anzusetzen, kann oft schon große Erfolge bringen. Unsere Therapieverfahren wirken aufbauend, reinigend, harmonisierend, stärkend. Dies kann auch und insbesondere multimorbiden Patienten zu mehr Vitalität und Lebensqualität verhelfen.

29.3.4 Erhaltung der Lebensqualität im Alter

- Zählen Sie Hilfsmittel auf, die das Leben im Alter erleichtern, und beschreiben Sie diese. Denken Sie dabei auch an die möglicherweise jeweils damit verbundenen Schwierigkeiten für die Betroffenen.
- Welche Vorteile und Nachteile hat Ihrer Meinung nach das Leben im Altersheim gegenüber dem Leben im eigenen Zuhause unter Zuhilfenahme ambulanter Pflege oder Angehöriger? Was wünschen Sie sich für sich selbst und warum?

29.4 Leitsymptome und Differenzialdiagnose

29.4.1 Schwäche

- Das Symptom mag banal erscheinen, aber eine (plötzlich auftretende) Schwäche ist keineswegs harmlos. Welche Erkrankungen können sich dahinter verbergen?
- Überlegen Sie für jede der von Ihnen aufgelisteten Ursachen für Schwäche, durch welche pathologischen Prozesse die Schwäche entsteht.
- Und nun üben Sie für die mündliche Überprüfung: Erklären Sie einer imaginären Überprüfungskommission, warum die Erkrankung A oder X zu (plötzlicher) Schwäche führen kann!

29.4.2 Immobilität

- Es gibt zahlreiche Ursachen für Immobilität. Denken Sie zuerst selbst nach, machen Sie Notizen. Dann vergleichen Sie Ihre Aufzählung mit der Liste im Lehrbuch.
- Welche Folgen hat die Immobilität für die Gesundheit und das seelische Empfinden alter Menschen?

29.4.3 Stürze

- Obwohl auch junge Menschen „hinfallen" und sich schwer verletzen können, kennzeichnet der erste Sturz bei alten Menschen oft den Eintritt ins Greisenalter. Der Sturz kann gleichzeitig Folge und Ursache nachlassender Körperkraft, Motorik und Koordination sein. In vielen Fällen hat er schwere Auswirkungen auf das Sicherheitsgefühl und die Unternehmungslust der Betroffenen. Eine verletzungsbedingte Immobilität zieht häufig einen bleibenden Einbruch der Vitalität und Beweglichkeit nach sich. Oft ist die mittelfristige Prognose nach einem Sturz schlecht.
- Welche Ursachen sind regelmäßig für Stürze im Alter verantwortlich?
- Welche Maßnahmen helfen, Stürze zu vermeiden? Was fragen Sie bei einem Beratungsgespräch zur Sturzprophylaxe bzw. wozu raten Sie?

GUT ZU WISSEN

Die Pflegeberatungen der Städte und Gemeinden führen meist auch vor Ort professionelle Beratungsgespräche zur Sturzprophylaxe durch. Raten Sie Ihren Patienten dazu, und helfen Sie ggf. bei der Terminvereinbarung.

Verwirrtheit

29.4.4

- Vergegenwärtigen Sie sich die Definitionen der Desorientiertheit (➢ NHP 26.4.2), der Gedächtnisstörungen (➢ NHP 26.4.4) und der Denkstörungen (➢ NHP 26.4.5).
- Was versteht man unter einem Durchgangssyndrom? Wann tritt dieses typischerweise auf?
- Wie schätzen Sie die Gefährlichkeit eines akuten Verwirrtheitszustands ein?
- Ein alter Mensch ist verhaltensauffällig – die Bezugsperson beschreibt „... ist seit zwei Tagen total bockig!" Welche Gefahr liegt in einer oberflächlichen Beurteilung der Situation? Was muss differenzialdiagnostisch abgeklärt werden?

Schlafstörungen

29.4.5

- Wiederholen Sie das Thema Schlaf (➢ NHP 23.2.15).
- Welche Schlafstörungen kennen Sie, und welche sind nach Ihrer Meinung bei alten Patienten besonders häufig? (➢ NHP 23.4.16)
- Wie verändern sich üblicherweise die Schlafqualität und das Schlafverhalten im Alter?
- Wie gehen Sie differenzialdiagnostisch vor, welche Fragen stellen Sie und welche Untersuchungen führen Sie durch bei Schlafstörungen, unabhängig vom Alter des Patienten?
- Was wissen Sie über Schlafmittel? Schlagen Sie hierzu auch im Text zu den Benzodiazepinen nach (➢ NHP 26.7.3 Pharma-Info).
- Welche Naturheilverfahren und regulierende Maßnahmen können bei Schlafstörungen helfen?

29.5 Häufige Erkrankungen alter Menschen

29.5

- Die Tabelle ➢ NHP 29.2 listet eine Vielzahl von Beschwerden und Erkrankungen auf, die insbesondere bei alten Menschen auftreten. Sie ist eine hervorragende Möglichkeit, das vernetzte Denken zu üben: Schreiben Sie jeweils auf eine Seite Schmierpapier den Namen einer Erkrankung aus der Tabelle. Legen Sie das Buch dann weg! Schreiben Sie nun aus dem Gedächtnis dazu, welche Leitsymptome zu erwarten sind. Ferner notieren Sie, was Ihnen zu diesem Thema einfällt, also Ursachen und Entstehung, Risiken und Folgen, aber auch notwendige Untersuchungsmethoden und ggf. die jeweilige schulmedizinische Behandlung. Legen Sie die Zettel für einen Tag beiseite.
- Im zweiten Durchgang versuchen Sie durch Lesen und Nachdenken, die gesammelten Informationen zu ergänzen. Sprechen Sie außerdem laut (mit sich selbst oder Ihrer Lerngruppe) über Ihre Notizen. Wenn Ihnen nichts mehr einfällt, vergleichen Sie Ihr Erarbeitetes mit den Angaben im Lehrbuch. Solche Übungen schulen und vernetzen Ihr Wissen und bereiten optimal auf die mündliche Überprüfung und Ihre Praxis vor, wo aktives Wissen gefragt ist.

29.6 Therapeutische Möglichkeiten beim alten Menschen

29.6.1 Medikamentöse Therapie beim alten Menschen

- Wiederholen Sie die Kapitel „Pharmakologie" (➤ NHP 4.3.3), „Sicherheit in der Arzneimitteltherapie" (➤ NHP 4.3.4) sowie „Arzneimittelwirkungen und Risiken" (➤ NHP 4.3.5).
- Welche Veränderungen der Arzneimittelwirkung und -verträglichkeit sind bei alten Menschen zu berücksichtigen?
- Welche Regeln sollten bei der Medikation für alte Menschen beachtet werden?

29.7

29.7 Begleitung in der Endphase des Lebens

- Sachinformationen zu Sterben und Tod finden Sie in den Kapitelabschnitten ➤ NHP 8.1.9 und ➤ NHP 8.1.10.
- Aber eventuell möchten Sie sich diesem Thema auf Basis Ihrer persönlichen Erfahrung nähern. Haben Sie bereits Erfahrungen machen müssen bzw. machen dürfen in der Begleitung Sterbender? Das Sterben von Nahestehenden – die Begleitung von weitestgehend fremden Patienten oder Hospizbewohnern – der eigene Tod – welche Empfindungen steigen bei Ihnen auf, und wo stehen Sie persönlich aktuell in der Auseinandersetzung mit dem Sterben und der Unausweichlichkeit des Todes? Falls Sie sich intensiver mit diesen Gedanken und Gefühlen, Ängsten und Hoffnungen beschäftigen möchten, kann dieses Kapitel ein guter Anlass dafür sein.
- Welche Aspekte sollte eine würdevolle und empathische Sterbebegleitung berücksichtigen?

LEICHTER LERNEN

Ein weiteres Kapitel haben Sie durchgearbeitet – dieses Mal ein kleines, aber in Anbetracht auf die spätere Praxis und die gesellschaftliche Entwicklung großes Thema. Die Behandlung alter und sehr alter Menschen stellt uns oft vor große Herausforderungen. Vielleicht auch, weil wir in der Begegnung mit ihnen einen kleinen Ausblick auf unsere eigene Zukunft erkennen?

29

KAPITEL

30 Notfälle

Große Notfälle und Krisen zeigen uns, um wie viel größer unsere vitalen Ressourcen sind als wir selbst annahmen.

William James

LEICHTER LERNEN

„Wenn ich doch bloß in der Prüfung keine Fragen zu Notfällen bekomme!" Dieser Ausspruch ist häufig von HPA zu hören – und er ist grundfalsch! Es kann Ihnen nichts Besseres passieren, als dass Sie in der mündlichen Überprüfung mit einer Notfallsymptomatik konfrontiert werden! Denn das, was im Notfall zu tun ist, ist – zumindest in der Überprüfung – meist eindeutig definiert, und Sie können es gut auswendig lernen.

In der Realität müssen die Notfallschemata mitunter der Situation und den Möglichkeiten entsprechend abgewandelt werden. Außerdem sind Notfälle oft nicht einfach zu erkennen. Deshalb ist es umso wichtiger, die Schemata aus dem „Effeff" zu beherrschen – das verleiht Ihnen Sicherheit in einer aufregenden und belastenden Situation – in Prüfung und Praxis. Mit diesem Wissen sind Sie gut gerüstet!

30.1 Was ist ein Notfall?

📖 30.1

- Wie definieren Sie einen Notfall?
- Wodurch wird eine Krankheitssymptomatik zur Notfallsituation?
- Schildern Sie häufige Symptome möglicher Notfälle.
- Welche Ursachen führen häufig zu bedrohlichen Störungen des Bewusstseins?
- Welche Erkrankungen verursachen bedrohliche Störungen des Herz-Kreislauf-Systems?
- Durch welche Krankheiten kommt es zu bedrohlichen Störungen der Atmung?

Biochemische Reaktionen bei Notfällen

📖 30.1.1

- Welche Auswirkungen hat Sauerstoffmangel auf Zellen?
- Beschreiben Sie die besondere Abhängigkeit der Nerven- und Gehirnzellen von der Glukoseversorgung, auch anhand von typischen Symptomen der Hypoglykämie.

Störungen der Vitalfunktionen

📖 30.1.2

- Was versteht man unter Vitalfunktionen? Was sind demnach Vitalzeichen?
- Wie schnell kommt es nach einem Kreislaufstillstand zum Atemstillstand?
- Wie schnell kommt es nach einem primären Atemstillstand zum Kreislaufstillstand?

30.1.3 Grundlagen der Notfallversorgung

- Was sind lebensrettende Sofortmaßnahmen?

LEICHTER LERNEN

Die Empfehlung: Fertigen Sie sich für jeden der Notfälle dieses Kapitels eine Lernkarte an. In den vorhergehenden Kapiteln haben wir Ihnen oft empfohlen, eine entsprechende Lernkarte anzufertigen. Ergänzen Sie diese Sammlung beim Erarbeiten dieses Kapitels. Verwenden Sie hierfür möglichst oft selbst geschriebene Karten. Bei den meisten Menschen ist der Lernerfolg weit größer, wenn sie die Notizen handschriftlich verfassen.

Schreiben Sie jeweils nur die Stichworte auf, aber üben Sie, diese in ganze Sätze mit Ich-Formulierung einzubinden und Ihr Wissen auf diese Weise überzeugend zu präsentieren.

GUT ZU WISSEN

Das folgende Beispiel zu den Maßnahmen bei akuter Atemnot kann Ihnen als Vorlage für die Anfertigung einer Lernkarte diesen. Es ist sicherlich auch sinnvoll, sich die wichtigen Begriffe farblich hervorzuheben.

- Ich kontrolliere, ob der Patient zyanotisch ist. Beim geringsten Anzeichen alarmiere ich sofort den Notarzt bzw. lasse ihn durch einen Helfer alarmieren.
- Dann kontrolliere ich die Vitalfunktionen. Droht ein Schock oder besteht sogar ein Schock, rufe ich ebenfalls sofort den Notarzt.
- Generell besteht bei Atemnot potenziell Lebensbedrohung, weshalb ich meist sofort den Notarzt alarmieren muss. (Ausnahme z. B. Hyperventilationssyndrom.) Situationsabhängig und nach Zustand des Patienten (Vitalzeichen stabil, keine unmittelbare Lebensbedrohung) kann eventuell auch erst gelagert werden oder muss erst gelagert werden, z. B. wenn kein Telefon in der Nähe ist und Hilfe geholt werden muss.
- Ich lagere den Patienten atemunterstützend, in den allermeisten Fällen mit erhöhtem Oberkörper. Beengende Kleidung wird entfernt, z. B. ein Hemdkragen oder Gürtel geöffnet.
- Zur besseren Sauerstoffzufuhr kann ich ggf. ein Fenster öffnen oder Sauerstoff geben über Maske oder Nasensonde, etwa 6 l pro Minute.
- Ich lege einen sicheren venösen Zugang. Je nach Situation und vermuteter Ursache halte ich diesen nur offen oder – eher nicht wahrscheinlich – infundiere Volumen. (Keine Volumensubstitution bei kardialer Ursache!)
- Regelmäßig kontrolliere ich die Vitalzeichen und begebe mich gedanklich in Reanimationsbereitschaft.
- Falls die Praxis/der Notfallort nicht leicht zu finden ist, kann eine Hilfsperson dem Rettungsteam/dem Notarzt den Weg weisen.
- Eine Hilfsperson kann aus der Krankenakte Relevantes (z. B. Krankengeschichte, Vorbefunde, ärztliche Medikation) kopieren, um diese mitzugeben, was besonders bei bewusstlosen oder bewusstseinsgetrübten Patienten hilfreich ist.
- Nach Beendigung der Notfallmaßnahmen, wenn der Patient versorgt ist, dokumentiere ich den Vorgang sorgfältig.

30.1.4 Psychische Notfallversorgung

- Welche Regel bzw. welche vier Leitsätze sind hilfreich für den Umgang mit Menschen in Notfallsituationen und sollten deshalb unbedingt angewendet werden?
- Haben Sie selbst bereits eine oder mehrere Notfallsituationen erlebt? Was hätten Sie sich gewünscht? Was war besonders hilfreich, was war störend oder verstörend für Sie?

30.1.5 Rechtslage

- Was wissen Sie über die Verpflichtung eines jeden Bürgers, Erste Hilfe zu leisten?
- Was versteht man unter unterlassener Hilfeleistung?
- Je nachdem, ob sich ein Notfall in Ihrer Praxis ereignet oder die Notfallsituation Ihnen an einem Urlaubsstrand oder Straßenrand begegnet, haben Sie unterschiedliche rechtliche und moralische Verpflichtungen. Erklären Sie die Rechtslage, Verantwortlichkeit und Haftungssituation in den jeweiligen Situationen.

- Warum ist es wichtig, dass Sie eine Notfallsituation im Anschluss sorgfältig dokumentieren? (Situation und Hergang, Symptome und Untersuchungsbefunde, angeforderte Hilfe, Erstversorgung bzw. Notfalltherapie, Begleitumstände, zeitliches Eintreffen von Helfern bzw. Notarzt, weiterer Ablauf)

Der Notfallkoffer für die Heilpraktikerpraxis

30.1.6

- Nun dürfen Sie sich in Ihre zukünftige Praxis träumen! Wie soll Ihr Notfallkoffer aussehen? Cooles Metall mit praktischen Einsätzen? Leder mit Patina im Vintage-Style – gut geordnet durch Innentaschen? Oder ein professioneller roter Koffer mit Signalbändern, wie ihn Notärzte haben? Ganz egal, ob Sie homöopathisch arbeiten oder Infusionstherapien anbieten, ob Sie eher Kinder in Ihrer Praxis behandeln oder Altersheimbewohner: Ein Notfallkoffer muss sein!
- Durchdenken Sie Schritt für Schritt die Inhalte eines Notfallkoffers und deren Verwendung. Was brauchen Sie wann wofür?

30.2 Rettung

Die Rettungskette

30.2.1

- Schildern Sie den Ablauf der sog. Rettungskette, z. B. bei einem Verkehrsunfall.
- Beschreiben Sie die einzelnen Glieder der Rettungskette und deren Charakteristika.
- Wann soll man von „nora“ Gebrauch machen?
- Was versteht man unter weiterer Erster Hilfe?

GUT ZU WISSEN

Nach Prüfung der Vitalfunktionen sollte das Absetzen des Notrufs, ggf. mit Anforderung des Notarztes – bis auf wenige Ausnahmen – immer die erste Maßnahme sein, bevor Sie mit der eigentlichen Versorgung des Notfallopfers beginnen.

Leitsätze für die Notfallsituation

- Bewahren Sie bewusst Ruhe! Zwingen Sie sich dazu!
- Verschaffen Sie sich einen Überblick. Nicht kopflos handeln, sondern überlegt vorgehen.
- Handeln Sie zügig und konsequent, aber nicht hektisch.
- Jeder Notfallpatient muss angesprochen, versorgt, betreut, behandelt werden.
- Reden Sie mit dem Patienten und nicht mit anderen über ihn!
- Behandeln Sie den Patienten nach bestem Wissen und Gewissen.
- Fordern Sie Umstehende zur direkten Mithilfe auf.
- Delegieren Sie Aufgaben mit klaren, direkten Anweisungen.
- Lassen Sie sich weder vom Patienten noch durch dessen Angehörige oder Umstehende von den medizinisch richtigen Entscheidungen abbringen.
- Gehen Sie im Zweifel immer von der schlimmeren Diagnose aus.
- Wenden Sie vertraute Techniken an. Keine Experimente! Gehen Sie im Zweifel auf Nummer Sicher.
- Kennen und anerkennen Sie Ihre Grenzen. Das heißt: Rechtzeitig qualifizierte Hilfe anfordern!
- Basismaßnahmen müssen stetig, korrekt und konsequent durchgeführt werden: Freihalten der Atemwege, Versorgung mit Sauerstoff. Durch erweiterte Maßnahmen (Gabe von Medikamenten, Legen eines i. v.-Zuganges usw.) dürfen diese nicht oder nur so kurz wie irgend möglich unterbrochen werden.
- Bei einem Notfall ist der Patient akut gefährdet. Wenn Sie nicht handeln, bleibt das so.
- Bei der Reanimation ist der Patient klinisch tot. Sind Sie nicht erfolgreich, bleibt er es.
- Üben Sie den Ernstfall regelmäßig: Nehmen Sie an Trainings teil!

30.2.2 Grundregeln beim Retten

- Was ist der Unterschied zwischen Retten und Bergen?
- Welche allererste Maßnahme ergreifen Sie zu Ihrem Eigenschutz bei einem Stromunfall?
- Wie muss man sich bei Verdacht auf eine Gasverseuchung eines Raumes verhalten?
- Üben Sie den Rautek-Griff praktisch an einem Menschen, der sich Ihnen hilfsbereit zur Verfügung stellt, aber Ihnen die Durchführung des Griffes nicht hilfsbereit erleichtert. Erleben Sie, wie es ist, so einen – mit Verlaub – „nassen Sack" aus einer (vorher definierten) Gefahrenzone zu bringen.
- Nun schildern Sie Ihrer unsichtbaren Prüfungskommission in eigenen Worten und ggf. auch Gesten die Durchführung des Rautek-Griffs.
- Eine Grundregel lautet: „Wenn nach einem Unfall der Motorradfahrer seinen Helm nicht selbst abnimmt, dann muss ein Helfer den Helm abnehmen." Aber in der Realität ist dies mitunter nicht durchführbar, denn es darf keinesfalls Gewalt angewendet werden. In der Überprüfung: Helm immer abnehmen. Im wahren Leben: Situationsangepasstes Handeln – den Helm im Zweifel nur abnehmen bei Bewusstlosigkeit, bei Beeinträchtigung der Vitalfunktionen bzw. zur Reanimation und bei Erbrechen. Wenn der Motorradfahrer ansprechbar ist, eine Verletzung der HWS jedoch nicht auszuschließen ist, empfiehlt es sich, auf den Notarzt zu warten.
- Das Abnehmen des Helmes wird nur sehr selten in der Überprüfung gefragt. Trotzdem sollten Sie es beschreiben können.
- Warum muss beim Abnehmen des Helms die gesamte Zeit ein Längszug aufrechterhalten werden?

30

30.3 Basismaßnahmen zur Sicherung der Vitalfunktionen

- Immer mal wieder werden die „offiziell empfohlenen" Maßnahmen der Ersten Hilfe geändert. Dies sorgt oft für Unruhe und Unsicherheit bei den HPA. Die Maßnahmen von Laien und Fachpersonal – und als Heilpraktiker/in zählen Sie zum Fachpersonal – unterscheiden sich mitunter. Lernen und befolgen Sie immer die „Profi-Regeln"!
- Die Wiederbelebung bei Erwachsenen beginnt sofort, sobald eine ineffektive Atmung, d. h. eine fehlende oder schnappende Atmung festgestellt wird.
- Schildern Sie in eigenen Worten, sehr kompetent und klar Ihre Maßnahmen zur Sicherung der Vitalfunktionen! Hier dürfen Sie auf keinen Fall unsicher sein, gar zögern oder sich verhaspeln!
- Fertigen Sie sich zum Verinnerlichen dieser Notfallmaßnahmen eine Karteikarte an. Üben Sie diese Maßnahmen wieder und wieder bis Sie sie „im Schlaf" können, und erst recht im Wachzustand.

30.3.1 Prüfung des Bewusstseins

- Es gibt zahlreiche Ursachen für Bewusstseinsstörungen und Bewusstlosigkeit. Zählen Sie mindestens 6 verschiedene Ursachen auf!
- Erklären Sie laut und in eigenen Worten, warum bei diesen Ursachen die Bewusstseinsstörung entsteht. Beschäftigen Sie sich mit der Pathophysiologie!
- Wie gehen Sie vor, um das Bewusstsein zu prüfen? Üben Sie dies mit anderen Menschen. Tun Sie es, auch wenn es sich anfangs banal oder lächerlich anfühlt. Kombinieren Sie diese Aufgabe mit Übungen zu den verschiedenen Lagerungen.

Prüfung der Atmung

30.3.2

- Wie überprüfen Sie die Atemfunktion? Beschreiben Sie laut und in eigenen Worten die Überprüfung der Atemfunktion, und üben Sie auch dies mit bereitwilligen Personen und natürlich in Ihrer Lerngruppe.
- Wie verhalten Sie sich, wenn z. B. bei einem Unfallopfer eine Störung der Atmung besteht?
- Beschreiben Sie das HTCL-Manöver, und führen Sie es durch.
- Beschreiben Sie den Esmarch-Handgriff, und führen Sie ihn durch.
- Worum handelt es sich bei der Schnappatmung? Was tun Sie?

Notruf

30.3.3

- 110 und 112 – Welche Notrufnummer wählen Sie wann?
- Phone first! Phone fast! Wann gilt welche Regel? Geben Sie Beispiele.
- Beim Notruf 5-mal W – welche Angaben sind wichtig für die Rettungsleitstelle?

Maßnahmen bei nicht erforderlicher Reanimation

30.3.4

- Woran erkennen Sie, dass eine Reanimation (noch) nicht notwendig ist?
- Beschreiben Sie die Pulstastung an der Arteria carotis! (> NHP 3.5.8)
- Üben Sie bei möglichst vielen Menschen unterschiedlichen Alters und Körperbaus das Auffinden der A. carotis, und tasten Sie jeweils den Puls – mit und ohne Zählung!
- Wie verhalten Sie sich, wenn keine Reanimation erforderlich ist? Beschreiben Sie Ihr Vorgehen in eigenen Worten (oder auswendig gelernt) – auf jeden Fall klar, kompetent und selbstsicher – einer unsichtbaren Prüfungskommission.
- Fertigen Sie sich zum Wiederholen auch hiervon eine Lernkarte an.
- Welche Grundsätze bestehen für die medikamentöse Schmerztherapie?

30

30.4 Wiederbelebung: kardiopulmonale Reanimation

30.4

- Was versteht man unter einer kardiopulmonalen Reanimation, und wann wird mit dieser begonnen?
- Beschreiben Sie die Basismaßnahmen und die erweiterten Maßnahmen.

Herzdruckmassage

30.4.1

- Beschreiben Sie das Auffinden des korrekten Druckpunktes für die Herzdruckmassage!
- Demonstrieren Sie Ihre Hand- und Armhaltung der HDM!
- Unterscheiden Sie die Ein-Helfer- und die Zwei-Helfer-Methode!
- Woran erkennen Sie, dass die Wiederbelebung erfolgreich war und (unter Vitalzeichenkontrolle) beendet werden kann?

Atemspende

30.4.2

- Wie werden die Atemwege freigemacht?
- Wozu dient die Überstreckung des Kopfes?

- Beschreiben und demonstrieren Sie (z. B. daheim ersatzweise an einem Kissen) die Durchführung einer Mund-zu-Mund- und einer Mund-zu-Nase-Beatmung!
- Erklären Sie eine Beatmung mit dem Beatmungsbeutel.

30.4.3 Weitere Maßnahmen zur Sicherung der Atmung

- Was versteht man unter einer Intubation?
- Welche Arten von Tubus werden verwendet?
- Was ist ein Luftröhrenschnitt, und wann muss er durchgeführt werden?
- Wie lässt sich ein Luftröhrenschnitt notfalls durchführen, wenn kein verpacktes, gebrauchsfertiges Koniotomie-Set vorhanden ist?
- Wann ist eine Thoraxdrainage angezeigt?

30.4.4 Defibrillation

- Was ist ein Defibrillator? Wann wird er eingesetzt?
- An immer mehr öffentlichen Orten befinden sich Defibrillatoren. Was wissen Sie darüber? Und woher wissen Sie, wie ein solches Gerät im Notfall anzuwenden ist?

30.4.5 Ärztliche Notfallmedikamente

- Welche sind die wichtigsten ärztlichen Notfallmedikamente?
- Wie bereiten Sie das Eintreffen des Notarztes optimal vor, damit er umgehend mit der Gabe der erforderlichen Arzneimittel beginnen kann?

30.4.6 Abbruch der Reanimation

- Wann und von wem darf eine Reanimation abgebrochen werden?
- Wie ist die Situation für Heilpraktiker? Wie lange müssen Sie die Reanimation fortführen?

30.4.7 Kühlung nach Reanimation

- Was versteht man unter einer therapeutischen Hypothermie?
- Wann wird diese durchgeführt und mit welchen therapeutischen Zielen?

30.4.8 Besonderheiten der Reanimation bei Kindern

- Welche Besonderheiten müssen bei Kindern und Säuglingen beachtet werden?
- Achtung! Bei kleinen Kindern wird der Kopf nicht oder nur mit größter Vorsicht überstreckt, da sonst Gefahr der Atemwegsverlegung besteht! Merken Sie sich das unbedingt.
- Wie wird bei Kindern die Atemspende vorgenommen?
- In welchem Verhältnis von Thoraxkompressionen zu Atemspenden wird bei Kindern verschiedener Altersgruppen die Reanimation durchgeführt? Wo ist der Druckpunkt?
- Wie wird bei Säuglingen und Kleinkindern der Puls getastet?

30.5 Lagerungen

Übersicht: Lagerungen

30.5.1

- Welche Grundregeln sind zu beachten, um sich für die richtige Lagerung zu entscheiden? (> NHP Tab. 30.3)
- Erklären Sie – laut! – einer imaginären Prüfungskommission, wann und warum Sie in welcher Situation welche Lagerung wählen (> Abb. 30.1).
- Wie lautet die B-Regel als Gedankenstütze für die Lagerung?

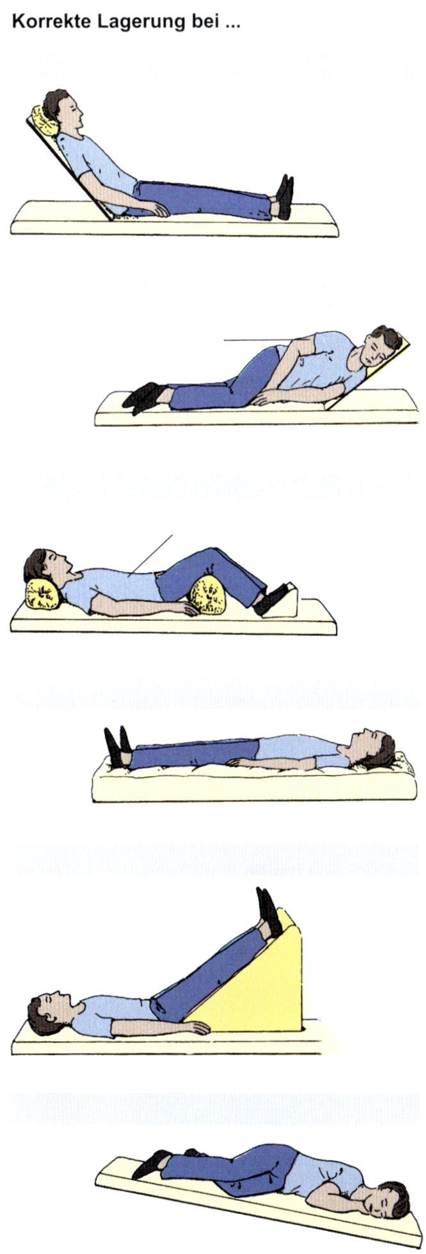

Abb. 30.1 Korrekte Lagerung in Abhängigkeit von Verletzungen oder Erkrankungen des Patienten. In Notfallsituationen ist grundsätzlich Improvisationsvermögen gefragt. Für die Lagerung können verschiedenste Gegenstände herangezogen werden: Decken, Kleidung, Taschen, Stühle, Eimer usw. Zur Hochlagerung der Beine in stabiler Seitenlage kann z. B. eine ausgehängte Tür verwendet werden. [L190] (> NHP Abb. 30.15)

30.5.2
Stabile Seitenlage

- Wann wird die stabile Seitenlage angewendet? Welche Vorteile bietet sie?
- Beschreiben Sie die stabile Seitenlage in eigenen Worten, während Sie diese bei einem Probanden demonstrieren. Dieser nette Mensch darf sich nicht „leicht machen" und nicht „mithelfen".
- Erklären Sie der imaginären Überprüfungskommission, worauf Sie achten – angefangen von der Brille und Gebissprothese bis hin zur Vitalzeichenkontrolle.

GUT ZU WISSEN

Nur zur Kenntnis: Die stabile Seitenlage ist in der Fachliteratur zunehmend umstritten, denn sie kann das rechtzeitige Erkennen eines Atemstillstands erschweren und den Beginn von Wiederbelebungsmaßnahmen verzögern. Daher wird aktuell das Vorgehen bei bewusstlosen Patienten mit erhaltener Spontanatmung überdacht. Es wird diskutiert, ob das Überstreckthalten des Kopfes in Rückenlage eine sinnvolle Alternative sein könnte, zudem die Rückenlage die Überwachung des Patienten durch den Helfer am Kopf erleichtere. Vor Ihrer Überprüfung sollten Sie sich ohnehin immer über die aktuell geltenden Richtlinien informieren.

30.6
30.6 Bewusstseinsstörungen

30

- Unterscheiden und definieren Sie die Begriffe Benommenheit – Somnolenz – Sopor – Koma!
- Es ist zwar albern, aber (besonders mit entsprechender Aussprache und Betonung) hilfreich, um sich die Reihenfolge der Schweregrade zu merken: Benomm – Somm – Sopooo – Kooooooooo!
- Worum handelt es sich bei der Glasgow-Skala?
- Welche verschiedenen Arten des Komas kennen Sie? Benennen und unterscheiden Sie die jeweiligen Begleitsymptome!
- Beschreiben Sie die Entwicklung der verschiedenen Arten des Komas. (Pathophysiologie)
- Lernen Sie den hypoglykämischen Schock bzw. das hypoglykämische Koma (➤ NHP 15.6.5) sehr gut! Dieses tritt rasch ein und kann in kürzester Zeit zum Tod führen. Am ehesten wird Ihnen bei der Praxisarbeit diese Form des Komas begegnen. Deshalb ist es auch die prüfungsrelevanteste Art des Komas.
- Unterscheiden Sie sicher und kompetent die Symptome der beiden möglichen Formen bei Entgleisung des Glukosestoffwechsels!
- Fertigen Sie eine Lernkarte mit den Maßnahmen beim hypoglykämischen Schock an, wenn Sie noch keine haben. Und natürlich auch für das hyperglykämische Koma.

GUT ZU WISSEN

Es wird Sie nicht wundern, dass das Erkennen eines Schockzustands und das Notfallmanagement einer Schocksituation in der Hitliste der Prüfungsthemen ganz oben steht. Rasches und korrektes Handeln ist lebensrettend.

30.7
30.7 Schock

- Worum handelt es sich bei einem Schock? (➤ NHP 11.5.3)
- Erklären Sie die Pathophysiologie des Schocks, und gehen Sie dabei auf beide Stadien ein.

- Welche frühen Warnsymptome gibt es bei vielen Schockarten? Nennen Sie die Zeichen vermehrter Adrenalinausschüttung
- Ein bewusstloser Patient ist im Schock. Welche Lagerung wird durchgeführt?
- Die jeweils korrekte Lagerung von im Schock befindlichen Patienten ist Basiswissen und muss perfekt beherrscht werden.

Hypovolämischer Schock

30.7.1

- Was ist gemeint, wenn von einem absoluten Volumenmangel im Vergleich zum relativen Volumenmangel die Rede ist? Ein Tipp: Der „absolute" tritt z. B. bei einer Amputationsverletzung auf, der „relative" z. B. bei schwerem Durchfall.
- Schildern Sie Symptome und mögliche Ursachen des hypovolämischen Schocks.
- Berichten Sie (laut!) über die Erstmaßnahmen. Am besten üben Sie diese in Ihrer Lerngruppe.

Kardiogener Schock

30.7.2

- Warum darf bei dieser Schockform auf keinen Fall eine Hochlagerung der Beine erfolgen?
- Welche Symptome und ggf. anamnestisch erfragten Vorerkrankungen lenken den Verdacht auf einen kardiogenen Schock? Zur Wiederholung: Welche Erstmaßnahmen führen Sie durch? Welche Besonderheit wird zusammengefasst mit dem Merksatz: „Zugang ja, Infusion nein"?

Septischer Schock

30.7.3

- Was sind typische Symptome eines septischen Schocks?
- Die Sepsis ist die dritthäufigste Todesursache in Deutschland. Die häufigsten Ursachen: Harnweginfektionen (40 %), Infektionen der unteren Atemwege (20 %), postoperative Wundinfektionen (15 %), Infektionen durch Katheter (8 %).
- Sie machen einen Hausbesuch bei einem 82 Jahre alten Diabetiker. Aufgrund einer Inkontinenz infolge einer Prostata-OP trägt er einen Dauerkatheter. Die Symptome lassen Sie an einen septischen Schock denken. Was sind Ihre Sofortmaßnahmen?

Anaphylaktischer Schock

30.7.4

- Alles! Über diese Schockform müssen Sie alles wissen, denn sie kann tatsächlich in Ihrer Praxis auftreten, z. B. bei einer Aromaölmassage oder bei einer Injektion. Deshalb ist dieses Wissen nicht nur für die Überprüfung relevant, sondern auch im hoffentlich nie eintretenden Praxisnotfall.
- Schildern Sie Stadium für Stadium und Schritt für Schritt Ihre Erstmaßnahmen. Stellen Sie sich dabei vor, dass Sie vor einer Prüfungskommission sitzen. Wichtig zu wissen: Die Phasen können untypisch verlaufen!

Neurogener und spinaler Schock

30.7.5

- In welchen Situationen könnten Sie mit einem neurogenen/spinalen Schock konfrontiert werden?
- Erklären Sie (laut und strukturiert) die Pathophysiologie dieser Schockform und die Erstmaßnahmen.

30.8 30.8 Sauerstoffgabe bei Schock oder Atemnot

- Bei welchen Patienten bzw. welcher Erkrankung muss die Sauerstoffgabe sehr vorsichtig dosiert und nur unter strenger Beobachtung erfolgen? Warum?
- Schildern Sie die Grundregeln im Umgang mit Sauerstoffflaschen!
- Was ist der Unterschied zwischen einer Nasensonde und einer Sauerstoffbrille?
- Worauf ist bei der Sauerstoffverabreichung über eine O_2-Maske zu achten?

30.9 30.9 Akute neurologische Symptome

- Welche Symptome zeigen an, dass es sich um einen neurologischen Notfall handeln könnte?
- Fertigen Sie sich jeweils eine Lernkarte an mit „Hinweisen auf neurologische Notfälle" und „Maßnahmen bei neurologischen Notfällen"!
- Es gibt sehr viele Ursachen für neurologische Notfälle. Prägen Sie sich diese gut ein. Arbeiten Sie die Gemeinsamkeiten und Unterschiede heraus. Legen Sie zu jeder Erkrankung eine Lernkarte an.
- Stellen Sie sich folgende Patienten vor: Zu Ihnen kommt ein Mann, der gestern vom Rad gestürzt ist; er trug keinen Helm. Auf der Straße finden Sie ein Unfallopfer mit blutender Kopfwunde bei erhaltenem Bewusstsein. Eine Patientin schildert plötzlich aufgetretene stärkste Hinterkopfschmerzen. Formulieren Sie nun laut sprechend Fragen, die Sie den jeweiligen imaginären Patienten stellen. Wahrscheinlich kommen Sie sich anfangs etwas albern vor. Machen Sie diese Übung trotzdem – gerne auch gleich mehrmals. Noch besser: Üben Sie solche Gedankenspiele in Ihrer Lerngruppe. Genau diese Fragestellungen müssen Sie in einer solchen Situation sicher parat haben. Und natürlich bei den Fallbeispielen in der „Mündlichen".
- Welches allgemeine Begleitsymptom besteht meist bei Meningitis/Enzephalitis und ist gut messbar? Die Antwort auf diese Frage ist so einfach, dass es (auch oder gerade) den fleißigsten HPA oft nicht einfällt. Na? Sie brauchen dafür ein kleines Gerät …
- Subarachnoidalblutung – nach welchen Tätigkeiten sollten Sie in der Anamnese fragen?
- Bei welchen Erkrankungen bzw. unter welchen Bedingungen kann eine Sinusvenenthrombose entstehen?
- Schildern Sie ausführlich die Symptome eines Schlaganfalls!
- Beschreiben Sie in eigenen Worten und mit Überzeugung Ihre Maßnahmen bei Verdacht auf Schlaganfall.
- Bei welchem Symptom liegt im Rahmen einer Wirbelsäulenerkrankung ein neurologischer Notfall vor, bei dem die sofortige Klinikeinweisung veranlasst werden muss?
- Welche neurologischen Symptome sprechen für einen Bandscheibenvorfall?
- Um die Ecke gedacht: Welche Symptome muss Ihnen ein Patient schildern, damit Sie die Verdachtsdiagnose M. Menière stellen?
- Welche Maßnahme ergreifen Sie bei Verdacht auf Morbus Menière?
- Differenzaldiagnose und Pathophysiologie: Welche Arten von Schwindel können durch eine lebensbedrohliche, akute Erkrankung hervorgerufen werden?
- Durch welche differenzialdiagnostischen Überlegungen grenzen Sie eine klassische Migräne, einen Spannungskopfschmerz und eine Trigeminusneuralgie von einem Notfall ab?
- Welche lebensbedrohlichen Ursachen akut aufgetretener, heftiger Kopfschmerzen kennen Sie?

- Welches typische Kopfschmerz-Symptom kann auf einen Hirntumor hinweisen?
- Nennen Sie die Symptome des akuten Glaukom-Anfalls.

LEICHTER LERNEN

Nun kommen wir zu weiteren absoluten Prüfungsschwerpunkten. Ihre Themen sind nun Akute Brustschmerzen, Atemnot, Akutes Abdomen. Das muss sitzen! Das müssen Sie beherrschen – für Ihre Überprüfung, aber auch zum Wohle Ihrer Patienten!

30.10 Akute Brustschmerzen

30.10

- Es gibt eine Reihe von Erkrankungen, die akute Brustschmerzen verursachen. Welche sind im Brustraum lokalisiert, welche im Bauchraum, in der Wirbelsäule? Welche werden durch eine Herzerkrankung verursacht, welche durch eine Lungenerkrankung? „Spielen" Sie mit den Symptomen, mit „Ursache und Wirkung". Erarbeiten Sie sich die Symptome anhand der Pathophysiologie.
- Erklären Sie einem medizinischen Laien, welche Erkrankungen zum Brustschmerz führen – und warum. Danach tragen Sie dies Ihrer imaginären Überprüfungskommission vor.
- Schildern Sie die Symptome jeder Erkrankung, die hier differenzialdiagnostisch infrage kommt.
- Fertigen Sie für jede dieser Erkrankungen eine Lernkarte an!

GUT ZU WISSEN

Und nun sprechen Sie wieder in der Ich-Form.

- Bei Verdacht auf Herzinfarkt benachrichtige ich sofort den Notarzt über die Rettungsleitstelle bzw. beauftrage einen Helfer damit.
- Während ich den Patienten halbsitzend sicher lagere, beruhige ich ihn und kläre ihn über seine vermutliche Situation und die Maßnahmen auf.
- Die Gabe von ½–1 Tbl. Aspirin® wird vielfach von Notärzten zur Blutverdünnung empfohlen. Je nach Situation, Zustand des Patienten (Vorgeschichte? sicheres Schlucken gewährleistet?) und Verfügbarkeit des Medikaments kann ich das auch tun.
- Falls der Patient aufgrund einer Angina-pectoris-Erkrankung Nitro-Spray oder -Kapseln bei sich führt, soll er dieses entsprechend seiner ärztlichen Verordnung nehmen, wenn sein systolischer Blutdruck höher ist als 100 mmHg. Das bedeutet: 1–2 Hub. (Cave: Ich frage ggf. nach vorheriger Einnahme von Viagra).
- Ich kontrolliere regelmäßig die Vitalzeichen und halte mich gedanklich in Reanimationsbereitschaft.
- Ich lege einen sicheren intravenösen Zugang, infundiere jedoch nicht, sondern halte den Zugang nur offen, stelle also nur eine geringe Tropfgeschwindigkeit ein.
- Falls vorhanden, gebe ich Sauerstoff über Maske oder Nasensonde – etwa 6 l pro Minute.
- Falls die Praxis/der Notfallort nicht leicht zu finden ist, kann eine Hilfsperson dem Rettungsteam/dem Notarzt den Weg weisen.
- Eine Hilfsperson kann aus der Krankenakte Relevantes (z. B. Krankengeschichte, Vorbefunde, ärztliche Medikation) kopieren, um diese mitzugeben, was besonders bei bewusstlosen oder bewusstseinsgetrübten Patienten hilfreich ist.
- Wenn der Notarzt kommt, informiere ich ihn über den Patienten, die Symptomatik, den Verlauf und den Zustand und über relevante Vorerkrankungen und die derzeitige schulmedizinische Medikation.
- Nach Beendigung der Notfallmaßnahmen, wenn der Patient versorgt ist, dokumentiere ich den Vorgang sorgfältig.

Merken Sie den Unterschied? Rattern Sie nicht einfach die stur auswendig gelernten Stichworte herunter! Zeigen Sie, dass SIE die Situation beherrschen! SIE übernehmen Verantwortung! SIE haben Kenntnis, Sicherheit, Überblick!

Und das üben Sie immer und immer wieder. Laut! Klar! Kompetent!

Das Beste ist: Dieses Training bereitet Sie nicht nur optimal auf Ihre mündliche Prüfung vor, sondern – was viel wichtiger ist! – diese Sicherheit wird sich Ihnen mitteilen, wenn Sie einmal im echten Leben in die echte Situation kommen sollten!

LEICHTER LERNEN

Die Symptome und Pathophysiologie der folgenden Notfälle finden Sie in den entsprechenden Organkapiteln. Wenn Sie diese Erkrankungen noch nicht (alle) kennen gelernt haben, beschäftigen Sie sich in diesem Lernabschnitt lediglich mit den Notfallmaßnahmen. Vor der Überprüfung lernen Sie selbstverständlich beide Aspekte der Erkrankung – also Pathophysiologie und Symptome sowie die Notfallmaßnahmen.

30.11

30.11 Akute Atemnot

LEICHTER LERNEN

Kein Symptom ist so potenziell lebensbedrohlich wie akute Atemnot. Natürlich gibt es auch harmlose Verläufe, z. B. bei einer Hyperventilationstetanie, aber in der Überprüfung und im wirklichen Leben müssen Sie davon ausgehen, dass sich der Zustand des Patienten rasant verschlechtern kann. Unter ➤ 30.1.3 finden Sie in diesem Buch eine Anregung, wie Sie vorgehen könnten. Natürlich kann dies nur ein ungefähres Schema sein, und immer müssen Sie situationsangepasst vorgehen. Wird die akute Atemnot dadurch verursacht, dass sich ein Patient an einem großen Fleischbrocken verschluckt hat, dann gehen Sie anders vor als wenn es sich um einen Asthmatiker mit einem Anfall handelt, der sein Kortisonspray bei sich trägt oder wenn die Atemnot durch eine anaphylaktische Reaktion verursacht wurde. Außerdem ist auch entscheidend, ob sich der Notfall in Ihrer Praxis abspielt oder zum Beispiel auf einem Waldweg im Funkloch. Üben Sie hier geistige Flexibilität, indem Sie verschiedene Konstellationen gedanklich durchspielen.

- Außerdem ist es auch wichtig, dass Sie sich mit den Formulierungen wohl fühlen. Lernen Sie also die Erste-Hilfe-Maßnahmen bei akuter Atemnot auswendig. Und dann erklären Sie den Ablauf in eigenen Worten. Die Fakten müssen vorkommen, die Reihenfolge muss so weit möglich und sinnvoll beibehalten werden. Aber die Formulierungen sollten Ihrem Sprachgefühl entsprechen.
- Wenn Sie sich noch nicht mit den Erkrankungen beschäftigt haben, reicht es für diese Phase Ihrer Ausbildung, wenn Sie lediglich die Maßnahmen der Ersten Hilfe bei akuter Atemnot lernen. Diese finden Sie im Buch oder unter ➤ NHP 30.1.3.
- Wenn Sie sich in der Prüfungsvorbereitung befinden, fertigen Sie sich zu jedem Notfall jeweils zwei (2!) Lernkarten an. Eine beschreibt die Symptome und die Pathophysiologie. Die andere führt Ihre Notfallmaßnahmen auf. Beide Lernkarten werden beim Lernen eine große Hilfe sein.

30.12

30.12 Akute Bauchschmerzen (akutes Abdomen)

- Welche Symptome weisen auf ein akutes Abdomen hin?
- Wie gehen Sie bei der körperlichen Untersuchung vor, wenn der Patient starke akute Bauchschmerzen hat?
- Welche generellen Maßnahmen sind angezeigt beim akuten Abdomen?
- Dieser Punkt ist zwar eher nicht prüfungsrelevant, hilft aber sehr zum Verständnis: Unterscheiden Sie differenzaldiagnostisch den somatischen vom viszeralen Bauchschmerz.
- Entwickeln Sie aus den beschriebenen Notfallmaßnahmen beim akuten Abdomen ein oder zwei „allgemeingültige“ Verhaltensabläufe. Diese bekommen je eine Lernkartei.

GUT ZU WISSEN

Es gibt so viele Ursachen für den akuten Bauchschmerz … in den verschiedenen Kapiteln zu den jeweiligen Organsystemen (➤ NHP Kap. 9–28) lernen Sie die Ursachen, Symptome, Pathophysiologien und die Maßnahmen jeweils themenspezifisch. In der Prüfungsvorbereitung sollten Sie wiederum für jede mögliche „Bauchschmerzart" eine Lernkarte anfertigen. Und dann üben Sie auch hier: „Ich mache dies, veranlasse das und kontrolliere jenes ..."

LEICHTER LERNEN

Sie haben jetzt die absolut supermegahypermassiv prüfungsrelevantesten Themen durchgearbeitet. Jetzt können Sie ein wenig entspannen, auch wenn blutende Wunden, Bissverletzungen und Stromunfälle wirklich keine erholsamen Themen sind. Ihnen ist natürlich klar, dass es sinnvoll ist, auch die folgenden Notfälle gut zu lernen, jedoch mit niedrigerer Intensität. Statistisch gehören diese Themen nämlich nicht zu den „Heißen Hundert" in der Überprüfung.

30.13 Unfälle und Verletzungen

Suche nach Verletzungen

30.13.1

- Was ist bei der Suche nach Verletzungen zu beachten?
- Warum ist es geboten, bei einem Verunfallten immer die Vitalzeichen zu kontrollieren und auf Adrenalinzeichen (Schocksymptome) zu achten, auch wenn es keine offensichtlichen Verletzungen gibt?

30

Blutstillung und Wundverband

30.13.2

- Wie versorgen Sie Schürfwunden?
- Beschreiben Sie die Erstversorgung einer stark blutenden Wunde.
- Wie wird ein Druckverband angelegt?
- Was müssen Sie – auch bei kleineren Verletzungen – hinsichtlich des Impfschutzes abklären bzw. veranlassen?
- Wie wird eine nicht oder kaum blutende Wunde versorgt?
- Was wissen Sie über das Stufenschema zum Vorgehen bei lebensbedrohlich blutenden Wunden?

Augenverletzungen

30.13.3

- Was veranlassen Sie bei jeglicher Augenverletzung? Welche Erstmaßnahmen führen Sie durch?
- Beschreiben Sie Ihr Vorgehen bei einer Augenverätzung.
- Wie wird eine Augenspülung durchgeführt?

Kanülenstichverletzung

30.13.4

- Warum erfordert eine Kanülenstichverletzung, die kaum blutet, eine andere und deutlich intensivere Versorgung als ein vergleichsweise stark blutender Schnitt mit dem Küchenmesser?
- Welche Maßnahmen führen Sie bei einer Kanülenstichverletzung durch?
- Erinnern Sie sich: Was ist ein Verbandbuch? (➤ NHP 1.9.4)

30.13.5 Verletzung durch Tiere

- Welche Maßnahmen empfehlen sich bei Insektenstichen?
- Ein Jugendlicher, noch dazu mit Allergieneigung, hat versehentlich eine in einer offenen Coladose schwimmende Biene verschluckt. Sie hat ihn in den Gaumen gestochen. Wie verhalten Sie sich? Wiederholen Sie bei dieser Gelegenheit die Erstmaßnahmen beim anaphylaktischen Schock.
- Was ist bei einem Zeckenstich angezeigt?
- Bei Tierbissen besteht eine große Gefahr lokaler Entzündungen bis hin zu gefährlichen Phlegmonen. Mit dem Biss des geliebten Kätzchens oder eines herumtollenden Hundes „ist nicht zu spaßen“!

30.13.6 Unfälle mit elektrischem Strom

- Ein kräftig gebauter, stattlicher Mann schildert Ihnen burschikos und mit leicht stolzem Unterton, er habe zwei Stunden zuvor bei Heimwerkerarbeiten „ganz ordentlich einen gewischt bekommen“, aber er hätte sich gleich wieder berappelt. Worüber klären Sie ihn auf? Was veranlassen Sie? Was schreiben Sie anschließend zur Dokumentation in Ihre Patientenakte?
- Woran denken Sie – zu Ihrem Eigenschutz – bei einem Elektrounfall als erstes?

30.13.7 Schädelbasisfraktur

- Welche Symptome weisen auf eine Schädelbasisfraktur hin?
- Welche Erste-Hilfe-Maßnahmen führen Sie bei einer Schädelbasisfraktur durch?

30.13.8 Stumpfes Bauchtrauma

- Welche Gefahren bestehen bei einem stumpfen Bauchtrauma?
- Welche Maßnahmen führen Sie bei einem stumpfen Bauchtrauma durch?
- Welches ist die wichtigste Maßnahme der in der Klinik durchgeführten ausführlichen Diagnostik?

30.13.9 Polytrauma

- Worum handelt es sich bei einem Polytrauma?
- Wodurch kommt es am häufigsten zu einem Polytrauma?

30.13.10 Erstversorgung bei Amputationsverletzungen

- Ein Heimwerker hat sich ein Stück vom Mittelfinger abgetrennt. Schmerzen hat er (im Moment noch) nicht – dafür kreist noch zu viel Adrenalin im Körper. Die Wunde blutet sehr stark. Sie sind mit dem Mann allein. Wie verhalten Sie sich?
- Berücksichtigen Sie bei dieser Fragestellung, dass der Kontakt mit dem Blut des Verletzten für Helfende zu einer Gefährdung führen kann. Was tun Sie zu Ihrem Selbstschutz?
- Ein Themensprung: Bei der Praxisarbeit müssen wir uns und unsere Mitarbeiter vor Kontamination mit Blut und anderen potenziell infektiösen Körperflüssigkeiten schützen. Erinnern Sie sich noch, wo die entsprechenden Richtlinien zum Arbeitsschutz verankert sind? (➢ NHP 5.4.1 und ➢ NHP 5.4.4)

Versorgung von Frakturen und -Luxationen

30.13.11

- Wie unterscheiden Sie bei der Erstversorgung eine Fraktur von einer Luxation?
- Welche Maßnahmen führen Sie zur Ersten Hilfe bei einer Fraktur durch, welche bei einer Luxation?

30.14 Vergiftungen und Rauschzustände

Überblick

30.14.1

- Es gibt sehr viele unterschiedliche Arten von Giften, Resorptionswegen, Gefahrenquellen und Symptomen. Erklären Sie einer nicht medizinisch ausgebildeten Person in eigenen Worten, was Sie über Gifte wissen.
- Wie können sich bei Vergiftungen die Hautfarbe, die Farbe der Mundhöhle, der Speichel und der Atem verändern?
- Beschreiben Sie – natürlich auch laut – Grundregeln bezüglich der Erste-Hilfe-Maßnahmen bei Vergiftungen!
- Bei Vergiftungen hat sich die 5-Finger-Regel bewährt. Beschreiben Sie die entsprechenden Maßnahmen.
- Warum soll bei einer Vergiftung mit Spülmittel (und vielen anderen Substanzen) kein Erbrechen herbeigeführt werden?
- Was wissen Sie über die Erstmaßnahmen bei einer Vergiftung?

Alkoholvergiftung

30.14.2

- Ein „Vollrausch" ist keineswegs harmlos – und kommt relativ häufig vor.
- Welche Gefahren bestehen für den Patienten mit Alkoholvergiftung?
- Schildern Sie die Maßnahmen der Ersten Hilfe bei Alkoholvergiftung.
- Ein Volksfest. Es ist kalt. Ein offensichtlich Sturzbetrunkener schläft hinter einem Festzelt seinen Rausch aus. Wie verhalten Sie sich?

Benzodiazepinvergiftung

30.14.3

- Was sind Benzodiazepine? Wann werden sie verordnet?
- Was tun und was veranlassen Sie bei einer Benzodiazepinvergiftung?

Drogenintoxikation und Entzugssyndrome

30.14.4

- Unterscheiden Sie die Symptomatik bei einer Opiatintoxikation im Vergleich zur Intoxikation mit Mescalin oder Kokain.
- Beschreiben Sie Ihre Erste-Hilfe-Maßnahmen bei einer Drogenintoxikation mit Bewusstseinsstörungen (Somnolenz/Koma) bzw. mit Erregungszuständen.
- Was wissen Sie vom sog. Entzugssyndrom?

30.14.5 Weitere Vergiftungen

- Was fällt bei einem Patienten mit Kohlenmonoxidvergiftung auf?
- Welche besonderen Symptome gibt es bei einer Knollenblätterpilzvergiftung? Welche Symptome würde ein Patient nach etwa 2–3 Tagen schildern?

30.15 30.15 Verätzungen

- Was ist der Unterschied zwischen einer Säureverätzung und einer Laugenverätzung? Gehen Sie auf die Pathophysiologe und die Symptome ein.
- Beschreiben Sie Ihre Erstmaßnahmen bei einer Verätzung! (Wie immer laut, auswendig, mit eigenen Worten und überzeugendem Auftreten.)

30.16 Hitze- und kältebedingte Notfälle

30.16.1 Sonnenstich

- Worum handelt es sich bei einem Sonnenstich, und welche Personengruppe ist besonders gefährdet?
- Nennen Sie die Symptome und Maßnahmen.

30.16.2 Hitzeschäden

- Welche Arten von Hitzeschäden gibt es?
- Bei welchen Symptomen stellen Sie die (Verdachts-)Diagnose Hitzschlag?
- Welche Notfallmaßnahmen ergreifen Sie?

30.16.3 Verbrennungen

- Was versteht man unter der Neunerregel? Erklären und demonstrieren Sie die Areale am eigenen Körper.
- Unterscheiden Sie Verbrennungen Grad IIa, Grad IIb, Grad III, Grad IV.
- Ab wann ist bei einem Verbrennungsunfall eine Klinikeinweisung notwendig – und warum? Unterscheiden Sie lokale und systemische Schäden.
- Fertigen Sie zum „Verbrennungs-Notfall" eine Lernkarte an! Das Thema kommt regelmäßig vor. Beschreiben Sie Ihrer imaginären Prüfungskommission Ihre Maßnahmen!

LEICHTER LERNEN

Jeder Notfall ist lebensbedrohlich, zumindest besteht eine Gefahr für Organe oder Organfunktionen. Aber längst nicht jeder Notfall ist überprüfungsrelevant.
Die Wahrscheinlichkeit ist sehr viel größer, nach den Maßnahmen bei Schlaganfall und Verbrennung gefragt zu werden als etwas zum Hitzschlag und zur Unterkühlung sagen zu müssen. In *Naturheilpraxis Heute* und auch in diesem Buch sind die besonders überprüfungsrelevanten Notfälle gekennzeichnet, die erfahrungsgemäß am häufigsten geprüft werden. Nun die Gewissensfrage: Lernen Sie für die Prüfung, für's Leben oder für beides?

Erfrierung und Unterkühlung

30.16.4

- Erklären Sie den Unterschied von Erfrierung und Unterkühlung anhand der Entstehung und der Symptome.
- Welche Gemeinsamkeit in der Bewertung des Schweregrades gibt es bei Erfrierungen und Verbrennungen?
- Beschreiben Sie Ihre Erste-Hilfe-Maßnahmen bei Unterkühlung! Welche Gefahr droht bei zu intensiver Wärmezufuhr?
- Wie gehen Sie bei einer Erfrierung vor? Welche Erste-Hilfe-Maßnahmen führen Sie durch?

30.17 Nichttödliches Ertrinken

30.17

GUT ZU WISSEN

Die wenigsten Ertrinkenden rufen nach Hilfe, sondern „gehen leise unter". Ertrinken ist ein sehr stiller Tod. Anders als in unserer Vorstellung, in der ein Ertrinkender mit den Armen fuchtelt und um Hilfe schreit, bündelt ein Ertrinkender seine Kraft, um in Richtung Land zu kommen. Der Kopf liegt zunehmend auf dem Wasser. Wenn dann – meist schlagartig – die Kraft nachlässt, ist zuerst der Mund unter Wasser, rasch danach die Nase, dann der ganze Mensch. Bei einem Kind, bei dem der Körperschwerpunkt der Kopf ist, geht dies besonders schnell, sogar dann, wenn das Wasser nur wenige Zentimeter tief ist, z. B. in der Badewanne. Dann kann sich insbesondere bei kleinen Kindern reflexartig die Stimmritze schließen. Das Kind kann nicht mehr atmen und ertrinkt (genau genommen erstickt), ohne einen Tropfen Wasser in der Lunge zu haben. Dies nennt man „trockenes Ertrinken". Ein dringender Hinweis an alle Aufsichtspersonen: Beim Schwimmengehen Kinder im Wasser deshalb immer beobachten! Kein Smartphone am Becken, im Bad oder am Strand, wenn das Kind im Wasser ist. Wenn das Kind nur noch leise eine Bahn zieht und nicht mehr herumalbert, sofort herausholen, denn nun kann es um wenige Augenblicke gehen.

- Schildern Sie die Erstmaßnahmen bei einem Ertrinkungsunfall.
- Woran müssen Sie denken, falls ein Tauchsprung vorausgegangen ist?

30.18 Geburtshilfe im Notfall

30.18

- Es kommt eher selten vor, dass nach der Geburtshilfe im Notfall gefragt wird. Und tatsächlich wissen, sofern es keine Komplikationen gibt, die Natur, die Mutter und das Kind meist erstaunlich gut, was zu tun ist. Üblicherweise ist bei uns die Versorgung von Mutter und Kind gewährleistet, und eine Geburt kündigt sich meist so früh an, dass genügend Zeit bleibt, um sich in fachkundige Betreuung zu begeben. Apropos:
- Wann hat eine Geburt begonnen? Schildern Sie drei Zeichen.
- Falls Sie selbst einmal eine Geburt erlebt haben – natürlich abgesehen von Ihrer eigenen – können Sie jetzt Ihre Erinnerungen nutzen, um die Phasen einer Geburt zu beschreiben. Sonst ist jetzt Ihre Fantasie gefragt. Lesen Sie eine Beschreibung, und vollziehen Sie den Ablauf gedanklich nach.
- Wann muss das Neugeborene beatmet werden? Wie wird ein Neugeborenes beatmet? (➤ NHP 30.4.8)
- Welche Notfälle können während der Schwangerschaft die werdende Mutter und das Kind gefährden?
- Welche Symptome deuten auf einen Schwangerschaftsnotfall hin?
- Welche Lagerung ist dringend angezeigt beim Vena-cava-Kompressionssyndrom?

- Präeklampsie – Eklampsie – HELPP-Syndrom: Beschreiben Sie die Symptome!
- Welche Symptome haben der vorzeitige Blasensprung und die Placenta praevia?

30.19

30.19 Psychiatrische Notfälle

- Bei welchen psychischen Erkrankungen kann es zu psychiatrischen Notfällen kommen?
- Mit welchen Erstmaßnahmen gehen Sie bei einem Suizidversuch vor?
- Schildern Sie die Symptome eines Delirs! Welche Notfallmaßnahmen ergreifen Sie?

LEICHTER LERNEN

Übungen zum guten Schluss: Bei einem echten Notfall sind auch unter nicht optimalen Bedingungen schnelles Eingreifen und sicheres Handeln erforderlich. Vielleicht haben Sie keinerlei Untersuchungsgeräte bei sich, auf jeden Fall haben Sie keine Gelegenheit, bei Unsicherheit nachzuschlagen.
Es ist für Sie persönlich, aber auch vor den Überprüfenden, ein Unterschied, ob Sie sagen „Dann muss der Patient mit erhöhtem Oberkörper gelagert werden." oder „Dann lagere ich den Patienten mit erhöhtem Oberkörper." Durch das Sprechen in der Ich-Form identifizieren Sie sich viel mehr mit den Abläufen, können sie sich besser merken und stärken so auch Ihre Handlungsbereitschaft. Gegenüber der Kommission wirken Sie kompetenter, handlungsfähiger, aktiver.
Spielen Sie folgende Beispiele gedanklich aufgrund der festgelegten Notfallmaßnahmen durch. Eventuell müssen Sie davon abweichen, wenn die Situation das erfordert. Erarbeiten und begründen Sie das sinnvolle, situationsangepasste Handeln.
Solche Gedankenspiele sind perfekt für Ihre Lerngruppe. Fordern Sie sich mit verschiedenen Aufgabenstellungen heraus. Trainieren und kritisieren Sie sich gegenseitig – wohlwollend, respektvoll und konstruktiv. Sie haben noch keine Lerngruppe? Gründen Sie eine!

- Arbeiten Sie die folgenden Aufgaben durch, und kontrollieren Sie sich jeweils anschließend anhand des Abschnitts ➤ NHP 30.1.3. Ein Unfall auf einer Bundesstraße – in einem PKW sitzt eine offensichtlich verletzte Person. Ein zweiter Verkehrsteilnehmer ist ein potenzieller Helfer. Schildern Sie laut und in der Ich-Form die Sofortmaßnahmen in dieser Notfallsituation. Variieren Sie die Situation – hier einige Beispiele: Sie haben ein Handy. Sie haben kein Handy. Es sind zwei Verletzte, einer der beiden blutet stark, der andere ist bewusstlos. Sie haben zwei Helfer. Sie sind allein ...
- Sie wandern allein auf einem Feldweg, als Ihnen ein Mann mittleren Alters begegnet, der stärkste Schmerzen unklarer Ursache hat, kreidebleich und schweißnass ist und zittert. Sie haben ein Handy und Netzempfang. Schildern Sie laut und in der Ich-Form die Sofortmaßnahmen in dieser Notfallsituation. Spielen Sie verschiedene Situationen in Gedanken durch. Die angeforderte Hilfe lässt auf sich warten. Wie könnten Sie anamnestisch vorgehen, um eine Verdachtsdiagnose zu erarbeiten? Der Mann hat Bauchschmerzen (Verdacht auf?). Der Mann hat Brustschmerzen (Verdacht auf?). Der Mann hat Rückenschmerzen (Verdacht auf?). Reden Sie laut!
- Ein Spielplatz, wenig Betrieb. Ein etwa achtjähriges Kind hat sich verletzt, es schreit und weint. Offensichtlich ist ein Arm gebrochen. Eine der beiden anwesenden Erwachsenen nimmt ihr Kind an der Hand und geht mit ihm weg, die zweite Erwachsene ist ängstlich und wie erstarrt. Das verletzte Kind ist ohne Aufsichtsperson. Schildern Sie laut und in der Ich-Form die Sofortmaßnahmen in dieser Notfallsituation. Spielen Sie Ihr Vorgehen unter verschiedenen Rahmenbedingungen in Gedanken durch.
- Eine öffentliche Toilette. Im Vorraum liegt eine junge Frau bzw. ein junger Mann – ganz offensichtlich bewusstlos. Wie verhalten Sie sich? Mit oder ohne Handy, mit oder ohne Hilfspersonen. Woran denken Sie? Ohnmacht? Drogenrausch? Unterzuckerung? Hirnblutung? Was noch? Wie gehen Sie vor? Spielen Sie verschiedene Szenarien und die jeweiligen Differenzialdiagnosen durch.

30

LEICHTER LERNEN

Sie haben es geschafft! Mögen Sie in der Überprüfung dieses Wissen gut nutzen und danach niemals brauchen. Doch sollten Sie in einer Notfallsituation gefordert sein, möge dieses Wissen Ihnen einfallen, praktisch umsetzbar sein und dem Betroffenen (und Ihnen) helfen.

30.20 Notfall-Schemata

📖 30.20

- Welche Vorteile haben Notfall-Schemata?

xABCDE-Schema

📖 30.20.1

- Was kennzeichnet der Buchstabe x in dem oben genannten Notfall-Schema?
- Welche Maßnahme führen Sie bei einer stark blutenden Wunde durch?
- Wie erfolgt eine schnelle Trauma-Untersuchung?
- Wie erkennen Sie, ob ein neurologisches Defizit vorliegt?

SAMPLEr-Anamnese

📖 30.20.2

- Welchen Zusammenhang gibt es zwischen der SAMPLEr-Anamnese und dem xABCDE-Schema?
- Das Abfragen der Befunde und Symptome steht an erster Stelle des Schemas. Wie lautet die englischsprachige Bezeichnung dafür?
- Wofür steht der Buchstabe?

OPQRST-Schema

📖 30.20.3

- In diesem Schema dreht sich alles um die Spezifizierung der Schmerzen, um den Beginn, die Qualität der Schmerzen, wodurch sie sich bessern oder schlechter werden. Erklären Sie, wie dieses Schema angewendet wird und welchen Nutzen es hat.
- Welche Skala gibt es, um die Stärke der Schmerzen anzugeben?
- Es wird auch der Zeitverlauf der Schmerzen abgebildet: Haben sich die Beschwerden/Schmerzen im zeitlichen Verlauf geändert (kolikartig/konstant/Schmerzspitze zu Beginn)? Welcher Buchstabe repräsentiert diese Qualität?

WASB-Schema

📖 30.20.4

- Was wird anhand dieses Schemas geprüft?
- Was liegt vor, wenn der Patient bewusstlos ist, aber auf Schmerzen reagiert?

KAPITEL

31 Labor

Gewaltig irren diejenigen, die meinen, ein Arzt des neuesten Standpunktes sei derjenige, welcher seine Kranken mit der größten Genauigkeit untersucht, selbst beklopft und behorcht und sich damit zufriedenstellt, daß er seine Diagnose in der Leiche bestätigt findet. Ein solcher Arzt hat nicht begriffen, daß das höchste Ziel aller medizinischen Forschung das Heilen ist.

Johann von Oppolzer

GUT ZU WISSEN

Wir möchten Sie unbedingt ermutigen, sich zum Wohle Ihrer Patienten mit den Laborparametern als wertvollem Diagnostikum zu beschäftigen. Auch wenn Sie schwerpunktmäßig z. B. homöopathisch oder manuell arbeiten und in Ihrer Praxis keine Blutentnahmen durchführen, können Sie z. B. Ihre Patienten zu einem lokalen Auftragslabor schicken. Oft genug werden Patienten zu Ihnen kommen und einen „Laborzettel" mitbringen. Nutzen Sie diesen als wichtige Informationsquelle. Die systemische und systematische Betrachtung von Stoffwechselparametern erweitert Ihre Möglichkeiten der Krankheits-Früherkennung und Prophylaxe.

31.1 Möglichkeiten der Labordiagnostik

31.1

LEICHTER LERNEN

Dieses Kapitel werden Sie im besten Falle mehrmals zur Hand nehmen und immer wieder darin nacharbeiten – insbesondere nachdem Sie sich mit den Themen „Blut – Lymphe", „Magen – Darm - Leber" und „Urotrakt" beschäftigt haben. Deshalb sollten Sie sich beim Lernen auf die Organsysteme konzentrieren, mit denen Sie sich bereits beschäftigt haben. Im „Labor" sind unterschiedliche Körperflüssigkeiten und -produkte zu berücksichtigen. Es ist notwendig, dass diese beim Lernen (und erst recht bei Laborarbeiten) nicht vermischt werden.

Wahl des Labors

31.1.1

- Es ist für Praxis-Anfänger sehr verführerisch, sich von einem (Blut-)Labor mit den Befunden auch die Diagnose und obendrein Therapiepläne zusenden zu lassen – selbstverständlich gut bezahlt. Seien Sie sehr skeptisch.
- Die Haftung liegt immer bei Ihnen – auch bei einer Fehldiagnose des Labors. Sie können sich nicht hinter der Laboraussage „verstecken", wenn Sie – blind auf eine solche „Diagnose" vertrauend – beispielsweise eine Erkrankung übersehen!
- Sie sind als Behandler juristisch für die Diagnose verantwortlich und müssten Ihren Patienten darüber aufklären, dass ein Labor, das den Patienten nicht gesehen hast, dies für Sie übernimmt …
- Eine heilpraktische Behandlung strebt immer nach ganzheitlicher Sicht auf den Patienten und seine individuelle Persönlichkeit – die automatisierte Labordiagnose wird dem wohl kaum gerecht.

31.1.2 Probenarten

- Welche Materialien werden üblicherweise in der HP-Praxis für selbst durchgeführte Laboruntersuchungen verwendet bzw. von Heilpraktikern in ein Labor geschickt?
- Welche Materialien werden eher selten von Heilpraktikern für Laboruntersuchungen gewählt?
- Betrachten Sie die ➤ NHP Tab. 31.1, in der das Untersuchungsmaterial aufgeführt wird. Erinnern Sie sich? Unterscheiden Sie Serum und Plasma. (➤ NHP 20.2.1 und 20.2.2)

31.1.3 Maßeinheiten und Messwerte

- Durchdenken Sie die in der Labor-Medizin benutzten Maßeinheiten. Sie erscheinen oft sehr abstrakt, da die Größenordnungen nicht mehr anschaulich sind. Tatsächlich sind die z. B. in der Hormondiagnostik zu erfassenden Mengen unvorstellbar klein. Wenn Sie beim Lernen Schwierigkeiten haben, denken Sie daran, welche erstaunlichen technischen Leistungen uns bei der Diagnostik helfen können. Ein Beispiel: Der Normwert für fT_3 (2,0–4,4 pg/ml) entspricht 6–13,2 kg Zucker im Starnberger See. Es ist eine beeindruckende Leistung, dass nicht nur der Nachweis gebracht werden kann, „dass das Hormon da ist", sondern sogar, ob sich diese Menge in einem gesunden Normbereich bewegt oder zu hoch bzw. zu niedrig ist. Vielleicht hilft Ihnen dieser Gedanke, sich für Labordiagnostik zu interessieren – und dadurch ein wenig leichter zu lernen.
- Decken Sie in der Aufzählung „Überblick über die gängigsten Laborwerte-Einheiten und ihre Bedeutung" die nach dem Gleichheitszeichen rechts stehende Erklärung der Einheiten ab und sprechen Sie diese laut aus. Wissen Sie, wofür die jeweilige Abkürzung steht? Es sind ja nicht „30 n mit Schwänzchen" oder „40 eff-ell".
- Fassen Sie jeweils vier oder fünf der Maßeinheiten auf einer Karteikarte zum Lernen zusammen, wenn Ihnen diese Begriffe schwerfallen.

31

31.1.4 Befundinterpretation

- Welche nicht krankhaften Faktoren, die in der Person oder im Leben des Patienten begründet sind, können auf Laborbefunde Einfluss nehmen und somit Schwankungen innerhalb oder außerhalb von Referenzbereichen verursachen?
- Was versteht man unter Referenzbereichen?
- Welche Regeln sollte man bei der Befundinterpretation beachten?
- Welche weiteren Aspekte sollten bei der Interpretation von Befunden berücksichtigt werden?
- Wie schätzen Sie normgerechte Laborwerte im Hinblick auf Krankheitsausschluss bzw. diagnostischen Beweis ein?

GUT ZU WISSEN

Scheuen Sie sich nicht, beim Labor Ihrer Wahl anzurufen und nachzufragen, wenn Sie Fragen zu Laborergebnissen oder der Interpretation haben. Ein gutes Labor hat sachkundige Mitarbeiter, die Ihnen gerne weiterhelfen. Von diesem Service machen auch erfahrene Heilpraktiker oft Gebrauch.

Fehlerquellen bei Laboruntersuchungen

31.1.5

- Halten Sie sich bei der Probengewinnung und dem Versand immer genau an die Vorgaben des Labors. Klären Sie Ihre Patienten über die korrekte Handhabung bei Gewinnung, Verpackung und Transport auf, wenn sie zu untersuchendes Material selbst einschicken sollen (z. B. eine Stuhlprobe).
- Nennen Sie verschiedene Fehlerquellen – von der Probengewinnung bis zum übermittelten Befund.
- Was sind typische Laborfehler? Was sollten Sie tun, wenn Laborergebnisse Ihnen nicht plausibel erscheinen?

31.2 Materialgewinnung und Transport

Materialgewinnung für die Blutuntersuchung

31.2.1

- Schildern Sie mögliche Fehlerquellen bei der Blutentnahme!
- Bei welchen Blutwerten kann eine Nahrungsaufnahme zu verfälschten Ergebnissen führen?
- Sie möchten bei einem Patienten eine umfangreiche Standardblutuntersuchung veranlassen. Im Vorfeld klären Sie ihn darüber auf, was er tun bzw. unterlassen soll, damit zuverlässige Ergebnisse zu erwarten sind. Was sollte er beachten?
- Spielen Sie die Situation durch – erst in Gedanken – und dann erklären Sie dem imaginären Patienten (und einer zuhörenden imaginären Überprüfungskommission), was Sie von ihm erwarten.

Zentrifugieren

31.2.2

- Zu welchem Zweck wird Blut vor Untersuchungen zentrifugiert?
- Wie geschieht dies?

Materialgewinnung für die Urin- und Stuhluntersuchung

31.2.3

- Welche Hygiene- und Entnahmeregeln sollten bei der Gewinnung einer Urinprobe eingehalten werden?
- Welche Hygiene-, Entnahme- und Versandregeln sollten bei der Gewinnung einer Stuhlprobe eingehalten werden?

Probentransport

31.2.4

- Wo werden Probenhüllen beschriftet?
- Was beachten Sie generell beim Versand von Proben an ein Labor?

31.3 31.3 Standard-Laboruntersuchungen des Blutes

- In welche drei großen Gruppen werden die Laboruntersuchungen des Blutes unterteilt?

31.3.1 Klinisch-chemische Untersuchungen

- Welche Elektrolyte kennen Sie? (> NHP 16.2.8)
- In Hinblick auf welche Störungen werden die Elektrolyte untersucht?
- Was ist ein Enzym? Welche Funktion haben Enzyme im Körper?
- Welche Enzyme werden typischerweise im Labor untersucht?
- Welche Aufgaben haben die Bluteiweiße?
- Welche Bluteiweiße kennen Sie, und wie sind diese mengenmäßig verteilt? (Eine Cirkaangabe reicht!)
- Durch welche Störungen kommt es zu verminderten Bluteiweißwerten?
- Nennen Sie die Blutfette!

31.3.2 Hämatologische Untersuchungen

- Was sind die wichtigsten hämatologischen Untersuchungen in der HP-Praxis?
- Umreißen Sie kurz die Bedeutung dieser Untersuchungen.

31.3.3 Serologisch-immunologische Untersuchungen

- Beschreiben Sie mit eigenen Worten den Nutzen serologisch-immunologischer Untersuchungen.
- Was ist in diesem Zusammenhang ein Titer?

31.3.4 Blutlabor – Welche Werte bei welchen Indikationen?

- Warum sollten nicht alle Blutuntersuchungen, die technisch möglich sind, auf einmal untersucht werden? Ist das nicht ein Zeichen von besonderer Gründlichkeit?
- Welche Untersuchungen sind sinnvoll bei Verdacht auf hämatologische Erkrankungen und warum? Erklären Sie – gerne mit Hilfe des Lehrbuchs, aber mit lauter Stimme – die Sinnhaftigkeit der dort aufgeführten Liste.
- Können Sie – auch hier gern mit Hilfe des Lehrbuches – die Auswahl der zu untersuchenden Laborwerte bei der Anämiediagnostik begründen?
- Was verstehen Sie unter „Gerinnungsdiagnostik"?
- Welche herzspezifischen Laborparameter kennen Sie?
- Eine Reihe von Laborwerten gibt spezifisch Auskunft über die Leber. Um welche handelt es sich, und welche Aussagekraft haben die jeweiligen Werte?
- Welche Laborwerte sind bei der Untersuchung des Glukosestoffwechsels relevant?

31

31.4 Standardwerte

31.4

LEICHTER LERNEN

Für die Laborwerte, die in der Tabelle > NHP 31.4 rot gekennzeichnet sind, kommen wieder die Karteikarten zum Einsatz. Diese Standardwerte sollten Sie auswendig können. Andere Parameter sind hingegen recht speziell und kommen so gut wie nie in den Überprüfungen vor.

Haben Sie Mut zur Lücke, wenn Sie sich Zahlen schlecht merken können. Werden Sie außerdem nicht nervös, wenn immer wieder Angaben in Fragen oder Büchern von Ihrem Gelernten abweichen. Jedes Labor hat andere Normwerte, jedes Buch beruft sich auf andere Quellen. Wichtig ist, dass Sie die Maßeinheit und die ungefähre Zahl kennen.

Albumin 60 mg/dl oder ca. 65 %? Granulozyten über 5 % oder ca. 30/µl? Es ist besser, sich die Werte mit Ihnen „sympathischen" Zahlen ungefähr zu merken, als die perfekten Angaben immer wieder zu vergessen!

Sie sollten die Parameter nicht nur auswendig „herunterbeten", sondern auch etwas zu deren diagnostischer Bedeutung sagen können. Sprechen Sie auch hierbei laut und in ganzen Sätzen.

- Bei welchen Erkrankungen wird das ACTH untersucht, und was sollte man bei der Auswertung hinsichtlich der Tageszeit der Probenentnahme beachten?
- Wozu dient die Bestimmung des AFP-Werts? Wissen Sie, wofür diese Abkürzung steht?
- Welche Bedeutung hat Albumin im Blut? Nennen Sie Ursachen für erhöhte und erniedrigte Werte! Erklären Sie den pathophysiologischen Ablauf dieser Blutwertveränderung.
- Welche diagnostische Bedeutung hat die Untersuchung des ALT-Werts?
- Bei welchen Erkrankungen ist die alkalische Phosphatase verändert – und warum? Erklären Sie den pathophysiologischen Ablauf dieser Blutwertveränderung.
- Was sind Autoantikörper?
- Bei welchen Erkrankungen sind die ANA erhöht?
- Bei welchen Erkrankungen ist die Alpha-Amylase erhöht?
- Bei welchen Erkrankungen ist das Antithrombin III erniedrigt?
- Welche diagnostische Bedeutung hat die Untersuchung des AST-Werts?
- Bei welcher Erkrankung werden Bence-Jones-Eiweißkörper im Urin nachgewiesen?
- Bilirubin im Blut: Unterscheiden Sie direktes und indirektes Bilirubin. Hier ist auch die Physiologie (Stichwort Bilirubinkreislauf) und Pathophysiologie sehr wichtig! Merken Sie sich die Werte.
- Welche Ursachen gibt es für erhöhte Bilirubinwerte – und warum? Auch hier ist wieder die Pathophysiologie bedeutsam.
- Bilirubin im Urin: Gut, dass Sie eben die Pathophysiologie wiederholt haben! Welches Bilirubin findet man im Urin? Warum? Wann ist Bilirubin im Urin nachweisbar?
- Mikrohämaturie – Makrohämaturie, es liegt also Blut im Urin vor. Nennen Sie Ursachen!
- Was wissen Sie über die Blutgasanalyse? Wann sind welche Werte erniedrigt, wann erhöht? Erklären Sie die Pathophysiologie dieser veränderten Werte!
- Die BSG, auch BKS genannt, ist ein sehr wichtiger Standardwert. Durchführung der Untersuchung, Funktion, Normwerte, Bedeutung von erniedrigten, erhöhten und stark erhöhten Werten – all dies wird oft in den Überprüfungen gefragt!
- Wozu dient Chlorid im Körper? Welche Ursachen hat eine Hypo- und Hypernatriämie?
- Welche Zivilisationskrankheiten werden mit Cholesterin in Verbindung gebracht und machen das Thema überprüfungsrelevant?
- Erklären Sie die Ursachen von erniedrigten und erhöhten Cholesterinwerten. Welche Veränderung ist häufiger?

- Welche Arten von Cholesterin kennen Sie? Nennen Sie die Normwerte der Cholesterin-Fraktionen.
- Welche Cholesterinart gilt als weniger gefährlich?
- Eine sehr schöne überprüfungsfrage: „Erzählen Sie was über das Cholesterin."
- Was wissen Sie von CK, CK-MM und CK-MB? Welche Aussagekraft haben diese Werte?
- Worum handelt es sich beim CRP? Merken Sie sich den Normwert! Welche Aussage leiten Sie von einem erhöhten CRP-Wert ab?
- Mit welchem Untersuchungsmedium wird ein Drogenscreening durchgeführt?
- Die physiologischen Eisenwerte im Blut sollten Sie kennen. Und unbedingt wissen, wann Fe^{2+} erhöht und erniedrigt ist.

LEICHTER LERNEN

Vielleicht tut Ihnen nun eine Pause gut? Erholen Sie sich ein bisschen. Lernen Sie in zwanzig Minuten mit frischem Geist weiter.

- Die „Morgenröte der Genesung" – welche Blutfraktion kündigt bei einer Erhöhung die bevorstehende Heilung an? Wann ist dieser Wert erniedrigt? Merken Sie sich den Normwert!
- Selbstverständlich ist das Wissen über die Erythrozyten absolut überprüfungsrelevant. Merken Sie sich hierzu am besten einfach alles …
- Auch die Erythrozyten-Indizes werden regelmäßig abgefragt. Wann ist welcher Wert erhöht oder erniedrigt? Wann hat ein Erythrozyt viel, wann wenig Farbe, wann ist er verkleinert, wann vergrößert?
- Ferritin – ebenfalls ein wichtiger Wert. Warum? Wieso haben diese „Anämie-Parameter" so eine hohe Bedeutung in Prüfung und Praxis?
- Welche Bedeutung hat Fibrinogen? Wann ist es erhöht, wann erniedrigt? Erklären Sie den jeweiligen Zusammenhang.
- Und nun erklären Sie mit lauter Stimme die Bedeutung der Eiweißfraktionen und die Aussagekraft von Abweichungen vom Normbereich. Merken Sie sich einen durchschnittlichen Normwert.

LEICHTER LERNEN

Es ist sehr unwahrscheinlich, dass Sie in der mündlichen Überprüfung nach diesen Normwerten gefragt werden. Und sicherlich fallen Sie nicht durch, nur weil in einer sonst guten Überprüfung bei einem Laborwert nicht die Zahl stimmte. Wichtig ist, dass Sie sich die ungefähre Größenordnung merken – 2,3 oder 23 oder 230 von irgendwas. In der schriftlichen Überprüfung könnten z. B. Werte verschiedener Größe zur Auswahl stehen – Sie kreuzen dann den Ihrer Erinnerung nach „richtigsten" an.

- Was bedeutet die Abkürzung GFR? In welchem Zusammenhang spielt sie eine Rolle?
- Alpha-, Beta- und Gamma-Globuline … Erklären Sie (wiederum in eigenen Worten, mit lauter Stimme), welche Bedeutung diese haben und bei welchen Erkrankungen sie erniedrigt bzw. erhöht sind.
- Erklären Sie die Pathophysiologie der Veränderungen dieser Werte, das „Warum ist das so?".
- Wie viel Prozent des Gesamt-Eiweißes im Serum machen die beta-Globuline aus?
- Das wird Sie nicht überraschen: Glukose im Blut und Glukose im Urin sind sehr prüfungsrelevant: Erläutern Sie Normwerte, Pathophysiologie und Ursachen.
- Worum handelt es sich bei basophilen Granulozyten? Wo liegt der Normbereich? Bei welchen Erkrankungen sind sie erhöht?

- Hämatokritwert – Hämoglobinwert? Welche Bestandteile des Blutes werden hierbei erfasst?
- Bei welchen Verdachtsdiagnosen würden Sie die Untersuchung von Hämatokrit und Hämoglobin veranlassen?
- Warum ist der HbA_1-Wert so prüfungs- und praxisrelevant? Erzählen Sie, was Sie über ihn wissen.
- Bei welcher Erkrankung ist der Harnsäurewert typischerweise stark erhöht?
- Auf welche Weise kann ein Veganer eine starke Harnsäure-Erhöhung bekommen?
- Was ist Harnstoff?
- Wann findet man eine Erhöhung des HBDH-Wertes, auch LDH_1 genannt?
- Wie immer gilt: Diese Fragen beantworten sich nicht automatisch aus dem Lehrbuch, sondern sie erfordern das Erforschen (in einer frühen Ausbildungsphase) oder das Herleiten aus dem Wissen um die Zusammenhänge (in einer späteren Ausbildungsphase).
- Wofür ist Kalium wichtig im Körper? Wann sind die Werte erniedrigt, wann erhöht?
- Welche Aufgabe hat das Kalzitonin im Körper?
- Wofür wird im Körper Kalzium gebraucht? Wann sind die Werte erniedrigt, wann erhöht?
- Warum kann Ihr Wissen um Ketone im Urin prüfungs- und lebensrettend sein?
- Welche Aussagekraft haben Ketone im Urin?
- Wann ist Kreatinin im Blut erhöht?
- Worum handelt es sich bei der Kreatinin-Clearance?
- Was ist eine Laktatazidose?
- In welchem Zusammenhang ist die LDH bedeutsam?
- Alles rund um die Leukozyten sollten Sie lernen. Wir haben so viele davon! Wie viele? Sie sind so wichtig! Wofür? Wann sind die Leukozytenwerte erniedrigt, wann erhöht? Warum?
- Wie werden Leukozyten im Urin diagnostiziert? Können Sie dies in Ihrer Praxis durchführen? Welche Aussage hat eine Leukozyturie?
- Erzählen Sie mit eigenen Worten, was Sie über die Lipase wissen.
- Nun erzählen Sie von den Lymphozyten das, was Sie als Prüferin oder Prüfer von einem HPA zum Thema Lymphozyten gerne erzählt bekommen möchten!

LEICHTER LERNEN

Sie haben nun eine Weile herumlaboriert ... Sie könnten ein Päuschen vertragen, oder?

- Magnesium – wozu dient es im Körper? Wann ist der Wert erniedrigt, wann ist er erhöht? Können Sie sich die Pathophysiologie erklären?
- Bei welchen Erkrankungen sind die Monozyten im Blut erhöht? Wie lautet der Normwert?
- Natrium – wodurch kann der Wert erniedrigt sein? Wie kommt es zu einem erhöhten Natriumwert im Blut? Erklären Sie den jeweiligen Zusammenhang.
- Nitrit im Urin … Wofür ist dies ein Zeichen? Wie wird es festgestellt?
- Welche Aussagekraft hat der PAP-Wert?
- Eiweiß im Urin ist ein wichtiges Thema! Wodurch wird es festgestellt und bei welchen Erkrankungen?
- Welche Aussage hat der PSA-Wert?
- Bei welchen Erkrankungen ist die PTT erhöht?
- Manche Ihrer künftigen Patienten müssen regelmäßig den Quick-Wert untersuchen. Warum?
- Bei welchen Erkrankungen ist der Quick-Wert erniedrigt?

- Berichten Sie über Retikulozyten im Blut! Wie lautet der Normwert? Wann ist der Retikulozytenwert erniedrigt, wann erhöht?
- Was wissen Sie über die Rheumafaktoren?
- Worum handelt es sich bei der sauren Phosphatase? Wann ist der Wert erhöht?
- Zu welchem Zweck wird eine Serumelektrophorese durchgeführt?

LEICHTER LERNEN

In jeder Überprüfung kommen schwierige Fragen vor. Und längst nicht immer gibt es einfache Antworten und simple Lösungen. Es ist wichtig, dass Sie hier Ihre Frustrationstoleranz trainieren, denn dann sind Sie nicht entmutigt, bewahren Selbstvertrauen und „knicken nicht ein". Gewöhnen Sie sich daran, dass Sie sich manche Antworten (in der Überprüfung, in der Praxis) erringen müssen.

Lernen geschieht nicht in der Komfortzone des bequemen „Das weiß ich", sondern im herausfordernden „Das will ich wissen!" oder „Das muss ich wissen!" Angenehmer und effektiver ist „Das will ich wissen!"

- Thrombinzeit und Thrombozyten – beide Begriffe haben mit der Blutgerinnung zu tun. Beschreiben Sie die Bedeutung dieser Parameter. Bei welchen Erkrankungen sind die Werte besonders relevant?
- Thyroxin, Trijodthyronin, TSH und TPO-AK – diese vier Werte gehören zur Schilddrüse. Erklären Sie mit Ihren eigenen Worten die Bedeutung dieser Werte.
- Wann liegen eine Erhöhung und wann eine Erniedrigung der Werte vor? Erarbeiten Sie sich die pathophysiologischen Zusammenhänge!
- „Eisen" war zuvor bereits Thema. In welcher Beziehung hierzu steht Transferrin? Und was hat das sTfR damit zu tun?
- Auch das Thema Blutfettwerte kennen Sie bereits. Was haben die Triglyzeride damit zu tun?
- Warum werden Sie bei einem Patienten mit starkem Brustschmerz und Adrenalinzeichen das Blut nicht auf den Troponinwert untersuchen? Verknüpfen Sie bei der Antwort auf diese Frage die Wörter „Verdachtsmoment", „Streifenschnelltest" und „Sorgfaltspflicht" miteinander.

GUT ZU WISSEN

Längst nicht jeder Herzinfarktpatient hat die typischen Symptome. Gerade bei Frauen gibt es oft unspezifische Zeichen. In solchen Fällen ist der Troponinschnelltest eine große Hilfe. Bei unklarer und wenig typischer Symptomatik – z. B. starke Blähungen, fahle Blässe, nur leicht erniedrigter RR und schneller Puls – kann es diagnostisch wegweisend und somit sehr sinnvoll sein, zum Screening rasch einen Troponinschnelltest durchzuführen. Weist dieser auf einen Herzinfarkt, ist die kurze Zeitverzögerung zu rechtfertigen, denn dadurch ist die Anforderung des Notarztwagens eindeutig indiziert.

LEICHTER LERNEN

Das Wort „Labor" stammt ab vom lateinischen „laborare" – und dies bedeutet „arbeiten", „sich abmühen"... mögen Sie gut und freudvoll arbeiten – und sich nicht allzu sehr abmühen! Wir sind ja schon beim Buchstaben T ... Sie haben es bald geschafft!

- Was sind Tumormarker? (In der Überprüfung ist es erfahrungsgemäß nicht wichtig, die Zahlenwerte zu kennen. Aber Sie sollten die Bedeutung dieser Untersuchungsmöglichkeiten kennen.)
- Nennen Sie einige Beispiele für Tumormarker in Bezug auf bestimmte Organe und Erkrankungen! Die Abkürzungen sollten Ihnen in der Zuordnung geläufig sein; die exakte Bezeichnung ist meist nicht relevant.
- Wann ist der Urin-pH-Wert erniedrigt, wann erhöht, und wie wird dies gemessen?

- Urobilinogen – auf welche Weise wird dieser Wert untersucht, und welche Aussagekraft hat er?
- Wir sind gleichzeitig bei den Nieren und bei der Leber. Warum? Erklären Sie den pathophysiologischen Zusammenhang.
- So sympathisch sich das Wort „Vanillinmandel …“ anhört, das Wort „…säure“ zerstört den harmlosen Klang. Bei welcher Erkrankung wird Vanillinmandelsäure im Urin nachgewiesen?
- Bei welcher Erkrankung ist das Vitamin B_{12} massiv erniedrigt?
- Erklären Sie, worum es sich beim Intrinsic-Faktor und beim Extrinsic-Faktor handelt! Notfalls schauen Sie nach unter ➢ NHP 13.2.12.

LEICHTER LERNEN

Zur Erinnerung: Wenn Sie wenig Zeit haben, beschäftigen Sie sich … v. a. mit den mit einem roten Symbol gekennzeichneten Fragen und Aufgaben.

- Das Gehirn speichert nicht durch Eingabe, sondern durch Abruf. Also reden Sie laut und erklären Sie sich selbst oder Ihrer Lerngruppe das frisch Gelernte!
- In der Überprüfungsvorbereitung – wenn Sie alle Themengebiete durchgearbeitet haben und „nur noch“ wiederholen müssen, können Sie alles miteinander vernetzen – dies bringt Ihnen Lernerfolge.
- Lernen Sie immer mit möglichst viel Freude und mit möglichst wenig Druck!

So – das wäre geschafft. Sie könnten nun ein Stoßgebet zum Himmel senden. Denn es heißt ja: „Ora et labora!“

KAPITEL

32 Vom Lernen und Behalten

32.1 Lerntypen und Lernhilfen

Wie lange ist es her, dass Sie zum letzten Mal die Schulbank gedrückt haben? Fünf Jahre? Zehn Jahre?

Ihre erste und wichtigste Aufgabe in der Anfangszeit Ihrer Ausbildung wird es sein, das Lernen wieder zu erlernen und die Lernzeit für Ihre Ausbildung in Ihren Alltag zu integrieren. Dies geht nicht von heute auf morgen. Wahrscheinlich werden Sie zwei bis drei Monate brauchen, um sich Ihr persönliches Lernsystem zu erarbeiten. Dieses System wird sich außerdem im Laufe Ihrer Ausbildung wandeln.

Achten Sie genau darauf, wann und wie Sie am liebsten und am zweckmäßigsten lernen. Die nachfolgenden Anregungen sollen Ihnen helfen, Ihr eigenes Lernverhalten zu ergründen und sich Ihr Lernkonzept zu erstellen.

Alle diese Anregungen sind von Heilpraktikeranwärtern getestet und für gut befunden worden. Sie sind jedoch nichts wert, wenn Sie sie nicht anwenden oder noch nicht einmal ausprobieren.

Denken Sie daran: **Sie wollen Heilpraktikerin bzw. Heilpraktiker werden.** Wir wollen Ihnen dabei helfen. Sie sollten jedoch diese Ausbildung nicht mit Ihrer Schulzeit vergleichen, wo Sie mehr oder weniger oft zum Lernen gezwungen wurden und einen festen Stundenplan mit festen Zeugnisterminen hatten. Sie sind ein erwachsener Mensch. Sie tragen selbst Verantwortung für sich, und Sie lernen freiwillig. Dies sind hervorragende Voraussetzungen für eine Ausbildung, die Sie flexibel, kreativ und effektiv gestalten. Was Sie aus Ihrer Ausbildung machen, hängt letztendlich von Ihnen ab.

LEICHTER LERNEN

Lernen kann und soll Spaß machen! Finden Sie Ihren persönlichen Weg, und erfahren Sie Ihre Ausbildung sowohl als Anforderung als auch als Bereicherung!

Erforschen Sie, ob Sie zum auditiven, zum motorischen, zum visuellen oder zum verbalen Lerntyp gehören. Natürlich sind die meisten von uns Mischtypen. Probieren Sie die Tipps aus, und behalten Sie bei, was Ihnen den meisten Lernerfolg brachte.

32.1.1 Der auditive Typ

Dieser Typ muss hören, was er lernen will. Hier können folgende Tipps hilfreich sein:

- Nehmen Sie selbst mit dem Smartphone auf, was Sie öfter hören und lernen wollen. Diese Sprachdateien können Sie beim Abwaschen, im Auto oder auch im entspannten Zustand auf dem Sofa immer und immer wieder hören.
- Sie sollten unbedingt laut lesen, damit sich die Worte in Ihrem Gedächtnis einprägen.
- Gründen Sie einen Arbeitskreis, in dem Sie mit Ihren Lernkollegen über alles diskutieren können.

32.1.2 Der motorische Typ

Dieser Typ muss alles be-greifen und erfahren können, was er lernen will. Hier können folgende Tipps hilfreich sein:

- Sie sollten daheim noch mehr praktische Übungen machen als Ihre Lernkollegen.
- Seien Sie kreativ! Wenn Sie die Anatomie der Nieren erlernen wollen, besorgen Sie sich beim Schlachter eine Schweineniere und sezieren Sie diese.
- Bitten Sie Menschen aus Ihrer Umgebung oder Lernkollegen, sich für praktische Übungen zur Verfügung zu stellen. Führen Sie z. B. Untersuchungen durch. Stellen Sie immer wieder den Bezug „Lernthema – spätere Praxisausübung“ her.
- Versuchen Sie, sich selbst oder anderen Vorgänge zu erklären, indem Sie sie mit Ihren Händen plastisch beschreiben. Zeichnen Sie „in die Luft“.

32.1.3 Der visuelle Typ

Dieser Typ muss alles sehen, was er lernen will. Hier können folgende Tipps hilfreich sein:

- Fertigen Sie Zeichnungen, Tabellen und Schemata an.
- Im Internet gibt es eine Überflut von Bildern über die Bildsuchfunktion der verschiedenen Suchmaschinen. Auch www.youtube.de bietet ebenfalls eine Fülle an Informationen. Hier dürfen Sie sich jedoch nicht mit Bildmaterial überfrachten – ein optischer Overkill schadet mehr, als dass er nutzt. Betrachten Sie lieber wenige Bildquellen, dafür aber intensiver! Und seien Sie kritisch: Längst nicht alles im Netz hat Qualität.
- Stellen Sie sich vor Ihrem geistigen Auge alles möglichst bildlich vor und „speichern“ Sie dieses Bild in Ihrem Gedächtnis. Stellen Sie sich z. B. beim Thema „Verdauungstrakt“ bildlich vor, wie der Bissen den Verdauungstrakt passiert und was „unterwegs“ mit ihm geschieht.

32.1.4 Der verbale Typ

Dieser Typ muss selbst ausdrücken, was er lernen will. Hier können folgende Tipps hilfreich sein:

- Erklären Sie einem interessierten (und geduldigen) Menschen, was Sie gerade lernen. Lassen Sie sich abfragen. (Ein auditiv veranlagter Lernkollege wäre der optimale Lernpartner).
- Stellen Sie sich selbst Arbeitsunterlagen her, d.h. formulieren Sie die Dinge, die Sie lernen wollen, mit Ihren eigenen Worten. Übersetzen Sie Fachbuchformulierungen in Ihre persönliche Ausdrucksweise.
- Auch Sie sollten laut lesen und sich selbst mit lauter Stimme Sachverhalte und Abläufe erklären.

32.1.5 Allgemeine Lernhilfen

Achten Sie darauf, zu welchen Tageszeiten Sie am besten lernen können. Zwar ist laut wissenschaftlichen Untersuchungen die Zeit zwischen 9.30 und 11.30 Uhr die optimale Lernzeit, aber wenn Sie berufstätig sind, wird Ihr Chef dafür kaum Verständnis haben. Außerdem bestätigen Ausnahmen die Regel.

Sind Sie Frühaufsteher, nutzen Sie die Morgenstunden, als Nachtmensch können Sie vielleicht gut lernen, wenn alle anderen bereits schlafen.

Vieles ist eine Frage der Organisation.

- **10 Minuten pro Tag lernen sind unendlich viel länger als 0 Minuten!** Ja! Es lohnt sich auch, für kleine Einheiten das Buch aufzuschlagen und in die Unterlagen zu schauen. Warten Sie nicht auf die „zwei Stunden Lernzeit am Stück“ – die vielleicht nie kommen. Besser ein- bis zweimal am Tag 10–20 Minuten lernen als wochenlang gar nicht!

- **Machen Sie genügend Pausen:**
  - Wenn Sie tatsächlich einmal eine längere Lernzeit am Stück haben, nutzen Sie die Pausen für Bewegung oder eine Entspannungsübung.
  - Weniger geeignet zur Pausengestaltung sind Essen, Fernsehen oder Lesen. Danach findet man oft nicht mehr den „richtigen Dreh". Machen Sie aber auch hier Ihre eigenen Erfahrungen.
- **Beziehen Sie Ihre Familie oder Freunde in Ihr Lernen ein:**
  - Machen Sie ihnen klar, wie wichtig diese Ausbildung für Sie ist. Isolieren Sie sich nicht, aber setzen Sie Prioritäten.
  - Freie Zeit sollten Sie ganz bewusst mit den Menschen verbringen, die Ihnen etwas bedeuten. So schöpfen Sie immer wieder neue Kraft.
- **Gründen Sie private Arbeitskreise:** Das Lernen in der Gruppe macht Spaß, motiviert und hilft über „Lernkrisen" hinweg. Akzeptieren Sie solche Lernkrisen. Sie gehören dazu. Wenn es einmal gar nicht läuft, wie Sie sich das wünschen, legen Sie die Bücher weg. Sollte eine „Lernkrise" länger dauern, holen Sie sich Unterstützung von Ihren Dozenten oder Ihrer Schulleitung – diese sind erfahren und wissen oft Rat. Sprechen Sie offen mit Ihren Ausbildungskolleginnen und -kollegen. Viele Frustrationen und Entmutigungen treffen in der Ausbildung früher oder später alle HPA – auch hier gilt: Geteiltes Leid ist halbes Leid.
- **Stellen Sie nicht zu hohe Anforderungen an sich selbst:**
  - Man kann sich einfach nicht alles sofort merken. Die ständige Wiederholung ist die beste Methode, zu lernen. Es ist völlig normal, dass Sie etwas hören oder lesen, verstehen und – wieder vergessen. Nach dem vierten oder siebten Mal haben Sie dann das Wissen gespeichert.
  - Wiederholen Sie Gelerntes am Tag danach, eine Woche danach, einen Monat danach. Dadurch bleibt es in Ihrem Gedächtnis haften. Aber:
  - Man wird **nicht schlauer** durch mehr Papier, sondern **durch Durchdenken, Anwenden, Wiedergeben!** Das bedeutet: Erklären und reden Sie. Auch wenn Sie sich seltsam vorkommen: Sprechen Sie laut und erklären Sie sich selbst oder einer imaginären Prüfungskommission, was Sie gerade gelernt haben!
- **Schlagen Sie Nichtverstandenes sofort in der Fachliteratur nach:** Versuchen Sie, möglichst viel zu verstehen, indem Sie nicht nur „stumpf" lesen. Aber akzeptieren Sie auch, dass manches auch einfach etwas Zeit braucht, und beißen Sie sich nicht lange an Details fest! Vertrauen Sie darauf: Es wird einfacher mit der Zeit.
- **Die ersten Monate sind die härtesten Monate der Ausbildung:** Alles ist neu. Es hört sich seltsam an, aber die Ausbildung wird zu Beginn erst einmal einige Monate immer schwerer werden (weil Ihnen bewusst wird, wie groß und umfangreich die Themen sind), und ab Ende des ersten Jahres wird es immer einfacher werden – und immer noch mehr Freude machen. Denn Sie werden nach und nach immer mehr Zusammenhänge entdecken! Freuen Sie sich darauf!
- **Belohnen Sie sich immer wieder für Ihren Fleiß oder Ihren Lernerfolg:** Aber nicht mit Essen, Alkohol oder Shopping. Sondern belohnen Sie sich mit dem Gefühl, dass Sie etwas aus sich selbst heraus geschafft haben. In der Psychologie nennt man dieses Gefühl, etwas aus eigener Kraft bewirken zu können, Selbstwirksamkeit. Es ist wichtig für jeden Menschen, Selbstwirksamkeit zu erleben, also zu erfahren, dass das eigene Tun und Handeln wichtig und das Bemühen von Erfolg gekrönt ist. Und zwar nicht erst in drei Jahren mit bestandener Überprüfung, sondern schon heute!
- **Sorgen Sie beim Lernen für eine gute Atmosphäre:**
  - Frische Luft, ein wohltemperierter Raum und eine ruhige Umgebung steigern die Konzentration.
  - Stellen Sie eine Duftlampe mit Rosmarinöl in das Zimmer, wenn Sie mögen. Dies fördert ebenfalls die Konzentrationsfähigkeit. Und machen Sie Ihr Smartphone aus! Jede Unterbrechung durch ein „Pling", eine Message, einen Anruf stört Ihre Konzentration und hemmt Ihren Lernerfolg.

- **Wenn Sie auf Themen stoßen, die Ihnen nicht unbedingt liegen, akzeptieren Sie das:**
  - Sagen Sie sich: „Ich will Heilpraktikerin/Heilpraktiker werden. Wenn ich dieses Thema bewältigt habe, bin ich meinem Ziel ein Stück näher."
  - Dass Lernen Freude machen kann und soll, heißt nicht, dass es immer Freude machen muss! Es darf auch mal fade und anstrengend sein. (Allerdings nicht zu lange!).
- **Bleiben Sie gesund! Achten Sie auf sich:** Nicht immer nur sitzen! Bewegen Sie sich - beim Lernen oder vorm Lernen oder nach dem Lernen – so oft es geht. Atmen Sie bewusst an frischer Luft, achten Sie auf eine gesunde Ernährung, erlernen Sie Entspannungsübungen (und wenden Sie diese an). Wenn Sie körperlich fit sind, profitieren Sie in all Ihren Lebensbereichen davon!
- **Konzentrieren Sie sich auf das, was Sie tun! Achtsamkeit hilft auch beim Lernen:** Lernen Sie nicht „nebenbei". Sobald Ihre Gedanken abschweifen, rufen Sie sich zur Ordnung. Haben Sie hiermit Schwierigkeiten, sollten Sie Konzentrationsübungen machen.
- **In allen Lebensbereichen** – nicht nur beim Lernen – sollten Sie sich konzentrieren und das, **was Sie tun, bewusst tun:** Handeln und leben Sie bewusst! Dadurch verbessern Sie nicht nur Ihre Leistungsfähigkeit, sondern vor allem auch Ihre Lebensqualität.
- **Gönnen Sie sich Zeiten der Entspannung:** Die Reizüberflutung in unserer Zeit überfordert viele Menschen. Meditieren Sie oder erlernen Sie das Autogene Training. Hören Sie sich selbst beim Denken zu.
- **Gedanken sind Kräfte, und gute Gedanken sind gute Kräfte:**
  - Stellen Sie sich immer wieder vor, wie Sie mit Freunden die bestandene Überprüfung feiern oder wie Sie in einer Praxis Ihre Patienten behandeln. Wenn Sie das Autogene Training beherrschen, entwickeln Sie einen formelhaften Vorsatz, den Sie konsequent anwenden. Beispiele:
  - „Ich schaffe es."
  - „Überall und jederzeit Ruhe und Gelassenheit."
  - „Das Wissen ist jederzeit abrufbereit, die richtige Antwort zur richtigen Zeit."
  - „Lernen läuft leicht. Konzentration klappt."

32.1.6 Spezielle Lernhilfen

- **Bringen Sie von Anfang an System in Ihre Unterlagen:** Gestalten Sie sich z. B. einen Ordner „Niere". Hier heften Sie Ihre Unterlagen zur „Niere" ein, Ihre Aufzeichnungen aus dem Unterricht, interessante Zeitungsartikel zu diesem Thema, Therapiehinweise, Ausarbeitungen. Sie erhalten wahrscheinlich Ihre Skripte als lose Blätter. So haben Sie die Möglichkeit, eigene Anmerkungen zwischen die Seiten zu heften und die Blätter nach Ihrem System zu trennen und einzuordnen.
- **Zerschneiden Sie Ihr Lehrbuch!** Ja, Sie haben richtig gelesen! Zerschneiden Sie Ihr dickes Lehrbuch *Naturheilpraxis Heute* mit einem Teppichmesser in 32 einzelne Kapitel plus Inhaltsverzeichnis. Dieser radikale Schritt hat sich sehr bewährt! Die einzelnen Kapitel heften Sie mit Ihren entsprechenden Unterlagen zusammen. Sie können sogar Ihre persönlichen Notizen zu den jeweiligen Seiten heften und gestalten sich so Ihr eigenes Lehrbuch! Außerdem können Sie so das jeweilige Buchkapitel im wahrsten Wortsinn viel leichter mit in Ihre Heilpraktikerschule mitnehmen oder unterwegs drin arbeiten. Und falls es Sie zu sehr schmerzt, das Buch zu zerschneiden: Wir haben nichts dagegen, wenn Sie sich ein zweites kaufen …
- **Kennzeichnen Sie wichtige Stellen in Büchern oder Skripten mit dem Textmarker:** Büroklammern helfen, wichtige Stellen wieder zu finden. Arbeiten Sie in und mit Ihren Büchern, indem Sie unterstreichen, Ergänzungen hineinschreiben, Zeichnungen in verschiedenen Farben ausmalen und somit verdeutlichen.
- **Sie sollten sich eine Lernkartei anlegen:**
  - Auf eine Karteikarte schreiben Sie Wesentliches zu einem bestimmten Thema in knappen Formulierungen. Diese Lernkartei arbeiten Sie kontinuierlich durch; z. B. indem Sie

jedes Mal zu Beginn Ihrer Lernzeit die ersten fünf Karteikarten wiederholen. Wiederholen heißt: Die Antwort **laut formulieren!** Danach stellen Sie sie wieder hinten in den Karteikasten. In einigen Tagen oder Wochen begegnen Ihnen diese Karten erneut.
- Die ständige Wiederholung garantiert Ihren Lernerfolg!

Erstellen Sie einen Stundenplan:
- Es ist ein sehr gutes Gefühl, den „inneren Schweinehund" zu besiegen. Notieren Sie Ihre Lernzeiten in Ihrem Terminkalender. Tage, an denen Sie nicht gelernt haben, kennzeichnen Sie mit einem Strich. So können Sie Ihren eigenen Lernrhythmus kontrollieren und zu langen Lernpausen rechtzeitig entgegenwirken.
- Selbst wenn Sie feststellen müssen, dass Sie über Tage oder gar Wochen zu „lasch" gearbeitet und somit wertvolle Lernzeit vertan haben, kann dies immerhin einen Schritt zum Besseren bedeuten.
- Vielleicht legen Sie sogar einen speziellen Lernkalender an. Hier tragen Sie Ihre Seminartermine, Ihren Arbeitskreis und Ihre Lernziele ein.

Probieren Sie eine Woche lang folgenden 10-Punkte-Plan aus:
- Lesen Sie einen Text oder Textabschnitt.
- Klären Sie sofort, was Sie nicht verstanden haben.
- Streichen Sie wichtige Sätze an, machen Sie Randbemerkungen.
- Schließen Sie die Augen, und stellen Sie sich das Gelesene bildlich vor.
- Decken Sie den Text zu und erklären Sie laut, was Sie gelesen haben.
- Kontrollieren Sie sich anhand des Textes.
- Was Sie sich nicht gemerkt haben, schreiben Sie auf ein gesondertes Blatt.
- Verfahren Sie jetzt mit diesem Blatt so, wie bei den Punkten 1–7.
- Kontrollieren Sie sich.
- Was Sie wiederum nicht behalten haben, schreiben Sie auf eine Karteikarte. Diese Karte stellen Sie in Ihre Lernkartei. Durch diese Methode wiederholen Sie gezielt das, was Ihnen Schwierigkeiten bereitet. Wenn Sie „Ballast" aussondern, arbeiten Sie zeit- und energiesparend. Dieses Lernsystem nennt man „methodisches Lernen".

Besorgen Sie eine Pinnwand, an die Sie besonders wichtige Informationen anheften:
- Es gibt Heilpraktikeranwärter, die Zettel mit Labordaten, Gesetzestexten, Inkubationszeiten o.ä. an die Kühlschranktür oder an die Wand gegenüber der Toilette geklebt haben.
- Seien Sie kreativ! Vielleicht ziehen Sie eine Wäscheleine über Ihren Arbeitsplatz, an die Sie Blätter mit Schwerpunktthemen anklammern, so dass diese ständig vor Ihren Augen sind.

Im anderen Sinne jedoch „verzetteln" Sie sich nicht: Sicher ist es wichtig, dass Sie bestimmte Themen vertiefen. Aber belasten Sie sich nicht mit Detailwissen, das Sie vom Wesentlichen ablenkt. Beispiel:
- Wenn Sie das Kapitel „Organisation des menschlichen Körpers" sorgfältig gelernt haben, ist dies für Sie ausreichend. Haben Sie Spaß an diesem Thema, lernen Sie getrost noch mehr.
- Aber versuchen Sie nicht, ein Biochemiker oder ein Zytologe zu werden! Lernen Sie, Wichtiges von Unwichtigem zu unterscheiden.

Teilen Sie das, was Sie lernen, in Grade ein:
- 1. Grad: **absolut prüfungs- und praxisrelevante Themen,** z. B. lebensbedrohliche Erkrankungen wie Krebs, bestimmte schwere akute und chronische Erkrankungen, Zivilisationskrankheiten wie Diabetes mellitus, Gesetzeskunde, Hygiene, Injektionstechnik
- 2. Grad: **prüfungs- und praxisrelevante Themen,** z. B. verbreitete chronische Erkrankungen, die Ihnen in der Praxis begegnen werden, Erkrankungen, die nicht primär lebensbedrohlich sind
- 3. Grad: **interessante Themen, die jedoch nicht unbedingt prüfungs- und praxisrelevant sind,** z. B. sehr seltene Erkrankungen, aufwendige diagnostische und therapeutische Verfahren

Natürlich können Sie jetzt, am Anfang Ihrer Ausbildung, noch nicht unterscheiden, was für Sie sehr wichtig und was weniger wichtig ist. Im Laufe der Zeit werden Sie jedoch auch dieses lernen. Die farbigen Markierungen bei den Fragen bzw. Aufgaben helfen Ihnen dabei.

Lesen Sie das Kapitel „Wie lerne ich richtig und effektiv?“ nicht nur heute, sondern wiederholen Sie es in den nächsten Monaten. Überprüfen Sie, welche Tipps Sie bereits ausprobiert haben. Holen Sie sich neue Anregungen. Und nun viel Spaß beim Lernen!

32.2 Medizinische Terminologie

Sie verstehen sicher, dass Sie nicht ohne medizinische Fachausdrücke auskommen werden. Jeder Beruf hat seine Fachausdrücke. Ein Elektriker kennt andere berufsspezifische Bezeichnungen als ein Koch oder ein Computerfachmann. So ist das auch in der Medizin. Wenn Sie erst einmal die Fachausdrücke beherrschen und nicht mehr bei jedem Fremdwort im Lexikon nachsehen müssen, ist es viel leichter zu sagen „diabetische Mikroangiopathie“ als „krankhafte Veränderungen in den kleinsten Gefäßen, die durch die Zuckerkrankheit hervorgerufen wurden“.

Vielleicht fragen Sie sich trotz dieses Beispiels, warum Sie nicht einfach die deutschen Bezeichnungen verwenden können:

- Sie müssen in der Lage sein, medizinische Fachliteratur zu lesen.
- Sie müssen Befundberichte von Ärzten lesen und verstehen können – auf jeden Fall in der Praxis, eventuell auch in Ihrer Überprüfung.
- Sie müssen die „Waschzettel“ (Beipackzettel der Medikamente) lesen und verstehen können.
- Sie müssen selbst Befunde erstellen und formulieren können, z. B. wenn Sie einen Patienten zur Diagnosesicherung an den Facharzt verweisen oder seine PKV einen Befund anfordert.

Medizinische Terminologie bleibt Ihnen also nicht erspart. Wir wollen Sie jedoch nicht gleich zu Anfang mit einer Unmenge von lateinischen und griechischen Fachausdrücken überfluten, sondern wir fangen langsam an. Doch, wie oben schon angedeutet: Jeder Beruf hat seine Fachsprache, z. B. müssen ein Mitarbeiter im Baumarkt oder eine Gärtnerin Unmengen von fachspezifischen Begriffen kennen. In jedem Betrieb gibt es betriebsinterne, in jeder Verwaltung verwaltungsinterne Fachwörter, und wenn Sie ein neues Hobby erlernen – Segeln, Ballett, Schneidern, Computerspiele – lernen Sie auch hierbei jede Menge von Begriffen, die Sie vorher nicht kannten.

Sie werden nach und nach in die medizinische Terminologie hineinwachsen. Versprochen!

Im Kapitel 32 von *Naturheilpraxis Heute* finden Sie Tabellen, die Ihnen wichtige Grundlagen vermitteln. Wenn Sie eine Art Grundwortschatz erlernen wollen, können Sie diese Begriffe auswendig lernen, z. B. über Karteikarten. Oder Sie lesen diese Einführung und vertrauen auf das, was viele Ihrer Vorgänger schon erfuhren: Man lernt beim Anwenden und Wiederholen.

32.2.1 Allgemeines

Die meisten medizinischen Fachausdrücke stammen aus der lateinischen und aus der griechischen Sprache. Viele Begriffe sind mit der Zeit eingedeutscht worden. Wir sprechen z. B. von der Anämie und dem Karzinom, anstatt von der Anaemia oder dem Carcinoma. Auch bei Wörtern griechischen Ursprungs gelten oft lateinische Sprachregeln.

LEICHTER LERNEN

Meist gilt für die Betonung folgende Faustregel: Bei den lateinischen Wörtern nie die letzte Silbe betonen, sondern die zweit- oder drittletzte.

Die **Wortendung** kennzeichnet das Geschlecht (Beispiele ➤ Tab. 32.1), denn es gibt keine Artikel in der lateinischen Sprache.

Tab. 32.1 Wortendungen

	Singular	Plural
Weibliche Endung	-a, z. B. Mamma (Brustdrüse)	-ae, z. B. Mammae (Brustdrüsen)
Männliche Endung	-us, z. B. Musculus (Muskel), Nervus (Nerv)	-i, z. B. Nervi (Nerven), Musculi (Muskeln)
Sächliche Endung	-um, z. B. Cavum (Höhle), Dorsum (Rücken)	-a, z. B. Cava (die Höhlen), Dorsa (die Rücken)

Eigenschaftswörter erhalten die gleiche **Endung** wie das **Hauptwort,** z. B..: Aqu**a** destillat**a** (destilliertes Wasser), Mikroangiopathi**a** diabetic**a** (diabetische Mikroangiopathie), Anaemi**a** perniziös**a** („vernichtende" Anämie), Cav**um** magn**um** (große Höhle), Ven**a** parv**a** (kleine Ader). Dies sollen nur Beispiele sein, die Sie nicht auswendig lernen! Wenn diese Wörter später im Zusammenhang auftreten, werden Sie sich sehr schnell an den Gebrauch gewöhnen. Hier geht es nur darum, das Sie ein Gefühl für diese Wörter entwickeln.

32.2.2 Bedeutung der Wortendungen

-itis

Die griechische Endung -itis, Plural -itiden (Beispiele ➢ Tab. 32.2), bezeichnet meist eine entzündliche Krankheit (des vorangestellten Organs).

Tab. 32.2 Beispiele für die Wortendung -itis

Beispiele	Bedeutung	Beispiele	Bedeutung
Appendix	Wurmfortsatz	Appendizitis	Wurmfortsatzentzündung
Endokard	Herzinnenhaut	Endokarditis	Herzinnenhaut-entzündung
Tonsilla	Mandel	Tonsillitis	Mandelentzündung
Peritoneum	Bauchfell	Peritonitis	Bauchfellentzündung
Parotis	Ohrspeicheldrüse	Parotitis	Ohrspeicheldrüsen-entzündung

Worte mit der Endung -itis sind weiblich, z. B. Parotitis epidemica. Eigenschaftswörter erhalten somit auch die weibliche Endung. Die Mehrzahl von -itis heißt eingedeutscht -itiden (Beispiele ➢ Tab. 32.3).

Tab. 32.3 Beispiele für die Wortendung -itiden

Beispiele	Bedeutung	Beispiele	Bedeutung
Meningitis	Hirnhautentzündung	Meningitiden	Hirnhautentzündungen
Nephritis	Nierenentzündung	Nephritiden	Nierenentzündungen

Doch es gibt keine Regel ohne Ausnahmen: So heißt z. B.

- Lungenentzündung Pneumonie, nicht Pneumonitis
- Rachitis nicht etwa Rachenentzündung, sondern dies ist der Name für eine durch Vitamin-D-Mangel entstandene Erkrankung des Skelettsystems.

-osis oder -ose

Die Wortendung -ose bezeichnet in der Medizin meist eine nicht-entzündliche, auch parasitäre Erkrankung oder eine Zustandsveränderung, wie beispielsweise eine Degeneration. Jedoch wird meist die eingedeutschte Endung -ose (Beispiele ➢ Tab. 32.4) angewendet.

32

Tab. 32.4 Beispiele für die Wortendung -ose

Beispiele	Bedeutung
Arthrose	Gelenkabnutzung
Arteriosklerose	Arterienverkalkung
Erythrozytose	Vermehrung der roten Blutkörperchen
Hämochromatose	Eisenspeicherkrankheit

-om oder -oma

Diese Wortendung bedeutet, dass sich eine Geschwulst gebildet hat. Die korrekte Wortendung heißt -oma; die eingedeutschte Endung -om (Beispiele ➢ Tab. 32.5).

Tab. 32.5 Beispiele für die Wortendung -om/oma

Beispiele	Bedeutung
Carcinoma	Krebsgeschwulst
Lipom	Fettgewebsgeschwulst
Myom	Muskelgewebsgeschwulst
Osteom	Knochengewebsgeschwulst

-al oder -alis

Diese Wortendung bedeutet „zugehörig" (Beispiele ➢ Tab. 32.6).

Tab. 32.6 Beispiele für die Wortendung -al/-alis

Beispiele	Bedeutung	Beispiele	Bedeutung
Abdomen	Bauch	abdominal, abdominalis	Zum Bauch gehörend
Duodenum	Zwölffingerdarm	duodenal, duodenalis	Zum Zwölffingerdarm gehörend

-gen

Die Wortendung -gen bedeutet, dass es sich um eine Vorstufe oder eine Ursache handelt (Beispiele ➢ Tab. 32.7).

Tab. 32.7 Beispiele für die Wortendung -gen

Beispiele	Bedeutung
Pathogen	Krankheiten verursachend
Psychogen	Von der Seele verursacht
Karzinogen	Krebs verursachend
Neurogen	Von Nerven verursacht
Kardiogen	Vom Herzen verursacht
Fibrinogen	Vorstufe des Fibrins
Urobilinogen	Vorstufe des Urobilins

-abel oder -ibel

Diese Wortendung bedeutet, dass etwas Bestimmtes getan werden kann (Beispiele ➢ Tab. 32.8).

Tab. 32.8 Beispiele für die Wortendung -abel/-ibel

Beispiele	Bedeutung
palpabel	Etwas kann getastet werden
operabel	Es kann operiert werden
reversibel	Es kann sich umkehren (zurück entwickeln)

-skopie

Diese Wortendung bezeichnet eine Untersuchung mittels Spiegelung von Körperhöhlen (Beispiele ➢ Tab. 32.9).

Tab. 32.9 Beispiele für die Wortendung -skopie

Beispiele	Bedeutung
Laryngoskopie	Kehlkopfspiegelung
Endoskopie	Spiegelung des Inneren
Rhinoskopie	Nasenspiegelung
Rektoskopie	Mastdarmspiegelung

-grafie

Diese Wortendung (oder auch -grafie) bedeutet, dass etwas dargestellt wird (Beispiele ➢ Tab. 32.10).

Tab. 32.10 Beispiele für die Wortendung -grafie

Beispiele	Bedeutung
Elektroenzephalografie (EEG)	Aufzeichnung der Hirnströme
Angiografie	Röntgendarstellung der Gefäße

-ektomie

Diese Wortendung bedeutet, dass etwas entfernt wird (Beispiele ➢ Tab. 32.11).

Tab. 32.11 Beispiele für die Wortendung -ektomie

Beispiele	Bedeutung
Appendektomie	Entfernung des Wurmfortsatzes
Tonsillektomie	Entfernung der Mandeln (Ausschälung)

32.2.3 Begriffserklärungen

- **Zytologie** (gr. Kytos = Hohlraum, Zelle, gr. Logos = Wort): Lehre von der Zelle
- **Histologie** (gr. histos = Gewobenes, gr. Logos = Wort): Lehre der Gewebe (von Pflanzen, Tieren, Menschen)
- **Anatomie** (gr. anatome = aufschneiden): Um einen Einblick in den menschlichen Körper zu bekommen, hat man schon sehr früh begonnen, Leichen aufzuschneiden und zu untersuchen.

- **Pathologie** (gr. pathos = Schmerz, Krankheit, gr. Logos = Wort): Lehre von abnormen und krankhaften Veränderungen im menschlichen Körper
- **Physiologie** (gr. Physis = Natur, gr. Logos = Wort): Lehre von den normalen Lebensvorgängen
- **Pathophysiologie:** Lehre von den krankhaft veränderten Körperfunktionen sowie von ihrer Entwicklung und Entstehung

32.3 Tabellarium: Infektionskrankheiten

Mit den folgenden Tabellen wollen wir Ihnen Hilfen an die Hand geben, sich dem äußerst überprüfungsrelevanten Thema aus allen Richtungen zu nähern. Die unterschiedlichen Schwerpunkte der Tabellen lassen Sie eine Vogelperspektive einnehmen und Verknüpfungen zwischen den verschiedenen Erkrankungen sehen, sodass Sie nach und nach trotz lauter Bäumen den Wald sehen und mit dem Thema immer souveräner umgehen können.

32.3.1 Inkubationszeiten

Als Inkubationszeit bezeichnet man die Zeit zwischen der Infektion – also dem Eindringen des Erregers in den Körper – und dem Auftreten erster Symptome. Sie variiert, je nach Erreger, stark und kann von einigen Stunden bis zu mehreren Jahren betragen. Bei vielen Infektionskrankheiten sind die Träger des Erregers schon während der symptomfreien Inkubationszeit (➤ Tab. 32.12) infektiös. Hochinfektiöse Erreger „profitieren" von einer langen Inkubationszeit, weil sie so unbemerkt eine hohe Durchseuchung der Bevölkerung erreichen können.

Tab. 32.12 Durchschnittliche Inkubationszeiten verschiedener Infektionskrankheiten

Durchschnitts-Inkubationszeit	Infektionskrankheit
Ultrakurz - wenige Stunden bis wenige Tage	• Botulismus bei Aufnahme des Toxins • Cholera • Coronavirus-Infektionen (SARS-CoV-2 Alpha-/Delta-/Omikron, mitunter auch SARS, MERS-CoV) • Diphtherie • Erysipel • Gasbrand • Gastroenteritis (infektiöse)/Lebensmittelvergiftung (mikrobielle) • Gelbfieber • Gonorrhö • Hämolytisch-urämisches Syndrom • Impetigo contagiosa • Influenza • Keratokonjunktivitis epidemica • Lungenpest • Meningitis/Enzephalitis • Milzbrand • MRSA-Infektionen bei Intoxikation • Paratyphus • Pest • Puerperalsepsis (auch länger) • Shigellenruhr • Streptococcus pyogenes-Infektion, z. B. Scharlach • Tularämie • Typhus abdominalis (auch länger) • Ulcus molle

Tab. 32.12 Durchschnittliche Inkubationszeiten verschiedener Infektionskrankheiten *(Forts.)*

Durchschnitts-Inkubationszeit	Infektionskrankheit
Kurz - 1–2 Wochen	• Beulenpest • Botulismus bei Aufnahme des Erregers • Candidosen • Chikungunya-Fieber • Clostridium difficile-Gastroenteritis • Coronavirus-Infektionen (SARS-CoV-2, SARS, MERS-CoV) • Dreitagefieber • Exanthema subitum • Fleckfieber • FSME • Herpes simplex • Herpes zoster • Keratoconjunktivitis epidemica • Keuchhusten • Legionellose • Leptospirose • Lyme-Borreliose • Masern • Mpox • MRSA-Infektionen bei Infektion • Ornithose • Paratyphus • Pocken • Ringelröteln • Rückfallfieber • RSV-Infektion • Trichinellose • Zika-Virus-Infektion
Kurz bis mittellang – 1–4 Wochen	• Amöbiasis • Chlamydieninfektion der Genitalorgane • Hepatitis A (und E) • Kryptosporidiose • Listeriose • Lyme-Borreliose • Lymphogranuloma inguinale • Mumps • Ornithose • Q-Fieber • Röteln • Skabies • Syphilis • Toxoplasmose • Virale hämorrhagische Fieber (wenige Tage bis 4 Wochen), z. B. Chikungunya-, Dengue-, Ebola-, Hanta-, Lassa-, Marburg-Fieber • Windpocken
Lang – länger als 1 Monat bis Jahre/Jahrzehnte	• HIV/Aids • Bandwurmerkrankung (Schweine-/Rinderbandwurm) • Bornavirus-Infektion • Creutzfeldt-Jakob-Krankheit (Jahre bis Jahrzehnte) • Echinokokkose (10–15 Jahre) • Hepatitis B, C, D, (E), G • HPA-itis und HP-ose • Humane spongiforme Enzephalopathie • Kryptokokkose • Lepra (bis Jahrzehnte)) • Tollwut • Tuberkulose • Zytomegalie

Tab. 32.12 Durchschnittliche Inkubationszeiten verschiedener Infektionskrankheiten *(Forts.)*

Durchschnitts-Inkubationszeit	Infektionskrankheit
Unterschiedlich, wenige Tage bis Monate – abhängig z. B. von Erreger, Expositionsort und -dosis, Abwehrkraft, Manifestationsort	• Aspergillose • Brucellose • Dermatomykosen • Follikulitis, Furunkel, Karbunkel • Giardiasis • Listeriose • Malaria • Milzbrand • Mononucleosis infectiosa • Poliomyelitis • Tetanus • Verruccae (Warzen)

Wenn Sie sich einen Überblick verschafft haben, in welchen „Inkubationszeitrahmen" eine Infektionskrankheit fällt, wagen Sie sich an die konkreteren Zeiten heran. Die folgende Tabelle (➤ Tab. 32.13) soll Ihnen die Lernarbeit erleichtern.

Decken Sie mit einem Papierstreifen die rechte Spaltenseite zu, wenn Sie die Zeiten exakter auswendig lernen möchten. Hier kann zur Erinnerung beitragen, wenn Sie wiederum die Krankheitsnamen mit den entsprechenden Farben der „Inkubationszeitrahmen" markieren (➤ Tab. 32.12).

Bleiben Sie gelassen: Niemand fällt (nur) wegen der Inkubationszeiten durch! In der schriftlichen Überprüfung kreuzen Sie die Zeitangabe an, die Ihrer Erinnerung am ehesten entspricht. Und in der Mündlichen orientieren Sie sich zuerst am Zeitrahmen, dann präzisieren Sie nach Möglichkeit und weisen auf unterschiedliche Angaben in der Literatur hin sowie auf Variablen durch Erregerart, Expositionsort und -dosis, individuelle Abwehrkraft der Patienten etc.

Tab. 32.13 Inkubationszeiten verschiedener Infektionskrankheiten

Infektionskrankheit	Inkubationszeit zum Lernen
Aids	• Akute Infektion 2–6 Wochen • Serologisch definiert durch die Nachweisbarkeit von Antigenen max. 6 Wochen, von Antikörpern 1–3 Monate • Ohne Behandlung bis zum Auftreten der Aids-definierenden Krankheiten Monate bis > 10 Jahre
Amöbiasis	1–4 Wochen, vereinzelt auch (wesentlich) länger
Bandwurmerkrankungen	• Schweinebandwurm: 7–10 Wochen • Rinderbandwurm: 12 Wochen
Botulismus	• Bei Aufnahme des Toxins dosis- und typabhängige **Latenzzeit**; meist mehrere Stunden bis zu 3 Tage, vereinzelt bis zu 8 Tagen • Bei Aufnahme des Erregers 4–14 Tage
Brucellose	3–4 Monate (vermutlich)
Candidosen	Bei Windeldermatitis und Mundsoor 5–10 Tage
Campylobacter/Helicobacter	2–5 Tage
Chikungunya-Virus	3–12 Tage
Cholera	einige Stunden bis 5 Tage
Chlamydieninfektion der Genitalorgane	7–21 Tage
Clostridium difficile	Schwierig zu bestimmen
Coronavirus-Infektionen (SARS-CoV-2, SARS, MERS-CoV)	2–14 Tage (mittlere Inkubationszeit 5–6 Tage,. CoV-2 Alpha-/Delta-/Omikron 1,5–3 Tage)
Creutzfeldt-Jakob-Krankheit	Jahre bis Jahrzehnte
Dengue-Fieber	3–14 Tage
Dermatomykosen	Unterschiedlich – je nach Erreger, Abwehrkraft und Lokalisation

Tab. 32.13 Inkubationszeiten verschiedener Infektionskrankheiten *(Forts.)*

Infektionskrankheit	Inkubationszeit zum Lernen
Diphtherie	2–5 Tage, selten bis zu 10 Tage
Dreitagefieber	5–15 Tage
Ebola-Fieber	2–21 Tage, meist 8–9 Tage
Echinokokkose	• Zystische Echinokokkose: mehrere Monate bis viele Jahre • Alveoläre Echinokokkose: 10–15 Jahre
Erysipel	1–3 Tage, selten länger
Exanthema subitum	Mehrere Tage bis 2 Wochen
Fleckfieber	10–14 Tage
Follikulitis/Furunkel	Sehr variabel, abhängig von der Anzahl der Erreger, Wirtsabwehr und Eintrittspforte der Infektion
FSME	Meist 7–14 Tage, in Einzelfällen bis 28 Tage
Gasbrand	Mehrere Stunden bis fünf Tage
Gastroenteritis, infektiöse/ Lebensmittelvergiftung, mikrobielle	• Einige Stunden bis wenige Tage • Clostridium perfrigens: 6 bis max. 24 Std • Clostridium difficile: 3–10 Tage • Noroviren: 6–50 Stunden • Rotaviren: 1–3 Tage • Staphyloccus aureus-Intoxikation: nur wenige Stunden • Salmonellen: 6–72 Stunden, in der Regel 12–36 Stunden und ist abhängig von der Infektionsdosis und der Erregerart • ½ Tag bis wenige Tage • Viren: 1–3 Tage • Yersinien: 4–7 Tage
Gelbfieber	3–6 Tage
Giardiasis	Sehr unterschiedlich, 3–25 Tage, vereinzelt auch länger
Gonorrhoe	2–8 Tage
Hanta-Fieber	2–4 Wochen, selten 5–60 Tage
Hepatitis (Virushepatitis)	• Hepatitis A: 25–30 Tage, auch ca. 15–50 Tage • Hepatitis B: meist 60–120 Tage, auch ca. 45–180 Tage • Hepatitis C: meist 7–8 Wochen, auch ca. 2–26 Wochen. • Hepatitis D: 2 Wochen bis 8 Monate • Hepatitis E: 15–64 Tage
Herpes simplex-Infektion	2–7 Tage
Herpes zoster	Meist 14–16 Tage, 8–21 Tage möglich
Humane spongiforme Enzephalopathie	Bei Übertragung Mensch → Mensch: • Bei direkter Infektion des Gehirns: ca. 2 Jahre • Bei Einnahme von kontaminiertem Wachstumshormon: Jahre bis Jahrzehnte • Bei Übertragung Rind → Mensch: vermutlich Monate bis Jahre
HUS (hämolytisch-urämisches Syndrom, enteropathisches)	5–12 Tage
Impetigo contagiosa	1–3 Tage, selten länger
Influenza	1–2 Tage
Keratokonjunktivitis epidemica	Etwa 5–12 Tage
Keuchhusten	9–10 Tage, seltener 6–20 Tage
Kryptosporidiose	Etwa 7–12 Tage
Kryptokokkose	Vermutlich bis zu mehreren Wochen
Lassa-Fieber	3–21 Tage
Legionellose	• Pontiac-Fieber: meist 1–2 Tage • Legionella-Pneumonie: 2–10 Tage
Lepra	Einige Monate bis 20 Jahre

Tab. 32.13 Inkubationszeiten verschiedener Infektionskrankheiten *(Forts.)*

Infektionskrankheit	Inkubationszeit zum Lernen
Leptospirose	7–14 Tage, seltener 2–20 Tage
Listeriose	Je nach Ort der Manifestation Stunden bis Wochen
Lyme-Borreliose	Tage bis Wochen
Lymphogranuloma inguinale	7–21 Tage
Malaria	• Malaria quartana: 18–40 Tage • Malaria tertiana: 12–18 Tage • Malaria tropica: 7–15 Tage • Längere Inkubationszeiten sind (z. B. bei ineffektiver Prophylaxe) bei allen Formen möglich
Marburg-Fieber	2–21 Tage
Masern	8–10 Tage bis zum Beginn der Prodromi 14 Tage bis zum Beginn des Exanthems
Meningitis/Enzephalitis	Wenige bis 10 Tage
Milzbrand	Je nach Expositionsdosis und Übertragungsweg Stunden bis acht Wochen
Mpox	5–21 Tage, selten 1–4 Tage
Mononucleosis infectiosa	• 1–7 Wochen • Kinder: eine bis 4 Wochen • Jugendliche und Erwachsene: 4 bis 7 Wochen
MRSA	• Bei Intoxikationen ca. 2–6 Stunden • Bei Infektionen 4–10 Tage • Bei endogener Infektion Monate
Mumps	Meist 16–18 Tage, seltener 12–25 Tage
Ornithose	1–4 Wochen
Pest	• Beulenpest: 2–7 Tage • Lungenpest: Stunden bis 3 Tage
Pocken	1–2 Wochen
Poliomyelitis	Wenige Tage bis wenige Wochen
Puerperalsepsis	Je nach Art des Keims wenige Stunden bis 2 Wochen
Q-Fieber	Meist 2–3 Wochen
Ringelröteln	7–14 Tage
Röteln	14–21 Tage
RSV-Infektion	2–8 Tage
Rückfallfieber	Meist 5–15 Tage, seltener 2–18 Tage
SARS	Wenige Tage
Scharlach	1–3 Tage, selten länger
Shigellenruhr	Meist 1–4 Tage
Skabies	• 2–5 Wochen bei Erstinfestation • 1–4 Tage bei Reinfestation
Streptococcus pyogenes-Infektion	Wenige Tage
Syphilis	Meist 14–24 Tage, seltener 10–90 Tage
Tetanus	Meist 3–21 Tage, seltener 1 Tag bis mehrere Monate
Tollwut	Meist 3–8 Wochen, selten wenige Tage oder Jahre; bei ZNS-nahen Eintrittspforten verkürzt sich die Inkubationszeit
Toxoplasmose	2–3 Wochen
Trichinellose	Zwischen 5 und 14 Tagen, in Einzelfällen bis zu 45 Tagen
Tuberkulose	Im Durchschnitt 6–8 Wochen bis zur positiven Tuberkulinreaktion
Tularämie	• 3–5 Tage
Typhus abdominalis /Paratyphus	• Typhus 3–60 Tage; gewöhnlich 8–14 Tage • Paratyphus ca. 1–10 Tage

Tab. 32.13 Inkubationszeiten verschiedener Infektionskrankheiten *(Forts.)*

Infektionskrankheit	Inkubationszeit zum Lernen
Ulcus molle	2–5 Tage
Windpocken	Meist 14–16 Tage, seltener 8–21 Tage
Wurminfektionen	• Madenwürmer: nur wenige Tage • Bandwürmer: ca. 3 Monate
Zikavirus-Infektion	3–12 Tage
Zoster	1–2 Wochen (Zeit von Reinfektion bis Auftreten der ersten Symptome)
Zytomegalie	4–6 Wochen

32.3.2 Erreger

Es ist unverzichtbar, die Erregerarten und -namen (➤ Tab. 32.14) sowie selbstverständlich die durch sie verursachten Erkrankungen zu beherrschen. Legen Sie wiederum einen Papierstreifen über die Erregernamen – und lernen Sie in beide Richtungen: Welcher Erreger verursacht welche Erkrankung? Welche Erkrankung wird von welchem Erreger verursacht? Möge diese Tabelle Sie beim Lernen unterstützen!

Tab. 32.14 Erregerarten und Erreger verschiedener Infektionskrankheiten

Infektionskrankheit	Erregerart	Erregernamen
Aids	Viren	HIV Human Immunodeficiency Virus Humanes Immundefekt-Virus: HIV-1 und HIV-2
Bornavirus-Infektion	Viren	Bornavirus (BoDV-1, Orthobornavirus bornaense)
Botulismus	Bakterien	Clostridium botulinum
Brucellose	Bakterien	vier Brucella-Arten • Brucella abortus • Brucella melitensis • Brucella suis • Brucella canis
Chikungunya-Fieber	Viren	Chikungunya-Virus (CHIKV)
Cholera	Bakterien	Vibrio cholerae (comma): Serotyp O-1 und O-139
Corona-Infektion	Viren	SARS-CoV-2 mit Varianten, z. B. B.1.1.7, 501Y.V2 oder B.1.1.28.P1
Diphtherie	Bakterien	Corynebacterium diphtheriae
Ebola-Fieber	Viren	Ebola-Virus
Echinokokkose	Würmer	• Hundebandwurm (Echinococcus cysticus) • Fuchsbandwurm (Echinococcus alveolaris)
Erysipel	Bakterien	β-hämolysierende Streptokokken, v. a. A-Streptokokken, grampositive Bakterien, selten Staphylococcus aureus
Exanthema subitum	Viren	Humanes-Herpes-Virus 6, HHV-6
Fleckfieber	Bakterien	Rickettsia prowazekii
FSME	Viren	FSME-Virus (Arbovirus)
Gastroenteritis, infektiöse/Lebensmittelvergiftung, mikrobielle	Bakterien	z. B. Salmonella sp., Campylobacter sp., Yersinia enterocolitica, verschiedene Escherichia coli-Stämme, Clostridium perfringens
	Viren	z. B. Rotaviren, Norwalk-ähnliche Viren
	Protozoen	z. B. Cryptosporidium parvum, Giardia lamblia (Giardiasis), Entamoeba histolytica
	andere	• Pilze: Candida-Arten, Aspergillus-Arten • Würmer: Spulwurm, Peitschenwurm
Gelbfieber	Viren	Gelbfieber-Virus (Arbovirus)
Gonorrhoe	Bakterien	Neisseria gonorrhoeae

32

Tab. 32.14 Erregerarten und Erreger verschiedener Infektionskrankheiten *(Forts.)*

Infektionskrankheit	Erregerart	Erregernamen
Hämolytisch-urämisches Syndrom, enteropathisches	Bakterien	Enterohämorrhagische Escherichia coli-Stämme (EHEC)
Hanta-Fieber	Viren	Hanta-Virus, Typen: Hantaan, Seoul, Puumala, Sin Nombre
Herpes simplex	Viren	Herpes simplex-Virus HSV • Typ 1 oraler Typ HSV-1 HHV-1 • Typ 2 genitaler Typ HSV-2 HHV-2
Herpes zoster	Viren	Varicella-Zoster-Virus VZV HHV-3
Humane spongiforme Enzephalopathie	Prionen	Prionen (bisher ohne Namen)
Impetigo contagiosa	Bakterien	β-hämolysierende Streptokokken, v. a. A-Streptokokken, seltener Staphylococcus aureus
Influenza und zoonotische Influenza	Viren	• Influenzavirus (Myxovirus influenzae), Typ A, B, C • Spezifisch definiert H5N1 und A/H1N1
Keratokonjunktivitis epidemica	Viren	Adenoviren
Keuchhusten	Bakterien	Bordetella pertussis, seltener Bordetella para-pertussis und Bordetella bronchiseptica
Lassa-Fieber	Viren	Lassa-Virus
Legionärskrankheit	Bakterien	Legionella sp. (meist Legionella pneumophilae)
Lepra	Bakterien	Mycobacterium leprae
Leptospirose	Bakterien	Leptospira interrogans (Spirochäte), auch z. B. Leptospira icterohaemorraghiae, Leptospira grippotyphosa etc.
Listeriose	Bakterien	Listeria monocytogenes
Lyme-Borreliose	Bakterien	Borrelia burgdorferi
Lymphogranuloma inguinale	Bakterien	Chlamydia trachomatis
Malaria	Protozoen	Plasmodium-Arten: • Pl. vivax • Pl. Ovale • Pl. Malariae • Pl. falciparum
Marburg-Fieber	Viren	Marburg-Virus
Masern	Viren	Masern-Virus
Meningitis, Enzephalitis	Bakterien	Neisseria meningitidis, Haemophilus influenzae, Pneumokokken, Escherichia coli, Staphylococcus aureus u. a.
	Viren	Polioviren, Coxsackieviren, Echoviren, Herpes-Viren, Influenzaviren, Masernviren u. a.
	Pilze	Cryptococcus neoformans (bei Aids), Candida albicans u. a.
	Protozoen	Trypanosoma brucei (Schlafkrankheit), Toxoplasma gondii u. a.
	Würmer	Trichinella spiralis u. a.
Milzbrand	Bakterien	Bacillus anthracis
Mononucleosis infectiosa	Viren	Epstein-Barr-Virus EBV HHV-4
Mpox	Viren	Mpox-Virus (Monkeypox-Virus, Orthopoxvirus simae)
MRSA	Bakterien	Multiresistenter Staphylococcus aureus
Mumps	Viren	Mumps-Virus (Paramyxovirus parotitis)
Ornithose	Bakterien	Chlamydia psittaci
Pest	Bakterien	Yersinia pestis
Pocken	Viren	Variola-vera-Virus

Tab. 32.14 Erregerarten und Erreger verschiedener Infektionskrankheiten *(Forts.)*

Infektionskrankheit	Erregerart	Erregernamen
Poliomyelitis	Viren	Poliovirus Typ 1, 2, 3
Puerperalsepsis	Bakterien	β-hämolysierende Streptokokken, viele andere Keime
Q-Fieber	Bakterien	Coxiella burnetii (Ricketsien)
Ringelröteln	Viren	Parvovirus
Röteln	Viren	Rubella-Virus
RSV-Infektion	Viren	RS-Viren (Respiratorisches Synzytial-Virus)
Rückfallfieber	Bakterien	Borrelia recurrentis, Borrelia duttonii
Scabies	Gliederfüßler	Krätzmilbe (Sarcoptes scabiei)
Scharlach	Bakterien	β-ämolysierende Streptokokken, zumeist A-Sreptokokken (Streptococcus pyogenes)
Shigellenruhr	Bakterien	Vier Shigellenarten: • Shigella dysenteria • Shigella flexneri • Shigella boydii • Shigella sonnei
Syphilis	Bakterien	Treponema pallidum
Tetanus	Viren	Clostridium tetani
Tollwut	Viren	Tollwut-Virus (Rabies-Virus)
Toxoplasmose	Protozoen	Toxoplasma gondii
Trichinose	Würmer	Trichinella spiralis (Fadenwürmer)
Tuberkulose	Bakterien	• Mycobacterium tuberculosis, seltener • Mycobacterium africanum • Mycobacterium bovis
Tularämie	Bakterien	Francisella tularensis
Typhus/Paratyphus	Bakterien	• Salmonella typhi • Salmonella paratyphi A, B, C
Ulcus molle	Bakterien	Haemophilus ducreyi
Virusbedingtes hämorrhagisches Fieber	Viren	• Ebola-Virus • Hanta-Virus • Lassa-Virus • Marburg-Virus • Gelbfiebervirus und andere
Virushepatitis	Viren	• Hepatitis A-Virus (HAV) • Hepatitis B-Virus (HBV) • Hepatitis C-Virus (HCV) • Hepatitis D-Virus (HDV) • Hepatitis E-Virus (HEV)
Windpocken	Viren	Varicella-Zoster-Virus VZV, HHV-3
Zikavirus-Erkrankung	Viren	Zika-Virus ZIKV (Gattung Flaviviren)
Zytomegalie	Viren	Zytomegalie-Virus

32.3.3 Übertragung

Auch die Art der Übertragung (➤ Tab. 32.15) ist relevant – in dieser Tabelle sind die Zooanthroponosen aufgeführt, also die Krankheiten, die vom Tier auf den Menschen übertragen werden. Die zweite Spalte enthält zusätzliche Angaben zur Übertragung von Mensch zu Mensch.

Tab. 32.15 Art der Übertragung verschiedener Infektionskrankheiten. + Übertragung Mensch → Mensch ist möglich, – Übertragung Mensch → Mensch ist nicht möglich.

Krankheit mit Übertragung Tier → Mensch	Zusätzliche Angaben zur Übertragung Mensch → Mensch
Brucellose	–
Bornavirus-Infektion	–
Gastroenteritis, infektiöse Lebensmittelvergiftung, mikrobielle	+ Infizierte, Ausscheider
Chikungunya-Virus	+ Wohl auch sexuell übertragbar, v. a. durch Anophelesmücke, evtl. auch Asiatische Tigermücke
Gelbfieber	Nur mittels Vektor: Mensch → Mücke → Mensch
Hämolytisch-urämisches Syndrom, enteropathisches	+ Häufig
Humane spongiforme Enzephalopathie	+
Influenza	+
Leptospirose	+ Selten, infektiöser Harn
Listeriose	+ Diaplazentar, perinatal
Meningitis/Enzephalitis	+
Milzbrand	–
MRSA	+
Ornithose	+ Sehr selten
Pest	+
Q-Fieber	+ Sehr selten
Rückfallfieber	–
Tollwut	+ Sehr selten
Toxoplasmose	+ Diaplazentar
Trichinose	–
Tuberkulose (Rinder-Tbc)	+
Tularämie	–
Virusbedingtes hämorrhagisches Fieber	+
Zikavirus-Infektion	+ Auch sexuell übertragbar, v. a. durch Vektor: Aedes aegyptii, evtl. auch Asiatische Tigermücke

Aus dieser Tabelle (➤ Tab. 32.16) können Sie entnehmen, welche Krankheiten durch Vektoren übertragen werden. Es sind auch Krankheiten aufgeführt, bei denen eine passive Übertragung stattfindet.

Tab. 32.16 Vektoren als Überträger

Infektionskrankheit	Überträger (Vektor)
Brucellose	Fliegen, Bremsen
Chikungunya	Mücken
Fleckfieber	Läuse (Kleiderlaus), Flöhe
FSME	Zecke
Gastroenteritis, infektiöse/Lebensmittelvergiftung, mikrobielle	Fliegen (passive Übertragung)
Gelbfieber	Mücken
Lyme-Borreliose	Zecken, selten Mücken oder Fliegen
Malaria	Mücke (Anophelesmücke)
Meningitis/Enzephalitis (viral)	Zecken, Mücken, Fliegen (passive Übertragung)
Milzbrand	Fliegen (Bremsen)
Pest	Flöhe
Poliomyelitis	Fliegen (passive Übertragung)

Tab. 32.16 Vektoren als Überträger *(Forts.)*

Infektionskrankheit	Überträger (Vektor)
Q-Fieber	Zecke
Rückfallfieber	Läuse, Zecken
Shigellenruhr	Fliegen (passive Übertragung)
Tularämie	Zecken, Fliegen (Bremsen), auch Läuse, Flöhe, Milben
Typhus/Paratyphus	Fliegen (passive Übertragung)
Virusbedingtes hämorrhagisches Fieber	Zecken, Mücken
Virushepatitis	Fliegen (passive Übertragung)
Zika-Virus	Mücken

32.3.4 Bevorzugte Manifestationsorte der Erreger

Mithilfe der nächsten Tabelle (➤ Tab. 32.17) können Sie lernen, welche Organsysteme von welchen Erregerarten besonders stark betroffen sind. Sie finden hier die Krankheitsgruppierungen nach vorwiegendem Organbefall bzw. Symptomatik.

Tab. 32.17 Infektionskrankheiten und bevorzugte Lokalisationen an verschiedenen Organsystemen

Vorwiegend betroffene Organe/ Organsysteme	Infektionserkrankung
Verdauungstrakt	• Cholera • Clostridium-difficile-Infektion • Cryptosporidose • Gastroenteritis/mikrobielle Lebensmittelvergiftung • Giardiasis • Salmonellose • Shigellenruhr, Trichinose, Typhus/Paratyphus
Leber	• Echinokokkose • Gelbfieber • Virushepatitis
Atemwege/Lunge	• Coronavirus-Infektion (Covid-19, SARS, MERS-CoV) • Diphtherie • Influenza • Keuchhusten • Legionärskrankheit • Ornithose • Q-Fieber Tuberkulose • RSV-Infektion
Haut	• Erysipel • Exanthema subitum • Follikulitis/Furunkel/Karbunkel • Fleckfieber • Herpes simplex • Herpes zoster • Impetigo contagiosa • Lepra • Masern • Milzbrand • Mpox • Pocken • Ringelröteln • Röteln • Scharlach • Skabies • Warzen (Verruca) • Windpocken

Tab. 32.17 Infektionskrankheiten und bevorzugte Lokalisationen an verschiedenen Organsystemen *(Forts.)*

Vorwiegend betroffene Organe/ Organsysteme	Infektionserkrankung
Lymphknoten (Monozyten-Makrophagen-System)	• Aids • Listeriose • Mononucleosis infectiosa • Pest • Toxoplasmose • Tularämie • Zytomegalie
Nervensystem	• Botulismus • FSME • Humane spongiforme Enzephalopathien • Leptospirose • Lyme-Borreliose • Meningitis/Enzephalitis • Meningokokken-Meningitis • Poliomyelitis • Tetanus • Tollwut • Zikavirus-Infektion
Periodische Fieber	• Brucellose • Malaria • Rückfallfieber
Infektionserkrankungen mit Symptomen vorwiegend an den Geschlechtsorganen	• Candidose • Conylomata acuminata (Feigwarzen) • Gonorrhö • Herpes genitalis • Krätze (Skabies) • Lymphogranuloma inguinale • Papillomaviren (HPV) • Puerperalsepsis • Syphilis • Trichomoniasis • Ulcus molle • (Lästlingsbefall: Filzlaus)

32.3.5 Stichworte, Schlüsselbegriffe und Kerninformationen

Die in der folgenden Tabelle (➤ Tab. 32.18) aufgeführten Schlüsselwörter sowie die drei bis acht Basisinformationen charakterisieren die Infektionskrankheiten und erleichtern somit das gedankliche Einordnen. Zudem wird erfahrungsgemäß in den Überprüfungen regelmäßig mit diesen Grundlagen gearbeitet.

LEICHTER LERNEN

Lernen Sie vom Einfachen zum Komplexen, vom Prinzip der Erkrankung zum Detail. In der linken Spalte der Tabelle sind zusätzlich Informationen aufgeführt zur Prüfungsrelevanz der Infektionskrankheiten (Häufigkeit der „abgefragten" Infektionskrankheit/inhaltliche Schwerpunkte).
Es ist beim Lernen sehr hilfreich, die wesentlichen Aspekte der Erkrankungen zu verstehen. Hier sind „Schlüsselbegriffe" nützlich – sie schaffen eine Art Lerngerüst, auf das Sie später aufbauen können. Bei seltenen und nicht relevanten Erkrankungen reichen allermeist diese wenigen Angaben aus. Bei häufig vorkommenden, potenziell gefährlichen und somit relevanteren Erkrankungen ist dieses Lerngerüst eine gute Grundlage, um hier im Laufe der Wiederholungen zusätzliches Detailwissen zu verankern.
Die folgende Tabelle soll nur eine Anregung sein, sich mit dem Wesen der Infektionserkrankung auseinanderzusetzen und das für sie Typische zu erkennen. Benutzen Sie die Stichwörter nur als Anregung, nicht als Evangelium. Streichen und ergänzen Sie die Angaben, so wie es sich für Sie „richtig" anfühlt - am besten auf eigenen Lernkarten.

In diesem Buch möchten wir Sie vor allem dazu motivieren, selbst aktiv zu werden und vom konsumierenden Lernen zum produzierenden Lernen zu finden, weil Ihr Gedächtnis sich die Informationen durch das Abrufen (selber schreiben, laut sprechen, erklären) viel besser merken kann als durch die Eingabe (lesen, hören). Deshalb nehmen Sie diese Tabelle nur als Anregung, sich selbst entsprechende Karteikarten zu schaffen. Oder verwenden Sie diese Texte in Ihrer Lerngruppe, um sich gezielt abzufragen, z. B. „Was ist typisch für diese Infektionskrankheit?" oder „Was wissen Sie von dieser Infektionskrankheit?"
Diese Angaben basieren auf Erfahrungswerten aus ungezählten Überprüfungen. Besonders in der Mündlichen wird mitunter auf aktuelle Ereignisse aus der Region oder den Medien (z. B. Norovirus-Ausbruch im örtlichen Altersheim, Salmonellen-Skandal in einer Wurstfabrik, Legionellen in einem Luxushotel) Bezug genommen.

Tab. 32.18 Schlüsselwörter und Basisinformationen zu verschiedenen Infektionskrankheiten

Infektionskrankheit	Schlüsselwörter und Basisinformationen
Aids/HIV Häufig erfragt! Anamnese! DD: Müdigkeit, Infektanfälligkeit, Durchfälle (therapieresistent), Nachtschweiß, Lymphknotenschwellungen	• Erworbenes Immundefekt-Syndrom (T-Lymphozyten), zwei verschiedene Typen (HIV 1, HIV 2) • Sexuell übertragbare Krankheit: Körperflüssigkeiten (v.a. Blut/Sperma), Risikogruppen und Verbreitungsschwerpunkte • Verschiedene Stadien und Verlaufsformen: akute HIV-Infektion, Latenzphase, HIV-assoziierte Erkrankungen, Aids-definierende Erkrankungen (letztgenannte Stadien überlappen sich häufig) • Akute HIV-Infektionen: unspezifische sowie mononukleoseartige Symptome • Symptomlose Latenzphase (Dauer: Monate bis Jahre) • HIV-assoziierte Erkrankungen: v. a. Symptome an Haut- und Schleimhaut (z. B. Herpes Zoster, Candidosen, orale Haarleukoplakie) • Aids-definierende Erkrankungen: opportunistische Infektionen (z. B. Pneumocystis-carinii-Pneumonie, ZNS-Toxoplasmose), Pilz- und Viruserkrankungen, bakterielle Infektionen, Tumoren (Kaposi-Sarkom) • Lebenslange HAART-Therapie kann Viruslast reduzieren und das Fortschreiten der Erkrankung aufhalten
Amöbiasis Selten erfragt Reiseanamnese	• Zystenbildende Protozoen, bei schlechter Hygiene über Abwasser, Fäkalien, Lebensmittel übertragen, auch Mensch zu Mensch und über Fliegen • Durchfälle mit Blutbeimengung • Amöbenabszesse in der Leber • Symptomlose Dauerausscheider
Bandwurmerkrankung Selten erfragt Nahrungsmittelanamnese	• Schweinebandwurm, Rinderbandwurm • Infektion durch finnenhaltiges Fleisch – Finnen werde durch Durcherhitzen bzw. Einfrieren über mind. 5 Tage abgetötet • Larven (Zystikzerken) – Finnen – Bandwurmeier (Proglottiden) – Larven • Verdauungsbeschwerden, großer Appetit im Wechsel mit Appetitlosigkeit, Gewichtsabnahme
Bornavirus-Infektion Selten erfragt	• Bislang wenig erforscht, befällt v.a. Pferde und Schafe, Übertragung von Mensch zu Mensch unwahrscheinlich • Gewebszerstörung in Basalganglien – neurologische Symptome, Tod nach 1–4 Monaten
Botulismus Selten gefragt Wichtig: Nahrungsmittelanamnese, nach Gruppenerkrankung fragen	• „Wurstvergiftung" durch unter Luftabschluss haltbar gemachte Wurstwaren und Büchsenkonserven • Erregertoxin stärkstes biologisches Nervengift • vorwiegend neurologische Symptome: Lähmungserscheinungen „von oben nach unten": Doppelbilder, Seh-/Sprachstörungen, Schluckstörungen, Tod durch Atemlähmung • Schleimhäute trocken: trockener Mund/rauer Hals • Selten Magen-Darm-Symptome
Brucellose Selten gefragt Typisch: wellenförmiges Fieber An Anamnese denken! Tierkontakt? Schwangerschaft erfragen	• Zooanthroponose (Rind, Ziege, Schaf, Schwein) • Berufskrankheit bei Tierkontakt • Drei Brucella-Arten (Merksatz: Bang wird mir auf Malta vor Schweinen) • Wellenförmiger (undulierender) Fieberverlauf, evtl. über Monate und Jahre • Monozyten-Makrophagen-System bevorzugt befallen • Pasteurisierte Milch! • Achtung Schwangere (Abortgefahr!)

Tab. 32.18 Schlüsselwörter und Basisinformationen zu verschiedenen Infektionskrankheiten *(Forts.)*

Infektionskrankheit	Schlüsselwörter und Basisinformationen
Candidosen Selten erfragt, evtl. mit Bezug zu Diabetes mellitus, Aids, Leukämie	• Achtung! Obwohl nicht im IfSG Behandlungsverbot bei Mundbefall (Zahnheilkundegesetz) und Befall der Genitalien (sexuell übertragbare Erkrankung) • Darmcandidose durch HP behandelbar mittels Antimykotikum plus Anti-Pilz-Diät (Reduktion einfacher Kohlehydrate) und mikrobiologische Therapie
Chlamydieninfektionen der Genitalorgane Gelegentlich erfragt, v. a. im Zusammenhang mit sexuell übertragbaren Erkrankungen oder Schwangerschaft erfragt	• Verläuft meist symptomlos • Trias: Juckreiz, Schmerzen, Ausfluss – je nach Eintrittspforte (Sexualpraktik) • Bei Frauen häufiger Komplikationen • Hinweis auf Gefahren für Schwangere wie Frühgeburten und andere Schwangerschaftskomplikationen, 2/3 der Kinder werden bei der Geburt infiziert
Chikungunya-Virus Selten erfragt Reiseanamnese!	• Übertragung durch Mücken, evtl. auch sexuell • Verlauf in Form eines VHF mit hoher Gefährdung • Meist milderer Verlauf mit starken Muskel- und Gliederschmerzen, gekrümmter Haltung („Chikungunya"), hoher Berührungsempfindlichkeit • Lymphknotenschwellung, Hautausschlag, zahlreiche andere Symptome
Cholera Selten erfragt DD: Durchfallerkrankungen Reiseanamnese!	• Lokalinfektion des Dünndarms mit schwerem Brechdurchfall • Enterotoxin, Vibrionen • Stühle reiswasserartig, keine Blutbeimengung, keine Leibschmerzen (ohne Tenesmen) • Fieber fehlt bzw. evtl. Untertemperatur • Dramatische Exsikkose: heisere und leise Stimme (Vox cholerae), Choleragesicht, Waschfrauenhände, Krämpfe • Herzrhythmusstörungen, hypovolämischer Schock, Nierenversagen
Coronavirus-Infektion SARS-CoV-2-/COVID-19-Infektion mit verschiedenen Untergruppen	• Erkrankungsbild atypischer Pneiumonien • COVID-19-Pandemie ab 2020, weltweit über 37 Mill. Tote, hohe Ansteckungsfähigkeit (am höchsten kurz vor und nach Auftreten der Symptome bei infizierten), Varianten unterschiedlicher Virulenz • Zahlreiche Symptome und Komplikationen, Risikogruppen • SARS-/MERS-CoV: grippe-/pneumonieähnliche Symptome, auch Durchfälle, ggf. Notwendigkeit von Intensivmedizin und Beatmung • Schwere Verläufe können v.a. bei Menschen mit Vorerkrankungen tödlich sein • Long-COVID (Beschwerden über 4 Wochen nach Akutinfektion) und Post-COVID-19-Syndrom (Beschwerden länger als 12 Wochen) sind möglich – chronische Erschöpfung, Konzentrations-/Gedächtnis-/Lungenfunktions/-Herz-Kreislauf-Störungen
Coronavirus-Infektion Häufig erfragt SARS/MERS-CoV/Covid-19 mit verschiedenen Untergruppen	• Erkrankungsbild atypischer Pneumonien • SARS trat in 2003 erstmals in China auf, in den folgenden Jahren Krankheitsausbrüche mit anderen Coronaviren, große Pandemie in 2020/21 • Schwere Verläufe können v. a. bei Menschen mit Vorerkrankung tödlich sein, Long-Covid-Erkrankung mit monatelangen Folgeerscheinungen möglich
Creutzfeldt-Jakob-Krankheit Sehr selten erfragt, kommt als DD zu Alzheimer vor	• Prionen-Erkrankung, von Mensch zu Mensch (Transplantate) und von Rind zu Mensch (Fleischverzehr) übertragbar • Psychische Veränderungen, Gedächtnis-/Orientierungsstörungen, neurologische Funktionsstörungen • Endstadium Dezerebrationsstarre (Enthirnungsstarre), Koma, Tod
Dermatomykosen Sehr selten erfragt, meist im Zusammenhang mit Diabetes mellitus	• Haut- oder Nagelpilz durch verschiedene Erreger • DD: Ekzeme, Psoriasis • Prophylaxe: Hautpflege, atmungsaktive Kleidung, Zucker meiden, Hygiene beachten
Dreitagefieber Regelmäßig erfragt als wichtige DD zu anderen exanthemischen Kinderkrankheiten	• Dreitagefieber (exanthematisches) • Meist harmlose „Kinderkrankheit" mit Fieber, rötelnähnlichem Hautausschlag, Lymphknotenschwellungen • Hohes Fieber rasch ansteigend über 3–4 Tage

Tab. 32.18 Schlüsselwörter und Basisinformationen zu verschiedenen Infektionskrankheiten *(Forts.)*

Infektionskrankheit	Schlüsselwörter und Basisinformationen
Diphtherie Regelmäßig erfragt Reiseanamnese! Migration? Komplikationen wichtig!	• Lokalinfektion des Mund-Nasen-Rachen-Raums mit Erstickungsgefahr durch Toxinfernwirkung • Rachendiphtherie: Pseudomembran grau-weißlich-gelblich, fad-süßlicher Geruch, nicht abwischbar, blutet leicht beim Abstreifversuch (Halsbräune) • Kehlkopfdiphtherie: progredienter Verlauf mit Heiserkeit, bellendem Krupphusten, inspiratorischem Stridor, Zyanose, Erstickungsgefahr • Toxische Diphtherie: Cäsarenhals, Lähmung der Schluck- und Atemmuskulatur
Ebola-Fieber Selten allein erfragt, eher regelmäßig im Zusammenhang mit anderen VHF	• Virusbedingtes hämorrhagisches Fieber (VHF) • Zooanthroponose, Zentralafrika • Hohes Fieber, Schleimhaut- und Organblutungen • Hohe Letalität, Quarantänepflicht!
Echinokokkose Selten erfragt Anamnese wichtig! Regional auch gehäuft in Fuchsbandwurm-Gebieten	• Zystisch: Hundebandwurm; alveolär: Fuchsbandwurm • Tierkontakt, Waldfrüchte (nicht ungewaschen essen) • Zysten- bzw. Bläschenbildung, v.a. in der Leber (selten Lunge) • Unspezifische Oberbauchbeschwerden, tastbare Leberveränderungen, akutes Leberversagen • Zystenruptur (zystische Echinokokkose)/infiltratives Bläschenwachstum (alveoläre Echinokokkose)
Erysipel Regelmäßig erfragt, z.B. bei Diabetes mellitus DD: Thrombophlebitis Achtung! Streptococcus pyogenes-Infekt!	• Flächenhafte entzündliche Lokalinfektion von Haut und Unterhaut (Wundrose) • Streptococcus pyogenes (β-hämolysierende Streptokokken, v.a. Gruppe A) • Schüttelfrost, hohes Fieber • Meist an Unterschenkel/Gesicht, Lymphknotenschwellung • Rezidive, evtl. Folge Elephantiasis • Begünstigende Grunderkrankungen (z.B. Diabetes mellitus, Fußpilz) • Weiterleitung an den Arzt – Antibiotikatherapie
Follikulitis/Furunkel/ Karbunkel Selten erfragt, v. a. bei Diabetes mellitus bzw. Sinusvenenthrombose	• Meist harmlos und ohne Behandlungsbedarf • Achtung bei Auftreten im Gesicht: Keine Manipulation, Weiterleitung an den Arzt
Fleckfieber Sehr selten erfragt Reiseanamnese wichtig!	• Typhus exanthematicus mit Benommenheit und Hautflecken • Rickettsienhaltiger Kot durch Kleiderläuse/Flöhe • Kriegs- und Notstandsgebiete • Hohes Fieber, Schüttelfrost, rot gedunsenes Fleckfiebergesicht, roseolenartiges Exanthem, Hautblutungen, Meningitissymptome
FSME Regelmäßig erfragt Anamnese: Zeckenbiss DD: andere Meningitiden	• Früh(jahr)-Sommer-Meningo-Enzephalitis • Virus, Zeckenbiss • Zuerst „Sommergrippe" von wenigen Tagen • Danach evtl. symptomarmes Intervall • Dann hohes Fieber, Meningitissymptome, ZNS-Symptome
Gasbrand Sehr selten erfragt	• Wundinfektion, Übertragung über Erde/Sporen • Schmerzhafte Gewebeschwellung (Ödem) mit Gasentwicklung (Knistern der Wundregion) und Nekrosenbildung, Sepsisgefahr
Gastroenteritis, infektiöse/ Lebensmittelvergiftung, mikrobielle Sehr häufig erfragt! Häufigste gemeldete Infektionskrankheit(-engruppe)! Nach Gruppenerkrankung und Berufstätigkeit (Lebensmittelbranche) fragen! Nahrungsmittelanamnese! Lebensmittelbranche § 43	• Darminfektion, häufig inapparent, meist im Sommer • Oft Gruppenerkrankung, Achtung Lebensmittelbranche • Viele Erreger möglich, meist Salmonella sp., bei Säuglingen/Kleinkindern und in Pflegeheimen häufig Rotaviren bzw. Norwalk-ähnliche Viren • Fleisch (Hackfleisch), Milch (-produkte), Fisch, Geflügel, Eier (-produkte), Softeis • Fäkal-oral (z.B. Wasser, Gülledüngung), Ausscheider • Darmkoliken, Durchfälle (breiig, später wässrig), Übelkeit, Erbrechen, evtl. erhöhte Temperatur/Fieber • Gefahr von Exsikkose, hypovolämischem Schock, bei Salmonelleninfektion: Dauerbesiedelung von Gallenblase oder Dünndarm Dauerausscheider

Tab. 32.18 Schlüsselwörter und Basisinformationen zu verschiedenen Infektionskrankheiten *(Forts.)*

Infektionskrankheit	Schlüsselwörter und Basisinformationen
Gelbfieber Sehr selten erfragt Reiseanamnese – DD: andere VHF	• „Schwarzes Erbrechen" ,Tropenkrankheit; Gelbfieber-Virus, durch Mücken • Befällt Monozyten-Makrophagen-System, verursacht schwere Schäden v. a. an Leber, Niere und Herzmuskel • Zwei Fiebergipfel, dazwischen symptomarmes Intervall • Bei zweitem Fieberanstieg Hepatitis, Ikterus, Nephritis, Organ- und Schleimhautblutungen (kaffeesatzartiges „schwarzes" Erbrechen) • Evtl. Tod durch Herz-Kreislauf-, Leber-, Nierenversagen
Giardiasis Selten erfragt Auslandsanamnese	• Krankheit v. a. bei schlechten Hygieneverhältnissen, aber auch durch Schwimmbeckenwasser, Lebensmittel • Immerhin 50 % der Infektionen erfolgen in Deutschland • meist symptomloser Verlauf, bei starkem Befall Durchfall (breiig, gelblich, übelriechend, schaumig) • Protzoenerkrankung
Gonorrhö Häufig erfragt Anamnese!	• Tripper sexuell übertragbare Krankheit („klassische Geschlechtskrankheit") • Mann: Urethritis, Jucken/Brennen/Schmerzen beim Wasserlassen, zuerst schleimiger, später eitriger, gelblichgrüner Ausfluss (morgens: Bonjour-Tropfen), evtl. Sterilität • Frau: oft symptomloser Verlauf, sonst Entzündung von Gebärmutterhals (auch Harnröhre oder Bartholin-Drüsen), Ausfluss, Gefahr von chronischer Entzündung, Sterilität, Eileiterschwangerschaft • Urin-Streifen-Schnelltest: „sterile Leukozyturie" • Gonorrhoische Monarthritis v. a. des Kniegelenks • Gonoblenorrhö des Neugeborenen bei Infektion der Mutter ohne Behandlung möglich • Gleichzeitige Partnerbehandlung (Vermeidung des Ping-Pong-Effekts)
Hämolytisch-urämisches Syndrom, enteropathisches Regelmäßig erfragt, v. a. als gefährliche Komplikation relevant!	• HUS: enterohämorrhagische Escherichia coli (EHEC infektiöse Gastroenteritis/bakterielle Lebensmittelvergiftung) • v.a. Säuglinge/Kleinkinder, alte Menschen • Enteritis mit Darmkoliken, wässrigen Durchfällen, Übelkeit, Erbrechen, mäßiger Temperaturerhöhung • Hämorrhagische Colitis (HC): blutig-wässrige Durchfälle • In 5–10 % Entwicklung eines HUS mit Anämie, Nierenfunktionsstörungen bis hin zu schweren Nierenschäden mit Urämie, Hypertonie, evtl. Dialysepflicht
Hanta-Fieber Selten erfragt, taucht auf im Zusammenhang mit anderen VHF	• Virusbedingtes hämorrhagisches Fieber, vorwiegend Asien • Zooanthroponose (Mäuse, Ratten), Quarantänekrankheit! • Schüttelfrost, hohes Fieber, Schleimhaut- und Organblutungen
Hepatitis, infektiös Sehr häufig erfragt! Anamnese wichtig! Verlaufsformen! Prophylaxe!	• Hepatitis A, E: fäkal-oral, z. B. durch Stuhl, verunreinigtes Wasser, Nahrungsmittel, Meeresfrüchte, mit Fäkalien gedüngte Lebensmittel, selten durch Blut; häufig inapparenter Verlauf, oft nur geringfügige Symptome („Leberschnupfen"), v. a. Kinder und Jugendliche, selten chronisch werdend • Hepatitis B, C, D: durch Blut (Transfusion, „Fixernadel"; geringste Blutspuren), sexuell; Risikogruppen: Krankenhauspersonal, Drogensüchtige, Prostituierte, Promiskuitive mit ungeschütztem Geschlechtsverkehr • Regelmäßig chronische Verlaufsform, evtl. Leberzirrhose - Leberkarzinom • Prodromalphase: Müdigkeit, gastrointestinale Symptome, Druckschmerz im rechten Oberbauch, Fehldiagnose „grippaler Infekt" • Hepatische Phase: häufig anikterischer Verlauf, sonst Dunkelfärbung des Urins, lehmfarbener Stuhl, Subikterus, Ikterus, Juckreiz, Leberschwellung • Bilirubin – im Serum und im Urin, Urobilinogen – im Urin, Bilirubin sowie A(S)AT und A(L)AT deutlich, AP und Y-Gamma-GET nur leicht erhöht • Expositionsprophylaxe, je nach Erregertyp z. B. Hygienemaßnahmen bei der Lebensmittelverarbeitung, Krankenpflege oder beim Tätowieren, etc.; Safer Sex, Meiden potentiell infektiöser Nahrungsmittel, Impfung gegen Hepatitis A, B, D

Tab. 32.18 Schlüsselwörter und Basisinformationen zu verschiedenen Infektionskrankheiten *(Forts.)*

Infektionskrankheit	Schlüsselwörter und Basisinformationen
Herpes-simplex-Infektion Selten erfragt als Lippenherpes Regelmäßig erfragt als Herpes genitalis–sexuell übertragbare Erkrankung Achtung Schwangere! Herpes labialis Vorsicht mit Zahnheilkundegesetz!	• Bedeutung für HP v. a. als Herpes genitalis (sexuell übertragbare Krankheit) oder als Gingivostomatitis herpetica (Zahnheilkundegesetz) • Herpes simplex-Virus HSV Typ 1 • (oraler Typ), Typ 2 (genitaler Typ) • Endogene Reinfektion, Sekret von Herpesbläschen infektiös • Auslösende Faktoren: Immunschwäche jeglicher Ursache • Unterschiedlichste Lokalisationen, meist Herpes labialis (Lippenbläschen) • Komplikationen: Erblindungsgefahr bei Befall des Auges (Keratokonjunktivitis herpetica); auch möglich: Herpes-Sepsis bei Neugeborenen, Meningitis/Enzephalitis herpetica, Achtung Schwangere!
Herpes zoster Regelmäßig erfragt Anamnese wichtig (Windpocken) Relevant in Bezug zu Windpocken (z. B. erkrankte Kinder im Umfeld) Komplikationen v. a. bei Zoster ophthalmicus/oticus	• Herpes Zoster/Gürtelrose; Reinfektion (meist endogen, oft nach Jahrzehnten) durch das Windpocken-Virus • Typischerwesie einseitiger, segmentaler Hautausschlag am Rumpf; auch Befall von Hirnnerven (Gesichtszoster) und inneren Organen möglich • Prodromalstadium: Abgeschlagenheit, oft Fieber, Schmerzen oder Kribbeln/Brennen, in den betroffenen Hautbereichen • Organstadium: windpockenähnliches Exanthem, infektiöser Bläscheninhalt, Lokalisation scharf abgegrenzt und einseitig, meist Brustwand- oder Bauchwandsegment • Zoster ophthalmicus: Befall Hirnnerv V.1 mit Erblindungsgefahr (Weiterleitung an den Augenarzt!) • Zoster oticus: Befall Hirnnerven VIII und VII; Gefahr von Hörschäden (Weiterleitung an den Ohrenarzt!), Gleichgewichtsstörungen • Nach Abheilung der Hauterscheinungen evtl. noch langes Fortbestehen der zum Teil äußerst heftigen Schmerzen (Postzosterneuralgie)
Humane spongiforme Enzephalopathie Selten erfragt DD: Altersdemenz/ M. Alzheimer	• Nichtentzündliche, schwammartige Enzephalopathie (degenerative Veränderungen der grauen und weißen Substanz, Wucherungen der Gliazellen) • Zwei Formen: nicht erbliche Creutzfeldt-Jakob-Krankheit (CJK, durch Mutation) und die neue Variante der CJK (Zoonose; Tier/Rind - Mensch) • Prionen, Rind (BSE bovine spongiforme Enzephalopathie Rinderwahnsinn) • Hochinfektiös: Hirn-/Rückenmarksgewebe, Hypophyse, Cornea, Innereien, evtl. Gelatine, Vorbeugung durch Kontrolluntersuchung von Rind- und Schaffleisch, keine Verfütterung von Tiermehl an Säugetiere, Einhaltung strengster Hygienevorschriften • Desorientiertheit, Demenz, schwerste Hirnfunktionsstörungen, Lähmungen, Muskelzuckungen, Sehstörungen, Dezerebrations- („Enthirnungs"-) Starre, immer tödlicher Verlauf
Impetigo contagiosa Regelmäßig erfragt – Kindergärten, Flüchtlingsunterkunft DD: Neurodermitis	• Ansteckende Borkenflechte: Hautinfektion durch Staphylo- oder Streptokokken (Streptococcus pyogenes!) • Sehr ansteckend, v. a. Kinder, kleinere Epidemien in Kindergärten und Schulen • Exanthem: rote Flecken – Bläschen/Blasen – Pusteln – honig- oder goldgelbe Krusten, starker Juckreiz, v. a. Gesicht, behaarte Kopfhaut, Hals, Hände, Arme • An Komplikation denken: Lyell-Syndrom!
Influenza Regelmäßig erfragt, DD: grippaler Infekt	• Meist epidemisch/pandemisch auftretende, akute Infektion der Atemwege • Influenzavirus, Typen A, B, C • Vorzugsweise in der kalten Jahreszeit, v. a. Säuglinge, Kleinkinder, Alte, Abwehrgeschwächte • Rasch hohes Fieber (Schüttelfrost), Kopf-, Glieder-, Kreuzschmerzen, Entzündungserscheinungen der Atemwege (Rhinitis, Pharyngitis, Laryngitis, Tracheitis, Bronchitis), „Darmgrippe" • Gefährdung v. a. durch Komplikationen (vorwiegend bakterielle Pneumonie, auch Herz-Kreislaufkomplikationen) • Rekonvaleszenz oft langandauernd • Jährliche Grippeschutzimpfung wird empfohlen

Tab. 32.18 Schlüsselwörter und Basisinformationen zu verschiedenen Infektionskrankheiten *(Forts.)*

Infektionskrankheit	Schlüsselwörter und Basisinformationen
Keratokonjunktivitis epidemica Selten erfragt Anamnese wichtig, z. B. Schwimmbad DD: Bindehautentzündung durch z. B. Rauch, PC-Arbeit	• Entzündung von Binde- und Hornhaut des Auges • Adenoviren, Tröpfchen-, Schmierinfektion (Schwimmbadkonjunktivitis) • Häufig einseitig (DD: zu Konjunktivitis durch Reizung), mit nachfolgender Infektion des anderen Auges • Schmerzhaftes Fremdkörpergefühl, Juckreiz, Tränenfluss, Lichtscheu • Ringförmige Rötung und Schwellung der Augenbindehaut, ödematöse Lidschwellung in ca. 50 % Keratitis, Hornhauttrübung mit Sehstörungen, evtl. bleibend • Sehr ansteckend!
Keuchhusten Sehr häufig erfragt Achtung bei Säuglingen! Heutzutage häufig: Erkrankung von Erwachsenen bei „abgelaufenem" Impfschutz	• Pertussis, „Kinderkrankheit", Atemwegsinfektion • Hoher Kontagionsindex (80 %), v. a. Säuglinge/Kleinkinder, kein Nestschutz • Stadium catarrhale: trockener, hartnäckiger Husten, vorwiegend nachts, katarrhalische Erscheinungen („Erkältung") • Hartnäckiger, langdauernder Reizhusten bei abgeschwächter Symptomatik aufgrund von Impfung • Stadium convulsivum: stakkatoartige Hustenanfälle (20–50 pro Tag, nachts häufiger), anschließend lautes, keuchendes Einatmen (inspiratorischer Stridor), evtl. Zyanose, nach Hustenanfall oft Schleimentleerung mit Erbrechen • Bei Säuglingen anstelle von „Husten und Keuchen" häufig Niesanfälle • Stadium decrementi: Hustenanfälle nehmen ab, Resthusten mit keuchendem Einatmen kann Monate fortbestehen • Komplikationen: Bronchiektasen, Lungenemphysem, Blutungen (Augen, Haut), Nabel-, Leistenbruch, Analprolaps, Pneumonie (Todesursache!), lebensbedrohliche Atemstillstände, Hirnschädigung, Aktivierung latenter Infekte (z. B. Tuberkulose)
Kryptosporidiose Sehr selten erfragt Anamnese: Nach Gruppenerkrankung, Berufstätigkeit (Lebensmittelbranche?) fragen	• Durchfallerkrankung mit Blähungen und Bauchkrämpfen (Tenesmen) • Schwere Verläufe v. a. bei Immungeschwächten, z. B. Aids • Protozoen durchlaufen verschiedene Stadien • Keine spezifischen Medikamente
Lassa-Fieber Selten erfragt, allerdings regelmäßig im Zusammenhang mit anderen VHF	• Virusbedingtes hämorrhagisches Fieber • Zooanthroponose, Westafrika, Ratte • Quarantäne • Zuerst grippale Symptome mit Fieber, nach einer Woche Ödeme (Gesicht, Hals, Nacken, Kehlkopf), Ergüsse (Pleura, Perikard), Schleimhaut- und Organblutungen, Benommenheit bis Koma
Legionellose Selten erfragt Anamnese wichtig! DD: Bronchitiden, Pneumonien	• Legionellose: bakterielle, atypische Lungenerkrankung • Übertragung meist durch Inhalation von kontaminierten feinsten Wassertröpfchen (Aerosol, z. B. Duschen, Klimaanlagen, Whirlpool) • Gefahr v. a. für Raucher, chronisch Lungenkranke, Alkoholkranke, Abwehrschwache; Männer erkranken 2–3-mal häufiger als Frauen • „Grippaler" Beginn, rasch hohes Fieber, schwere Pneumonie mit unproduktivem Husten, evtl. mit Blutbeimengung, häufig Verwirrtheit • Rekonvaleszenz: mehrere Wochen, Komplikationen: Herzkreislauf-, Nierenversagen • Leichter Verlauf Pontiac-Fieber „grippaler" Verlauf ohne Lungenbeteiligung
Lepra Sehr selten erfragt Anamnese: Auslandsaufenthalt/Lepragebiet	• „Aussatz", Befall von Haut und peripheren Nerven (Schwann-Zellen) mit Verstümmelungen durch granulomatöse Entzündungen • Tropen/Subtropen, Bakterien, Inkubationszeit meist mehrere Jahre • Indeterminierte Lepra: rötliche oder hypopigmentierte Flecken, evtl. mit Sensibilitätsstörungen, je nach Reaktionslage verschiedene Verläufe, z. B.: – Tuberkuloide Lepra (Haut-Nerven-Lepra): tuberkuloide Granulome, Hautflecken mit Sensibilitätsstörungen, Nervenbefall – Lepromatöse Lepra (generalisierte Lepra): Befall von Haut, Schleimhäuten, Nerven, Organen, Lepraknoten (Leprome), Löwengesicht (Facies leontina), Verstümmelungen – Borderline-Lepra: Verlauf zwischen tuberkuloider und lepromatöser Lepra

Tab. 32.18 Schlüsselwörter und Basisinformationen zu verschiedenen Infektionskrankheiten *(Forts.)*

Infektionskrankheit	Schlüsselwörter und Basisinformationen
Leptospirose Selten erfragt Anamnese	• Zooanthroponose (Ratte, Hund, Maus, Schwein, Rind u. a.), über Urin, Kot, verseuchte Gewässer • Berufskrankheit z. B. für Tierhalter, Kanalarbeiter, Reisbauern • Generalisationsstadium: hohes Fieber, Muskel-, Gelenk-, Kopfschmerzen; dann fieberfreies Intervall • Organstadium: erneut Fieber, Lymphknotenschwellung, Hepatitis, Ikterus, Nephritis, Meningitis/ Enzephalitis, Haut- und Schleimhautblutungen
Listeriose Selten erfragt, obwohl verbreitet Achtung Schwangere!	• Meist durch Nahrungsmittel (z. B. rohe Milch, rohes Fleisch), seltener Kot • Meist symptomlos, außer bei Abwehrschwäche/Schwangerschaft • Lokal: Entzündungen der Augen, der Haut, der Tonsillen oder der Atemwege, Lymphknotenschwellungen • Hämatogene/lymphogene Ausbreitung: Meningoenzephalitis, mononukleoseartiges Erscheinungsbild • Sepsis: Multi-Organbefall, meist bei Neugeborenen-Listeriose • prä- oder perinatale Infektion möglich, Schwangerenlisteriose: Infektion der Plazenta, oft nur unspezifische Symptome (z. B. Fieber); Gefahr der Schädigung des Kindes • Angeborene Listeriose mit zahlreichen geringfügigen bis schweren Symptomen
Lyme-Borreliose Häufig erfragt Anamnese: Zeckennstich? Erythema migrans?	• Erkrankung mit v. a. kutanen, neurologischen und arthritischen Symptomen • Durch Zeckenstich (bzw. blutsaugende Mücken oder Fliegen), Frühsommer bis -herbst • Zecken rechtzeitig entfernen, Erregerübertragung erst ca. 12 Stunden nach dem Stich • Stadium I: 50 % Erythema migrans (Wanderröte), Kopf-, Glieder-, Muskelschmerzen • Stadium II: Wochen bis Monate nach Infektion neurologische Symptome unterschiedlichster Art, auch rheumatoide/arthritische Beschwerden (Lyme-Arthritis) • Stadium III: Jahre bis Jahrzehnte nach Infektion chronisch-degenerative Arthritis, chronische Neuro-Borreliose, Acrodermatitis chronica atrophicans („Pergamenthaut")
Lymphogranuloma inguinale Sehr selten erfragt Anamnese: Sextourismus? DD: Syphilis, Ulcus molle	• Venerische Lymphknotenentzündung: sexuell übertragbare Krankheit, klassische Geschlechtskrankheit • Tropen, Chlamydien; Männer erkranken viel häufiger • Primäraffekt im Genitalbereich als Bläschen – Erosionen – Ulzera • Schmerzhafte Schwellung der regionalen Lymphknoten, v. a. Leistenlymphknoten (Bubonen), granulomatöse Entzündung der Lymphknoten (Lymphogranuloma), Haut und Lymphknoten verbacken, verschmelzen, brechen nach außen auf, Fisteln • Späterscheinungen: genitoanorektales Syndrom Elephantiasis der Genitalien (meist Frauen)
Madenwurminfektion Sehr selten erfragt, aber häufigste Wurmerkrankung Nahrungsmittel-/Reise-anamnese	• Besonders kleine Kinder erkranken, sie sind müde, nervös durch Schlafmangel • Nächtlicher Juckreiz an After und Scheide ist Leitsymptom: Wurmweibchen verlassen den Darm zur Eiablage • Klebestreifentest
Malaria Regelmäßig erfragt Reiseanamnese!	• Wechselfieber: Fieberschübe mit Schüttelfrost sind typisch für Malaria tertiana und quartana • Malaria tropica häufig schwerer Verlauf (tödlich) und eher Organsymptome Tropen/Subtropen, „Malaria-Gürtel", v. a. Afrika • Anopheles-Mücke überträgt Protozoen (vier Plasmodium-Arten) • Parasit wächst in Leberzelle heran – Vielteilung des Parasiten, Zerfall der Leberzelle – Eindringen des Parasiten in Erythrozyten, dortiges Heranwachsen – Vielteilung des Parasiten, Zerfall des Erythrozyten – Erythrozytenzerfall führt zu Fieberschüben • Grippales Prodromalstadium, dann je nach Malaria-Art in typischen Rhythmen: Schüttelfrost, Fieberanfall, Schweißausbruch; Milz- und Leberschwellung, hämolytische Anämie mit Ikterus; Rezidive jahrelang möglich • Vor Mückenstichen schützen, medikamentöse Prophylaxe (z. B. Chloroquin, Fansidar)

Tab. 32.18 Schlüsselwörter und Basisinformationen zu verschiedenen Infektionskrankheiten *(Forts.)*

Infektionskrankheit	Schlüsselwörter und Basisinformationen
Marburg-Fieber Selten erfragt, allerdings regelmäßig im Zusammenhang mit anderen VHF	• Virusbedingtes hämorrhagisches Fieber • Zooanthroponose (Grüne Meerkatzen), Afrika • Quarantäne • Grippale Prodromalphase, Organphase mit Fieber, Haut- und Schleimhautblutungen, Benommenheit bis Koma, Krämpfe
Masern Sehr häufig erfragt DD: andere exanthemische Kinderkrankheiten Auch häufig gefragt: Komplikationen! Achtung Schwangere!	• „Kinderkrankheit" mit meist biphasischem Verlauf und Hautausschlag • Masern-Virus, Kontagionsindex > 95 %, Häufung in kalter Jahreszeit, meist größere Kinder • Katarrhalisches Prodromalstadium mit Fieber, Konjunktivitis, Enanthem, Koplik-Flecken • Fieberfreies Intervall: 1 bis 2 Tage • Exanthemstadium: zweiter, höherer Fieberanstieg, Exanthem (Beginn hinter den Ohren, zunächst kleine, rote Flecken, die später zu größeren bräunlichroten, leicht erhabenen Flecken konfluieren, nicht juckend), Lymphknotenschwellung, Milzschwellung • Rekonvaleszenzphase: Rückgang der Symptome, Abschuppung der Haut • Komplikationen: Meningitis/Enzephalitis, Masernkrupp, Pneumonie, toxisches Kreislaufversagen, Slow-Virus-Infektion, Sekundärinfektionen (Bronchitis, Pneumonie, Mittelohrentzündung, Angina, Scharlach), Simultan-/ Nacherkrankung an Keuchhusten, Diphtherie, Tuberkulose • Besonders gefürchtet: subakute sklerosierende Panenzephalitis (SSPE) mit tödlichem Verlauf
Meningitis/ Enzephalitis Häufig erfragt Wichtig: Früherkennung Meningismuszeichen!	• Entzündung von Hirnhäuten/Hirngewebe • Meist Bakterien, Viren, seltener Pilze, Protozoen, Würmer • v.a. Säuglinge und Kleinkinder, bei Meningokokken-Meningitis Häufung in Winter-Frühjahr • Prodromalstadium oft mit Schüttelfrost, hohem Fieber • Dann Übelkeit, Erbrechen, Kopfschmerzen, Überempfindlichkeit (Hyperästhesie), psychische Veränderungen, Benommenheit, Bewusstseinstrübung, Nackensteifigkeit, Opisthotonus, Meningismuszeichen, Krämpfe, gestörte Hirnnervenfunktion • Bei Säuglingen und Kleinkindern oft nur Fieber, Erbrechen, Reizbarkeit/ Schläfrigkeit, Aufschreien („enzephalitischer Schrei"), Krämpfe, vorstehende/harte Fontanellen; Waterhouse-Friderichsen-Syndrom
Milzbrand Sehr selten erfragt, außer bei aktuellem Bezug, z. B. Terrordrohungen	• Anthrax, Zooanthroponose, Bacillus (Sporenbildner), Milzbrandtoxin • Berufskrankheit bei beruflichem Kontakt mit Tieren bzw. Wolle/Leder/Fell • Meist Hautmilzbrand: juckende schmerzlose rote Papel - Milzbrandkarbunkel (Pustula maligna) und Milzbrandödem, bei gutartigem Verlauf lokale Erkrankung, bei Ausbreitung zu 50 % Sepsis • Lungenmilzbrand: Schüttelfrost, hohes Fieber, schwere Entzündung der Bronchien und Lungen, Zyanose, blutiger Auswurf, meist Übergang in Sepsis mit raschem Tod • Darmmilzbrand: Übelkeit, Bauchschmerz, (blutiges) Erbrechen, (blutiger) Durchfall
Mononucleosis infectiosa Häufig erfragt, v. a. als DD: Leukämien, Aids und exanthemischen Kinderkrankheiten An Komplikationen denken!	• Pfeiffer-Drüsenfieber („kissing disease"), meist harmlose Erkrankung mit Befall lymphatischen Gewebes und Enanthem/Exanthem • Epstein-Barr-Virus • Zuerst Allgemeinsymptome, dann Trias aus Fieber, Schwellung lymphatischen Gewebes (Tonsillen, Lymphknoten, Milz), Leukozytose mit mononukleärer Lymphozyten • Evtl. Enanthem/Exanthem, leichter Ikterus • Komplikationen: verzögerter, evtl. monatelanger Verlauf; Milzruptur, bakterielle Sekundärinfektionen
Mpox Sehr selten erfragt	• Sexuell übertragbare Krankheit, aber auch durch engen Körperkontakt • Grippeartige Symptome, pockenartiges Exanthem 1–3 Tage nach Fieberbeginn, oft an Eintrittspforte, meist milder Verlauf • Postexpositionelle Prophylaxe empfohlen

Tab. 32.18 Schlüsselwörter und Basisinformationen zu verschiedenen Infektionskrankheiten *(Forts.)*

Infektionskrankheit	Schlüsselwörter und Basisinformationen
MRSA Regelmäßig erfragt Bei Wunden/Hautinfektionen an Hygiene und Nosokomialinfektionen denken!	• Multiresistenter Staphylococcus aureus, tritt meist in Krankenhäusern / Pflegeeinrichtungen auf • caMRSA tritt nicht nosokomial auf, sondern wird durch engen (familiären) Kontakt übertragen • Erreger Bestandteil der natürlichen Flora v. a. in der Nase, Erkrankung bei Immunschwäche durch Hygienemängel • Lokale (Furunkel, Wundinfektionen) oder generalisierte (Sepsis, Endokarditis, Pneumonie), pyogene Infektionen sowie durch Toxine vermittelte Erkrankungen (SSSS, Toxic Shock Syndrome)
Mumps Häufig erfragt Komplikationen merken!	• Parotitis epidemica (Ziegenpeter), Mumps-Virus • „Kinderkrankheit", Häufung in Winter und Frühjahr • Charakteristisch: starkes Anschwellen der Ohrspeicheldrüse; gelegentlich auch Befall anderer, v. a. drüsiger Organe • Fieber, Parotitis: Anschwellen der Ohrspeicheldrüsen meist zunächst nur einseitig, „Hamsterbacken", Abheben der Ohrläppchen, Einmündung des Ductus parotidis in der Wangenschleimhaut oft gerötet und geschwollen, regionale Lymphknotenschwellung • Evtl. auch Entzündung anderer Organe, z. B. Hoden, Nebenhoden, Hirnhäute, Hirn, Pankreas und daraus resultierende Komplikationen
Ornithose Sehr selten erfragt DD: Bronchitiden, Pneumonien Anamnese! (Vögel)	• Psittakose (Papageienkrankheit): Zooanthroponose, v. a. durch Vögel, selten Säugetiere • Arbeiter auf Geflügelfarmen, Taubenzüchter • Infektion bleibt zur Hälfte der Fälle inapparent, 30 % grippaler Verlauf, 20 % schwere atypische Pneumonie
Pedikulose Mitunter erfragt, v. a. in Bezug zu Kindern DD: Impetigo contagiosa	• Kopfläuse kommen in der Realität (Kinder) öfter vor als in der Überprüfung. • Filzläuse sind sexuell übertragbar, aber keine Krankheit (Lästlingsbefall) • Kleiderläuse sehr selten
Pest Sehr selten erfragt, außer bei aktuellem Bezug Epidemie Reiseanamnese Quarantäne bei Lungenpest	• Ratten- bzw. Menschenfloh überträgt Bakterium, Tröpfcheninfektion bei Lungenpest • Quarantäne bei Lungenpest • Asien, Afrika, Amerika • Meist als Beulenpest (Bubonenpest): Schüttelfrost, hohes Fieber, Allgemeinsymptome, Einstichstelle meist unauffällig, selten „Pestkarbunkel", schmerzhafte, beträchtliche, bläulichrote Anschwellung der Lymphknoten • Hautpest: Pestkarbunkel an Einstichstelle, furunkelartige nekrotisierende Entzündung • Lungenpest: äußerst rascher und heftiger Verlauf, Bronchitis, Pneumonie, Lungenödem, Kreislaufversagen, hohe Letalität • Pestsepsis kann bei allen Formen auftreten: multipler Organbefall, schwerste Symptomatik (schwarzer Tod), höchste Letalität (Multiorganversagen)
Pneumokokken-pneumonie Regelmäßig erfragt, v. a. als DD: Lungenentzündungen	• Bronchopneumonie und Lobärpneumonie • Typischer Verlauf mit plötzlichem Beginn, Schüttelfrost und hohem Fieber • Pneumonietypische Auskultationsbefunde: Klopfschallverkürzung, Bronchialatmung, Bronchophonie, feinblasige Rasselgeräusche, Stimmfremitus verstärkt • Besonders gefährdet sind Bettlägerige und Vorerkrankte
Pneumonie, atypische Regelmäßig erfragt, prüfungsrelevant, v. a. als DD: Lungenentzündungen	• Atypische Pneumonie kann typisch – typische Pneumonie atypisch verlaufen. • Trockener Reizhusten, Schleim spärlich und zäh – deshalb oft Fehldiagnosen

Tab. 32.18 Schlüsselwörter und Basisinformationen zu verschiedenen Infektionskrankheiten *(Forts.)*

Infektionskrankheit	Schlüsselwörter und Basisinformationen
Pocken Sehr selten erfragt, außer bei aktuellem Bezug, z. B. Terrordrohungen	• Variola-vera-Virus • Höchst infektiöse und meist tödliche Erkrankung mit typischem Pockenausschlag • Gelten seit 1980 als ausgerottet (biologischer Kampfstoff), bis 1983 Impfpflicht • Prodromalstadium: Schüttelfrost, hohes Fieber, Rhinitis, Pharyngitis, Tonsillitis, initiales Exanthem • Fieberfreies Intervall • Eruptionsstadium: erneuter Fieberanstieg, Exanthem beginnt im Gesicht, zentrifugale Befallsdichte, erbsengroß, mehrkammerig, mit zentraler Eindellung, später Kruste mit quälendem Juckreiz, Narbenbildung • Hämorrhagische Verlaufsform (schwarze Blattern): schwerste Hauteinblutungen und hohe Letalität
Poliomyelitis Regelmäßig erfragt Impfpass! Auffrischungsimpfung erfragen!	• Spinale Kinderlähmung: virusbedingte Erkrankung, die bei der seltenen „großen Erkrankung" häufig zu Lähmungen führt • Drei Virustypen, nur 10 % der Infizierten erkranken, Häufung im Sommer und Herbst • Katarrhalisches Prodromalstadium, Latenzphase von 1 bis 2 Tagen • Meningitisches (präparalytisches) Stadium: erneuter Fieberanstieg, meningitische/enzephalitische Zeichen • Lähmungsstadium (paralytisches Stadium): mit dem zweiten Fiebergipfel Adynamie und Schmerzen in den später gelähmten Muskeln, schlaffe Lähmung (meist Beine), Frühmorgenlähmung • Selten bulbopontiner oder enzephalitischer Verlauf • Reparationsphase kann sich über 1–2 Jahre erstrecken
Puerperalinfektion und -sepsis Sehr selten erfragt Behandlungsverbot nach Schwangerschaft bis zum Ende des Wochenbettes! Hebammengesetz!	• Kindbettfieber, in Deutschland lange nicht mehr aufgetreten, weltweit immer noch verbreitet • Durch Geburtswunden bedingte bakterielle Erkrankung, meist beta-hämolysierende Streptokokken, Wundinfektion durch mangelnde Hygiene über Hände und Instrumente, auch als endogene Infektion • Zunächst lokale Begrenzung an der Wundstelle, Warnzeichen: mangelnde Gebärmutterrückbildung, übel riechender Wochenfluss • Problematisch wird die Entzündung von Gebärmutter mit Endometrium, Eileitern, Ovarien • Septische Ausbreitung: Schüttelfrost, Septischer Schock, Lebensgefahr
Q-Fieber Sehr selten erfragt Reise-, Berufsanamnese!	• Balkangrippe, Siebentagefieber • Zooanthroponose (v.a. Schaf, Ziege, Rind); Rickettsien • Berufskrankheit für Schäfer, Landwirte, Schlachthofpersonal, Tierärzte usw. • Meist nur grippaler Verlauf • „Klassischer" (schwerer) Verlauf: zumeist akuter Beginn, Symptomentrias: hohes Fieber, Kopf- und Gliederschmerzen, atypische Pneumonie (trockener, quälender Husten, Schmerzen hinter dem Brustbein, spärliches Sputum), mitunter zerebrale Symptome (z. B. Unruhe, Verwirrtheit, Denkunvermögen)
Ringelröteln Selten erfragt, v. a. als DD: andere exanthemische Kinderkrankheiten Achtung Schwangere!	• Erythema infectiosum, „Ohrfeigenkrankheit" • Harmlose „Kinderkrankheit" mit typischem Exanthem, Parvovirus • 50 % der Infizierten bleibt symptomlos • Kaum Fieber, Beginn meist akut mit Exanthem • Exanthem beginnt im Gesicht, meist schmetterlingsförmige Ausbreitung über Nasenrücken und Wangen „Ohrfeigengesicht", Mund- und Kinnpartie bleiben ausgespart, später Streckseiten von Armen und Beinen, „springende" Herde, ringelförmig, juckend, zunächst rot, später bläulichrot

Tab. 32.18 Schlüsselwörter und Basisinformationen zu verschiedenen Infektionskrankheiten *(Forts.)*

Infektionskrankheit	Schlüsselwörter und Basisinformationen
Röteln Häufig erfragt, DD: andere exanthemische Kinderkrankheiten Achtung Schwangere! Komplikationen! Impfpass/Impfplan!	• Rubeola; Rubella-Virus, harmlose „Kinderkrankheit" mit Lymphknotenschwellung und Exanthem • Evtl. katarrhalische Vorphase, dann druckschmerzhafte Lymphknotenschwellungen, häufig schon vor Exanthemausbruch, „perlschnurartig" und v. a. im Halsbereich, Milzschwellung, Fieber • Exanthem (fehlt oft): beginnt hinter den Ohren, dann Gesicht, Stamm, Extremitäten, zartrosa bis hellrot, kleinfleckig, selten konfluierend • Mädchen sollten vor Beginn der Geschlechtsreife über ausreichend Antikörper verfügen bzw. geimpft werden; schwerwiegende Schädigungen bei Infektion Schwangerer
Rötelnembryopathie Selten erfragt, v. a. im Kontext mit Impfung von Mädchen vor Pubertät und Infektion von Schwangeren	• Bei Infektion im 1. Trimenon: ZNS-Schäden (z. B. Mikrozephalie), Augenmissbildungen (z. B. grauer/grüner Star), Innenohrschäden (Schwerhörigkeit/Taubheit), Herzmissbildungen (z. B. offener Ductus botalli); Gregg-Trias: gleichzeitiges Auftreten von Augen-, Innenohr-, Herzmissbildungen • Bei Infektion im 2. und 3. Trimenon: zahlreiche Organschäden, v. a. Enzephalitis, Knochenveränderungen
RSV-Infektion Sehr häufig erfragt Achtung Säuglinge/Kleinkinder! Differentialdiagnose Bronchitis, Bronchopneumonie, Rhinitis, Keuchhusten, Epiglottitis, Krupp/Pseudokrupp	• Säuglinge und Kleinkinder sowie für Kinder und Erwachsene mit Herz-/Lungenerkrankung, Immunsupprimierte • Gefahr: Atemstörungen (Zyanose), „stille Obstruktion" mit Kreislaufbelastung • Klinikeinweisung! • Oft Sauerstoffgabe/ Beatmung notwendig • Kein Impfstoff
Rückfallfieber Sehr selten erfragt, DD: Malaria Reiseanamnese! Migration?	• Borrelien, Übertragung durch Läuse (Notstandsgebiete) oder Zecken • Charakteristisch sind die wiederkehrenden (zunehmend schwächer verlaufenden) Fieberschübe • Schüttelfrost, rasch hohes Fieber, nach einigen Tagen Rückgang auf Normaltemperatur bei starkem Schweißausbruch • Nach mehreren fieberfreien Tagen neuer Fieberschub, diesmal kürzer und geringere Intensität, ca. 3 bis 5 solcher Zyklen • Weitere Symptome: Milz-, Leberschwellung, Ikterus, Blutungsneigung, Allgemeinsymptome • Tödlicher Verlauf v. a. durch: Herz- oder Leberversagen, zerebrale Blutungen
Scharlach (Streptokokkenangina) Häufig erfragt DD: andere exanthemische Erkrankungen Wichtige Komplikationen!	• Scarlatina: Streptokokken-Angina + Exanthem, „Kinderkrankheit", Häufung in kalter Jahreszeit • β-hämolysierende Streptokokken, i. d. R. Streptococcus pyogenes • Plötzlicher Krankheitsbeginn mit Schüttelfrost, hohem Fieber, Angina tonsillaris, Schluckbeschwerden, Lymphknoten im Kieferwinkel geschwollen, Enanthem des weichen Gaumens/Rachens, Zunge zuerst weißlich belegt, danach Himbeerzunge • Exanthem fehlt oft, Beginn am 2. Tag, hält oft nur sehr kurz, feinstfleckig, kleinpapulös (Reibeisengefühl), dichtstehend, blassrosa bis hellrot, juckt kaum, Gesicht: ohne Ausschlag, fieberhaft gerötet, Blässe um den Mund herum, in der Rekonvaleszenz kleieförmige, später großlamellige Abschuppung der Haut • Eitrige Komplikationen: v. a. Otitis media, Sinusitis, Meningitis, Bronchitis/Pneumonie, Myokarditis, Endokarditis • Toxische Komplikationen: Frühnephritis, Myokarditis, rheumatisches Fieber • Immunologische Komplikationen: postinfektiöse Glomerulonephritis, akutes rheumatisches Fieber

Tab. 32.18 Schlüsselwörter und Basisinformationen zu verschiedenen Infektionskrankheiten *(Forts.)*

Infektionskrankheit	Schlüsselwörter und Basisinformationen
Skabies Regelmäßig erfragt DD: Neurodermitis Anamnese: Gemeinschafts-Einrichtungen, Flüchtlingsheime, Kinder (Gruppenerkrankung)	• Krätze, stark juckende Hauterkrankung, durch Krätzmilbe verursacht • Weibchen bohrt Gänge in die Haut, sitzt am Gangende im gelblichen „Milbenhügel", legt Eier, die sich dort zu Larven – Nymphen – geschlechtsreifen Milben entwickeln • Juckreiz durch Bewegen der Tierchen, aufgrund allergischer Reaktionen (Bläschen, gerötete Quaddeln) und durch Kratzen (Ekzembildung, Sekundärinfektionen) • Juckreiz: stark, quälend, v. a. nachts (durch die Bettwärme), meist an Zwischenfingerfalten, Beugeseite der Handgelenke, Ellenbogen
Sexuell übertragbare Erkrankungen Sehr häufig gefragt Liste auswendig lernen! Anamnese und DD	• Sexually transmitted diseases (STD), durch genitale Infektion hervorgerufen • Klassische Geschlechtskrankheiten: Syphilis, Gonorrhö, Lymphogranuloma inguinale, Ulcus molle • Viren: HIV/Aids, Virushepatitis B, Herpes genitalis, Zytomegalievirus, Papillomaviren-Infektion, Mpox Molluscum contagiosum • Bakterien: Chlamydieninfektion, Mycoplasmeninfektion, Ureaplasmeninfektion • Andere Erreger: Trichomonas vaginalis, Candida albicans, Krätzmilbe • Filzläuse (je nach Auslegung) • Bei allen sexuell übertragbaren Erkrankungen: Safer Sex, Erkennung und Behandlung infizierter Sexualpartner
Shigellenruhr Regelmäßig erfragt, v. a. als DD: infektiöse Gastroenteritiden	• Shigellose (Bakterienruhr) Lokalinfektion des Dickdarms (evtl. auch des Dünndarms), v. a. mit Durchfällen und entsprechenden Folgeerscheinungen • Vier Erreger, gefährlichste Shigella dysenteriae • Übertragung: fäkal-oral, 4-F-Merkregel: Faeces, Futter, Finger, Fliegen • Erkrankungsrisiko v. a. für Kleinkinder, Häufung in warmen Monaten, Erkrankungen meist importiert • Bei schwerem Verlauf akuter Beginn, Fieber fehlt häufig, kolikartige Bauchschmerzen, Durchfälle mit Tenesmen, „ständig ein Löffel Blut und Schleim", Exsikkose, neuropathische Erscheinungen (Apathie, Meningismus, Enzephalopathie, Krämpfe) • Evtl. Dauerausscheidung von Erregern • Reiter-Trias: Arthritis, Urethritis, Konjunktivitis
Spulwurminfektion Sehr selten gefragt	• Ansteckung durch rohes oder ungewaschenes Gemüse, Salat (Fäkaldüngung) • Hohe Durchseuchung in Afrika (95 %), in Deutschland erkranken v. a. Kinder • Kreislauf: Spulwürmer gelangen vom Dünndarm über die Leber in die Lunge, durch Husten/Schlucken wieder in Darm • Symptome entstehen durch Lungenbefall: leichtes Fieber, (leicht blutiger) Husten, ggf. werden Würmer ausgehustet
Streptococcus-pyogenes-Infektion Häufig erfragt, v. a. in Zusammenhang mit Scharlach und Erysipel Wichtig: Komplikationen und Streptokokken-Zweiterkrankungen!	• Streptococcus pyogenes: Streptokokken der serologischen Gruppe A, eiterbildend (pyogen), häufigste Erreger bei Haut- und Schleimhautinfektionen • Typische Hautinfekte: Impetigo contagiosa, Erysipel, Phlegmone • Typische Schleimhautinfekte: Pharyngitis, Tonsillitis (Angina mit Exanthem Scharlach) • Erkrankungen infolge Erregerausbreitung: z. B. Mittelohrentzündung, Mastoiditis, Sinusitis, Meningitis, Osteomyelitis, Sepsis, Puerperalsepsis (diese Erkrankungen können jedoch auch von anderen Erregern verursacht sein!) • Toxische „Fernerkrankungen" (z. B. bei Scharlach): interstitielle Frühnephritis, Myokarditis, rheumatisches Fieber, toxischer Scharlach • Immunologische Folgekrankheiten: akute Glomerulonephritis, akutes rheumatisches Fieber (nur nach Racheninfektion) • Antitoxische Immunität, Zweiterkrankung aber möglich durch Erreger mit einem anderen erythrogenen Toxin

Tab. 32.18 Schlüsselwörter und Basisinformationen zu verschiedenen Infektionskrankheiten *(Forts.)*

Infektionskrankheit	Schlüsselwörter und Basisinformationen
Syphilis Regelmäßig erfragt; Verbreitung nimmt wieder zu Wichtig: Anamnese DD: andere STD und Haut- bzw. Neuro-Krankheiten	• Lues, harter Schanker; sexuell übertragbare Krankheit, klassische Geschlechtskrankheit, Treponema pallidum • Primäre Syphilis: Primäraffekt an der Eintrittspforte (harte, schmerzlose Papel, dann Ulcus mit hartem Rand) plus Lymphangitis und Lymphadenitis „syphilitischer Primärkomplex" • Sekundäre Syphilis: generalisierte Lymphknotenschwellung, Allgemeinsymptome, vielgestaltige, infektiöse Hauterscheinungen, oft auch an Handtellern und Fußsohlen, „Die Syphilis ist der Affe unter den Hautkrankheiten", z. B. Roseola syphilitica, Condylomata lata, Plaques muqueuses, mottenfraßähnlicher Haarausfall • Latente Syphilis: mehrjährig bis jahrzehntelang, „Die Syphilis schläft, aber sie stirbt nicht." • Tertiäre Syphilis: Gummenbildung mit zentraler Verkäsung, geschwüriger Einschmelzung und Abscheidung eines gummiartigen Sekrets, Lokalisation praktisch in allen Organen möglich, am häufigsten in der Haut (Syphilome), kardiovaskuläre Syphilis, Neurosyphilis (progressive Paralyse, Tabes dorsalis)
Syphilis connata Selten erfragt	• Angeborene Syphilis bei Infektion im 2. und 3. Trimenon der Schwangerschaft • Zum Teil massive Organschäden (z. B. Rhinitis syphilitica, Sattelnase, Pemphigus syphiliticus, Hutchinson-Trias, Sattelnase, Olympierstirn, Säbelklingentibia), deshalb Kontrolle auf Syphilis bei jeder Schwangeren
Systemmykosen Sehr selten erfragt	• Aspergillose: Schimmelpilz-Erkrankung der Lunge, gefährdet sind v. a. Immungeschwächte, Aspergillom Pilzball in der Lunge • Kryptokokkose über Blumenerde/Vogelmist in die Lunge, über Blutweg ins ZNS, Meningitissymptome, deshalb keine Topfpflanzen in Krankenhäusern bzw. bei Immungeschwächten
Tetanus Regelmäßig erfragt, v. a. in Hinsicht auf die Prophylaxe, prüfungsrelevant Wichtig: Wundversorgung und Verletzungsnachsorge! Impfplan, Impfpass	• Wundstarrkrampf; Clostridium tetani braucht anaerobe Bedingungen, sonst Sporenbildner • Gefahr: v. a. tiefe, luftabgeschlossene Wunden, kleinste Verletzungen (Verkehrsunfall, Arbeiten in der Landwirtschaft usw.) • Tetanustoxin blockiert hemmende Synapsen v. a. im Bereich der motorischen Vorderhornzellen, wirkt hämolytisch und herzmuskelschädigend • Prodromalphase: häufig Spannungsgefühl im Wundbereich oder Unterleib, Reizbarkeit (Licht-, Lärmempfindlichkeit), gesteigerte Reflexe, innere Unruhe • Hauptphase: lokale Muskelsteifigkeit/Muskelstarre, dann Krämpfe der Muskulatur (z. B. Trismus, Risus sardonicus, Opisthotonus), Auslösung der Krämpfe durch geringste Reize, hohes Fieber, klares Bewusstsein, qualvolle Schmerzen, Tod durch Ersticken/Herz-Kreislauf-Versagen • Prognoseentscheidend – möglichst frühe Antitoxin-Gabe, sonst sehr hohe Letalität • Bei Versorgung von (Minimal-)Verletzungen immer nach der Tetanusschutzimpfung (Impfbuch) fragen bzw. diese dringend empfehlen!
Tollwut Sehr selten erfragt Regionaler und aktueller Bezug Anamnese! Gesetzestext § 6 IfSG zu Tollwut wichtig	• Rabies, Lyssa Erkrankung (ZNS-Befall) mit fast immer tödlichem Ende • Meldepflicht bereits bei Verletzung durch ein tollwutkrankes oder -verdächtiges Tier bzw. bei Berührung eines solchen Tieres/Tierkörpers • Prodromalstadium: Missempfindungen im Bereich der Bissstelle, psychische Veränderungen (z. B. Reizbarkeit, Depression, Beklemmung) • Erregungs- und Krampfstadium (wilde Wut): Erregung, motorische Unruhe, gesteigerte Reflexe, psychische Erregtheit, „Wut"-Anfälle, Verwirrtheit, Halluzinationen, Speichelfluss (hochinfektiös) v. a. durch Vermeidung schmerzhaften Schluckens, Krämpfe der Rumpf- und Extremitätenmuskulatur ausgelöst durch geringfügigste Reize (Hydrophobie, Photophobie, Aerophobie), hohes Fieber • Lähmungsstadium („stille Wut"): sensible und motorische Lähmungserscheinungen • Sofort aktive Immunisierung, da höchste Letalität

32

Tab. 32.18 Schlüsselwörter und Basisinformationen zu verschiedenen Infektionskrankheiten *(Forts.)*

Infektionskrankheit	Schlüsselwörter und Basisinformationen
Toxoplasmose Regelmäßig erfragt Wichtig für Schwangere: engen Katzenkontakt, rohes Fleisch meiden! Anamnese!	• Bei intakter Immunität harmlose, zumeist symptomlose Erkrankung; die meisten Menschen machen im Laufe ihres Lebens eine Infektion durch • Isolierte Lymphknoten-Toxoplasmose: Lymphknotenschwellungen, lokalisiert oder generalisiert, häufig im Hals- und Nackenbereich, die Schwellungen können über Monate bestehen • Generalisierte Toxoplasmose: bei endogener Reinfizierung je nach Abwehrlage Befall verschiedenster Organe • Schwangere sollten kein rohes oder halbgares Fleisch essen und Katzenkontakt meiden; Screening-Untersuchung Schwangerer • Schwerwiegende Schädigungen durch angeborene Toxoplasmose: z. B. Fruchttod, Neugeborenentoxoplasmose mit schwerwiegenden Schäden v. a. des ZNS und nachgeburtlich auftretende Infektionsfolgen (z. B. Hirnschäden, Augenschäden, Entwicklungsmängel)
Trichinellose Selten erfragt Wichtig: Nahrungsmittelanamnese (Fleisch) DD: Allergien, Gastroenteritiden	• Wurmerkrankung mit Befall des Dünndarms und der Muskulatur durch Verzehr von rohem oder ungenügend erhitztem Schweinefleisch (amtliche Trichinenschau) • Intestinale Phase (Darmtrichinose): Übelkeit, Erbrechen, kolikartige Bauchschmerzen, Durchfall • Extraintestinale Phase (Muskeltrichinose): Muskelschmerzen, -schwäche, -steife, -lähmungen; Allergie- bzw. Intoxikationssymptome: Ödeme besonders im Gesicht, an Lidern, Hand- und Fußrücken, Schwellung in den befallenen Muskeln, Eosinophilie
Tuberkulose Häufig erfragt, v. a. offene TBC/Verlaufsformen Anamnese: Migration, Flüchtlinge, Gemeinschaftseinrichtung	• Mycobacterium tuberculosis; Erkrankungsrisiko erhöht bei Säuglingen, Jugendlichen, Alten, Immungeschwächten (z. B. Lungenerkrankung, Masern, Keuchhusten, Aids, medikamentöse Immunsuppression, Diabetes mellitus) • Primäre Tuberkulose: Primärkomplex, hämatogene Streuung (stille Generalisation), meist symptomarmer Verlauf, in über 90 % bindegewebige Einkapselung der Erreger • Subprimäre Tuberkulose: Pleuritis exsudativa, Lungenherde (kavernöse Tbc), infektiöses Sputum (käsig, blutig), Bronchustuberkulose, Kehlkopftuberkulose, Organtuberkulose, Miliartuberkulose • Postprimäre Tuberkulose: Reaktivierung durch Immunschwäche, meist als Organ-Tbc. Organtuberkulose: meist der Lunge, seltener Urogenitaltrakt und übrige Organe • Miliartuberkulose: In den befallenen Organen bilden sich dicht beieinander liegende hirsekornartige Herde aus: • Frühinfiltrat; Reaktivierung eines alten Lungenherdes; Husten, FANG-B-Symptome; Gewichtsverlust; Gefahr der Einschmelzung zur Frühkaverne und „offene" Tbc
Tularämie Sehr selten erfragt Anamnese wichtig: Tierkontakt	• Hasenpest, Zooanthroponose (v.a. Nagetiere); meist Lokalinfektion an der Eintrittspforte (Haut, Auge, Mund-Rachen-Raum), evtl. Befall innerer Organe (Darm, Lunge) • Allermeist als äußere Tularämie: an Eintrittsstelle Geschwür, Anschwellung der regionalen Lymphknoten • Innere Tularämie: als enterale Form (Erbrechen, Durchfälle, Verstopfung, Schwellung der Bauch-Lymphknoten), pulmonale Form (Pneumonie mit Schwellung der Hiluslymphknoten), generalisierte Form (Sepsis)
Typhus/Paratyphus Selten erfragt DD: andere infektiöse Darmerkrankungen	• Allgemeininfektion durch Salmonellen, neben der Symptomatik des Darmbefalls und dem Fieber sind z. B. Bronchitis und Pneumonie häufig • Stadium incrementi: treppenförmiger Fieberanstieg ohne Schüttelfrost • Stadium fastigii; Kontinuafieber, Bewusstseinstrübung, relative Bradykardie, Zunge stark belegt (W-Zunge), häufig Bronchitis und Verstopfung, vereinzelte Roseolen, in der 3. Woche erbsbreiartige Durchfälle • Stadium decrementi: lytischer Fieberabfall • In ca. 5 % der Fälle Dauerausscheidung aus Gallenblase, Dünndarm, Nieren

Tab. 32.18 Schlüsselwörter und Basisinformationen zu verschiedenen Infektionskrankheiten *(Forts.)*

Infektionskrankheit	Schlüsselwörter und Basisinformationen
Ulcus molle Selten erfragt DD: andere sexuell übertragbare Erkrankungen	• Weicher Schanker, sexuell übertragbare Krankheit, klassische Geschlechtskrankheit • An der Eintrittspforte (Genitalorgane) rasche Bildung meist mehrerer Geschwüre mit weichem Rand, eitrigem Grund, meist schmerzhaft • In ca. 50 % der Fälle entzündliche Schwellung der regionalen Lymphknoten (Bubonen), evtl. geschwüriges Aufbrechen oder Fistelbildung • Prognose unter Antibiotikabehandlung gut • Wie bei allen sexuell übertragbaren Erkrankungen: Safer Sex, Erkennung und Behandlung infizierter Sexualpartner
Verruca Selten erfragt, bis auf Ausnahme: Feig- und Dellwarzen	• Feigwarzen (Condylomata acuminata) sexuell übertragbar – hier aufzählen, an Behandlungsverbot und Impfung denken • Dellwarzen (Molluscum contagiosum)) sexuell übertragbar – hier aufzählen, an Behandlungsverbot denken
Virale hämorrhagische Fieber Regelmäßig erfragt Reiseanamnese, Quarantänekrankheit!	• VHF, Sammelbezeichnung für Viruserkrankungen mit den Leitsymptomen hohes Fieber und Hämorrhagie (Blutaustritt in innere Organe, Haut und Schleimhaut) • Krankheiten: v. a. Ebola-Fieber, Hanta-Fieber, Lassa-Fieber, Marburg-Fieber, aber auch Gelbfieber, Dengue-Fieber, Krim-Kongo-Fieber etc. • Prodromalphase (grippale Symptomatik): meist akuter Beginn, hohes Fieber, schweres Krankheitsgefühl mit Allgemeinsymptomen • Organphase: je nach Erreger unterschiedliche Organaffinität und Ausprägung, aber regelmäßig Blutungen (Hämorrhagie) innerer Organe/Haut/Schleimhäute, ZNS-Symptome, meist Multiorganversagen bzw. Schock nach wenigen Tagen, hohe Letalität
Windpocken Häufig erfragt, DD: andere exanthemische Kinderkrankheiten Achtung Schwangere!	• Varicella-Zoster-Virus; hochansteckende „Kinderkrankheit" mit typischem Hautausschlag; selten ernsthafte Komplikationen, außer bei Infektion in der Schwangerschaft • Prodromalstadium: selten, evtl. subfebrile Temperaturen, Krankheitsgefühl • Organstadium (Exanthemstadium) mit Fieber (fehlt häufig), Exanthem, Lymphknotenschwellung • Exanthem: Beginn an Rumpf, Gesicht, behaarter Kopfhaut, zentripetale Befallsdichte, roter Fleck – Papel – Bläschen – Pustel, starkes Jucken, mehrere Exanthemschübe („Sternenhimmel"), Befall von Schleim- bzw. Halbschleimhäuten (v.a. Mund-Rachen-Raum) • Regionale Lymphknotenschwellungen im Hals-Nacken-Bereich (Perlenschnur) • Bei Infektion Schwangerer besteht Gefahr für das Ungeborene; bei Infektionsverdacht Antitoxingabe • Rezidiv im Alter oder bei Immunschwäche möglich als Herpes zoster
Zikavirus-Infektion Selten erfragt Reiseanamnese Lateinamerika!	• Noch wenig Erkenntnisse • Übertragung durch Mücken, evtl. auch sexuell • Meist sehr milder Verlauf mit unspezifischen Symptomen wie Fieber, Hautausschlag, Muskel- und Kopfschmerzen, Erbrechen • Guillain-Barré-Syndrom kommt vor • Bei Infektion von Schwangeren im ersten Trimenon traten Mikrozephalien des Föten auf
Zytomegalie Selten erfragt Achtung Schwangere!	• Zytomegalie-Virus; bei genitaler Infektion sexuell übertragbare Krankheit • Bei intakter Immunität meist harmlose Erkrankung; ca. 50 % der Bevölkerung besitzt Zytomegalie-Antikörper • Bei Immunkompetenz mononukleoseartige Symptomatik • Bei Immunschwäche zusätzlich Pneumonie, Meningoenzephalitis, geschwürige Entzündungen im Verdauungstrakt • Schwere Schädigungen des Ungeborenen bei Erstinfektion in der Schwangerschaft • Bei angeborener Zytomegalie z. B. Fruchttod, Neugeborenen-Zytomegalie (v.a. schwere Hirn- oder Leberschäden), nachgeburtlich auftretende Infektionsfolgen mit Schädigungen zahlreicher Organe in unterschiedlichen Schweregraden (je nach Zeitpunkt der Infektion)

LEICHTER LERNEN

Ihre Lebens- und Lernzeit ist kostbar! Deshalb gewichten Sie Ihren Lerneinsatz bei den Infektionskrankheiten: Die Wahrscheinlichkeit, dass Sie nach der Lepra, der Pest oder dem Milzbrand gefragt werden, ist sehr gering. Deswegen ist es zu verantworten, wenn Sie hier wirklich nur die wichtigsten Informationen abspeichern.

Allerdings sollten Sie sehr gut vorbereitet sein bei den relevanten Infektionskrankheiten – schließlich ist diese Thematik seit jeher einer der grundlegenden Inhalte in der Heilpraktikerüberprüfung und ein Kernstück der amtsärztlichen Berufstätigkeit.

Setzen Sie deshalb beim Lernen Prioritäten bezüglich Wahrscheinlichkeit und Gefährlichkeit. Überlegen Sie: Welche Infektionskrankheiten kommen tatsächlich in Deutschland vor und werden Ihnen somit in Ihrer Praxis mit gewisser Wahrscheinlichkeit auch begegnen? Welche sind besonders gefährlich und müssen deshalb unbedingt rechtzeitig erkannt und in die ärztliche Behandlung überführt werden?

Nun sind beispielsweise gewöhnliche Warzen sehr häufig – auch in den Heilpraktikerpraxen – aber kaum mal eine Überprüfungsfrage wert – schließlich sind sie nicht gefährlich. Und in der Überprüfung geht es ja insbesondere darum, potenzielle Gefahrensituationen rechtzeitig und sicher zu erkennen. Hieraus leiten sich wiederum die wahrscheinlichsten Prüfungsfragen ab.

Zu den Lieblingsthemen der meisten Amtsärztinnen und Amtsärzte gehören die Coronavirus-Infektion, Influenza, RSV-Infektionen, Gastroenteritiden, aller Arten, Hepatitiden, Erysipel, Scharlach, Lyme-Borreliose, Herpes zoster, Meningitis/Enzephalitis, Erkrankungen bei Patienten mit Vorerkrankungen wie Sepsis und MRSA, Tuberkulose, alle Pneumonien, die sog. Kinderkrankheiten, Impetigo contagiosa und Skabies, Infektionskrankheiten mit besonderem Risiko für Schwangere (STORCH, ➤ NHP 27.2.4) und die häufigen sexuell übertragbaren Erkrankungen wie insbesondere HIV/Aids, Gonorrhö, HPV/Papillomavirus, Syphilis sowie die Tetanusprophylaxe.

Natürlich bestätigen Ausnahmen die Regel – aber in weit über drei Jahrzehnten Überprüfungsvorbereitung ist uns kein Fall bekannt geworden, bei dem jemand wegen Giardiasis oder Kryptosporidiose, Pocken oder Lepra durchgefallen ist.

UND NUN?

Liebe Leserin, lieber Leser,

auch wenn auf dieser Seite Ihr *Lernkompass* durch *Naturheilpraxis Heute* endet, gehen Ihr Lernen und Ihre Überprüfungsvorbereitung sicherlich weiter. Durch Wiederholung prägen sich Inhalte ein – und so werden Sie bald eine neue Runde drehen und dabei feststellen, dass Sie sich an vieles erinnern, einiges vergessen haben und manches Ihnen völlig unbekannt vorkommt. Stand dies schon immer im Buch?

Lernen geschieht – gleich ob in einer Ausbildung, im Beruf oder im Leben – oft in Form einer Spirale. Wir kreisen um unsere Themen, nehmen neue hinzu, verlieren andere aus dem Fokus. Dabei bauen wir auf Bekanntem auf und schrauben uns so auf immer höhere Ebenen. Auf diese Weise gewinnen wir nicht nur mehr Fülle an Wissen, sondern auch mehr Überblick und mehr Tiefe.

Wir wünschen Ihnen viel Freude und Erfolg auf Ihrem Weg durch *Naturheilpraxis Heute* und durch Ihre Ausbildungszeit hin zum Heilpraktikerberuf – dem schönsten Beruf der Welt.